国家卫生健康委员会"十四五"规划教材

全国高等学校教材

新形态教材

供预防医学类专业用

卫生微生物学

Health Microbiology

第7版

主　编　曲章义　邱景富
副主编　王金桃　申元英　李　磊

数字主编　裴晓方　曲章义
数字副主编　李　磊　温红玲　王　娟

人民卫生出版社
·北京·

图书在版编目（CIP）数据

卫生微生物学 / 曲章义，邱景富主编. -- 7 版.
北京：人民卫生出版社，2025. 6. --（全国高等学校预防医学专业第九轮规划教材）. -- ISBN 978-7-117-38128-4

Ⅰ. R117
中国国家版本馆 CIP 数据核字第 2025N374W3 号

| 人卫智网 | www.ipmph.com | 医学教育、学术、考试、健康，购书智慧智能综合服务平台 |
| 人卫官网 | www.pmph.com | 人卫官方资讯发布平台 |

卫生微生物学
Weisheng Weishengwuxue
第 7 版

主　　编：曲章义　　邱景富
出版发行：人民卫生出版社（中继线 010-59780011）
地　　址：北京市朝阳区潘家园南里 19 号
邮　　编：100021
E - mail：pmph @ pmph.com
购书热线：010-59787592　　010-59787584　　010-65264830
印　　刷：人卫印务（北京）有限公司
经　　销：新华书店
开　　本：850×1168　1/16　　印张：20
字　　数：524 千字
版　　次：1984 年 9 月第 1 版　　2025 年 6 月第 7 版
印　　次：2025 年 6 月第 1 次印刷
标准书号：ISBN 978-7-117-38128-4
定　　价：68.00 元

打击盗版举报电话：**010-59787491**　**E-mail：WQ @ pmph.com**
质量问题联系电话：010-59787234　**E-mail：zhiliang @ pmph.com**
数字融合服务电话：4001118166　**E-mail：zengzhi @ pmph.com**

编委名单

新形态教材使用说明

新形态教材是充分利用多种形式的数字资源及现代信息技术，通过二维码将纸书内容与数字资源进行深度融合的教材。本套教材全部以新形态教材形式出版，每本教材均配有特色的数字资源和电子教材，读者阅读纸书时可以扫描二维码，获取数字资源和电子教材。

电子教材是纸质教材的电子阅读版本，支持手机、平板及电脑等多终端浏览，具有目录导航、全文检索等功能，方便与纸质教材配合使用，随时随地进行阅读。

获取数字资源与电子教材的步骤

1 扫描封底红标二维码，获取图书"使用说明"。

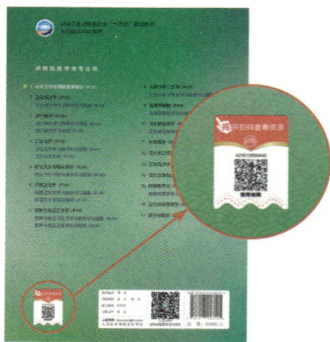

2 揭开红标，扫描绿标激活码，注册/登录人卫账号获取数字资源与电子教材。

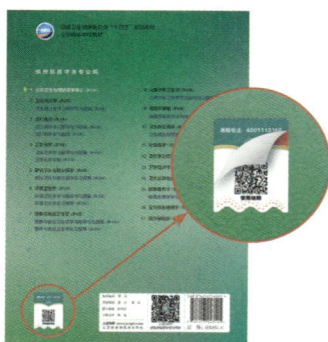

3 扫描书内二维码或封底绿标激活码随时查看数字资源和电子教材。

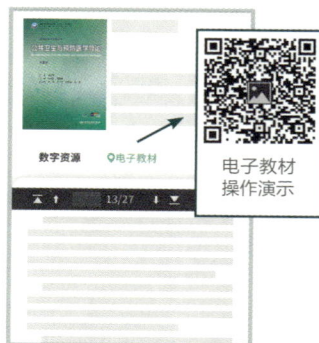

数字资源 ◆电子教材

13/27

电子教材操作演示

4 登录 zengzhi.ipmph.com 或下载应用体验更多功能和服务。

扫描下载应用

客户服务热线 400-111-8166

读者信息反馈方式

欢迎登录"人卫 e 教"平台官网"medu.pmph.com"，在首页注册登录后，即可通过输入书名、书号或主编姓名等关键字，查询我社已出版教材，并可对该教材进行读者反馈、图书纠错、撰写书评以及分享资源等。

修订说明

公共卫生与预防医学教育是现代医学教育的重要组成部分，在应对全球健康挑战、建设健康中国、提高国民健康素养、促进人群健康过程中，始终发挥着重要作用、承担着重大使命。在人类应对各种突发、新发传染病威胁过程中，公共卫生更是作用重大，不可或缺，都说明公共卫生学科专业的重要性与必要性。公共卫生不仅关系着公众的健康水平、公共安全和社会稳定，还影响着社会经济的发展和国际关系与世界格局的改变，是事关大国计、大民生的大学科、大专业。在我国公共卫生 40 余年的教学实践中也逐步形成了我国公共卫生与预防医学教育的一些特点。比如，我国的公共卫生教育是以强医学背景为主的公共卫生与预防医学教育，既体现了国家战略需求，也结合了本土化实践。现代公共卫生与预防医学教育强调"干中学"（learning by doing）这一主动学习、在实践中学习和终身学习的教育理念，因此公共卫生与预防医学教材建设和发展也必须始终坚持和围绕这一理念。

1978 年，在卫生部的指导下，人民卫生出版社启动了我国本科预防医学专业第一轮规划教材，组织了全国高等院校的知名专家和教师共同编写，于 1981 年全部出版。首轮教材共有 7 个品种，包括《卫生统计学》《流行病学》《分析化学》《劳动卫生与职业病学》《环境卫生学》《营养与食品卫生学》《儿童少年卫生学》，奠定了我国本科预防医学专业教育的规范化模式。此后，随着预防医学专业的发展和人才培养需求的变化，进行了多轮教材的修订、完善与出版工作，并于 1990 年成立了全国高等学校预防医学专业第一届教材评审委员会，至今已经是第五届。为了满足各院校教学的实际需求，规划教材的品种也在不断丰富。第二轮增加《卫生毒理学基础》《卫生微生物学》，第四轮增加《社会医学》，第五轮增加《卫生事业管理学》《卫生经济学》《卫生法规与监督学》《健康教育学》《卫生信息管理学》《社会医疗保险学》，第八轮增加《公共卫生与预防医学导论》。由此，经过40 余年的不断完善和补充，逐渐形成了一套具有中国本土特色的、完整的、科学的预防医学教材体系。

党的二十大报告提出"创新医防协同、医防融合机制，健全公共卫生体系"，我国新时代卫生健康工作方针明确坚持"预防为主""将健康融入所有政策"，把公共卫生在国家建设发展中的基础性、全局性、战略性地位提到了空前高度。为贯彻落实党的二十大及二十届二中、三中全会精神，促进教育、科技、人才一体化发展，适应我国公共卫生体系重塑和高水平公共卫生学院建设的需要，经研究决定，于 2023 年启动了全国高等学校预防医学专业第九轮规划教材的修订工作。

预防医学专业第九轮规划教材的修订和编写特点如下：

1. 强化国家战略导向，坚持教材立德树人 教材修订编写工作认真贯彻落实教育部《高等学校课程思政建设指导纲要》，落实立德树人根本任务，以为党育人、为国育才为根本目标。在专业内容中融入思政元素，固本铸魂，阐释"人民至上、生命至上"的理念，引导学生热爱、专注、执着、奉献于公共卫生事业，打造政治过硬、心怀人民、专业能力强，既对国情有深刻理解，又对国际形势有充分认知，关键时刻能够靠得住、顶得上的公共卫生与预防医学专业人才队伍。

2. 培养公卫紧缺人才，坚持教材顶层设计 教材修订编写工作是在教育部、国家卫生健康委员会、国家疾病预防控制局的领导和支持下，由全国高等学校预防医学专业教材评审委员会审定，专家、教授把关，全国各医学院校知名专家教授和疾控专家共同编写，人民卫生出版社高质量出版。坚持顶层设计，按照教育部培养目标、国家公共卫生与疾控事业高质量发展的要求和社会用人需求，在全国进行科学调研的基础上，借鉴国内外公共卫生人才培养模式和教材建设经验，充分研究论证专业人才素质要求、学科体系构成、课程体系设置和教材体系规划。

3. 细化自强卓越目标，坚持教材编写原则 教材修订编写遵循教育模式的改革、教学方式的优化和教材体系的建设，立足中国本土，突出中国特色，夯实人才根基。在全国高等院校教材使用效果的调研、评价基础上，总结和汲取前八轮教材的编写经验和成果，对院校反馈意见比较集中的教材内容进行修改和完善。教材编写立足预防医学专业五年制本科教育，始终坚持教材"三基"（基础理论、基本知识、基本技能）、"五性"（思想性、科学性、先进性、启发性、适用性）和"三特定"（特定对象、特定要求、特定限制）的编写原则。

4. 深化数字科技赋能，坚持教材创新发展 为进一步满足预防医学专业教育数字化需求，更好地实现理论与实践结合，本轮教材采用纸质教材和数字资源融合的新形态教材出版形式。数字资源包括教学课件、拓展阅读、案例分析、实践操作、微课、视频、动画等，根据教学实际需求，突出公共卫生与预防医学学科特色资源建设，支持教学深度应用，有效服务线上教学、混合式教学等教学模式。

5. 全面服务教学育人，坚持教材立体建设 从第五轮教材修订开始，尝试编写和出版服务于教学与考核的配套教材，之后每轮教材修订时根据需要不断扩充和完善。本轮教材仍有 10 种理论教材配有学习指导与习题集、实习指导、实验指导类配套教材，供教师授课、学生学习和复习参考。

全国高等学校预防医学专业第九轮规划教材共 17 种，均为国家卫生健康委员会"十四五"规划教材。全套教材将于 2025 年出版发行，数字内容和电子教材也将同步上线。其他配套教材将于 2026 年陆续出版完成。另外，教育部公共卫生与预防医学"101 计划"核心教材首轮共 10 种，也将同步出版，供全国广大院校师生选用参考。

希望全国广大院校在使用过程中能够多提宝贵意见，反馈使用信息，以便进一步修改和完善教材内容，提高教材质量，为第十轮教材的修订工作建言献策。

主编简介

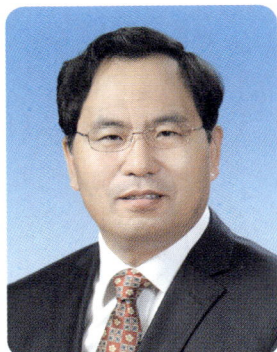

曲章义

男，1960 年 12 月出生于黑龙江省哈尔滨市，二级教授，博士研究生导师，俄罗斯太平洋医学科学院院士。自 1990 年起，先后在哈尔滨医科大学基础医学院、图书馆、公共卫生学院和药学院工作。现任哈尔滨医科大学卫生微生物学教研室主任，黑龙江省医学科学院中俄医学研究中心环境相关疾病研究所副所长。现兼任《中草药》《中华微生物学和免疫学杂志》《国际免疫学杂志》和 *Epidemiology & Vaccinal Prevention* 等期刊编委。曾任哈尔滨医科大学图书馆馆长、黑龙江省医学文献信息中心主任、哈尔滨医科大学药学院党委书记、院长等职务。

主要从事卫生微生物学、药物分子生物学和转化医学的教学与研究工作。熟练掌握基因克隆、表达、重组蛋白纯化和鉴定等有关技术及理论，重点开展基因工程重组疫苗、细胞因子等蛋白类药物、抗肿瘤药物和免疫调节剂等天然药物的转化医学工作。主持完成国家级与省部级科研课题 20 余项。主编《卫生微生物学》等全国规划教材及学术专著 7 部，副主编和参编多部。发表学术论文 70 余篇。

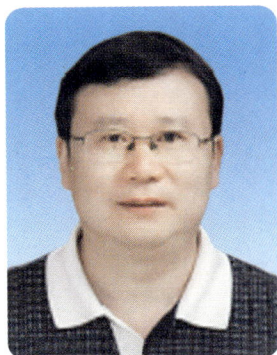

邱景富

男，1967 年 5 月出生于河北省张家口市，二级教授，博士研究生导师。重庆医科大学副校长，重庆市公共卫生与预防医学学术技术带头人，重庆英才·创新创业领军人才。国家自然科学基金项目通信评审专家，预防医学专业卫生部"十二五"、国家卫生和计划生育委员会"十三五"规划教材《卫生微生物学》副主编，全国高等学校卫生检验与检疫专业第三轮规划教材评审委员会副主任委员。中华预防医学会卫生检验专业委员会副主任委员，中华预防医学会公共卫生教育分会常务委员，重庆市预防医学会副会长。

主要研究方向为预防医学教育以及环境微生物与健康。作为主要完成人先后参加国家 863 计划课题，国家自然科学基金重点项目，国家自然科学基金面上项目的研究。作为负责人，先后主持 2 项科技部重大专项子课题，2 项国家自然科学基金，2 项省级重大科技攻关项目，1 项省级自然科学基金重点项目，1 项省级自然科学基金及多项厅级、校级课题。共发表研究论文 100 余篇，其中在高水平期刊以通信作者发表 SCI 文章 30 余篇。作为第一完成人获 2023 年度重庆市自然科学二等奖，中国发明协会 2024 年度"发明创业奖"创新奖二等奖。

副主编简介

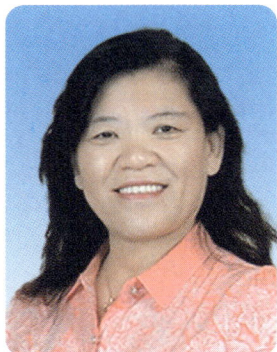

王金桃

女，1959 年 11 月出生于山西省太原市，二级教授，博士研究生导师，山西省教学名师。任中国抗癌协会肿瘤流行病学专业委员会常委，中国疫苗行业协会疫苗教育学专业委员会常委等职，为科技部重点研发计划、国家自然科学基金、教育部博士学科点专项科研基金等项目评审专家，以及山西、广东、广西、安徽等 16 个省科技项目及成果评审专家。

主持国家自然科学基金、科技部重点项目等 8 项，世界卫生组织等国际合作项目 20 多项，以第一获奖人荣获中国抗癌协会科技奖三等奖、山西省科学技术进步奖二等奖、山西省科技奉献奖先进个人一等奖。主编、副主编《流行病学》《卫生微生物学》等国家规划教材 16 部，参编 26 部，获全国高等学校优秀骨干教师、山西省研究生教育优秀导师等荣誉。

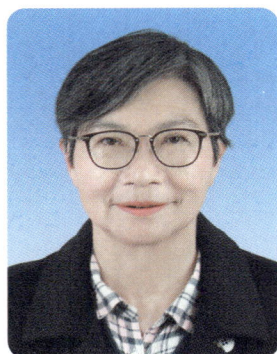

申元英

女，1963 年 9 月生于湖南省邵东市，二级教授。荣获云南省中青年学术和技术带头人、云南省高校教学名师、云南省高校教学名师工作室等称号，获享受云南省政府特殊津贴人员、云南省委联系专家等荣誉。

致力于微生物感染与免疫方面的研究，主持及参与国家自然科学基金项目 6 项，省级及地州级项目 20 余项，获云南省科学技术进步奖一等奖 1 次，发表论文 100 余篇，发明专利 6 项，主编、副主编、参编《卫生微生物学》等教材 10 余部。

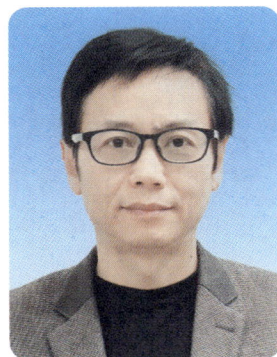

李　磊

男，1968 年 10 月生于河南省商丘市，三级教授，博士研究生导师。现任南京医科大学公共卫生学院教授委员会副主任、预防医学实验教学示范中心（国家级）副主任，兼任全国高等学校卫生检验与检疫专业规划教材评审委员会副主任，中国营养学会营养与组学技术分会副主任委员等。

从事高等学校教学及科研工作 31 年。主要研究方向为卫生检验与检疫新原理、新技术及应用、环境 / 食品健康因素分析与评价。主持完成国家 863 计划、国家自然科学基金等国家级科研项目 9 项，公开发表研究论文 100 余篇。主编规划教材 3 部。获江苏省教育工作先进个人荣誉称号。

前　言

卫生微生物学（health microbiology）以预防医学思想为指导，以兴利避害为目的，从生态学、病原学、卫生学和流行病学的观点出发，针对人群健康和环境因素制订合理措施，有效利用有益微生物，控制有害微生物，在公共卫生与预防医学领域以及医疗卫生领域获得了广泛认同与普遍应用，为我国卫生人才培养、卫生保健事业及医药产业发展都作出了重要贡献。

我国的卫生微生物学源自卫生细菌学。1958 年，人民卫生出版社出版了《医学微生物学及卫生细菌学》，其第三篇——卫生细菌学篇，成为我国卫生微生物学的开端。1963 年，人民卫生出版社出版了第一部《卫生微生物学》教材。教材主编章谷生、余潃和林飞卿教授等为我国卫生微生物学学科的建立奠定了坚实的基础。我国第一部国家规划教材《卫生微生物学》于 1984 年出版，此后修订再版 5 次。《卫生微生物学》规划教材第 2 版至第 6 版，分别于 1993 年、2003 年、2007 年、2012 年和 2017年出版。卫生微生物学这一学科伴随着多版《卫生微生物学》教材的编写和应用，得到了快速发展，为我国培养了优秀的师资队伍和专业人才，建立了完善的学科体系。郁庆福、杨均培、张朝武和曲章义教授等前六版主编在卫生微生物学的教材编写和学科建设中作出了重要的历史贡献。在全国高等学校预防医学专业第九轮规划教材暨国家卫生健康委员会“十四五”规划教材《卫生微生物学》修订再版之际，谨代表第 7版编委会向卫生微生物学的开拓者和传承者们致以崇高的敬意。

《卫生微生物学》第 7 版的编写原则是传承、发扬、创新和发展，旨在为学科建设承前启后、继往开来。既要传承学科体系的系统性、科学性和逻辑性，又要追寻课程内容的创新性、先进性和实用性。在内容和体系上开拓创新，将新修订的国家标准、新发传染病防控等研究成果及转化卫生微生物学（translational health microbiology）、大健康和“同一健康”（one health）等理念引入教材，反映本领域国内外科学研究与教学改革的最新成果，突出本学科的特色。

第 7 版教材新增、合并及调整了部分章节的内容或顺序安排，使得教材内容更加协调。具体调整包括：在第一章绪论中增加了卫生微生物学的学科特点一节，删去了卫生微生物学与相关学科的关系一节；在第二章微生物生态学中增加了微生态学一节；在第四章微生物危害的预防与控制中增加新发传染病的防控一节，删除生物战剂伤害的防护一节。水微生物、公共场所微生物和食品微生物等章节内容也都做了较大幅度的修订，使其内容系统性、逻辑性和可读性更强。本教材为以纸数融合形式出版的新形态教材，数字资源包括教学案例及分析、思考题与解题思路、思维导图、多媒体课件和实验教学视频等内容。实验教学内容作为配套教材《卫生微生物学实习指导与习题集》第5版的一部分，随配套教材出版发行。

本书共分为十五章，由总论和各论两部分组成。第一章至第五章为总论部分，介绍卫生微生物学的基础理论、基本原理和基本技术；第六章至第十五章为各论部分，分别介绍不同环境和不同物品的生境特点、微生物的来源、种类、分布、卫生学意义、检验、防控、应用及研究前景等。各院校在教学过程中，可根据学时要求和本校具体情况进行取舍使用。

本书是公共卫生与预防医学专业的本科教材，也希望该书能够成为从事疾病防控、卫生监督、检验检疫、环境安全与保护、生态平衡与防护、生物医学和生物产业等工作的科学技术人员的良师益友。

尽管编者们力求完美，但限于能力和水平，书中难免存在错漏或不当之处。希望各院校师生和广大读者提出宝贵意见和建议，以便再版时修正和补充。

曲章义　邱景富

2025年2月

目　录

第一章
绪　论

学习目标

掌握：卫生微生物学的基本概念；卫生微生物学的研究对象、范畴及内容；卫生微生物学的应用。

熟悉：微生物的特点与作用；卫生微生物学的学科特点。

了解：卫生微生物学的研究前景；卫生微生物学的发展历史。

卫生微生物学是预防医学的基础学科，研究微生物与人群健康的关系，重点研究环境和生产生活过程中的微生物种类、来源、分布、作用规律及对人类健康的影响，同时研究微生物检验检测及利用、防控方法，旨在制订有效的策略和措施，合理利用有益微生物，控制或消除有害微生物，达到兴利避害的目的。卫生微生物学的应用以利用有益微生物、控制有害微生物为核心，涵盖环境保护、生态平衡、技术创新、健康管理、疾病预防和控制等多个领域。

第一节　卫生微生物学概述

卫生微生物学聚焦微生物在公共卫生和环境卫生中的作用，微生物对人类健康的有利、不利或有害影响，评价微生物在环境、生态系统及人类健康中的整体功能，系统研究微生物的分布、生态特性及其在不同环境中的作用规律，可为制订合理利用有益微生物、控制有害微生物的策略和措施提供依据。

一、定义

卫生微生物是指环境中与人类健康相关的微生物。卫生微生物学（health microbiology）是研究微生物与其环境相互作用的规律、对人类健康的影响以及人类应对这些微生物方略的科学。

二、研究对象

卫生微生物学的研究对象包括环境中与人类健康相关的微生物以及这些微生物所处的环境。

从广义上讲，卫生微生物包括存在于自然界的所有微生物，即凡能容许微生物存在的生境中一切种群的微生物。因为这些微生物无论是对人类致病的还是非致病的、有利的还是有害的、已知的还是未知的，只要与人类直接或间接接触都可能对人类造成影响。

从狭义上讲，卫生微生物主要是指对人类健康产生不利影响的微生物，其中引起感染性疾病的称为病原微生物（pathogenic microorganism）。病原微生物根据宿主不同，可分为感染人类的医学微生物和感染动物的兽医微生物。因此，卫生微生物学研究对象中的卫生微生物尽管包含了医学微生物和兽医微生物，但更主要的研究对象是环境中除病原微生物之外对人类健康产生不利影响的微生物。

卫生微生物学研究的环境主要包括大气、土壤、水、食品、药品和生活卫生用品等非生物的理化环境以及生物体内外的生物环境。探究不同生境中的理化因素（温度、水、有机物质和无机物质、环境酸碱度、光照等）和生物因素（宿主及其状态、群落构成）的特点、对微生物的影响及其与人类健康的关系。

三、研究范畴

卫生微生物学的研究对象广泛，包括环境中存在的有益微生物、致病微生物及潜在病原体，覆盖水体、土壤、空气、食品等多种生境。其研究范围不仅限于人类体内，还扩展到自然生态系统、动物宿主、生活环境和生产环境。从学科视角来看，卫生微生物学侧重从公共卫生的角度研究微生物的生态分布、传播路径及其对环境和人群健康的综合影响。其目的是通过监测、控制和管理环境微生物污染，预防和降低微生物对人类健康的危害，以实现群体健康的维护和环境安全保障。在应用领域，卫生微生物学在公共卫生监测、环境保护、食品安全及抗生素抗药性管理等领域有广泛应用，服务于人群健康和生态系统的综合管理。卫生微生物学的成果应用于制定环境微生物控制政策、预防传染病的环境传播，并为突发公共卫生事件提供应急解决方案。

鉴于人群和环境健康因素的复杂性，卫生微生物学研究采用的方法和技术更加多样化且偏向群体监测。例如，基因组学技术用于微生物群落结构的动态监测，环境DNA技术用于水体和土壤的病原体检测。除此之外，卫生微生物学还依赖生物统计学、数据分析和建模技术，以预测微生物污染和流行趋势。

对卫生微生物及其生境的研究还包括微生物与人类健康直接或间接相关的生境生态，在生态环境中种群的分布和演替规律，相关理论研究，防控和利用微生物的技术与方法，兴利避害的策略与措施等。

四、研究内容

卫生微生物学的研究内容包括研究微生物的生命活动规律、微生物与环境相互作用的规律、微生物对人类健康的影响以及人类应对微生物的方略。

1. 卫生微生物的生命活动规律　主要研究微生物的生物学特性，包括微生物的形态学、生理学、遗传学和生态学等，以便对这些微生物进行检验、分离、鉴定和控制或利用。

2. 卫生微生物与环境的关系　主要研究微生物与人类健康直接或间接相关的生境和生态及在环境中种群的分布和演替规律。研究的具体内容一是研究环境生态因子和理化因素对微生物生命活动的影响，二是研究微生物对环境的适应和影响。

3. 卫生微生物对人类健康的影响　微生物对人类健康的影响既包括有害的影响，也包括有利的影响。微生物与人类和动植物等生物之间存在着竞争、捕食、寄生和合作等既有利又有害的关系。病原微生物可引起人类感染性疾病，影响人类的健康、生活和生存质量，乃至生命，从而体现出微生物有害作用的一面。另一方面，微生物对人体和生产生活有有利的一面：人类赖以生存的碳、氮、硫、磷等无机元素及能量的循环和转换都是由微生物完成的，可以说没有微生物就没有人类的生存。人作为微生物的宿主，是其最大的微生态空间，是其繁衍的最佳领地之一。人自出生起，体表及与外界相通的体腔就从环境中获得了微生物，伴随到生命的终结。人肠道中的正常菌群不仅直接为人提供营养物质，还可以对多糖、蛋白质等营养物质进行消化，参与宿主对营养素的代谢和吸收，参与胆红素、胆汁、胆固醇等肝肠循环代谢；微生物在生长繁殖中合成的自身结构组成成分会被宿主消化、吸收和利用并参与宿主免疫或发挥生物拮抗作用等。肠道中的正常菌群形成庞大的微生态系统,影响宿主各器官、各系统的代谢和功能,从而影响宿主的健康。

4. 人类应对卫生微生物的方略 身体健康或健康权是生活幸福的要素之一,让人民生活幸福是"国之大者"。研究人类应对卫生微生物的方略主要是根据卫生微生物的自身特性,以及影响人类健康、生产、生活和社会变迁的规律,研究卫生微生物学的理论与实践,检测、鉴定、预防和控制卫生微生物的技术与方法,兴利避害的策略与措施等。进而采取有效措施和策略消除其危害,利用其益处,为生产、生活、环境保护、生态平衡、卫生保健和可持续发展服务,其中心思想就是兴利避害。

第二节 微生物的特点和作用

微生物是地球上最古老的生物,具有分布广泛、体积微小、结构简单、种类多样、代谢灵活和繁殖迅速等特点。微生物在生态系统和人类社会中的作用具有两面性:一方面,它们在自然界的物质循环、环境保护、保障人类健康和促进工农业生产中具有关键性推动作用;另一方面,病原微生物的传播引发了全球性的感染性疾病,特定生境中微生物的过度繁殖或入侵也给人类的生产生活、卫生健康带来不利影响。

一、微生物的特点

1. 个体微小且结构简单 微生物形体微小,但尺度范围宽,从数十纳米至上百微米都有,通常需要借助显微镜才能观察到。细菌的大小通常在 $1\sim10\mu m$ 之间。细菌结构简单,具有功能明确的细胞壁、细胞膜和细胞质,但没有边缘清晰的细胞核,因此细菌属于原核生物。病毒的体积比细菌更小,通常在 $20\sim300nm$ 范围内。病毒的结构极为简单,通常由蛋白质的外壳和核酸构成,病毒的核酸作为遗传物质,可以是 DNA 或 RNA,病毒因不具有完整的细胞结构而被称为非细胞型生物。病毒无法独立进行代谢和繁殖,必须依赖宿主细胞的酶系统完成代谢、复制和增殖。真菌体积相对较大,其遗传物质染色体由核膜包裹,边缘清晰,形成了真正的细胞核,被称为真核生物。真菌包括酵母菌和霉菌两类,原生动物和藻类也是环境中常见的微生物,一些原生动物和藻类具有重要的公共卫生意义。

2. 生物多样性与代谢灵活性 微生物在形态、遗传方式和代谢途径上灵活多样,能够适应不同的生态环境。微生物的多样性体现在分类上,如细菌、病毒、真菌和原生动物分别隶属于不同的生物界或类群。这种多样性使得微生物能够适应多种环境,几乎遍布于所有生态系统中。微生物在生态系统中扮演着重要的角色,影响着全球的物质循环与能量流动。微生物的多样性和代谢灵活性对人类健康、农业生产、工业应用以及环境保护等领域都产生了深远的影响。

3. 繁殖迅速与变异频繁 微生物的快速繁殖与变异能力是其能够在自然界中广泛分布并迅速传播的关键原因之一。细菌主要通过二分裂的方式进行无性繁殖。在理想的环境条件下,某些细菌每20分钟便可以完成一次细胞分裂,这意味着它们的种群能以指数形式增长。快速繁殖带来的重要影响之一是微生物能够快速占领新的生态位,尤其是在环境条件突然变化或有机物大量存在时,微生物可以迅速繁殖,形成优势种群。微生物具有高度的遗传变异能力,其遗传变异频繁且多样,可通过基因突变、水平转移以及基因重组等方式产生遗传多态性。快速积累变异的能力使得某些病原微生物能够迅速适应抗生素或抗病毒药物的压力,产生抗药性,给公共卫生的疾病防控带来极大挑战。病毒的快速变异给疫苗开发带来了挑战。微生物快速繁殖和遗传变异还可能引发跨物种传播和新发传染病的暴发。

4. 与环境及宿主相互影响 微生物与宿主及环境的相互作用是卫生微生物学的核心研究领域之一，探讨微生物如何在宿主和环境中共存、竞争或产生病理作用，并通过其生态角色对人类、动植物健康以及整个生态系统产生深远影响。理解这种相互作用有助于制订有效的疾病预防与控制措施，从而提升公共卫生水平。环境中的微生物是卫生微生物学研究的重要对象，因为许多传染病的病原体通过空气、水、土壤或食物传播。微生物与宿主有着密切的关系。微生物可以是宿主的共生者，维持宿主的健康；也可能是机会性病原体，在条件适宜时引发疾病；或者是外来入侵者，通过环境介质如空气、水、土壤或食物传染给宿主。在人类和其他宿主生物体内，大量的共生微生物扮演了重要的保护和功能性角色。某些微生物在特定条件下会表现为病原体，引起宿主疾病。

5. 宿主广泛且传播途径多样 微生物宿主广泛，植物、动物和人类都是微生物的宿主，微生物与宿主以共生、伴生或寄生的方式相互作用，相互影响，构成了生物圈庞大的生态体系。卫生微生物学不仅要研究这些微生物的传播途径，还必须关注它们在不同宿主之间的跨物种传播能力，以有效预防新发传染病的流行。病原微生物能够通过多种途径传播，确保它们在宿主和环境中快速扩散。由于微生物的传播不仅涉及人类，还与动物和环境密切相关，因此疾病防控需要采用"同一健康"（one health）的策略。这一策略主张将人类健康、动物健康和环境健康视为一个整体，通过跨学科合作和全方位干预措施来控制疾病的传播。

二、微生物的作用

微生物对人类的健康、生产活动乃至历史进程都有着重要影响。微生物对人类的影响是双刃剑，既有有益的作用，也有有害的作用。

（一）微生物的有益作用

微生物是地球生物圈的重要组成部分，在地球物质循环、环境保护、工农业生产和科学研究等过程中发挥着重要的有益作用。

1. 微生物与自然界物质循环 微生物作为生物圈中的生产者、消费者和分解者，参与碳、氮、磷和硫等多种基本元素循环，是维系地球生命体系中能量和物质正常流动的生力军。此外，微生物作为地球上最早的一批生命，直接参与了生物界的演化过程，深刻影响了现今地球环境的诸多特征。

2. 微生物与环境保护 微生物作为地球环境中的一大类生物，对于生态平衡的维持具有重要意义。微生物既是地球环境中被保护的对象，又是保护和修复环境的能手。地球上的动植物残骸、人类生产生活产生的垃圾，都是由微生物降解。不同微生物种群间的平衡是维持水体良好生态的基础，水体和土壤具有一定程度的自净能力，即能够自主降解人类排放到环境中的一定量的污染物。

3. 微生物与人类健康生活 人体内外表面在生理状态下都有大量的微生物，这些微生物在大多数时候对人类健康具有积极作用。例如，人体肠道内寄生的正常菌群可以帮助人体合成 B 族和 K 族维生素，调节人体的微生态，增强人体的免疫力，维护人体健康。

4. 微生物与工农业生产 微生物在工业生产中具有重要作用，从采矿、冶金、石油、化工到制药和皮革等多种行业都离不开微生物的应用。从微生物中获取的蛋白酶等催化剂是皮革、石化和冶金过程中所必需的；某些微生物的代谢产物可以作为杀虫剂用于农业。许多维生素、抗生素、各种微生态保健品来源于微生物,食品中的面包、酸奶、奶酪、酸菜以及各种调味酱和饮料等也是由微生物发酵而成。此外,通过微生物的发酵作用不仅提供大量的发酵食品、改善食品的口味,还能将食品中的大分子营养物质转化为小分子,更方便人体吸收,提高了食品的营养价值。

5. 微生物与生命科学研究　微生物繁殖和变异速度快,遗传物质简单,对外界因素反应敏感,因而成为研究生命活动基本规律极佳材料。许多生物学领域的重要发现都源自微生物学研究。例如,肺炎双球菌转化实验证实了 DNA 是遗传的物质基础;噬菌体的顺反子实验证实了基因在 DNA 上的排列是可分的,从而证明了基因内部存在精细结构;腺病毒 RNA 和 DNA 杂交环实验证明了信使 RNA 与 DNA 模板之间的互补配对存在不连续区域,进而导致了断裂基因概念的提出。分子生物学的诞生和发展离不开从微生物研究中获得的成果。近年来,源自细菌对抗噬菌体的"免疫系统",即 CRISPR 系统的基础研究成果获得了工程应用,由此诞生的 CRISPR/Cas 基因编辑技术成为改造高等生物遗传性状的有力工具,极大促进了生物学研究的进步。20 世纪的诺贝尔生理学或医学奖大多数与微生物学研究相关。

(二)微生物的有害作用

1. 病原微生物引发感染性疾病　病原微生物可引发人类、动物或植物的传染性病害,危害人类健康、破坏农业和畜牧业生产,影响社会生活。人类的医学史很大一部分内容是人类与病原微生物的斗争史。例如,鼠疫耶尔森菌于 14 世纪中叶在欧洲引发了俗称"黑死病"的鼠疫大流行,令欧洲损失了近三分之一的人口,间接地改变了欧洲的社会结构,客观上促进了以人本主义为核心的文艺复兴。欧洲殖民者于 16 世纪将天花和麻疹等烈性传染病传入了北美大陆,这些病原微生物给当地土著印第安人带来了灭顶之灾。据史学家估算,死于外来传染病的印第安人远远多于殖民主义战争中死伤的人数。近年来,随着人类生产生活范围的不断扩大,许多新的微生物成为新发传染病病原,给人类带来了严重的公共卫生问题。例如,2003 年 SARS 病毒、2009 年的甲型 H1N1 流感病毒、2013 年的甲型 H7N9 亚型禽流感病毒以及 2014 年埃博拉病毒的暴发流行,都给全球的疾病防控体系带来了重大挑战,给人群健康造成了严重影响。

2. 环境微生物对其生境的不利影响　微生物即使对人畜不具致病性,仍有可能对其所在的多种生境造成不利影响,特定的微生物或其代谢产物可能对人类健康、环境和农业造成严峻的威胁。了解和监测这些微生物的潜在危害,对环境保护和公共卫生至关重要。例如,介水传染病(water-borne infectious disease)是可通过饮用或接触受病原体污染的水而传播的疾病。工业上常用的原材料及其制成品等常包含某些可供微生物利用的成分,这些成分在温暖和潮湿的环境下可能被微生物侵蚀。棉、麻、毛和丝绸等天然纤维纺织品以及混纺织物由于富含纤维素或蛋白质等有机物,容易受到微生物侵蚀而霉变或腐烂。粮油原料及其制成品富含碳水化合物和蛋白质等营养素,是微生物的良好培养基,一旦保管条件失控,就很容易滋生细菌、霉菌和酵母等微生物,进而导致粮油变质、腐败和霉烂。水果、蔬菜和蛋类等食材表面在自然条件下就存在着多种微生物,一旦条件合适就会大量繁殖,导致食材腐烂。药品或医疗用品被微生物污染,不但影响产品质量,还会导致药品效力降低、过敏反应、诱导微生物抗药等,一些条件致病微生物甚至可能导致患者感染。

第三节　卫生微生物学的学科特点

卫生微生物学作为预防医学与微生物学的交叉学科,具有鲜明的融合性、应用性和前瞻性的特征。卫生微生物学以疾病防控和健康促进为核心任务,融合流行病学、微生物学、免疫学、生态学和分子生物学等学科的研究手段。卫生微生物学立足于微生物检验,着眼于环境生态,落实全民以至全球健康的理念。

一、以人群健康与疾病防控为核心任务

卫生微生物学的核心任务是促进人群健康。为此,需要采用实验手段及时检测和发现样品中的微生物,根据检验结果判断相应病原的传播途径,制订针对性的防控措施,达到保护群体健康的目的。

1. 预防为主,快速响应 预防为主是卫生微生物学的基本原则之一,通过系统性的微生物监测和疾病预防措施减少疾病暴发的风险。感染性疾病暴发时,快速响应成为控制疫情扩散的关键。卫生微生物学通过监测和及时识别传染病的暴发,帮助卫生部门采取快速隔离、治疗和防控措施。

2. 微生物的研究和检测 在现代实验技术的支撑下,病原微生物的快速检测和分子诊断工具得到了广泛应用。基于聚合酶链反应和高通量基因测序的技术,可以在较短时间内识别出微生物的基因序列,分析其致病性、变异性及抗药性等。例如,在传染病疫情的应对中,基因组测序技术能够快速确认病原体来源、追踪传播路径,并为疫苗和药物研发提供参考。通过这些技术,公共卫生系统能够在早期识别病原微生物并及时作出反应,从而减少病原扩散的可能性。

3. 传播途径与控制措施 卫生微生物学特别关注病原微生物的传播途径,包括空气传播、食物和水传播、人与人接触传播以及媒介昆虫传播。不同的传播途径决定了不同的防控策略。空气传播疾病的防控,强调加强空气质量监测和个人防护措施,如戴口罩、通风和空气消毒。而对于通过水和食物传播疾病的防控,则关注水源的安全性、食品的清洁和加工过程中的规范操作。

为控制病原微生物的传播,卫生微生物学还采取了诸多有效的防控措施,包括疫苗接种、抗微生物药物的使用以及隔离等。疫苗是预防病原体感染的有效手段,抗微生物药物则是治疗细菌、病毒感染的重要工具,而在没有有效疫苗预防或有效药物治疗的情况下,隔离则是切断感染途径、保护易感人群,控制感染性疾病暴发的有效措施。

4. 防控传染病与保护群体健康 随着全球健康威胁的增多,卫生微生物学不仅关注局部环境中的病原微生物,还对全球范围内的病原体传播保持高度警惕。病原的跨国传播已成为不可忽视的公共卫生问题,卫生微生物学通过跨国合作和全球监测网络,加强对新发传染病的监测与预警,确保在全球范围内实施有效的健康保护措施。

生物安全和生物恐怖主义的防范也是卫生微生物学的重要任务。通过对病原体的研究和严格的健康保护措施,公共卫生系统能够降低生物恐怖主义攻击的风险,并及时处理与此相关的威胁。

二、多学科交叉与新技术应用

卫生微生物学是一门高度跨学科的科学,整合了微生物学、生态学、流行病学、免疫学和基因组学等多个领域的知识。尤其是在数据驱动时代,基因组测序、分子流行病学、人工智能和大数据等新兴技术为疾病的监测、分析和控制提供了强大支持。

(一)多学科交叉催生了卫生微生物学

卫生微生物学自其形成之初就与多个学科交叉密切。微生物学和生态学为其提供了基础的理论框架,流行病学为其提供了研究病原体在人群中传播模式的研究方法,免疫学为研究人体如何应

对微生物入侵提供了科学依据。

1. 流行病学与卫生微生物学的结合 流行病学与卫生微生物学的结合是公共卫生领域最为经典的学科交叉之一。流行病学通过分析疾病在人群中的分布和传播规律,用于识别疾病暴发的高危人群和传播途径。而卫生微生物学通过研究具体的病原微生物的生物学特性和致病性等,进一步揭示疾病的传播机制。

2. 免疫学与卫生微生物学的交叉 这一对交叉学科为疫苗研制、免疫预防策略的制订奠定了基础。免疫学通过研究机体如何应对微生物的感染,揭示了免疫系统的运作机制,这为疫苗研制和抗感染疗法提供了理论基础。卫生微生物学则为疫苗免疫抗原的鉴定、制备、疫苗的应用及效果评价提供实践措施。

3. 分子生物学和生态学的结合 这一对学科交叉关系则有助于了解病原微生物的进化、生态适应性和在人类、动物、环境之间的传播模式。特别是病原微生物如何通过突变适应新宿主或逃避宿主免疫系统的研究,极大地依赖于分子生物学的手段。

（二）新技术推动了卫生微生物学的革命性进展

从20世纪70年代开始,分子生物学和信息科学取得了长足的进步。卫生微生物学研究者从这些进步中获益良多。这些新技术不仅增进了对病原体的认识,还极大地提高了疾病检测、监测和防控的效率。

1. 基因组学与基因组测序技术 基因组学,尤其是高通量基因组测序技术,已经成为卫生微生物学领域的革命性工具。通过对病原体全基因组的分析,能够快速识别病原体的种类、突变位点以及其对宿主的适应机制,这对于疫苗更新和防控策略的调整具有至关重要的意义。基因组测序还有助于了解病原微生物的抗药性机制。通过分析抗药基因的传播路径,能够更好地监控抗药菌株的扩散,从而帮助制订合理的抗生素使用政策,遏制抗药性威胁等。

2. 分子诊断技术 分子诊断技术如聚合酶链反应（PCR）和实时定量PCR（real time quantitative PCR, qPCR）等,极大地提高了病原微生物的检测速度和准确性。传统的病原体检测方法通常需要数天甚至数周时间鉴定出病原,而分子诊断技术则可以在数小时内鉴定出病原,极大地缩短了诊断时间。这种技术在疫情暴发初期尤为重要,可以帮助公共卫生部门迅速采取隔离、治疗和防控措施。

3. 大数据与生物信息学 卫生微生物学在大数据和生物信息学领域的应用越来越广泛。通过整合全球范围内的病原体基因组数据、流行病学数据和气候环境数据,可以更好地理解病原体的传播规律,并建立疾病预测模型。生物信息学能够处理和分析海量的数据,进而揭示疾病传播的隐藏模式。与此同时,生物信息学工具还帮助分析不同地区或人群中的病原体基因变异,为制订针对性的防控策略提供依据。

4. 人工智能和机器学习 随着人工智能（artificial intelligence, AI）和机器学习技术的不断进步,这些技术也被逐步应用于卫生微生物学。人工智能可以帮助快速分析海量病原体基因组数据,预测病原体的进化方向,甚至在疫情暴发时用于识别潜在的健康威胁。这些技术的应用不仅提高了疫情响应的速度,也为更复杂的健康威胁预警系统提供了智能化支持。

三、全球健康与环境影响的深度结合

随着全球化进程的加速,卫生微生物学的研究对象和应用场景已超越国界,成为一门具有全球健康视野的学科。全球传染病监测网络和跨国合作的加强,促使该学科在全球健康保护中扮演着日益重要的角色。气候变化、城市化和贫困等社会和环境因素都在影响着疾病的传播和暴发，卫生微生物学必须综合考虑这些因素，制订更加全面的防控策略。

1. 生态系统对微生物传播的影响　微生物的生存和传播离不开其栖息的生态系统。不同的环境条件，如温度、湿度、土壤类型、水质和气候变化等，都会直接影响微生物的种群分布和丰度。例如，水体的污染可以导致病原微生物的滋生，从而对水源安全和人类健康构成威胁。霍乱和甲型肝炎等水传播疾病的暴发，往往与水源污染密切相关。

生态系统中的生物多样性对微生物的传播模式也有重要影响。丰富的生物多样性有助于降低疾病的传播风险，因为不同物种之间的相互作用可以抑制某些病原体的繁殖。因此，保持生态系统的平衡和稳定不仅有助于保护生物多样性，还能有效降低公共卫生风险。

2. 气候变化与公共卫生　气候变化正在成为影响公共健康的重要因素，尤其是在微生物传播和疾病暴发方面。随着全球气温的上升，许多病原微生物及其传播媒介的分布范围正在发生变化。例如，登革热、疟疾和寨卡病毒等热带病的传播模式正随着气候变化而扩展到更高纬度地区。这种变化不仅影响了传统意义上的传染病流行，还给公共卫生管理带来了新的挑战。

气候变化还通过影响自然灾害的频率和强度（如地震、洪水、干旱和飓风）进一步影响公共卫生。自然灾害可能导致基础设施的损坏、卫生系统的瘫痪以及水源的污染，从而加剧传染病的暴发风险。在应对气候变化带来的公共卫生挑战时，卫生微生物学与环境科学的结合变得尤为重要。

3. 全球化与人类健康的相互联系　全球化促进了人员、商品和信息的流动，但同时也加速了病原微生物的传播。在当今高度互联的世界，传染病的跨国传播已成为常态。一个地区的公共卫生危机可能迅速波及全球，影响其他地区的健康安全。卫生微生物学的研究不仅需要关注本地的病原体，还要把握全球动态，制订有效的跨国防控策略。

全球视角要求卫生微生物学家与国际组织、国家公共卫生机构和地方社区密切合作，共同应对传染病的传播。通过建立全球监测网络和信息共享机制，各国可以及时获取病原微生物的流行情况、变异信息和传播途径，从而更有效地应对全球性健康威胁。

4. 环境保护与公共卫生的相辅相成　在应对公共卫生问题时，环境保护与公共卫生的结合变得愈发重要。健康的环境是保障人类健康的基础，而不当的环境管理则可能导致公共卫生危机的发生。因此，卫生微生物学的研究需要考虑如何在环境保护的框架内，采取有效措施降低病原微生物的传播风险。政策制定者应将公共卫生目标与环境可持续发展目标结合起来，推动综合性健康与环境政策的制定。例如，在城市规划中，应加强对环境卫生的监管，优化水资源管理，确保饮用水安全，从而为公共卫生提供保障。

四、从疾病防控到健康促进的拓展

卫生微生物学不仅仅局限于传统的疾病防控，还逐步向健康促进方向拓展。通过微生物组学等前沿研究，人们开始意识到有益微生物对人体健康的积极作用，未来该学科将不仅关注传染病的预防，还会探索如何利用微生物来提升整体健康水平。这标志着卫生微生物学的功能从被动应对健康威胁，逐步转向主动维护和促进人类健康。

1. 健康促进的理念转变　传统的卫生微生物学主要集中于对传染病的监测与控制，重视在疫情发生后采取紧急应对措施。然而，随着社会经济的快速发展，人们对健康的期望值提高，公共卫生的理念也逐渐转向"健康促进"。这一理念强调预防为先，倡导通过健康教育、环境改善和政策干预等多方面的努力,提升个体和群体的整体健康水平。健康促进不仅包括对传染病的防控,还涵盖了对慢性病、心理健康、营养健康等多方面的关注。这一转变要求卫生微生物学工作者在研究中考虑更为广泛的健康影响因素,包括环境污染、生活方式和社会经济状况等。

2. 综合健康策略的实施 为了实现从疾病防控到健康促进的转变,卫生微生物学家和相关机构需要实施综合健康策略。这些策略强调跨部门合作,关注多方面的健康影响。例如,改善饮用水和食品安全不仅是控制传染病的措施,也是提升公众健康的重要途径。通过加强水质监测、改善卫生设施和推广健康饮食习惯,可以有效降低水传播疾病的风险,同时提升人群的整体健康水平。此外,卫生微生物学可以利用现有的知识和技术,开发综合性健康教育项目,促进公众对健康的认知和理解。通过提高公众对传染病和其他健康风险的意识,鼓励健康行为的养成,从而达到预防疾病和提升健康的双重效果。

3. 数据驱动的健康决策 在实现从疾病防控到健康促进的转变过程中,数据驱动的决策显得尤为重要。通过大数据分析、流行病学研究等手段,识别影响健康的主要因素,制订科学合理的健康促进策略。例如,通过分析传染病的流行趋势、病因及其与环境的关系,可以为健康政策的制定提供依据。此外,利用现代技术,特别是人工智能和机器学习,可以提高健康数据分析的效率和准确性。这些技术能够快速处理海量数据,发现潜在的健康风险,并为公共卫生干预提供实时支持。例如,通过分析社交媒体上的健康信息和公众反应,可以及时了解当地群众对健康政策的接受度和需求,为进一步调整策略提供依据。

4. 持续监测与评估 从疾病防控到健康促进的转变要求建立持续监测与评估机制,以确保健康促进活动的有效性和可持续性。卫生微生物学家应定期评估健康促进策略的实施效果,包括监测疾病发生率、公众健康水平和居民对健康行为的接受度等。通过及时的反馈和评估,相关机构可以对健康促进策略进行调整,以更好地满足社区的需求。这种持续监测与评估不仅有助于发现健康促进过程中的问题,还能够为未来的公共卫生策略提供参考。

第四节 卫生微生物学的发展史

卫生微生物学作为微生物学的重要分支,在人与病原微生物作斗争的过程中孕育而生。在17世纪以前,人类一直为肉眼看不见的"神秘恶魔"所威胁和困扰,对其束手无策。直到1674年首次用显微镜观察到微生物后,人们才得以逐渐认识微生物,开始有针对性地防治微生物所致的疾病。

一、古代关于卫生学和微生物认知的启蒙

原始社会的医学由经验积累而来,人们以经验为他人治病。到了奴隶社会(自公元前22世纪—公元前21世纪起),产生了古老的民间医学和僧侣医学(寺院医学),一些经验反映了人们对病原、卫生及微生物知识的自觉应用。

(一)文明古国对病原的认识

在中国、古埃及、古印度、古希腊和古罗马,随着医学的逐渐发展,人们所积累的诊断、治疗和预防疾病的知识促使人们对病原有了认识并开始与宗教迷信区分开来。据史书记载,医学被分为外科、妇科、儿科和毒物等科,呈现出人类文明早期讲究卫生和预防疾病的思想。

1. 中国史书的记载 我国《周易》记载有传染病(疬、疫、蛊、疟、痨、风)的诊治,《山海经》记

载有疽痈及疥（痤、疣、癣等）的诊治。其预防有《说文解字》载："浴，洒身也；洗，洒足也；澡，洒手也；盥，洒面也。"；《礼记·曲礼》则有"头有疮则沐，身有疡则浴"的治则等。

2. 古希腊史书的记载　"西方医学之父"希波克拉底（Hippocrates，公元前460—公元前377）在《希波克拉底文集》中有关传染病的《瘟疫》和《急症饮食》等体现了防治原则。

（二）卫生学的启蒙

早在公元前21世纪，我国的夏朝已有了凿井筑城、洒扫防病等方面的卫生实践。公元前37—公元前35世纪，古埃及人已有用防腐技术保存木乃伊的先例。公元前450年，罗马法令中禁止城市葬人，规定清扫街道。尽管当时完全没有卫生学的概念，但中外古人的这些实践无疑都贯彻了卫生学中消毒与灭菌、水卫生、空气卫生、隔离预防等基本思想。

（三）早期对微生物的认识与利用

在封建社会的欧洲，科学和技术发展很快，但由于城市人口集中，卫生状况差，鼠疫、伤寒、天花及霍乱等疾病肆虐，麻风、梅毒等传染病也广泛流行，对人类构成严重威胁。在中国，明朝万历八年（1580年），"大同瘟疫大作，十室九病，传染者接踵而亡，数口之家，一染此疫，十有一二甚至阖门不起者"。万历《山西通志》卷二十六记载，潞安"是岁大疫，肿项善染，病者不敢问，死者不敢吊"。这些记载体现的是人类早期对微生物引起相关危害由朦胧到基于认知的过程。

人们对微生物的认识也体现在对其益处的运用上，早期的人类祖先凭实践经验已开始利用微生物进行酿酒、发面、制酱、酿醋、沤肥、轮作等。中华文明源远流长，先民在生活实践中有许多开创性的功绩。如早在4 000年前的夏朝，人们已能酿造果酒；在公元前1世纪的西汉时期就有关于瓜豆轮作的记载，公元6世纪《齐民要术》也论及桑豆间作的种植技术，明代以后则提出麦豆间作以促丰产。东晋葛洪在其所著《肘后备急方》中有使用粪清治疗食物中毒和严重腹泻的记载。这看似荒诞，实则高明，分明就是当前热门的肠道菌群移植的古代版。这些事例客观上都体现了文明古国对微生物的自觉应用。

二、微生物学的初创与发展

卫生微生物学的学科发展离不开微生物学科的建立与完善。微生物学的开创者们同时也是卫生微生物学的先驱者。

（一）微生物的发现

1. 微生物的发现　17世纪，荷兰学者列文·虎克（Antony van Leeuwen-hoek，1632—1723）用自制的透镜，装配了世界上第一部能放大266倍的简易显微镜，成为微生物实验研究的先驱。随即他发现并记录了存在于污水、齿垢、粪便等中形态多样的微生物，为微生物的存在提供了科学证据。列文·虎克一生致力于微观世界探索，发表论文402篇，其中《列文·虎克发现的自然界的秘密》是微生物学领域的早期重要专著，他的发现为微生物学的发展奠定了坚实的基础。

2. 对微生物的卫生学认识　19世纪初，欧洲遭遇天花、霍乱及斑疹伤寒的肆虐，而医院内非流行病相关的术后感染亦频发，病房成为疾病传播的重灾区。在这一背景下，外科医生逐渐意识到维持手术室与病房清洁的重要性，标志着卫生微生物学意识的萌芽。匈牙利医师塞麦尔威斯（Ignaz Philipp Semmelweis，1818—1865）于1847年在维也纳总医院推行漂白粉消毒法，显著降低了产妇在分娩后出现感染即产褥热的发病率，展现出手卫生在院内感染控制中的关键作用。然而，当时对传染病的传播规律以及病原学的认识尚显模糊，未能依据病原微生物的具体特性来精准区分与防控不同类型的传染病。

（二）微生物学学科的形成

到 19 世纪后半叶,法国人巴斯德(Louis Pasteur,1822—1895)等人作为奠基者创建了微生物学(microbiology)。微生物学给医学、药学、化学和工农业生产带来了重大改变,也是疾病防控工作从经验走向科学的开端。

1. 巴斯德的成就　巴斯德是 19 世纪最有成就的科学家之一,他一生进行了多项探索性的研究,证明了三个重要的科学问题:①每一种发酵作用都是由于一种微生物生长繁殖的结果。他发现用加热的方法可以杀灭那些让啤酒变苦的微生物。此后,他发明的"巴氏消毒法"便应用在各种食物和饮料上。②每一种传染病都是一种微小生物在人或动物体内寄生的结果。他证实了家蚕微粒子病是由于微孢子虫寄生在家蚕体内引起的,并将光学显微镜观察法引入家蚕养殖业,针对性地发明了母蛾镜检法,拯救了法国乃至整个欧洲的丝绸工业。③引起传染病的微生物,在特殊的培养条件下可以减轻毒力,变成预防传染病的疫苗。

1885 年巴斯德发明了狂犬病疫苗,显著降低了狂犬病的发病率。虽然在他之前,英国医生琴纳(Edward Jenner,1749—1823)发明了牛痘接种法预防天花,但是有意识地培养、成功制造疫苗,并广泛应用于传染病防控则始自巴斯德。

2. 其他先驱者的重要成就　德国的科赫(Robert Koch,1843—1910)是微生物学的另一位奠基人。他既是细菌学家又是医生,在传染病的预防研究中成绩卓著,获得了 1905 年诺贝尔生理学或医学奖。他创用的固体培养基对从环境和患者标本中分离、纯化培养细菌以及鉴定细菌特点与染色的方法,为多种病原菌的发现提供了重要的实验手段。在 19 世纪的后 20 年中,炭疽芽胞杆菌、伤寒沙门菌、结核分枝杆菌、霍乱弧菌、白喉杆菌、葡萄球菌、破伤风梭菌、肉毒梭菌、脑膜炎奈瑟菌、鼠疫耶尔森菌、痢疾志贺菌等相继发现和分离成功。

同一时期,俄国的迪米特里·I·伊凡诺夫斯基(Dmitri Iosifovich Ivanovsky,1864—1920)于 1892 年发现了第一种病毒——烟草花叶病毒。随后学者们又发现了口蹄疫病毒、黄热病病毒和细菌病毒——噬菌体,相继又分离出许多人和动物、植物的致病性病毒,极大地丰富了微生物学的理论和实践。

在微生物学的初创与发展阶段,人们形成的微生物观念十分局限。普遍认为微生物是有害的,需要防治和杜绝微生物。

三、公共卫生运动的兴起及其成就

19 世纪末至 20 世纪初,随着巴斯德和科赫等人提出的病原体理论被广泛接受,人们对传染病的成因和传播方式有了科学认识,也使人们意识到疾病不仅是个体健康问题,更是影响社会稳定和经济发展的公共事务。工业化进程带来的城市拥挤、不良的卫生条件和快速的人员流动,使传染病在城市中高发,严重威胁民众健康并加重医疗负担。在这种背景下,公共卫生运动应运而生,为现代公共卫生体系的形成奠定了基础。

（一）公共卫生运动与公共卫生机构

1. 推广消毒措施　随着人们对病原体的认识加深,消毒成为公共卫生的核心措施,规范的消毒程序在医院、学校、公共场所开始普及。在巴斯德的研究基础之上,巴氏消毒法得以广泛应用,食品安全得以保障。在病原体理论确立之前,外科手术后感染是极为常见的死亡原因。英国外科医生约瑟夫·李斯特(Joseph Lister)自 1865 年开始推广无菌操作,使用消毒剂(如苯酚)清洗手术器械、伤口和环境,从而显著降低了手术感染率。

2. 兴起公共卫生运动 随着对疾病成因的理解不断加深,公共卫生运动在欧美国家逐步兴起,并形成了三个主要方向:①卫生基础设施的建设,公共卫生运动最早的成果之一是大规模兴建和改造城市的基础卫生设施,包括下水道系统、供水系统、垃圾处理系统等。伦敦是最早实行大规模供水和污水处理的城市之一,英国工程师约瑟夫·巴兹尔杰特(Joseph Bazalgette)设计的伦敦下水道系统被认为是19世纪卫生基础设施建设的典范。②传染病控制与疫苗接种,为了控制传染病的蔓延,隔离病患成为重要的防控手段,检疫站也在城市中逐步建立。同时,疫苗接种成为控制传染病的重要手段。19世纪末,天花疫苗接种在许多国家得到推广,20世纪初起则陆续开发出了针对麻疹、脊髓灰质炎、百日咳等疾病的疫苗。③法律和政策推动,公共卫生运动的广泛影响促使各国政府立法以保障公共卫生安全。英国是最早推行公共卫生立法的国家之一,1848年,英国通过了《公共卫生法》,明确规定了地方政府在污水处理、供水和垃圾清理等方面的责任。美国在19世纪后期和20世纪初期也开始制定类似的公共卫生法规,各大城市开始成立专门的卫生部门。

3. 建立公共卫生机构 19世纪末至20世纪初,以美国公共卫生服务部和英国公共卫生实验室管理署为代表的公共卫生机构逐步建立,推动了卫生微生物学的发展。19世纪中叶,英国在应对霍乱、伤寒等传染病的过程中,逐渐认识到建立系统性公共卫生实验室的重要性。1891年,英国成立了第一个国家级公共卫生实验室,主要负责传染病的检测和研究,这一实验室后来发展为PHLS,其在疫苗开发、细菌学研究、疾病监测以及流行病学调查等诸多方面发挥了重要作用。PHS本是1798年美国为海员建立的医院和医疗服务体系,随着传染病的威胁增加,PHS的职能逐渐扩大,包括疾病监测、防疫、卫生教育和研究等,在20世纪初,其参与了多次重大公共卫生事件的应对,如黄热病防治和结核病控制。1851年,奥地利等11国在法国巴黎举行第一次国际卫生会议,签署了第一个地区性的《国际卫生公约》。进入20世纪,多个国际卫生机构相继成立。1902年成立的泛美卫生局(Pan American Health Organization, PAHO)是世界上第一个跨国公共卫生机构。1907年国际公共卫生局在法国巴黎成立。这些国际合作的努力不仅有助于控制疫病传播,也为后来成立世界卫生组织(WHO)奠定了基础。这些机构通过研究和实践,为现代公共卫生体系的建立和完善作出了重要贡献。

(二)公共卫生运动在控制传染病上取得的巨大成就

公共卫生运动取得了显著的成就。19世纪中叶,著名的流行病学家约翰·斯诺(John Snow)通过对伦敦霍乱暴发的调查,确定了污染的水井是霍乱的传染源,推动了供水系统的改进,减少了霍乱的传播。天花疫苗接种也在此期间得以推广,到20世纪80年代,天花在全球范围内被消灭,这是现代公共卫生史上的一个里程碑。此外,脊髓灰质炎、麻疹、结核病的防治、母婴保健等方面均取得较大进展。

在我国,受疫情防控推动,公共卫生与预防医学得到了迅猛的发展。1902年,清政府在天津收回检疫权,成立天津卫生局,这是历史上由中国人自主建设的第一所区域性疾病预防控制中心。在此期间,伍连德(Wo Lien-Teh)博士为中国医学发展和疾病防控作出了卓越的贡献。1910年秋,鼠疫在东北地区暴发流行,疫情蔓延迅速。同年冬,年仅31岁的伍连德临危受命,率领团队抵达疫情最严重的哈尔滨市。通过现场流行病学调查、死亡病例的尸体解剖和细菌学检验,他发现此次鼠疫流行的病原体不是通过跳蚤传播的腺鼠疫,而是通过呼吸道传播的肺鼠疫。他据此提出了一系列针对性的防控措施,包括广泛佩戴口罩,火化病死者尸体,将患者和疑似感染者分别隔离治疗等。他仅用4个月的时间就控制了此次鼠疫流行。1912年,他在哈尔滨建立了东三省防疫事务总处,并担任首任处长。

四、卫生微生物学学科的形成

20世纪初至中期，随着微生物学的深入研究和公共卫生运动的蓬勃发展，微生物学逐渐从病原体鉴定扩展到广泛的公共卫生领域，人们逐步认识到微生物的双重属性，即它们不仅引发传染病，也能在生态循环、环境保护和人类健康等方面发挥重要作用。这一时期微生物学的进展为卫生微生物学（health microbiology）的形成奠定了科学基础，并大大推动了社会对微生物的有益作用的探索与利用。

（一）微生物在疾病防治方面的应用

20世纪初至中期微生物学的最重要进展莫过于抗生素的发现和疫苗的研发，这些突破性技术为当时饱受传染病困扰的社会带来了福音。

1. 抗生素的发现与应用　1928年，亚历山大·弗莱明（Alexander Fleming）发现了青霉素，随后在二战期间青霉素的生产规模化，标志着抗生素时代的到来。同时，这一发现也带动了新一代抗生素的研究热潮，像土壤微生物学家塞尔曼·瓦克斯曼（Selman Waksman）发现了链霉素，为结核病等青霉素抗药菌的治疗提供了新思路。在短短几十年间，氯霉素、土霉素、红霉素等抗生素相继问世，并逐步被广泛应用于临床。抗生素不仅改变了微生物学的研究方向，也成为现代卫生防控体系中不可或缺的一环。

在我国，抗生素的发展历程也始于青霉素的研制。1944年，我国微生物学家樊庆笙历尽艰辛从美国带回三支青霉素菌种。在朱既明和汤飞凡等科学家的共同努力下，于同年底成功制造出我国第一批青霉素，开启了中国抗生素生产的历史。20世纪50年代，上海抗生素实验所的成立及第一支青霉素针剂的诞生，标志着中国抗生素生产进入了一个新的阶段。1958年，华北制药厂的投产掀开了中国抗生素生产的新篇章。此后，山东新华、东北制药、太原制药等一大批制药厂投入生产，形成了中国化学制药工业的繁荣发展。

2. 疫苗的现代化生产与应用　疫苗技术在20世纪初期取得了长足的进步。尽管早在18世纪末期，琴纳（Edward Jenner）通过牛痘预防天花的疫苗接种已初显成效，但直到20世纪初期，疫苗生产工艺的标准化、推广和接种策略的科学化才逐步成形。特别是针对细菌性疾病的疫苗研发取得了显著进展，包括针对白喉、破伤风和百日咳等传染病的有效疫苗相继问世。此后，黄热病、狂犬病、脊髓灰质炎等病毒性疫苗也陆续被研制成功。疫苗不仅增强了个体的疾病防控能力，更在群体层面形成了免疫屏障，对公共卫生产生了深远影响，也使卫生微生物学从单纯依靠个体防护手段转向群体性健康管理。

进入20世纪中叶，随着免疫学、分子生物学理论的进步，疫苗学不断向微观领域深入发展。第二次疫苗革命聚焦制备基因工程亚单位疫苗，这种疫苗通过提取病原微生物的特定抗原编码基因，利用基因工程技术进行重组表达，从而制备出高效、安全的疫苗。而核酸疫苗的研发成功，则预示着第三次疫苗革命的到来。核酸疫苗直接将编码抗原蛋白的基因导入人体细胞，通过人体细胞的表达系统产生抗原蛋白，从而诱导机体产生免疫应答，具有广阔的应用前景。

在卫生微生物学领域，疫苗的应用不仅有助于预防和控制传染病的流行，还为微生物学的研究提供了新的视角和方法。通过疫苗的研发与应用，人类可更深入地了解病原微生物的生物学特性、致病机理和免疫应答机制，从而为制订有效的防控策略、开发新的疫苗和药物提供科学依据。对疫苗的安全性、有效性和免疫原性等方面的研究，也推动了微生物学、免疫学、生物技术等多个学科的交叉融合和发展。

（二）微生物在环境与微生态保护等领域的应用

20 世纪初期，微生物学研究还逐步延伸至环境保护和食品卫生等多个领域，使人们认识到微生物在自然物质循环和人类生活中的有益作用。在污水处理和垃圾处理方面，微生物凭借其降解有机物的独特能力，被广泛用于工业废水和城市生活污水的净化，显著改善了城市环境卫生状况；在农业生产中，研究者们发现在植物根系中栖息的根瘤菌可通过生物固氮作用改善土壤肥力，提高作物产量，使微生物在农业增产和土地资源可持续利用方面发挥了重要作用。这些研究成果标志着微生物不再仅仅被视为致病因子，而逐渐被视为一种有益的自然资源，被广泛应用于生产生活和环境治理中，体现了微生物在生态健康和卫生防护方面的有益价值。

此外，20 世纪初，随着发酵工艺的推广，微生物在食品工业中的应用也逐渐普及，乳酸菌、酵母等微生物被广泛应用于发酵食品的生产，不仅为人类提供了丰富的营养源，还提升了食品的安全性与健康价值。在医学领域，益生菌和益生元等基于微生物的产品开始用于调节人体肠道微生态，帮助增强免疫功能、改善消化健康，从而实现对人体健康的积极影响。微生物在卫生学上的作用已不再局限于病原防控，更逐步深入到健康管理和预防保健领域，为现代公共卫生和预防医学的发展提供了丰富的理论和实践支持。

（三）卫生微生物学学科的建立

抗生素和疫苗的应用、环境保护中的微生物利用，以及对微生物在农业和食品中的作用的认识，不仅促进了微生物学在群体健康和公共卫生中的应用，也推动了微生物学从个体防护转向群体卫生管理，逐步形成了系统化、全球化的卫生微生物学学科体系。这一发展历程不仅使卫生微生物学在教学和研究中发挥了重要作用，更在医学、农业、工业和环境保护等多个领域中产生了深远的社会价值。在此背景下，公共卫生微生物学开始从传统微生物学中逐渐独立出来，以群体健康管理为目标，通过对传染病的监测、预防和控制来提升公共健康水平。

20 世纪初西班牙流感大流行，使全球数千万人丧生，引发了各国对传染病全球化流行的高度关注，促使科学家将传染病的研究从个体防护层面延展至群体和全球化视角。随后，各国的公共卫生官员和研究人员逐步建立了流行病学监测和病原体追踪体系，推动国际合作和公共卫生政策的制定，以应对传染病在全球范围内的传播。这一过程中，卫生微生物学开始重视流行病学的介入，特别是通过流行病学数据分析疾病在人群中的分布与发生情况，为传染病的预防和控制提供了科学依据。

流行病学的介入为卫生微生物学的转型提供了理论支持。流行病学着眼于疾病在群体中的发生、发展和分布，而微生物学则分析病原体的特性、传播机制和与宿主的相互作用，二者结合使得公共卫生微生物学的研究视角更加系统化，从宏观到微观层面都能系统性地分析疾病的流行特点。比如，霍乱等水源性疾病的研究中，科学家们发现饮用水的不洁是霍乱传播的主要原因之一，通过改进水源消毒和污水处理工艺，有效遏制了霍乱的传播，推动了城市供水系统的标准化建设。卫生微生物学因此在公共卫生设施的建设中发挥了重要的支撑作用，极大地提升了人们的生活质量。

1. 世界各国卫生微生物学学科的形成　20 世纪初至中期，卫生微生物学教育在世界各地取得了显著发展，为专业人才的培养和微生物学知识的普及奠定了基础。1892 年，威廉·塞奇威克（William Sedgwick）在麻省理工学院开设了首个环境卫生课程，标志着卫生微生物学教育的初步成形。到 20 世纪初，随着公共卫生理念的逐步普及，卫生微生物学教育逐渐从实验室培训和医学课程中独立出来，发展成一门专业学科，并在各地的公共卫生学校和医学院广泛开设。1916 年，美国约翰斯·霍普金斯大学成立了全球第一所公共卫生学院，设立了卫生微生物学课程，为培养公共卫生专业人才发挥了重要作用。

2. 我国卫生微生物学学科的建立　我国在民国时期的卫生机构建设中设立了专门的微生物实验室,为疫苗和寄生虫等公共卫生相关研究提供支持。新中国成立后,医药学科建设向苏联学习。苏联的卫生细菌学被引入国内医学教育。1958年,人民卫生出版社以试用教材形式出版了《医学微生物学及卫生细菌学》。该教材由原上海第二医学院余㵑教授主编,其内容分为三篇,其中第三篇——卫生细菌学篇,成为我国卫生微生物学的开端。1963年7月,人民卫生出版社以试用教科书形式出版了《卫生微生物学》的第一部教材。该教材由卫生部上海生物制品研究所章谷生研究员、原上海第二医学院余㵑教授和原上海医学院林飞卿教授等人负责编写。

1984年,人民卫生出版社以卫生部规划教材的形式出版了《卫生微生物学》第1版,这标志着卫生微生物学在我国已成为独立的学科。该教材由原上海第一医学院卫生系郁庆福教授和中国医科大学微生物学教研室杨均培教授主编。郁教授是我国卫生微生物学学科的先驱之一,他在1978年倡导成立了原上海第一医学院卫生系卫生微生物学教研室。郁教授组织开办了共3届全国卫生微生物学师资培训班,为我国各地多所公共卫生学院培养了一大批卫生微生物学专业人才。随着学科的建立,本学科作为公共卫生专业基础课的地位也得以确立。在我国,历经四十余年的发展历程和卫生部规划教材《卫生微生物学》1~6版的编写(第1版,郁庆福、杨均培主编,1984年出版;第2版,郁庆福主编,1993年出版;第3~5版,张朝武主编,分别于2003年、2007年和2012年出版;第6版,曲章义主编,2017年出版),卫生微生物学已得到公共卫生和预防医学乃至医疗卫生领域的广泛认同及普遍应用,为医学院校的教学、科研、人才培养、医疗卫生保健、医药及食品工业、工农业生产、环境治理和保护、生态平衡的保持和可持续发展作出了重要贡献。

第五节　卫生微生物学的应用及研究前景

卫生微生物学作为预防医学与基础医学的交叉学科,以微生物检验为落脚点,以促进科技成果转化为指南,在传染病防控和健康促进两个方向发挥了重要作用。按照现有的学科发展趋势,卫生微生物学在传染病控制、微生物技术成果应用和新质生产力发展方向的前景较为广阔。

一、卫生微生物学的应用

卫生微生物学在预防医学实践过程中始终贯彻了脚踏实地的原则。以转化医学为核心理念,及时将科研成果应用为具体的防控措施或检验方法,在传染病防控和健康管理方面取得了较为突出的应用效果。

（一）以转化医学理念为核心

转化医学(translational medicine)是将基础医学研究和临床治疗连接起来的一种新的思维方式,重在解决实际问题和实践应用。转化医学在卫生微生物学的具体应用是以转化医学思想为指导,逐步形成转化卫生微生物学(translational health microbiology)学科方向,涉及疾病预防、诊断、治疗、病原体防控等多个方面。

在疾病诊断方面,卫生微生物学通过研究环境微生物的特性和症状,帮助医生通过检测患者样本找到和病原微生物相关的特征并加以分析,从而确诊疾病。在疾病治疗方面,卫生微生物学技术的应用也非常广泛。临床上常用的抗生素、抗病毒、抗寄生虫药物等都是基于对微生物学的深入研究来研发的。近年来研究发现人体内共生的微生物与人体健康密切相关,微生物学研究了人体与微生物的相互作用,有助于发现微生物群落的结构和功能变化与人体健康之间的关系,为人体健康提供新的诊断和治疗方法。

（二）传染病防控

1. 在感染性疾病预防中的应用 对环境中季节、气候的变化,自然疫源地和环境,人和动植物携带病原体的扩散、传播特点的监测,对可能发生的疾病进行及时的预测、预警和预报。

2. 在感染性疾病控制和治疗中的应用 掌握致病菌、机会致病菌和机体正常菌群与宿主相互作用所致疾病的感染、免疫、病程转归和预后等的特点及规律,对感染性疾病进行早期发现和及时诊治以及对医源性感染的控制等。

3. 在生物病原性突发事件中的应用 对不同生境中因交通、旅游、外贸、经济和文化交流、自然资源开发、动植物买卖和交换、候鸟迁徙等对病原微生物播散特点与规律的研究,以及对疾病暴发和流行的信息及时进行收集和处理,为海关、出入境检验检疫和新发病原体的研究,突发生物病原性公共卫生事件的应对提供依据。

4. 在应对生物危害和恐怖中的应用 对具有致病力强、传播速度快、抵抗力强或产剧毒等特征的微生物,以及对通过基因工程制备有害微生物的可能性进行深入研究,为防范可能出现的生物武器而制订科学对策和措施。

（三）在健康促进领域的应用

1. 在制定国家标准和行业规范服务中的应用 对食品、化妆品、药品、医疗卫生用品、涉水产品、公共场所、生产、生活和医疗卫生机构等生境中微生物的种群分布及相互作用规律、利害关系的研究,为确保生活、卫生用品和产品的卫生质量和安全性而制定卫生微生物标准和技术规范提供科学依据。

2. 在生产、生活和各种产业开发中的应用 卫生微生物学在各类种植、养殖生产中,利用微生物的有利作用和防止其有害作用;利用微生物开展酿造、制药、食品与保健品等的开发利用等。

二、卫生微生物学的研究前景

随着现代科学技术突飞猛进的发展,卫生微生物学的研究手段和认识深度必将日新月异。这些变化将主要体现在传染病控制、微生物技术成果应用和发展新质生产力这三个方向。

（一）传染病控制

1. 新发传染病防控 新发传染病不仅危害人体健康,还会给发展中国家和地区的畜牧业、旅游业造成毁灭性打击,造成极大的经济损失。国际社会始终高度重视和加强对新发传染病的预防和控制。新型疫苗是目前控制新发传染病的有效措施之一。目前,已经可以通过基因工程技术,并结合生物信息学预测等方法,在短时间内构建出针对新发病原体的基因工程疫苗和嵌合活疫苗等。此外,将现代分子生物学技术应用于新发传染病的诊治过程中,研究快速诊断和精准治疗方法也是未来重要的发展方向。

2. 跨物种传播疾病防控 病原体的跨物种传播是生物圈内的一种常见现象。随着人类生产力水平和生活环境的变化,人类接触的动植物种类也在发生变化,人类进而获得了新的病原体。严重急性呼吸综合征（SARS）、中东呼吸综合征（MERS）和人感染高致病性禽流感等几个已经在人群中造成过重大传染病流行的病原体就是典型的案例。随着人类对病原体与宿主相互作用机制的认识加深,有可能从宿主角度充分识别出影响传染病易感性和病情严重程度的遗传学基础;另一方面,随着基因测序技术的进步,在人群中进行大规模全基因组分析成为可能,有希望从遗传学角度识别出不同种族或人群对特定传染病的易感性水平，或者作出准确推断。

3. 生物安全技术　　生物安全技术是保障人类不被以传染性病原为主的生物活性物质感染而致病的技术集合。为了应对可能发生的新发传染病疫情和生物恐怖袭击事件，我国有必要构建自主可控的生物安全技术体系和产业群，服从和服务于我国国家安全与社会稳定。我国现阶段个人防护装备的设计与研发仍处于跟踪仿制阶段，没有实现具有完全自主知识产权的研发与制造体系，在生物安全设备和个人防护装备领域存在巨大的转型与升级空间。

（二）微生物技术成果应用

1. 当代微生物学的发展趋势　　当代微生物学的发展趋势，一方面是由于分子生物学等新技术不断出现，使得微生物学研究得以迅速向纵深发展，已从细胞水平、酶学水平逐渐进入到基因水平、分子水平和宏基因组水平。另一方面是大大拓宽了微生物学的宏观研究领域，与其他生命科学和技术、其他学科交叉，综合形成许多新的学科发展点甚至孕育新的分支学科。

2. 微生物技术的发展及产业化　　微生物学的研究技术和方法也将会在吸收其他学科的先进技术的基础上，向自动化、计算机化、定向化和定量化发展，促使生物科学获得前所未有的高速发展。在现今的大数据时代，随着生物信息学的发展，人类能够在分子水平上设计、改造和创建新的生命形态，创造新的微生物品种成为可能。微生物具有独特和高效的生物转化能力，能产生多种多样的有用代谢产物，为人类的生存和社会的发展进步创造难以估量的财富。因此，微生物技术获得了广泛应用，即微生物产业化，如微生物疫苗、微生物药品制剂、微生物食品、微生物保健品、可降解性微生物制品等。除此之外，阐明微生物与微生物之间、微生物与其他生物之间、微生物与环境因素之间相互作用的分子机理及其控制本质，将会极大促进微生物分子生态学、环境微生物学、细胞微生物学、微生物资源学的发展。

3. 微生物与环境保护　　人类的生存繁衍和可持续发展依赖于良好的生活环境、安全的食品和水源。保护环境、维护生态平衡以提高土壤、水域和大气的环境质量，创造一个适宜人类生存繁衍并能生产安全食品的良好环境，是人类生存所面临的重大任务。然而，由于各种各样的原因，人类生存的环境包括土壤、水域、大气受到污染，甚至是严重污染，进而通过植物、动物各级生物链污染人类食物和饮用水。许多环境污染物是人类体内激素的替代物和干扰物，具有类似人类体内激素的生理特性、能干扰内分泌系统的正常生理活动，称之为环境激素。这些环境激素可以严重损伤男性的生殖能力，明显引发女性乳腺癌等疾病，还会引发人类不正常的心理情绪与行为。对环境中的这些激素类污染物的降解也将依赖环境中的微生物完成，微生物是这些污染物的强有力的分解者和转化者，起着环境"清道夫"的作用。由于微生物本身所具有繁衍迅速、代谢基质范围宽、分布广泛等特点，它们在清除环境污染物中的作用和优势是一些理化方法所不能比拟的。因此人们正广泛应用微生物来处理有机废水和污物，进行污染土壤的微生物修复。

（三）发展新质生产力

科学技术的本质是生产力，新质生产力作为先进生产力的具体体现形式，是马克思主义生产力理论的中国创新和实践，其核心要素是科技创新，并以全要素生产率的大幅提升为核心标志。作为一门科学学科，卫生微生物学的教学与实践应体现并促进新质生产力的发展。当前和今后一段时间，信息科学、分子生物学和结构生物学技术很可能成为改变卫生微生物学的新质生产力。

1. 信息技术与卫生微生物学结合　　信息技术是 21 世纪最重要的技术革命成果之一。信息技术的发展成果包括但不限于：大数据、移动互联网、可穿戴智能设备、物联网、机器学习和人工智能技术等。大数据与移动互联网技术结合，使得精准地回溯每一个人的活动轨迹和接触史成为可能。

可穿戴智能设备与物联网结合,让智能健康助手走近每一个人身边,也给卫生部门提供了全新的监测入口。机器学习和人工智能算法则为快速分析海量数据提供了技术手段,可以确保在有效时间内获得可靠结论。

2. 分子生物学技术与卫生微生物学结合 分子生物学技术在 21 世纪仍然充满活力,以高通量测序技术为核心,取得了一系列划时代的科学进步。随着高通量测序的实验成本下降,对临床和卫生学样品进行基因组学和宏基因组学检测的可行性日益提高。通过高通量测序和基因芯片检测,可以获得描绘样品中微生物群落构成及其生理生化特征的大量信息。除了基因测序之外,蛋白质组学、转录组学和代谢组学等多组学技术也将在卫生微生物学研究中取得广泛应用。

3. 结构生物学技术与卫生微生物学结合 生物大分子特别是蛋白质对于生命活动具有关键意义。生物大分子的结构与功能紧密相关,而解读大分子结构的生物学分支被称为结构生物学。测定蛋白质的传统方法包括 X 射线衍射法、核磁共振法和低温电镜法。为了测定高分辨率结构,通常需要提前制备高纯度的蛋白质晶体。随着结构生物学的发展,利用人工智能方法预测蛋白质结构的手段日益受到重视。大部分已知蛋白质都可以通过人工智能方法预测其三维结构模型。以蛋白质结构为基础,研究者可以深入揭示蛋白质之间的交互作用规律,进而理解微生物与宿主之间的相互作用。这在未来很可能成为卫生微生物学的重要发展方向。

由于社会发展、经济建设、人民生活、医疗卫生与保健、环境保护和生态平衡等科学发展的需要,卫生微生物学将成为最有魅力的学科之一。面向未来,本学科任重道远,将为我国国民经济的腾飞,加快建设资源节约型、环境友好型社会,提高生态文明水平,为促进社会和谐与中华民族的永续发展做出特殊的贡献。

（王迎晨　熊成龙　曲章义）

思考题

1. 卫生微生物学的研究对象是什么?
2. 卫生微生物学的研究内容包含哪些方面?
3. 简述卫生微生物学的特色。
4. 卫生微生物学应用主要包括哪些方面?

第二章
微生物生态学

学习目标

掌握：微生物生态学相关概念；正常菌群与宿主的关系；人类微生态的平衡与失调。

熟悉：微生物在自然界的分布及其主要类群；微生物生态学的基本规律；微生态与人类健康。

了解：生态学和生态系统的基本概念；微生物生态学研究的基本范畴；微生物生态的应用与研究前景。

микробиологии生态学紧密围绕卫生微生物学研究的核心内容，以微生物在长期的种群斗争以及与其生存环境相互作用的演化中形成的自然规律和演化定律为基础，从生态学的角度研究微生物与其所处的生物和非生物环境之间相互关系和作用。充分理解微生物生态学的基本理论以及自然环境和人体环境生态平衡的规律法则，是维持生态平衡、促进人群健康的基础，对于深刻认识疾病发生的原因和本质，有效修复和保护环境，全面推进疾病的防治具有极其重要的意义。作为一门新兴的生命科学分支，微生物生态学已发展成为具有系统理论体系和实践内涵的学科，在现代医学研究中占据了重要地位。

第一节　基本概念与研究范畴

基于生态学和微生物学基础发展起来的微生物生态学，形成了独特的基本概念、特征和研究范畴，奠定了微生物生态研究的理论基础。

一、生态学及其相关概念

1. 生态学　生态学（ecology）一词，由希腊文"oikos"和"logos"两个词的词根组成，前者意为"居住地"或"住所"，后者是指"研究"或"科学"。1869年德国动物学家赫克尔（Ernst Haeckel）提出的生态学定义一直沿用至今。生态学是研究生物有机体与生物环境和非生物环境相互关系的科学，其核心内容在于研究生命系统与环境系统间的相互作用规律。在生命科学研究领域中，从宏观到微观一般可分为生物圈、生态系统、群落、种群、个体、器官、组织、细胞、细胞器和分子10个层次，其中前4个客观层次都是生态学的研究范畴。

2. 生态系统

（1）概念：生态系统（ecosystem）是指生物群落与非生物环境因子之间相互依存、相互制约，在一定空间内形成的具有一定功能和独立性的动态复合体系。生态系统是生物物种和群落在长期进化过程中与其生存和发展的外部环境相互适应的结果，是包含特定的物种结构、空间结构和营养结构的有机整体。生态系统在一定时间内，其结构和功能处于相对稳定的状态，具有较强的自我调节和维持生态平衡的能力。在生态系统内，蕴含着生物与自然环境之间相互作用、相互渗透而引发的巨大的生物地球化学变化。

（2）基本特征：生态系统是由生物群落及其生存环境共同组成的动态平衡系统，具有明显的生态特征：①组成特征，生态系统包括有生命成分和无生命成分（无机环境）。②开放特征，各类生态系统都是不同程度的开放系统，需要不断地从外界环境输入能量和物质，经过系统内的加工、转换，再向外界环境输出。③时间特征，组成生态系统的生物随着时间推移而生长、发育、繁殖和死亡，其生物特性具有时效性。④功能特征，生态系统的生物与环境之间相互作用，其功能特征主要体现为能量流动和物质循环。⑤空间特征，生态系统通常与特定的空间相联系，是生物体与环境在特定空间的组成体系，具有较强的区域性特点。⑥可持续性特征，基于长远发展的理念，加强生态系统管理，保持生态系统的健康和可持续发展特性，在时间和空间上实现全面发展。

（3）研究内容：对生态系统的研究主要包括：①由天文地质过程所形成的能量来源（太阳辐射）、气候、温度、湿度、辐射等物理因子及其变化；②参加物质环境循环的与生命活动关系密切的各种元素和由它们组成的无机物的丰度及其变化规律；③参与生命活动的蛋白质、核酸、糖类、脂类、氨基酸等有机物的丰度及其变化规律；④以绿色植物和藻类为主的初级生产者、以动物为主的消费者和以菌类为主的分解者之间的相互作用和功能。

3. 微生物生态系统

（1）概念：微生物生态系统（microbial ecosystem）是微生物与其周围生物环境和非生物环境共同构成的整体系统，是生态系统的一个重要组成部分。

（2）特点：微生物生态系统有着不同于其他生态系统的显著特点。①多样性：每一个特定的生态环境，都有一个与之相适应而又区别于其他生态环境的微生物生态系统，即在不同的生态环境中，微生物生态系统的组成成分、数量、活动强度和转化过程等均不一样。②稳定性：在相对和谐且无强烈环境因素冲击的特定环境中，微生物的组成成分、数量、活动强度和转化过程基本保持稳定。③适应性：当面临强大的环境因子改变压力，原有的微生物生态系统受到破坏时，可以诱导产生新的酶或酶系，或发育出新的微生物优势类群，以适应新的微生物生态系统。④物质流和能量流的转化：在微生物生态系统中的各类群之间，物质和能量具有接力与流动的现象。

二、微生物生态学的相关概念及研究范畴

（一）基本概念

微生物生态学（microbial ecology）是研究微生物与其生存环境、微生物群体之间相互关系及相互作用的科学，是微生物学与生态学发展过程中形成的交叉学科，为生态学的一个分支学科。微生物生态学研究的微生物种类繁多，包括存在于空气、土壤、水等地理环境和宇宙环境中的微生物，存在于食品、化妆品、医院、公共场所等人类日常接触的生活环境或物品环境中的微生物，以及存在于宿主机体的微生物。所谓环境是指生物赖以生存的空间，由非生物环境和生物环境两部分组成。其中，非生物环境（abiotic environment）是除生物以外的各种环境，由一系列物理、化学因素所构成，如温度、水分、光线及酸碱度等；生物环境（biotic environment）是指来自研究对象以外的其他生物的作用和影响，如营养竞争、空间竞争和互利共生等形成的环境。由此，在微生物生态学研究中形成了一系列相关概念。

1. 生境　生境（habitat）是指微生物个体、种群或群落借以生存并执行其特定功能的微小环境，又称微环境（microenvironment）或微小生境（microhabitat）。如人类或高等动物的口腔或胃肠道、一个小水坑或一小块沃土都可以作为某些微生物的生活环境，并在其中生长、繁殖、执行各自的功能。

由于时间和空间的不同,微环境的物理、化学条件也会发生改变,因此,微环境多态性的特点构成了不同微生物的生境特征。

2. 龛 龛(niche)又称生态位,其含义比生境更为广泛,不但包含了微生物生存的空间概念,还蕴含着在这一生境内的活动、功能作用以及与其他生物的相互作用。某种意义上,可将生境理解为微生物的"住址",而龛则为微生物的"职业"。进行微生物的生态研究,首先应了解微生物的生境特征,然后进一步了解其营养和能量来源以及对酸碱度、温度、湿度和氧气的需求等情况。在一个生境中,某些微生物是土著的(autochthonous),它们在该生态系统内生存、生长和代谢,在这一生境中有很大的适应性和竞争力,占领着生态位。在自然或人为等外界因素作用下偶然进入该生境的外来微生物,通常作为过客很快消失,但也可发生适应性变化而存活和定居下来,逐渐进入、占据系统中的生态位,由此构成了生态位结构的多样性和功能的复杂性。

3. 种群 种群(population)是指在特定空间内,分布在同一区域的同种生物个体的集合。种群是组成群落的基本部分,在自然环境中,同种微生物的许多个体(individual)常生活在同一生境中,以群体的方式存在。一个种群通常分布在一定的范围内,并占据着一定空间。

4. 群落 群落(community)是指一定区域内或一定生境中各种微生物种群相互松散结合的一种结构和功能单位。自然界中,几乎没有一种生物是不依赖于其他生物而独立存在的,往往是许多种生物共同生活在一起,构成一个在生理上相互补充的种群复合体。例如,在湖泊微生物生态系统中,能量以日光、有机碳或还原无机物的形式进入生态系统,光能自养生物利用光能合成新的含有碳、氢、磷、硫、铁和许多其他元素的有机物质。这些从外界进入生态系统内的物质对微生物代谢活动存在重要影响。

(二)研究范畴

1. 研究对象 微生物生态学的研究在于探索微生物群体之间及微生物群体与环境之间的关系。微生物生态学更强调将存在物质交换、能量流动和信息交流的群体组成微生物的基本研究单元,如微生物种群、群落和一系列有机组合体等,从群体的角度,探寻这些集合体构建的方法和途径,不同物种间功能的相互影响及群落构建随时空的变化特点,揭示微生物与其生存环境之间、微生物与其他各种生物之间的相互关系、作用和演变规律及其生物学机制。

2. 研究内容 微生物的正常生态规律、生态平衡和生态失调构成了微生物生态学研究的核心内容。

(1)微生物群落组成、多样性和分布特征:正常自然环境中的微生物种类、分布随着不同环境条件的改变而发生变化。微生物群落组成决定了生态功能的特征和强弱,群落组成变化又是环境变化的重要标志,微生物群落多样性和稳定性是研究生态系统动态变化和功能关系的重要途径。由此可见,通过对微生物群落的组成、多样性和分布特征进行解析并研究其动态变化,可以了解群落结构、调节群落功能和发现新的重要功能微生物类群,使生态环境变化研究从微观角度得以体现。

(2)微生物多样性与生态系统功能及其稳定性关系:自然界中微生物与微生物、微生物与动植物之间均存在紧密关联,这些相互关系对自然界的影响和环境因素对这些相互关系的影响均是微生物生态学研究的重点内容。随着生物学技术、组学技术的应用,微生物多样性与生态系统功能及其稳定性之间的关系成为当今生态学领域的研究热点。生物多样性的变化可影响生态系统的功能,导致生态系统应对环境扰动的能力减弱。了解生物多样性与生态系统功能及稳定性间的关系,有利于探索微生物在生态系统中的作用及其机制。

（3）微生物代谢活动与环境变化的关系：正常自然环境中，微生物的代谢活动对自然界有较大影响，而环境条件的变化对这些代谢活动同样产生影响。生态代谢理论揭示了自然特征的规律所在，涉及个体水平的生产力、增长率、死亡率等生活史特征，物种水平的种群密度、种群增长和种间相互作用，以及生态系统的物质循环、能量流动和资源配给等。该理论结果有助于解释微生物个体的空间分布状况、物种繁殖策略、群落的演替和稳态以及生态系统功能等。

（4）微生物生态学的研究方法：分子生物学技术手段的发展，促进了微生物群落结构和多样性的研究，在物种定义和生态系统功能研究方面也有了新的突破。比如，在微生物生态学研究领域，微生物个体适于定义为一个操作性分类单元（operational taxonomic unit，OTU）或具有特定功能的功能群。分子生态学、化学生态学、数学模型等方法的应用，将有力推动微生物生态学的研究进程。

（5）环境污染对微生物的影响以及微生物对污染物的净化作用：生态环境的变化，尤其是环境污染加重，造成空气、土壤和水源的污染，可影响微生物正常的生存、繁殖和代谢，以及人类生活条件和健康。如何控制有害微生物对环境的不良影响，寻找和发挥有益微生物对环境的维护和修复功能，是微生物生态学研究的又一主要内容。

（6）极端环境中微生物的结构和功能：在极端环境中，微生物为了适应生存，逐步形成了独特的结构、功能和遗传特性，以应答相应的强烈限制性因子。深入探讨极端微生物具有的独立基因类型、特殊生理机制及特殊代谢产物等特点，对于理解生命起源与系统进化的关系，以及微生物在不同环境中发挥作用的机制有重要启迪。

（7）微生物的生态模型：基于微生物生态学结构、功能及在不同环境条件下自然演化规律的认识，利用遗传算法、人工神经网络、地理与环境信息等资源，构建微生物生态学多层次、多维度的结构功能模型，可为深化微生物生态学的基础研究和应用开拓新思路。

（三）研究意义

1. 保护自然环境　微生物与环境间有着极为密切的关系，微生物的生命活动依赖于环境，同时也影响着环境。研究微生物与环境之间的关系，了解它们在自然界的分布，可为人类开发微生物资源提供理论依据，使人类利用微生物在自然界中的作用来改造自然，保护自然。

2. 服务生产生活　微生物之间、微生物与其他生物之间也存在着相互依存、相互制约的关系。研究它们之间的关系，使人类更好地利用微生物，消除环境污染，修复和保护环境，防治人和动植物疾病，从而为工农业生产服务。

3. 防控病原致病　研究致病微生物的生存条件、致病因素以及与其他生物和环境之间的关系，可为及时、有效地预防和控制这些新发现微生物性疾病提供科学依据。

4. 助力科学研究　分子生物学技术和组学技术的发展，促进了微生物空间分布格局及其成因的深入研究，可充分解释微生物群落组成、分布特征及功能特征。

第二节　微生物在自然界的分布及其主要类群

微生物在自然界中种类繁多，分布广泛，绝大多数对人类和动植物是有益的，但也有一部分微生物能引起人或动、植物病害，被称为病原微生物。此外，在外环境中某些微生物可以污染水、空气、土壤、食品、药品和化妆品等，并能以这些环境、物品为媒介造成传染性和非传染性疾病的发生，或导致食品、工业产品、农副产品和生活用品的霉烂、腐蚀及变质。微生物是碳、氮、硫和磷等多种元素在自然界循环的重要参与者，在农业、工业、制药业、污水生物处理和环境净化等方面微生物也被广泛利用。

一、微生物在自然界的分布

微生物是自然界中分布最广的生物,陆地、水域、空气、动植物及人体,甚至许多极端环境中都有微生物存在。

(一)土壤中的微生物

土壤是微生物生存与繁殖的理想场所,也是微生物最稳定的生境。土壤中微生物种类多,数量大,分布广,也是空气、水等其他自然环境中微生物的主要来源。土壤微生物的主要种类有细菌、放线菌、真菌、藻类和原生动物等类群,其中细菌最多,约占土壤微生物总量的70%~90%。在适宜的土壤环境中,微生物代谢旺盛,繁殖迅速。当土壤中的有机物数量、温度、湿度、酸碱度、植物根系等发生较大变化,如农药使用、过度开发等人为因素对土壤的影响较大时,许多微生物进入休眠状态并形成荚膜、菌核、芽胞、孢子等特殊结构,一方面保存生命,另一方面借助土壤水分的移动、空气流动等外力扩散到新的环境中。生长在土壤里的微生物关系往往较复杂,多数表现为互生和共生的关系。土壤中的抗生菌很多,产生的毒性物质扩散到水膜和充满水的孔隙中,可抑制其周围环境中某些微生物的活动与生长。同时,土壤微生物通过其代谢活动可改变土壤的理化性质,促进物质转化,因此,土壤微生物也是构成土壤肥力的重要因素。

(二)水体中的微生物

水体是居土壤之后微生物栖息的第二天然场所,也是微生物的重要生存环境。水体中的微生物主要来源于土壤、空气、动植物尸体、人和动物的排泄物、工业及生活污水。水中的微生物90%为革兰氏阴性细菌,主要有肠杆菌、弧菌、假单胞菌、黄杆菌等,鞘细菌及附生细菌也常见于水体。微生物的水生境比较复杂,有漂游生物生境、浮游生物生境、水底生物生境、外生生物生境、肠-粪浮游生物生境等。为了适应各种生境,水中微生物有着相应的形态结构,如细菌具有鞭毛、菌毛等便于运动,体内有气泡适于浮游。当水环境发生较大改变时,水体微生态平衡被破坏,导致微生物死亡或生长过盛。通过水体传播的病原微生物主要有沙门菌属、志贺菌属、霍乱弧菌等,因此,做好水的卫生学检查和监督至关重要。

(三)空气中的微生物

空气中没有微生物生长繁殖所必需的营养物质、充足的水分和其他条件,相反,日光中的紫外线还有强烈的杀菌作用,因此,空气不是微生物生活的良好场所。各种气象因素使空气生境处于不稳定状态,也不利于微生物的生存,因此,空气中的细菌、真菌等多以芽胞、孢子形态存在。虽然空气不适合多数微生物的生长与繁殖,但土壤、水体、各种腐烂的有机物以及人和动植物体上的微生物,可被气流带到空气中去,以飞沫、飞沫核的形式随空气流动广泛传播,导致许多疾病,尤其是呼吸系统疾病在人群中传播与流行。

(四)工农业产品中的微生物

1. 农产品中的微生物　各种农产品中均有微生物生存,粮食尤为突出。粮食和饲料中的微生物以曲霉属、青霉属和镰刀菌属真菌的一些种为主,其中以曲霉危害最大,青霉次之。有些真菌可产生致癌性真菌毒素,其中以部分黄曲霉菌株产生的黄曲霉毒素(aflatoxin)最为常见。黄曲霉毒素是一种强致癌物,对人、家畜和家禽的健康危害极大。

2. 食品中的微生物　食品原料及其加工、包装、运输和贮藏等过程中,经常受到细菌、霉菌、酵母菌等的污染,在适宜的温度、湿度条件下,微生物迅速繁殖,其中有的是病原微生物,有的还能产生毒素,从而引起食物中毒或其他严重疾病。此外,食品中含有丰富的营养物质,有利于微生物的大量繁殖。微生物在食品环境中生长,并产生一些代谢产物,改变了食品环境,反过来又可影响微生物的生长,这种相互作用较微生物与空气、水等更激烈。食品本身和微生物都富含酶等生物活性成分,这增加了食品微生物生态特性的复杂性。如何有效地利用微生物的作用制备各种美味食品,或者通过杀灭、抑制某些微生物保持食品的新鲜和营养价值,预防食源性疾病的发生,是食品微生物生态学研究的目的。

3. 引起工业产品霉腐的微生物　许多工业产品部分或全部由有机物组成,因此易受环境中微生物的侵蚀,引起生霉、腐烂、腐蚀、老化、变形与破坏,即便是金属、玻璃等也会因微生物活动而产生腐蚀,使产品的品质、性能、精确度、可靠性下降。

（五）正常人体及动物体中的微生物

正常人体及动物体体表及与外界相通的腔道内都存在着大量的微生物。生活在健康人体和动物体各部位种类较稳定且一般有益无害的微生物种群,被称为正常菌群,例如,动物的皮毛上经常有葡萄球菌、链球菌等,在肠道中存在着大量的拟杆菌、大肠埃希菌、双歧杆菌、乳杆菌、粪链球菌、产气荚膜梭菌、腐败梭菌、纤维素分解菌等,这些正常菌群有益于机体健康和微生态平衡。

（六）极端环境中的微生物

在自然界的极端环境中,如高温、低温、高酸、高碱、高盐、高压或高辐射强度等环境中生存的微生物,被称为极端环境微生物或极端微生物。极端环境微生物被视为新型微生物及基因的资源宝库,如 pH 为 1 的酸性矿水,南极 −18℃的不冻湖,低营养、高干旱、高辐射等环境中生存的微生物等,它们分布在特殊环境中,经历了长期自然选择改造,具备了稳定的特殊结构、功能和遗传特性,具有特殊的生物学特性和功能。此外,广泛分布在草堆、厩肥、温泉、煤堆、火山地、地热区土壤及海底火山附近等处的嗜热菌,具有代谢快、酶促反应温度高、代时短等特点,在发酵工业、城市和农业废物处理等方面具有特殊的作用,嗜热细菌耐高温 DNA 聚合酶为 PCR 技术的广泛应用提供了基础,但嗜热菌的良好抗热性也造成了食品保存的困难。分布在南北极地区、冰窖、高山、深海等低温环境中的嗜冷菌,是导致低温保藏食品腐败的根源,但其产生的酶在日常生活和工业生产上具有较大应用价值。分布在工矿酸性水、酸性热泉和酸性土壤等处的嗜酸菌,已被广泛用于铜等金属的细菌沥滤中。适宜在碱性环境中生长的嗜碱菌产生的碱性酶,可用于制作洗涤剂或其他用途。分布在晒盐场、海产品、盐湖、海洋和著名的死海等处的嗜盐菌,是一种古菌,人类正设想利用它的质膜具有的质子泵和排盐作用机制制造生物能电池和海水淡化装置。抗辐射微生物具有极强的抗辐射防御机制,可免受放射线的损伤或具有损伤后修复的特性,可作为生物抗辐射的极好材料。

二、环境中微生物的主要类群

环境中微生物种类繁多,按细胞结构可分为细胞型微生物和非细胞型微生物两大类,其中细胞型微生物又可分为原核细胞型微生物和真核细胞型微生物。在细胞型和非细胞型微生物中既包括病原微生物,也包括条件致病性微生物和非致病性微生物。

（一）原核细胞型微生物

原核细胞型微生物细胞分化程度低,仅有核质,无细胞核、核膜和核仁,细胞器只有核糖体,包括细菌、放线菌、支原体、立克次体、衣原体和螺旋体等。

1. 细菌　细菌（bacteria）是原核细胞型微生物中性状最具代表性、数量最多的一群单细胞微生物,具有典型的原核细胞结构。

（1）常见的致病菌与机会致病菌:生态环境中存在着大量的致病菌与机会致病菌,对人类所处环境及人类健康造成不同的危害,以简表概括(表2-1)。

表2-1　环境中常见致病菌与机会致病菌

种属	分布	危害
埃希菌属（Escherichia） 　大肠埃希菌（E. coli）	土壤、水、腐物、医药品、化妆品、食品和粪便	腹泻、肠道内感染、食物中毒、食品变败、水和医药品、化妆品污染
沙门菌属（Salmonella） 　副伤寒沙门菌（S. paratyphi） 　鼠伤寒沙门菌（S. typhimurium）	土壤、水、腐物、医药品、化妆品、食品和粪便	腹泻、肠道内感染、食物中毒、食品变败、水和医药品、化妆品污染
志贺菌属（Shigella） 　痢疾志贺菌（S. dysenteriae）	粪便、水、土壤、食品	细菌性痢疾
耶尔森菌属（Yersinia） 　小肠结肠炎耶尔森菌（Y. enterocolitica） 　鼠疫耶尔森菌（Y. pestis）	动物及其污染物、排泄物	鼠疫、腹泻和食物中毒
布鲁菌属（Brucella）	动物粪便、尿、乳汁和空气	布氏病
枸橼酸杆菌属（Citrobacter）	人与动物的粪便、土壤、水、污水、食物	环境污染、食品变败及机会感染
肠杆菌属（Enterobacteria）	水、污水、土壤、蔬菜、食品和化妆品	食品变败、环境污染
欧文菌属（Erwinia）	植物、水果和蔬菜	植物致病、水果和蔬菜腐烂
变形杆菌属（Proteus）	土壤、污水、动物性食品、人与动物的肠道	人类腐败性感染、食物中毒及腹泻
弧菌属（Vibrio） 　霍乱弧菌（V. cholerae） 　副溶血性弧菌（V. parahaemolyticus）	 水、食物 水、海产品	 霍乱 腹泻、食物中毒和食品变败
军团菌属 Legionella 　嗜肺军团菌（L. pneumophila）	土壤、污水和空气	军团病
假单胞菌属（Pseudomonas） 　铜绿假单胞菌（P. aeruginosa）	土壤、空气、水、食品、医药品、化妆品、医院和人体	院内感染、食品变败、医药品、化妆品污染及水污染
克雷伯菌属（Klebsiella） 　肺炎克雷伯菌（K. pneumoniae） 　臭鼻克雷伯菌（K. ozaenae）	广泛分布于自然界,土壤、水、谷类、粪便和临床用品	院内感染、环境感染及食品变败
棒状杆菌属（Corynebacterium） 　白喉棒杆菌（C. diphtheriae）	 空气、飞沫	 白喉
芽胞杆菌属（Bacillus） 　炭疽芽胞杆菌（B. anthracis） 　蜡样芽胞杆菌（B. cereus）	 土壤、空气 土壤、灰尘、污水、植物、熟食	 皮肤、肠及肺炭疽 食物中毒

续表

种属	分布	危害
梭菌属（*Clostridium*）		
破伤风梭菌（*C. tetani*）	土壤、粪便	破伤风
肉毒梭菌（*C. botulinum*）	土壤、海洋沉淀物和动物性食品	肉毒中毒
产气荚膜梭菌（*C. perfringens*）	土壤、人和动物肠道	气性坏疽
分枝杆菌属（*Mycobacterium*）		
结核分枝杆菌（*M. tuberculosis*）	空气、物体表面	结核病
葡萄球菌属（*Staphylococcus*） 　金黄色葡萄球菌（*S. aureus*） 　表皮葡萄球菌（*S. epidermidis*）	医院内、空气、水、土壤、化妆品、物品和食品	医院内感染、食物中毒、空气污染、化脓性感染及医药品、化妆品污染
链球菌属（*Streptococcus*） 　肺炎链球菌（*S. pneumoniae*） 　A族链球菌（*group A Streptococci*）	自然界、水、乳、空气	化脓性感染、食物中毒、超敏反应性疾病、水与空气污染

（2）环境中其他常见细菌：生态环境中还存在着目前认为是非致病性但能污染环境的细菌，常见的有荧光假单胞菌（*P. fluorescens*）和生黑色腐败假单胞菌（*P. nigrifaciens*）、黄杆菌属（*Flavobacterium*）、产碱杆菌属（*Alcaligenes*）、无色杆菌属（*Achromobacter*）、微球菌属（*Micrococcus*）、乳杆菌属（*Lactobacillus*）、动胶菌属（*Zoogloea*）和一些其他菌类，如不动杆菌属（*Acinetobacter*）、气单胞菌属（*Aeromonas*）、邻单胞菌属（*Plesiomonas*）、紫色杆菌属（*Janthinobacterium*）和螺菌属（*Spirillum*）等。

2. 放线菌　放线菌（actinomycetes）是一类具有丝状分枝细胞和无性孢子的原核微生物，由于菌落呈放射状而得名。

（1）放线菌的一般特征：放线菌细胞壁含有胞壁酸，对抗生素敏感，仅有无性繁殖，可形成菌丝及菌丝体，以菌丝断裂、形成分生孢子或孢子囊的形式增殖，这些特点又与真菌相似，所以放线菌是较细菌更高一级的进化类群。多数放线菌属革兰氏阳性菌，形态为丝状，菌丝直径不足 1μm。菌落形态介于细菌与霉菌之间，幼龄菌落似细菌，待形成大量孢子后可呈绒状、粉末状或颗粒状等典型的放线菌菌落。放线菌在自然界分布广泛，土壤、堆肥、河底、湖底及淤泥中均可分离到，尤其在土壤中可找到多种放线菌。该类菌可分解多种有机物，如吡啶、甾类、芳香化合物、纤维素和木质素等复杂化合物，许多抗生素如链霉素、土霉素等也由放线菌产生。

（2）放线菌的代表属：放线菌的代表属主要包括链霉菌属（*Streptomyces*）、诺卡菌属（*Nocardia*）、小单孢菌属（*Micromonospora*）等。链霉菌能分解多种有机质，是产生抗生素菌株的主要来源，例如链霉素由灰色链霉菌产生，土霉素由、龟裂链霉菌产生；诺卡菌多为需氧性腐生菌，少数厌氧寄生，部分可对人致病，该菌在自然环境中可将有机质转化，如烃类的降解、氰类的转化，在污水处理中起重要作用；小单孢菌属多分布于土壤及污泥中，具有分解有机质及产生庆大霉素、利福霉素等多种抗生素的能力。

3. 鞘细菌　鞘细菌（sheathed bacteria）为单细胞连成的丝状体细菌，因丝状体外包围一层由有机物或无机物组成的鞘套，故称鞘细菌。

（1）鞘细菌的一般特征：丝状体不分枝或形成假分枝，靠游动孢子或不能游动的分生孢子行无性繁殖，常生存于淡水或海水中。

（2）鞘细菌的代表菌：主要有球衣菌属和铁细菌属。球衣菌属有较强的分解有机物的能力，常生存于流动的、有机物污染的淡水中，为活性污泥曝气池中常见菌种，当其数量过多时会引起污泥膨胀；铁细菌属广泛存在于自然界，在铁素循环中占重要位置，铁质水管腐蚀与堵塞常因环境中铁细菌引起。

4. 蓝细菌　蓝细菌（*Cyanobacteria*）是古老的生物，由于它的细胞结构简单，只具有原始核，没有核膜和核仁，只有染色质，没有叶绿体，只有叶绿素，故在分类上将其划归为原核生物界的蓝色光合菌门，这一门细菌被称为蓝细菌。过去归入藻类，被称为蓝藻（blue algae）或蓝绿藻（blue-green algae）。

（1）蓝细菌的一般特征：多数蓝细菌可滑行运动，分裂繁殖，有些可形成静息孢子（或称厚壁孢子），可长期休眠度过不良环境，环境适宜时孢子萌发再进行繁殖。蓝细菌为光能自养型微生物，其光合色素主要为叶绿素 α 及藻蓝素，有的含有藻黄素、藻红素等，因此，颜色并非判断蓝细菌的主要标志。

（2）蓝细菌的代表属：主要包括微囊藻属、鱼腥藻属、颤藻属。该类菌广泛分布于自然界，生活在淡水中的蓝细菌，是水生态系统食物链中的重要一环，当水质污染时，可造成其过量增殖，形成"水华"，使水质污染进一步恶化。有些蓝细菌生活在海水中，大量增殖时可形成海洋中的"赤潮"。

5. 滑动细菌　滑动细菌是不借助鞭毛而靠菌体蠕动进行滑动的一类细菌，其形态多为丝状体，也有杆状或球状。常见的代表菌：①贝氏硫菌属（*Beggiatoa*），菌体为丝状体，没有鞭毛能滑动，菌丝不固着在物体上，分布于淡水或海水中，能氧化 H_2S 为硫，对自然界硫素循环起着重要作用。②噬纤维菌属（*Cytophaga*）呈杆状，两端略尖，细胞柔软，可以滑行，有很强的分解纤维素的能力。

（二）真核细胞型微生物

真核细胞型微生物细胞分化程度高，有细胞核、核膜和核仁，细胞质内细胞器完整。主要包括真菌、藻类和原生动物。

1. 真菌　真菌（fungus）是微生物生态系统中一个庞大的类群，进化程度高于细菌，细胞结构和繁殖方式上类似于藻类，但真菌不含叶绿素、不营光合作用，靠腐生或寄生生活。真菌与原生生物的主要区别在于真菌有较硬的细胞壁而原生生物没有。真菌的胞壁与细菌不同，不含肽聚糖，多含几丁质。

真菌主要包括酵母属（*Saccharomyces*）和霉菌（mould）。真菌在自然界中分布广泛，存在于各种环境和生物体内，尤其是偏酸性和渗透压较高的环境中，大多为腐生，少数为寄生，常引起水果、蔬菜、乳酪类、酒类和肉类等食品的变质和衣物、器具的霉烂，少数能引起动植物病害和人类疾病，此外，真菌在发酵、制药、食品、制革、纺织工业和农业等领域有较广泛的应用。

2. 藻类　藻类（algae）是一大群低等植物，某些单细胞或多细胞藻类个体很小而列入微生物学范畴。藻类为需氧生物，适宜生长的 pH 为 6～8。除利用 CO_2 外，尚需要有机和无机氮化合物以供给氮元素合成藻体蛋白质，还需要磷、硫、镁等，无机营养物中以氮和磷的需求量最大。

藻类广泛浮游于淡水及海洋水的上层，故亦称浮游生物或浮游植物（phytoplankton），也存在于陆地阴湿处。藻类是自然界水生生态系统中重要的初级生产者，为水生食物链的关键环节，与水体生产力和物质转化及能量流关系密切，使水体保持自然生态平衡。但在一定条件下，藻体可异常增殖造成水体严重污染，给人类生产、生活和健康带来危害。

3. 原生动物　原生动物（protozoa）是单细胞低等动物，在环境中分布亦广，海洋、湖水、河水、池水及土壤中均有存在。有的原生动物在高等动物与人体内寄生或共生,更多的为腐生。大部分原生动物为异养型生物,以吞食细菌、真菌、藻类等有机体为食,或以死亡有机体、腐烂物、有机颗粒为食,少数含有光合色素,能像植物一样进行自养生活。绝大部分原生动物可形成休眠体(又称孢囊)以抵抗不良环境,至环境条件适宜时再萌发。

环境中常见的原生动物目前已知近 15 000 种,按运动细胞器不同可分为鞭毛纲、肉足纲、纤毛纲和孢子纲。原生动物是水中重要的浮游生物,在活性污泥法处理污水中,原生动物可吞食细菌,在净化污水方面起一定作用。

（三）非细胞型微生物

非细胞型微生物是目前发现的最小和最简单的微生物,是由蛋白质外壳包裹一种核酸(RNA 或 DNA)形成的颗粒,不具细胞结构。具有体积极小、结构简单、专性寄生等特点,只能在宿主活细胞内生长增殖。这类微生物仅有一种核酸类型,即由 DNA 或 RNA 构成核心,外面包着一层蛋白质衣壳,有的甚至仅有一种核酸不含蛋白质,或仅含蛋白质而没有核酸。

非细胞型微生物主要包括病毒和亚病毒。根据宿主的不同,可分为动物病毒、植物病毒、细菌病毒(噬菌体)和拟病毒(寄生在病毒中的病毒)等多种类型。

1. 病毒 病毒(virus)作为一类超显微的非细胞型生物,每一种病毒只含有一种核酸。在自然界分布广泛,可感染细菌、真菌、植物、动物和人,常引起宿主发病。但在许多情况下,病毒也可与宿主共存而不引起明显的疾病。空气、土壤、水和食品等各种外环境均可作为病毒的生境并成为传播疾病的媒介。

2. 亚病毒 亚病毒(subvirus)是一类比病毒更为简单,不具有完整的病毒结构的一类病毒,即仅具有某种核酸不具有蛋白质,或仅具有蛋白质而不具有核酸,包括类病毒、拟病毒和朊病毒。类病毒是一类无蛋白质外壳的游离的单链闭合环状 RNA 分子,对各种化学和物理因子的作用都不敏感,对热以及紫外光和离子辐射有高度抗性,能感染某些植物致病。拟病毒与类病毒相似,可认为是一类包裹在植物病毒粒子中的类病毒,这些病毒的蛋白质衣壳内都含有两种 RNA 分子。朊病毒(prion)又称蛋白侵染因子(proteinaceous infectious agents),是一种比病毒小、仅含有疏水的具有侵染性的蛋白质分子。研究发现,许多致命的哺乳动物中枢神经系统功能退化症均与朊病毒有关,如库鲁病、克雅氏病、致死性家族性失眠和动物的羊瘙痒病、牛海绵状脑病等。朊病毒的发现可能对分子生物学的发展产生革命性的影响,还可能为探明一系列疑难疾病的病因带来新的希望。

3. 噬菌体 噬菌体(bacteriophage, phage)是感染细菌、真菌、放线菌或螺旋体等微生物的病毒的总称。噬菌体分布极广,凡是有细菌的场所,就可能有相应的噬菌体存在。在人和动物的排泄物,或被污染的井水、河水中,常含有肠道菌的噬菌体;在土壤中,可找到土壤细菌的噬菌体。噬菌体有严格的宿主特异性,只寄居在易感宿主菌体内,故可利用噬菌体进行细菌的鉴定与分型,以追查传染源,以及用于细菌性感染疾病的诊断和预后分析。由于噬菌体结构简单、基因数少,是分子生物学与基因工程的良好实验工具。噬菌体抗体的开发和应用,将给疾病诊断、基因治疗、发病机制和防治研究带来极为广阔的前景。

第三节 微生物生态学的基本规律

微生物在长期的生存和进化过程中,与所处环境相互作用、协调发展,形成了微生物的生态演化规律,构筑了微生物生态学平衡法则的基础内涵。

一、微生物的生态演化规律

微生物具有体积小、繁殖率大、世代时间短、适应性强的特点,能在环境相差极大的空间中生长和繁殖。由于微生物的体积微小,其表面积与体积的比值较大,因而与环境接触的面积大,而且微生物细胞与高等生物组织内的细胞不同,大都能与环境直接接触,有利于细胞吸收营养物质和排出废物。微生物代谢迅速、活动力强,容易受环境的影响,同时通过它们的活动又能改变其所处的环境。由此,微生物的生存都服从生态学的基本规律,在长期进化过程中,需要不断地适应环境的变化,而不同的环境又决定了它们的适应、突变和选择特性。

(一)适应性

适应性(adaptability)是指生物能适应在一定时间内的环境波动或剧变以保持自身生存和生活的能力。微生物对温度、酸碱度、渗透压等环境因子的变化具有较强的适应性。适应性是微生物进化中最重要的因素,是生物的基因型与环境因子共同作用的结果,其中以基因型为主,环境因子次之。

1. 遗传适应性　遗传适应性(genetic adaptability)也称进化适应性,是指微生物受到来自环境不利因素的压力后,通过改变自身的基因型获得适应新环境条件的生理特性,并且通过生长繁殖形成新的种群的能力。它既包括由某种不利因素诱发个体发生基因突变获得新的遗传特性,也包括通过基因转化、转导、接合和细胞融合获得适应性基因片段并且生存下来,发展成新的种群。

2. 表型适应性　表型适应性(phenotypic adaptability)也被称为生理学适应,是指微生物的基因型不发生变化,只是由于环境条件的变化使微生物的某个或某些基因表达异常,或使原来未能表达的基因得到表达的暂时反应。当这种微生物再回到原来环境条件下时,新的表型特征消失,又可恢复到原来的生理特点,具有可逆性。因此,表型适应性所发生的生理变化短暂的、有限的,不会出现可遗传的新性状,也不表现新的生理特性。

(二)变异性

变异性(variability)是指同种生物世代之间或同代生物不同个体之间在形态特征、生理特征等方面所表现的差异。微生物因生殖率大和世代时间短,一方面能在较短时间内形成大的群体;另一方面,也可在一定时间内产生较多的突变体(mutant),有利于适应变化剧烈的新环境,抵抗恶劣的环境。微生物的变异和其他生物一样,受遗传和环境的共同影响,形成可遗传变异与非遗传变异。可遗传变异是由于遗传物质的突变或重组,具有与进化有关和变异可遗传的特点。非遗传变异一般是指环境引起的性状改变,不能遗传给后代,这类变异通常是暂时的,具有可逆性。

(三)选择性

微生物的选择性(selectivity)包括自然选择和人工选择两种方式。

1. 自然选择　自然选择(natural selection)是指生物在生存斗争中发生了适应性改变而未被淘汰的现象。达尔文从生物与环境相互作用的观点出发,认为生物的变异和遗传是基础,自然选择作用导致了生物的适应性改变,在一定空间内所存在的生物种类是自然选择的结果。在长期的自然选择过程中,生物逐渐发生变异以适应其环境,即生物的适应性。同时,环境对生物的生存也具有选择性,即自然选择。自然环境中存在的微生物可能遇到各种不同的环境条件,如新基质、新寄主等,凡是能在这一环境生存的新突变种,其适应能力较强,且易被环境选择,在适合的环境条件下,少数的突变细胞,可以转变为一个突变群体,从而建立与其亲代不同的种或变种。

2. 人工选择　人工选择(artificial selection)也被称为驯化(domestication),是指按照人类的意愿使微生物发生某些对人类有益的变异,并将这种变异保留、遗传给后代的选择方式。自然选择和人工选择的主要区别在于：①前者是由自然环境条件决定的，后者则以人的意志为主；②前者是一个缓慢的过程，后者则比较快；③前者所保存的变异对生物本身有利，后者所保存的变异主要对人类有利。人工选择的应用很广，如在污水处理中获得活性污泥，疫苗研发中获得免疫原性、中和病原体能力强的微生物制剂等。

二、微生物与生存环境相互作用的规律

（一）限制因子定律

限制因子定律（law of restriction factor）也叫最小因子定律（law of the minimum），最早由德国人尤斯图斯·冯·李比希勋爵（Justus baron von Liebig，1803—1873）提出，故又称利比希定律（Liebig's law）。该定律的基本核心是在物质的进入与流出处于平衡的状态下，任何生物的总产量或生物量由所处环境中该生物生长所需的数量最少或浓度最低的营养因子所决定。微生物需要多种生态因子，但这些生态因子并非同等重要，有的因子对微生物生态起决定性作用，当其中某物质可利用的量最接近于所需的最小临界量时，该物质就成为限制因子。例如，氧在空气中含量较多而恒定时，很少对需氧细菌起限制作用，但在水底溶解氧含量少而且容易发生变化时，氧则成为需氧菌的一个限制因子。必须强调，数量最少或浓度最低是指与微生物的需要量相比所占的百分比最低，并不是指微生物生存环境中某种营养物的现存量与其他营养元素之比最少。此外，在考虑限制因子时，不仅要注意其在微生物生存环境中的浓度，还应关注这种因子是否能被微生物获得和利用，微生物所处环境中各种物理、化学和生物因素的存在，均可能影响微生物生长对限制性因子的利用。

（二）耐受性定律

耐受性定律（law of tolerance）由美国人维克多·厄内斯特·谢尔福德（Victor Ernest Shelford，1877—1968）提出，又被称为谢尔福德耐受性定律（Shelford's law of tolerance）。该定律在概念上比限制因子定律更广泛。该定律的中心思想为在一个生态环境中，微生物的生长、繁殖和消长不但取决于营养，而且受各种物理、化学因素等因子的影响。每种生物存活和繁殖只能对环境中生态因子耐受一定的范围，生态因子在数量和质量上的不足或过多均可影响生物的存亡，生物对这些生态因子所能耐受的最大值和最小值之间的范围叫耐受限度（limits of tolerance），在耐受限度内有一个最适范围，在此范围内生物生长最好。微生物的耐受性决定了其生存的可能性和分布的广泛性，对许多生态因子均耐受或者对某种生态因子的耐受性范围较宽的微生物常常分布较广，如霉菌。耐受性定律与限制因子定律相比，其优点是在考虑营养因素的同时也考虑到了其他生态因子的潜在影响，可以解释微生物对环境因子耐受范围的宽窄与其分布广泛性的关系，以及在一个生态环境中微生物优势种形成的原因。

（三）综合作用定律

综合作用定律（combined law）是由美国生态学家霍华德·托马斯·奥德姆（Howard Thomas Odum，1924—2002）将耐受性定律和限制因子定律相结合，提出的对生物生存和繁殖综合作用的定律，是指在一个生境中的生物既受到营养物种类和浓度的限制，也受到环境因子和生物本身对这些因子耐受性的影响。该定律的核心是一个生物体或一群生物体的生存和繁殖取决于综合环境。在自然生态系统中，微生物群落由多种微生物组成，而每种微生物在一定的环境条件下，又有着自身的限制因子，因此，微生物群落生物量的变化应是多种限制因子综合作用的结果。环境中各种生态因子对生物的作用均受到其他多种因子的影响，它们之间存在紧密、有机的关联，产生增效、减效或补偿的效应。

三、微生物种群间相互作用的规律

不同种类的微生物与其他生物出现在自然界各种生态系统中,它们之间既相互依赖又相互排斥,表现出复杂的关系,并且通过它们之间的相互作用,使群体协调发展,保持一定的功能。从微生物生态习性看,微生物与微生物之间同样存在着相互影响、相互作用的生态关系(表2-2)。

表2-2　微生物种群之间相互作用模式

生态关系	作用结果		关系特点
	种群甲	种群乙	
互生	+	+	彼此互相有利,非专性
共生	+	+	彼此互相有利,专性
竞争	−	−	彼此相互抑制
拮抗	−	O	对甲有害,对乙无利也无害
捕食	+	−	甲捕杀或吞食乙中一些个体
寄生	+	−	甲寄生于乙,并有害于乙
中性	O	O	彼此互不影响

注:+表示有利;−表示有害;O表示无利也无害。

1. 互生　互生(alternation)指两种可以单独生活的生物,当它们生活在一起时,通过各自的代谢活动有利于一方或双方的生活方式。这是一种"可分可合,合比分好"的松散的相互关系,根据其"获利"程度可分为互利互生、互惠互生和偏利互生三种方式。

(1)互利互生(mutualism):指生活在同一生境中的两种微生物互换产物,相互依赖,共同有利,在生理上形成一个整体。例如好氧自身固氮菌与纤维素分解细菌生活在一起,纤维素分解菌分解纤维素产生有机酸可作为固氮菌的碳源,固氮菌将氮气转化为含氮化合物并提供给纤维素分解菌作为氮源。这类互利互生关系在自然环境中较普遍。

(2)互惠互生(synergism):指两个种群共同生存于同一环境中可以互相受益,但不是一种固定的关系,解除关系后双方都能独立存在。例如,乳酸菌是健康女性阴道内的优势菌,分泌乳酸、H_2O_2等维持阴道酸性环境的同时,也为双歧杆菌的生长提供了良好条件,而短双歧菌具有抑制致病性厌氧菌增殖的能力,两者共生于阴道微环境,在平衡阴道微生态中发挥着重要作用。

(3)偏利互生(commensalism):指两种种群共同存在于一个生境中,其中一个获益,而另一个不受影响,即一种微生物能产生某种物质或改变环境促使另一种微生物生长,而对前者无影响。偏利共生在自然界十分普遍,例如兼性厌氧菌利用环境中的氧降低氧分压,创造了专性厌氧菌生长的条件,而对兼性厌氧菌则无影响,口腔中专性厌氧菌与兼性厌氧菌即以此关系共栖。

2. 共生　共生(symbiosis)指两种生物共居一处,相互分工协作,相依为命,甚至达到难分难解、合二为一的相互关系。例如由某些藻类或蓝细菌与真菌组成的地衣(lichen)是微生物之间典型的共生体,这一共生体形成特定的结构,能像一种生物那样繁衍生息,并发展具备了独立的分类地位和系统。地衣中的藻类或蓝细菌进行光合作用,某些藻类可以固定大气氮素,为真菌提供能源、碳源、氮源和氧,而真菌菌丝则不仅为藻类或蓝细菌提供栖息之处,还可提供矿物质和水分,甚至其他营养物质。在生物界,共生关系与互生关系有一定关联,但共生关系更强调生物间相互依赖的关系。

3. 寄生　寄生(parasitism)指一种生物(寄生体或寄生物)侵入到另一种生物体(寄主或宿主),从宿主体内获得自己所需要的营养物质并生长繁殖,使后者蒙受损害甚至被杀死的一种相互关系。寄生只对寄生物有利,对宿主有害。微生物是生物界中主要的寄生物,包括病毒、噬菌体、立克次体、细菌、真菌和原生动物。微生物间最典型的寄生作用是噬菌体与宿主细菌间的寄生关系,当不具备代谢功能的噬菌体侵入宿主细胞后,即将自己的核酸整合在宿主核酸中,指导合成自身的核酸和蛋白质,形成大量子代噬菌体,进而导致宿主细胞的裂解死亡。这种寄生关系在病原微生物与高等生物之间广泛存在。

4. 拮抗　拮抗(antagonism)指某种生物所产生的特定代谢产物可干扰他种生物的代谢活动,抑制其生长和繁殖甚至杀死它们的一种相互关系。根据拮抗作用的选择性,可将拮抗分为非特异性拮抗和特异性拮抗两类。非特异性拮抗无选择性,是由于一些微生物的代谢活动改变了环境条件,使之不适于其他微生物种群的生长和代谢,例如乳酸菌和嗜酸菌在发酵过程中产酸不断降低酸碱度,使多数不耐酸的微生物不能生存而死亡。特异性拮抗具有选择性,其机制是一些微生物能产生特异性地抑制甚至杀死其他微生物种群的代谢产物,如青霉菌产生的青霉素抑制革兰氏阳性菌,链霉菌产生的制霉菌素抑制酵母菌和霉菌等。微生物间的拮抗关系已成功应用于抗生素的筛选、食品保藏、医疗保健、动植物病害的防治、控制环境中病原微生物的危害等领域。

5. 捕食　捕食(predation)又称猎食,指一种大型的生物直接捕捉、吞食另一种小型生物,以满足其营养需要的相互关系。有时被食者也可通过自身的防卫能力制约捕食者的过度捕食。微生物间的捕食关系主要是原生动物捕食细菌和藻类,它是水体生态系统中食物链的基本环节,在污水净化中也起着重要作用。

6. 竞争　竞争(competition)指生活于同一环境中的两种或多种微生物,因需要相同的生长因子或环境条件而发生争夺,致使一方或双方微生物群体在增殖或活力方面受到限制的现象。竞争者之间的胜负取决于它们各自的生理特性和对所处环境的适应能力,环境的改变可以使原来处于劣势的微生物变成优势种,而以前的优势种转为劣势种,这种现象在自然界非常普遍。

7. 中性　中性(neutralism)指两种或两种以上微生物同时存在于同一个环境中,它们之间没有直接的生态关系,各司生长代谢之职。一般在系统内营养极其丰富或者每个个体都占有较大空间的情况下,存在中性关系的概率较大,例如淡水中生长的衣藻和水生细菌即存在这种中性关系。

值得关注的是,在自然生态系统中,往往是多种微生物共存于一个微生物群落中,其相互作用及其带来的后续效应也呈多样性。例如,有甲、乙、丙、丁四种微生物共同生活在一起时,甲产生有机酸可使 pH 降低而抑制乙,但可为需要有机酸作为碳源的丙和丁提供营养,那么甲与乙为拮抗关系,甲与丙和丁为互生关系,丙与丁为竞争关系。然而,欲探明共处于同一生态系统中多种微生物之间的复杂关系及相互影响仅借助上述两种微生物之间关系的分析显然难以完成,目前微生物组学技术的应用将使解决这一难题成为可能。该技术可确定生态系统中众多微生物之间及其与生存环境之间的相互关系、相互影响,发现在不同环境条件下的优势菌、特征菌,分析菌群的主要生物学功能,在深化微生物生态关系研究中起到积极推动作用。

四、微生物生态平衡规律

1. 生态平衡　生态平衡(ecological balance)又称"自然平衡"(balance of nature),是指生态系统各组成部分的内部或相互之间,在长期的发展演化过程中,生态系统各组成部分的内部或相互之间通过相互制约、转化、补偿、交换及适应而建立起来的一种相互协调的动态平衡关系。生态平衡是生物维持正常生长发育和生殖繁衍的基本条件,达到生态平衡的生态系统相对稳定,生物量相对最大,生产力也最高,因而自我调节能力也更强。通常而言,生态系统内部结构愈复杂,自我调节能力或生存能力愈强。由动物、植物、微生物等生物成分和光、水、土壤、空气、温度等非生物成分组成的自然环境中,每一个成分都并非孤立存在的,而是相互联系、相互制约的统一综合体,即在生态系统中生产、消费、分解之间保持平衡和稳定,如果其中某一成分发生过于剧烈的改变,都可能出现一系列的连锁反应,使生态平衡遭到破坏。

2. 微生物生态平衡与失调　微生物以其特定的种群在其特定的生存环境中生长、繁殖,并在进化过程中形成了微生物与环境互利的生态体系,无论是种群还是群落都必须对所生活的环境完全适应才能保持一个生态系统稳定,即维持生态平衡。在特定的生态系统中,不同生物群落相继更替的过程叫演替(succession)。各种微生物在环境中经过生存斗争,或适应或死亡,或发生变异。微生物生长代谢的产物影响着环境,改变了的环境反过来也影响存在的微生物,即打破了微生物原来的生态平衡,导致生态失调(ecological disturbance)。外环境中微生物种群演替现象是经常发生的,其本质即是不断发生平衡失调和建立新的生态平衡的过程。

第四节　微生态学

基于微生物生态学理论发展起来的微生态学,以研究微生物种群结构和功能及其与宿主之间的相互关系为核心内容,从生态平衡的角度深入认识疾病发生的本质,对制订防治疾病、促进健康的策略和措施具有重要指导意义。

一、微生态学的基本概念及其特点

1. 基本概念　微生态学的概念最早由德国人沃尔克·鲁斯(Volker Rusch, 1941—)提出,他认为"微生态学是细胞水平或分子水平的生态学",经过多年发展,这一概念逐渐完善。目前认为,微生态学(microecology)是研究正常微生物群的结构、功能及其与宿主之间相互依赖和相互制约关系的生命科学分支。人类机体、动物、植物等具有生命属性的生物均可作为正常微生物寄生、繁殖的宿主。基于生态学和生态系统的基本理念,微生态学以正常微生物对其宿主的生长、发育、免疫、遗传、代谢、营养等方面的生理作用为研究内容,揭示微生物与宿主之间相适应地发生、发展及消亡的进化过程。

自20世纪90年代以来,随着悉生生物学、厌氧培养技术、电镜技术、细胞分子生物学技术,特别是16S rRNA、宏基因组技术以及信息学的发展,微生态学研究取得了长足的进步,在健康生活方式、防治感染性疾病、慢性病管理、抗生素敏感性、科学均衡饮食、快速诊断等方面促进了人类健康水平的持续提升。

2. 微生态学的特点　微生态学是生命科学的分支,探究包括微生物在内的生物体与其宿主环境相适应的关系,与人类健康密切相关。基于微生态学多层次的特点,我国康白教授将微生态学分为三个层面,更加全面地诠释了微生态学的基本特征:①学科尺度层面,主要定位于细胞、分子、原子水平,通常所说的微生态学,一般是指细胞和分子水平的微生态学。②生理学层面,将人体的生理结构或功能指标与微生物群相联系,提出正常菌群、免疫及营养在遗传因素的影响下形成的微生态学三角构成了微生态理论研究的核心。③医学层面,在微生态学中将其称为生态医学,主张治疗医学、预防医学、保健医学协调发展,其中预防保健成为生态医学研究的重要内容。

3. 微生态系统 微生态系统(microecosystem)是指微生物在人类、动物及植物相应部位寄居,形成相对稳定的群落并与宿主之间相互影响、相互作用,具有共生关系的统一体。微生态系统的建立和维持与环境变化密切相关。

在一个特定环境中的微生态系统,如果无环境因子的强烈冲击和影响,一般保持总体的稳定,即具有稳定性。微生态系统的稳定性通常表现在以下几个方面:①在一定的短时间内面临外界环境压力时,具有保持自身生存的能力和保持整个生态系统性状完整性的能力。②当环境压力没有超出一定范围时,对外界环境压力具有抵抗性和修补能力。③外界环境因子出现周期性循环时,微生态系统的特性也出现周期性表现。如某一环境受四季气温的循环变化和营养物质利用和补充的循环影响,微生态系统也受这两个循环的影响而呈现周期性循环,在每年的同一时间微生态系统的组成类群和代谢强度大致处于同一水平,而且各个类群保持一定的比例。

二、正常菌群与宿主的关系

1. 正常菌群的概念 正常菌群(normal flora)是指正常寄居在宿主体内,对宿主无害而有利的细菌群,是宿主微生物群的重要构成部分,与宿主存在着相互依存的关系。微生物广泛存在于自然界,故在人体皮肤、黏膜以及与外界相通的腔道内均存在一定数量和一定种类的微生物群,包括原核细胞型微生物的细菌、放线菌、螺旋体和支原体,真核细胞型微生物的酵母菌和丝状真菌,以及原生生物界的原虫等。

2. 正常菌群与宿主的关系 在长期进化过程中,通过适应、自然选择,正常菌群不同种类之间,正常菌群与宿主之间,正常菌群、宿主和环境之间都始终处于一个动态平衡的状态,形成一个相互依存、相互制约的系统。正常菌群是在与宿主共同进化中演变形成的与人体共生的细菌,对宿主行使以下主要生理作用。

(1)生物拮抗:正常菌群在宿主皮肤黏膜表面特定部位黏附、定植和繁殖,形成一层菌膜屏障,通过拮抗作用抑制并排斥外籍菌的入侵和群集,从而调节人体微生态平衡。正常菌群寄居于宿主体内,可以妨碍或抵御致病微生物的侵入和生长繁殖,对宿主起保护作用。正常菌群拮抗病原菌的机制主要包括:①屏障和占位性保护作用,正常菌群在上皮细胞表面的生长繁殖形成了生物屏障,优先占领生存空间,妨碍或抑制外来致病菌的定植,如乳酸菌借助其胞外多糖牢固地黏附于无腺体的阴道黏膜上皮,从而阻止白念珠菌以及滴虫等病原体的侵入和定植,形成空间的占位性保护。②产生对病原菌有害的代谢产物,如阴道中的乳杆菌可产生过氧化氢,对致病微生物产生抑制或杀伤作用。③营养竞争,一定生存环境中的营养资源是有限的,正常菌群的定植,优先利用了营养资源,大量繁殖而处于优势地位,不利于外来病原微生物的生长繁殖,如口腔中血链球菌可通过竞争生物素等营养成分,抑制白念珠菌的生长。

(2)营养作用:正常菌群在宿主体内,对宿主摄入的营养物质进行初步代谢、物质转化和合成代谢,形成一些有利于宿主吸收、利用的物质,甚至合成一些宿主自己不能合成的物质供宿主使用。如肠内正常微生物双歧杆菌、乳杆菌、大肠埃希菌等能合成多种人体生长发育必需的维生素和抗菌物质,并能参与糖类和蛋白质代谢,帮助肠道消化吸收。

(3)免疫作用:宿主的免疫系统有赖于抗原的刺激才能发育与成熟。正常菌群的细胞成分或代谢产物,可作为抗原促进宿主免疫器官的发育,刺激免疫系统的成熟与免疫应答,同时,产生的免疫物质对具有交叉抗原组分的致病菌有一定的抑制或杀灭作用。如阴道乳杆菌能激活巨噬细胞增强其吞噬能力,并释放肿瘤坏死因子-γ、一氧化氮等多种细胞毒性效应分子,同时刺激B淋巴细胞产生多种抗体,提高阴道局部的抗感染能力,有利于抵御外来菌的入侵。

(4)抗衰老作用:正常菌群的构成与数量随着所处环境条件的改变不断变化,进而与人体的发育、成熟和衰老存在密切关联。例如肠道的双歧杆菌能明显提高血浆超氧化物歧化酶以及谷胱甘肽过氧化物酶的活性和水平,具有抗自由基、防止生物膜脂质过氧化的功能,有益于人体的健康和长寿。

(5)排毒作用:寄生于宿主机体的某些正常菌群的代谢物有助于机体排毒。如双歧杆菌产生的酸性产物可维持肠道酸性环境和正常蠕动功能,以促进粪便及各种毒素的排泄。

(6)抗肿瘤作用:某些正常菌群能降解、清除体内致癌因子,对已发生病变的组织起调节和修复作用,通过调控肿瘤凋亡及基因的表达,最终诱导肿瘤细胞的凋亡。例如,给实验小鼠喂养双歧杆菌和嗜酸乳杆菌,可使小鼠血清中有抑癌作用的 *miR-122* 和肿瘤抑制基因 *Spi1* 表达上调,而促癌相关基因 *miR-221*、*miR-155* 和 *Bcl2l2* 表达下调,提示双歧杆菌和嗜酸乳杆菌可抑制肿瘤的发展。

三、人类微生态的平衡与失调

(一)微生态平衡

1. 概念 微生态平衡(microeubiosis)是指正常微生物群与其宿主生态环境在长期进化过程中形成生理性组合的动态过程。正常微生物群与宿主在不同发育阶段的动态生理性的组合,具有可修复、可重建的特点,即在自然条件下形成,受干扰情况下可通过自我调节再度重建。在漫长的生物进化过程中,正常菌群与人体处于共生状态,并与人体建立起密切的关系,对促进人体生理功能的完善尤其是免疫功能的成熟起非常重要的作用。它们与机体已形成相互依存、互为利益、相互协调又相互制约的统一体,这种统一体现了人类微生态的动态平衡,平衡则健康,失衡则致病。

2. 意义 微生物在人体内的正常菌群与机体的生命活动和免疫功能密切相关。人与哺乳类动物出生后很快就有微生物定植,通过演替过程,在体表和与外界相通的腔道形成一个大的微生物群落。这一庞大的微生物群以一定的种类和数量比例存在于机体的特定部位,参与机体的生命活动,与宿主细胞进行物质、能量和基因的交流,在宿主的生长发育、消化吸收、生物拮抗及免疫等方面发挥着不可替代的生理功能,共同维持着生命过程。一般情况下,正常菌群与人体保持相互依存的和谐关系,且菌群之间互相制约,在机体的微环境条件下,形成体内微生态平衡。

(二)微生态失衡

1. 概念 微生态失衡(microecological imbalance)是指正常的微生物群之间和正常微生物群与宿主之间的微生态平衡,在外环境影响下,由生理性组合转变为病理性组合的过程。当外界环境因素的剧烈变化影响到微生物群落的稳定性时,微生物生态系统也可能从平衡状态转变为失调状态。这种平衡的失调常常在口腔、肠道、阴道、皮肤等部位出现,并且可能会导致各种疾病。

2. 类型 生态学上可将微生态失衡分为菌群失调、定位转移和宿主间传播三种类型。

(1)菌群失调(dysbacteriosis):是指在某一微生态环境内正常菌群中各菌种间的比例发生较大幅度的变化而超出正常范围的状态,特别是原籍菌的数量和密度下降,外籍菌和环境菌的数量和密度升高。正常菌群在一定条件下,它的成员之间在质与量上保持相对平衡,但当人体发生生理变化,或因药物的作用,使正常菌群中某些成员受到打击或被消灭,使菌群的正常组合转化为异常,即发生了菌群失调。严重的菌群失调可使宿主发生一系列临床症状,被称为菌群失调症或菌群交替症。需要明确的是,生态失调的病原体包括细菌、病毒、真菌和原虫,因一般以细菌、真菌生态失调为主,故称"菌群失调"。菌群失调是微生态失调最主要的类型,也是定位转移和宿主转换的主要表现形式。

（2）定位转移（translocation）：又称异位寄生，指正常菌群由原籍生境转移到外籍生境或本来无微生物位置上的一种现象。例如，上呼吸道菌转移到下呼吸道，下泌尿道菌转移到肾盂，阴道菌转移到子宫、输卵管等，许多正常菌群还可从表层向深层转移，侵犯黏膜上皮细胞、淋巴组织和网状内皮系统。正常菌群生态环境的变化，往往是生态环境的改变带来微生物群寄居部位发生变更而引发的微生态失调。

（3）宿主间传播（inter-host transmission）：指正常菌群由原寄生宿主转移到不同宿主的现象。不同宿主有各自不同的正常微生物群及其生态环境，微生物一旦改变宿主则可能发生多种不适，从而形成与原籍微生物或宿主机体间的相互斗争，进而导致微生态紊乱而引起疾病。人畜共患病就是微生物发生宿主间传播的典型事例。

3. 影响因素　正常微生物群是一个敏感的系统，宿主的器质性、功能性或精神上的任何变化，或外界环境中的物理、化学或生物性改变都将引起正常微生物群的变化，进而导致微生态失衡。

（1）宿主机体免疫力：机体免疫功能缺陷、慢性消耗性疾病、烧伤、抗肿瘤药物和激素的使用、接触放射线等，均可诱发吞噬细胞的功能与数量下降，淋巴细胞功能减弱，非特异杀菌作用减退或消失，免疫应答能力遭受破坏，导致宿主机体免疫力降低，从而易发生微生态失调。

（2）物理因素：各种类型的手术、医学技术检查及抢救，以及一切影响宿主生理解剖结构的方法与措施，在一定程度上可能损伤人体的正常防御屏障，为正常菌群移位至非正常寄居部位提供了条件，造成正常菌群的定位转移，诱发微生态失调。

（3）化学因素：机体内某些化学物质的变化可干扰微生态的平衡。如肝病患者胆汁分泌异常，可引起下消化道正常菌群上行至上消化道的定位转移，新的定植、繁殖则可能引起吸收不良等菌群失调症。

（4）生理因素：宿主机体具有许多维持微生态平衡的生理因素，如正常健康妇女的阴道具有自洁作用，作为主要正常菌群的乳杆菌可产生乳酸，使阴道 pH 保持在 4～4.5 的酸性环境，从而抑制其他细菌的生长，显然，任何导致阴道 pH 增高的因素，都可能引发阴道微生态失调。

（5）抗生素使用：半个多世纪来的人类抗感染史证明抗生素是一把"双刃剑"，使用得当可抑制致病菌繁殖，有效控制细菌感染性疾病，滥用则会破坏微生态的平衡。在抗生素的选择作用下，能增加正常微生物群对抗生素的药性，选择出抗药的及耐药的微生物成为优势菌群，而对抗生素敏感的微生物被杀死。

（6）其他因素：使用免疫抑制剂、细胞毒性物质、激素等医源性因素，可诱发机体免疫功能下降，导致某些正常菌群转变为机会致病菌，引发微生态紊乱。例如肠道正常菌群中的脆弱拟杆菌、消化球菌等厌氧菌常可成为机会致病菌而引起内源性感染。

四、微生态与人类健康

微生态系统是指由宿主的组织、细胞及其代谢产物，以及正常寄居在人体内部特定位置的微生物群组成的微小生态环境。从生物学的角度可以将人体看作是由自身细胞和微生物组成的超级生物体。人体微生态系统包括口腔、皮肤、生殖道、胃肠道等，参与了机体内众多的生理、病理过程。

（一）肠道微生态

1. 肠道微生物　肠道是人体第一大生态系统，菌群数量占人体正常菌群总量的 78% 左右。肠道微生物种类繁多,包括细菌、古菌、真菌和病毒等,构成复杂的微生物群体,以细菌占比最大。主要菌群包括双歧杆菌属、消化球菌属、拟杆菌属、乳杆菌属、梭杆菌属等专性厌氧菌,占肠道菌群总数的 90% 以上。次要菌群以兼性厌氧菌和需氧菌为主,包括肠球菌属、肠杆菌属、埃希菌属、克雷伯菌属等。肠道菌群在人类健康和疾病中发挥着重要作用,肠道菌群失调与动脉粥样硬化、高血压、心力衰竭、慢性肾病、肥胖、2 型糖尿病、肿瘤等疾病的发生关系密切。

2. 肠道微生态的影响因素　影响肠道微生态的因素众多而复杂,主要包括:

(1)年龄和性别:随年龄的增长肠道菌群中双歧杆菌从占绝对优势降至较低水平,肠杆菌和拟杆菌从低水平逐渐上升至占绝对优势。相比男性而言,女性具有更高的肠道菌群生物多样性。

(2)膳食和饮食方式:长期的饮食习惯和膳食模式是塑造宿主肠道菌群的重要影响因素,高碳水化合物饮食可影响肠道菌群的稳定性和多样性,多果蔬类、不饱和脂肪酸类和少碳水化合物的地中海饮食模式有利于维持肠道微生态平衡。

(3)肠道动力和免疫功能:肠动力减弱可致使细菌在肠道内滞留时间过长、大量繁殖,可引发肠道菌群紊乱。肠道免疫功能的障碍可引起分泌型免疫球蛋白缺乏,肠道细菌过度繁殖,造成肠道菌群失调。

(4)药物因素:抗生素、免疫抑制剂、细胞毒性药物、激素及抗肿瘤药物等的应用均可引起肠道菌群失调,尤其是长期使用广谱抗生素可使肠道敏感菌被抑制,抗药菌过量繁殖,引发肠道微生态紊乱。

3. 肠道微生态的功能　肠道微生物参与了人体生长发育、能量调节、免疫防御、物质代谢、衰老及内分泌调控等多种重要的生理和病理过程,故有人体"新的器官""第二大脑"或"第二基因组"之称。

(1)物质代谢:肠道拟杆菌和梭菌可分解食物残渣中的碳水化合物和肠道上皮细胞分泌的糖蛋白,产生乙酸、丙酸、丁酸等短链脂肪酸(SCFA),降低肠道酸碱度,促进钙、铁和维生素 D 的吸收。肠道微生物还参与药物和胆汁酸的代谢,分解膳食中的磷脂酰胆碱、胆碱和肉碱产生三甲胺,预防血栓形成、动脉粥样硬化和肾脏疾病的发生。

(2)免疫防御:肠道菌群黏附于肠黏膜形成生物屏障,竞争肠上皮的黏附位点抑制致病菌定植或侵入肠上皮细胞。某些肠道细菌产生的细菌素可抑制机会致病菌的生长,改善肠上皮通透性,减少肠道毒素泄漏及病原微生物入侵。肠道菌分泌的 SCFA,具有维持肠道稳态、抑制肿瘤、抗炎性反应、抗氧化、增强肠道屏障功能和黏膜免疫力等作用。此外,肠道细菌表面的分子标记,如脂多糖、鞭毛蛋白等,通常能够被肠上皮细胞和淋巴结的模式识别受体所识别,协助免疫系统识别并应对潜在的病原体的侵袭,从而调节宿主的免疫功能。

(3)内分泌调节:肠道菌群与内分泌相互作用,一方面菌群能直接或间接产生或分泌内分泌激素,另一方面也受内分泌激素的调节,影响宿主的代谢、免疫和行为。比如,目前研究显示许多参与肾上腺素、去甲肾上腺素、多巴胺、5-羟色胺、褪黑素等激素的代谢酶,可能是从细菌的基因水平转移进化而来。

(4)抗衰老:与年龄相关的肠道微生物群及其代谢的改变提示肠道微生态与衰老密切相关。随着年龄的增长,肠道微生物多样性下降,分解糖的细菌减少而分解蛋白质的细菌增加;主要菌群丰度减少,次要菌群丰度增加;厚壁菌门与拟杆菌门的比值降低,乳杆菌和双歧杆菌的相对丰度逐渐降低,特别是在 60 岁以后尤为显著。这一系列菌群的变化与肌肉减少和长寿密切相关,而给予益生元和益生菌后可得到改善。可见，维持肠道微生态菌群平衡为衰老的预防和干预提供了新的思路。

（二）皮肤微生态

皮肤微生物群与宿主、环境之间保持协调的、动态的平衡，共同构成了皮肤微生态系统，相互制约又彼此协调，相生相克又相互作用，保护宿主皮肤及身体健康。人体免疫力下降，生活环境改变均可引起皮肤微生态的失衡，导致特应性皮炎、痤疮、脂溢性皮炎、银屑病、机会性感染等一系列皮肤疾病及全身疾病的发生。

1. 皮肤微生物　皮肤是仅次于肠道的人体第二大微生态系统，其中微生物数量约达40万亿，占人体微生物总数的16%。主要分布于表皮层、皮脂膜、毛囊和腺体中，在真皮层甚至皮下脂肪中也有共生菌的存在。由于皮肤不同位置的皮脂含量、温湿度、褶皱等特征的不同，皮肤菌群的分布有所差异，比如，亲脂性的丙酸杆菌和马拉色菌主要富集于面部、胸部和背部等油性皮肤，葡萄球菌和棒状杆菌则优先在肘部、膝部、颈部弯曲处等潮湿的皮肤上大量存在，而足部则由马拉色菌、曲霉、隐球菌、红酵母等真菌组合定植。

2. 皮肤微生态的影响因素　多种内源和外源因素均可对皮肤微生态造成影响，主要包括：

（1）皮肤特性：皮肤的水油特性，毛囊、汗腺、皮脂腺等的差异，造就了皮肤各自独特的理化性质，导致皮肤脂肪酸的组成、酸碱度的不同，影响皮肤微生态的稳定性。

（2）年龄和性别：随着年龄增加，皮肤呈现老化特征，色斑、皱纹、表皮厚度增加、产生异味等，均可影响皮肤微生物的构成和多态性。性别之间激素、皮脂、出汗率、皮肤厚度和毛发密度等生理因素的差异和后天生活习惯的不同，形成了男性和女性的皮肤微生物组的差异。

（3）环境污染：皮肤是人体与外界环境接触面积最大、接触时间最长的器官，环境中的颗粒物和生物成分对皮肤微生态的影响最为明显。如多环芳烃的长期暴露可导致皮肤微生物菌群结构发生变化。

（4）遗传因素：不同国家、地区、种族的人群皮肤微生物组存在较大差异，例如中国人群及新加坡人群皮肤中富集的奥斯陆莫拉菌（*Moraxella osloensis*）在北美人群皮肤中较少出现。

3. 皮肤微生态的功能　皮肤微生态对于维持宿主皮肤稳态和健康，以及激发机体免疫等具有重要作用。

（1）自洁作用：皮肤微生物种群可分解皮脂产生脂肪酸，形成乳化脂质膜，拮抗肠杆菌和金黄色葡萄球菌等致病菌的生长繁殖，对皮肤具有自洁功能。乳化脂质膜和皮肤角质层，尚有防止水分过度蒸发作用，对皮肤营养代谢、体温调节、皮肤滋润有重要作用。

（2）生物屏障作用：皮肤微生态的平衡形成了和谐的稳态环境，共同构筑起一个相当稳定的、有一定个体特异性的生物屏障，保护宿主皮肤健康。有层次、有次序地定植于皮肤上的微生物种群，犹如一层生物膜，不仅对裸露的表皮起占位保护作用，亦直接影响皮肤的定植抗力，可有效防止外来菌侵袭皮肤。

（3）抑菌作用：皮脂腺分泌的脂质由微生物代谢作用形成一层由许多游离脂肪酸构成的乳化脂质膜，它可抑制细菌、真菌等病原微生物生长，中和外环境中的碱性物质，是皮肤菌群对皮肤保护的重要机制。

（4）抵抗病原微生物侵袭：皮肤上共生微生物的存在可导致其对皮肤上营养和空间的竞争，极大地影响病原微生物进入皮肤表面。定植于皮肤的微生物还可分解角质细胞碎屑或脂质，辅助乳化皮脂膜，直接或通过调控皮肤的角质形成细胞而间接分泌抗菌肽，以抵御外界病原菌定植。

（5）参与宿主免疫：皮肤是个重要的免疫器官，它既可用于测定机体的免疫状况，如速发性皮肤变态反应试验、药敏试验等，又是极其重要的免疫器官，如卡介苗、牛痘接种等。皮肤微生物与宿主之间不仅存在共生关系，还能激发机体的免疫系统发生一系列免疫反应，保护宿主健康。

（三）口腔微生态

口腔是一个复杂的多微生物环境，种类繁多的微生物形成口腔菌群，并与其所在的口腔环境共同组成了口腔微生态系统。健康个体的口腔菌群在种类、数量、功能上保持动态平衡，可阻止外源性致病菌的入侵，发挥着生理性屏障的作用。吸烟、饮食不均衡、口腔卫生不良等行为习惯，可破坏口腔生态平衡，不仅引起牙周炎、龋病等口腔疾病，当菌群及其代谢物进入血液循环系统，还能引起全身系统性疾病或退行性病变，包括糖尿病、心血管疾病等。因此，口腔菌群能够实时反映人类健康和疾病状况，对疾病风险预警和疗效预测具有重要价值。高通量测序技术和生物信息技术的发展，深化了口腔菌群的结构功能与人类健康关系的研究。

1. 口腔微生物菌群　口腔中的微生物群体包括细菌、真菌、病毒等，以细菌为主，拟杆菌门（Bacteroidetes）和厚壁菌门（Firmicutes）是最主要的两个细菌门类。基于 16S rRNA 基因测序技术发现口腔菌群中的微生物数量约 700 种，在物种多样性和复杂性方面仅次于胃肠道微生物群，被称为人体第二大微生物群。口腔内生理结构和病理状态的不同与口腔菌群的分布密切相关，牙齿表面菌斑菌群、牙龈下菌斑菌群、舌背菌群、唾液菌群等有着不同的组成和特点。牙齿表面菌斑菌群以需氧菌为主，牙龈下菌斑菌群则以兼性厌氧菌和厌氧菌为主，唾液菌群表现出长期的稳定性，包含了口腔中其他位点的菌群成分，可在一定程度上作为口腔菌群的代表性标志。

2. 口腔微生态的影响因素　遗传、饮食、生活环境等多种因素均可影响口腔微生态的稳定性。

（1）遗传因素：基因对口腔菌群的影响较为重要，某些基因表达可影响口腔中微生物的数量和构成，如唾液淀粉酶基因的高拷贝数可增加卟啉单胞菌的数量。口腔菌群在双胞胎儿童中具有相似性的特点也反映了遗传因素在口腔微生态结构和功能中的作用。

（2）不良口腔卫生习惯：进食后不刷牙、睡前进食、过度摄入糖等不良口腔卫生习惯，利于口腔致病菌的生长、繁殖，破坏口腔生态平衡，对牙齿健康产生不利影响。

（3）抗生素使用：抗生素和杀菌的漱口水可严重影响口腔菌群的结构和功能，引发口腔微生态紊乱。

（4）肠道炎症：口腔中的微生物群不仅影响口腔本身的健康状态，也可通过吞咽过程影响到肠道微生物群的组成和功能，反之，肠道炎症或肠道菌群失衡也会通过血液循环或免疫系统反应影响口腔微生态平衡。

3. 口腔微生态的功能　口腔是多种微生物的栖息地，也是微生物进入人体的主要通道之一，在维持口腔和全身健康、疾病发生及发展过程中发挥重要作用。

（1）维持口腔健康：定植于口腔中的益生菌，对口腔菌群产生有益影响，维护口腔生态平衡。口腔菌群代谢过程中可产生短链脂肪酸、挥发性硫化物、细菌外壁蛋白等活性代谢产物，特别是短链脂肪酸能够通过调节口腔内部的酸碱平衡，在维护牙齿和牙龈健康方面发挥重要作用。

（2）维护宿主健康：口腔菌群中含有的拟杆菌、厚壁菌等主要菌群，在消化过程中发挥着重要作用，可以分解食物中的纤维和其他难以消化的成分，维持肠道健康，调节免疫系统，并合成宿主必需的维生素和营养物质。此外，口腔微生物群产生的抗炎代谢产物可调节宿主的免疫状态，维护宿主机体健康。

（3）影响肠道功能：口腔和肠道微生物群之间有紧密联系。口腔中的病原体可以迁移到肠道，激活肠道的免疫反应,从而对肠道健康产生影响;而肠道炎症或菌群失衡也可以通过影响全身的免疫反应来间接影响口腔健康,诱发口腔溃疡、牙龈炎等口腔疾病。此外,口腔微生物群还可以通过其代谢活动所产生的物质影响肠道环境,如挥发性硫化物等代谢物进入肠道,可影响肠道微生物群的组成和活性。

（4）疾病的预测:口腔菌群多样性和菌群结构的变化与人类多种疾病之间存在紧密关联。比如,消化道肿瘤患者免疫能力的降低将引发口腔致病菌的大量增殖和菌群多样性的变化,通过对口腔菌群种类和数目变化进行跟踪,结合算法模型和人工智能,可以预测消化道肿瘤的发生和发展。

（5）辅助疾病治疗:基于口腔微生物与多种疾病关系紧密,控制和调节口腔微生物为全身疾病的辅助治疗提供了一定思路。例如,口腔中的具核梭形杆菌与结直肠癌的发生发展有着密切的联系,清除与其类似的与结直肠癌有关的细菌,对癌症起到辅助治疗作用。再如,口腔是人体幽门螺杆菌这一胃癌主要病因的重要贮藏库,采取幽门螺杆菌根除的牙周治疗,对预防和控制胃癌的发生具有积极意义。

（四）阴道微生态

阴道为一个开放性腔道,是女性生殖道的重要微生态区。阴道微生态由阴道的结构、阴道微环境因子、阴道菌群、局部免疫及机体的内分泌调节功能共同组成。阴道顶端和宫颈底部相连,阴道复杂而独特的微生态环境直接影响女性的宫颈健康。阴道微生态失调可引起生殖道慢性炎症、上皮屏障功能障碍、细胞生长和凋亡的改变、细胞基因组不稳定、血管生成和代谢功能障碍等一系列病理生理变化,甚至肿瘤的发生。研究表明,阴道微生态失调时,人乳头瘤病毒（HPV）的侵袭性、致病性增强,阴道局部抗肿瘤作用减弱,更容易诱发宫颈癌变。

1. 阴道微生物菌群　正常阴道微生物群栖居于阴道四周的侧壁黏膜皱褶和穹隆,主要由细菌、真菌和病毒等组成,常见细菌包括乳杆菌、棒状杆菌、非溶血性链球菌、肠球菌、表皮葡萄球菌、梭状芽胞杆菌、消化链球菌、类杆菌、梭形杆菌等。阴道微生物群可分为 5 种主要的群落状态类型（community state type, CST）,其中,CST Ⅰ～Ⅲ型以卷曲乳杆菌、加氏乳杆菌、惰性乳杆菌等厌氧菌为优势,CST Ⅳ型乳杆菌含量明显降低,CST Ⅳ则主要由非乳杆菌属和大量专性厌氧菌构成,包括奇异菌属、加德纳菌、普氏菌等。随着年龄、妊娠等条件的变化,微生物种群发生着相续演替的过程。

2. 阴道微生态的影响因素　阴道微生态环境是一个非常灵敏的系统,易受到内源性和外源性因素的影响,主要包括:

（1）阴道内环境因素:阴道酸碱度、清洁度、过氧化氢、白细胞酯酶等阴道内环境因素在维持阴道微生态平衡中发挥着重要作用。正常阴道内的弱酸性环境不利于阴道内致病菌的生长,酸碱度的升高、过氧化氢的降低和白细胞酯酶的增加,均可造成阴道内环境状态的紊乱,削弱对阴道内致病菌的抑制作用,影响阴道对病原微生物的抵抗力,破坏阴道微生态的平衡。

（2）抗菌药物:抗生素的使用可阻止致病菌的侵袭,但同时也可能对其他的有益菌群造成影响。阴道内菌群易受药物的影响,局部给药或者全身应用药物均可能导致阴道微生态的失衡。

（3）雌激素水平:女性体内雌、孕激素水平的变化与阴道菌群的组成密切相关,绝经、内分泌失调等引发的雌激素分泌减少,可导致阴道 pH 上升,乳杆菌丰度下降等微生态失调的特征性表现。

（4）免疫状态:阴道分泌物中白细胞介素 -2、白细胞介素 -10 等细胞因子和免疫球蛋白 sIgA、IgG 等抗体的降低,促炎和趋化细胞因子 IL-36γ、肿瘤坏死因子 -α、T 细胞激活性低分泌因子、巨噬细胞炎症蛋白 -1α、MIP-1β、γ 干扰素诱导蛋白 -10 等水平的升高,均可引起阴道菌群的紊乱,导致阴道微生态失衡。

3. 阴道微生态的功能　阴道微生态在维持宿主阴道内环境稳定,保护阴道免受外来病原体侵袭等方面具有重要作用。

（1）抑制致病菌生长:阴道内正常存在的乳杆菌对维持阴道正常菌群起着关键的作用。阴道鳞状上皮细胞内的糖原经乳杆菌的作用,分解成乳酸,使阴道的局部形成弱酸性环境(pH 约 3.8~4.4),抑制其他寄生菌的过度生长。同时,分泌过氧化氢、细菌素、类细菌素和生物表面活性剂等抑制致病微生物生长,从而维持阴道微生态环境的平衡。此外,乳杆菌通过替代、竞争排斥机制可阻止致病微生物对阴道上皮细胞的侵袭。

（2）局部免疫:女性生殖道黏膜表面含有大量 sIgA 及少量 T 和 B 淋巴细胞、巨噬细胞等免疫细胞,发挥局部免疫防御作用,维持生理水平的免疫活动,保护女性生殖道免遭病原微生物的侵袭。

（3）调节内分泌:健康女性阴道微生态系统和生理状况均伴随着体内雌激素水平的改变而变化。体内雌激素水平的上升可促进阴道上皮细胞的增生和角化,增加细胞内糖原含量,有利于乳杆菌的生长,从而防止外界致病菌的入侵,发挥对微生态的调节作用,维持阴道健康。

（4）抗肿瘤:阴道正常菌群可作为一种重要的生物反应调节剂,对机体的免疫功能进行调节,达到抗肿瘤的效应。占正常阴道菌群 95% 以上的乳杆菌,具有抗突变、直接诱导肿瘤细胞凋亡,激活机体免疫系统等功能,进而抑制肿瘤的发生和发展。此外,乳杆菌还可通过诱导树突状细胞的成熟刺激自然杀伤细胞的增殖、分化,产生细胞毒性,对肿瘤细胞起到抑制作用。

第五节　微生物生态学的应用及研究前景

建立在生态平衡与健康维护、生态保护与疾病防治基础之上的微生物生态学,有助于深入认识疾病发生发展的本质和规律,明确微生物与环境的相互关系和作用,在改善环境、造福人类的宏伟事业中发挥着越来越重要的作用。

一、微生物生态学的应用

（一）全面认识疾病发生的原因

微生物生态理论将疾病的发生归结于病原-宿主-环境的生态失调以及影响这一生态平衡的社会、心理等因素。这一多因论的观点,可以解释为什么许多病原微生物的感染率较高,但并非所有感染者均发病的现象。从微生态学的观点认识疾病的发生,首先应明确疾病发生的条件之一是微生物生态失调。生命现象在本质上是生物体的内部环境、生物体与外环境之间的协调、平衡和稳定的过程和状态,正常微生物是维持这一平衡的重要因素,也是机体生命活动不可分割的一部分。病原微生物和正常微生物之间的对立统一关系形成了人体微生态的平衡状态,当这种平衡被打破,即可导致疾病的发生。微生物生态理论的产生和发展,为现代医学开辟了认识、预防和控制疾病的新途径,推动了医学思想革命的进程。

（二）深入探讨疾病发生的本质

探究疾病发生的本质一直是医学家们思考和探索的问题。无论是曾经肆虐人类的传染病,还是当今占据疾病谱重大比例的慢性病,从微生物生态的观点分析,疾病发生的本质就是微生态的失衡或失调。任何原因打破了微生物与微生物之间以及微生物与其所处环境之间相互适应、相互依赖、相互制约的生态关系,从而引发相互斗争,即可引起疾病的发生。引入微生态学原理与方法的微生物生态研究,立足于人体正常微生物群与其宿主的相互关系,把微生物与环境、人体自身的各种状况结合起来,既研究和重视病原微生物的特性及其侵入人体后产生的影响,又重视人体自身的免疫功能及其应答状态;既重视病原微生物对人体的不良影响,又注重和发挥正常微生物的平衡与有益作用。微生态学研究有助于全面系统地认识微生物与发病的关系,丰富和提高对疾病本质的认识,为现代医学更深入地认识疾病病因和疾病本质提供一个新的认识空间。

（三）积极推进疾病的防治

基于微生态学原理,疾病发生的本质是机体生态的失调,因此治疗疾病的重点不仅要抑杀病原体,更应强调整合、修复微生态的失衡,使机体内微生物群由失调恢复到平衡状态。多种微生态制剂在预防和控制疾病中的成功应用,更加确定了进行微生态调整是防治微生物性疾病以及微生物感染及其相关问题的关键。从多因论的角度认识疾病发生的原因,并有主有次地加以预防和控制各种因素,是预防疾病的基本思路和出发点。在微生物性疾病的防治工作中,在寻找特异性病原体并加以控制的同时,不可忽视其他影响因素的作用,尤其是在对某些病原微生物尚无有效办法控制时,综合性防治措施的实施显得更加重要。

（四）有效修复与保护环境

在环境污染的研究中,微生物生态学研究的范围十分广泛,主要研究微生物对污染物降解与转化的规律,为生态平衡的修复和环境改善服务;研究污染环境与微生物种群之间的相互关系,以利用生物在生存环境改变时所发生的相应变化,进行环境监测和环境质量评价。生物监测以其既能反映多种污染物的综合效应,又能反映环境污染历史状况的独特作用,成为环境监测的重要方法。

1. 微生物对有机物的降解　有机物包括无毒有机物和有毒有机物两大类。无毒有机物主要是生活废弃物,很多微生物可降解这类物质。随着工业化水平的提高,有毒有机物对人类的危害日益突出,微生物对有毒有机物的降解也显示出其独特的作用。如微生物对存留于外环境中的农药的降解,对石油这种含有烃类和少量其他有机物的复杂混合物的降解,对环境中洗涤剂（表面活性剂）、涂料、绝缘油、载热体、软化剂、石化工业中添加剂中多氯联苯的降解以及对塑料、人造纤维中剧毒物——氰和腈的降解等。

2. 微生物对金属的转化　微生物不能降解重金属,但可改变金属在环境中的存在状态,从而改变它们的毒性。如广泛使用于电器制造业、涂料、造纸、玻璃、染料、医药、电池、油漆等领域的汞、砷、铅等重金属及目前日益引起人们关注的汽车尾气中的铅,均可通过微生物发生转化而降低对人体的危害及对环境的污染。微生物特别是细菌、真菌在重金属的生物转化中起重要作用。微生物对重金属的转化效应具有双重性,有时会使化学物毒性增强,引起严重环境问题,微生物还可以浓缩重金属,并通过食物链积累;有时通过微生物直接或间接的作用,控制其转化途径,可以减轻毒性或去除环境中的重金属,有助于改善环境。

3. 微生物对污染物的降解与转化

（1）污水处理:水源污染是危害最大、最广的环境污染。污水的种类很多,包括生活污水、农牧业污水、工业有机废水和有毒污水等。污水处理（sewage treatment）的方法有物理法、化学法和生物法。目前应用最广的是生物学方法,其优点是效率高、费用低、简单方便。

（2）固体污染物处理:固体废弃物是指被人们丢弃的固体状和泥状的污染物质。处理的方法有焚烧、填埋、综合利用、生物法等,其中生物法主要是利用微生物分解有机物,制作有机肥料和沼气,可分为好氧堆肥法和厌氧发酵法两大类。

（3）气态污染物的生物处理:气态污染物的生物处理（biological treatment）技术是生物降解污染物的新应用。生物处理气态污染物的原理从本质上讲,是对污染物的生物降解与转化。生物降解作用无法在气相中进行,所以在废气的生物处理中,气态污染物首先要经历由气相转移到液相或固体表面液膜中的过程,由混合的微生物群体完成降解与转化污染物的任务,处理过程在悬浮或附着系统的生物反应器中进行。

4. 污染环境的生物修复　生物修复(bioremediation)是微生物催化降解有机污染物,转化其他污染物,从而消除污染的一个受控或自发进行的过程。生物修复的基础是发生在生态环境中微生物对有机污染物的降解作用。自然的生物修复过程一般较慢,生物修复技术通常是在人为促进条件下的生物修复,它是传统的生物处理方法的延伸,其创新之处在于它治理的对象是较大面积的污染。由于污染环境和污染物的复杂多样,因而产生了不同于传统治理点源污染的新概念和新的技术措施。生物修复的本质是生物降解,其能否成功取决于生物降解速率,在生物修复中采取强化措施促进生物降解十分重要。目前生物修复技术主要用于土壤、水体(包括地下水)、海滩的污染(如原油的泄漏)治理以及固体废弃物的处理。

(五)主动预测致病风险

微生物不但可以处理污染物,还可作为环境中有害物质的监测指标,所以微生物监测(microbial monitoring)在环境保护和维护人类健康方面起着重要作用。生态环境中的微生物是环境污染的直接承受者,环境状况的任何变化都对微生物群落结构和生态功能产生影响,因此可以用微生物指示环境污染。

1. 粪便污染监测　粪便中肠道病原菌对水体的污染是引起霍乱、伤寒等消化道传染病的主要原因。但由于肠道病原菌数量少,检出鉴定困难,因此不便以直接检测病原菌作为常规的监测手段。大肠菌群是与病原菌并存于肠道且具相关性的"指示菌",作为最基本的粪便污染指示菌,通过检测大肠菌群的数量可判定水质受粪便污染的程度和饮用水的安全性,大肠菌群数量成为目前最常用的水质评估指标之一。

2. 致突变物与致癌物的检测　环境污染物的遗传学效应主要表现在污染物的致突变作用,而致突变作用是致癌和致畸的根本原因。具有致突变作用或怀疑具有致突变效能的化合物数量巨大,这就要求发展快速准确的检测手段,微生物生长快的特点正符合这种要求。微生物检测被公认为是对致突变物最好的初步检测方法。现在被广泛使用的是埃姆斯试验(Ames test),已作为潜在致突变物与致癌物的初筛报警手段。

3. 发光细菌检测　发光细菌发光是菌体生理代谢正常的一种表现,这类菌在生长对数期发光能力极强。当环境条件不良或有毒物质存在时,发光能力受到影响而减弱,其减弱程度与毒物的毒性大小和浓度成一定的比例关系。通过灵敏的光电测定装置,检查在毒物作用下发光菌的发光强度变化可以评价待测物的毒性。微生物生态学不仅作为一门基础学科而被深入研究,同时还作为一门应用学科得以不断创新与发展。在环境治理方面,微生物生态学为微生物治理污染环境和修复环境提供了重要的理论和技术基础。在航天研究领域,微生物生态学用于探索宇宙微生物,在探查地球外的生命工作中将发挥重要作用。在食品安全保障和农业可持续发展进程中,微生物生态学正在发挥着越来越重要的作用。

二、微生物生态学的研究前景

(一)研究现状

随着人类的文明进步和经济发展,微生物生存环境的不断改变,微生物生态学的研究内容也随之不断扩展,成为一门富于生命力的学科。微生物生态学已深入到分子、原子水平,对微生物生态学基本原理和相关规律、机制的认识也不断丰富。在医学研究领域，微生物生态学研究已细化到消化系统、呼吸系统、泌尿生殖系统、血液系统、免疫缺陷等疾病病因、发生机制及治疗等层面，极大地促进了医学的发展，特别是近年来关于恶性肿瘤、糖尿病、心脑血管疾病与微生态关系的研究，成为慢性病病因和发病机制研究的焦点。在医学微生态动力学理论研究方面，对微生物的演替、转换和转移等现象的认识正逐步加深，而基因测序等先进生物学技术的广泛应用，极大地推动了微生物生态学在医学研究中的进程。

我国的微生物生态学经过多年发展，已形成一个较为完整的科学理论体系，拥有一支庞大的专家队伍。我国于 1977 年参加了联合国教科文组织发起的"人与生物圈"（man and biosphere，MAB）计划，1979 年成立了中国生态学学会，1984 年建立了中国生态学学会微生物生态专业委员会。这些计划的实施和机构的建立，为我国微生物生态学的发展奠定了良好基础，对我国微生物生态学研究的发展起到重要推动作用。多年来，我国积极开展了有关土壤生物生态、石油污染与微生物生态，重金属在微生物生态系统中的迁移转化规律，水处理微生物生态以及特定条件地区微生物生态等研究工作，并取得了可喜成就。

（二）面临挑战与发展前景

随着生物技术方法的不断发展与更新，微生物生态学研究正迅速向纵深发展，从微生物种群和功能的细胞水平研究，提升到基因组、种间相互作用、功能菌代谢分析和分子调控等分子水平的研究，在深入探究微生物与人类宿主环境之间相互关系及其在疾病发生发展中的作用研究中发挥了重要作用。未来微生物生态学领域的研究内容将更加广泛而有深度，也将面临更为严峻的挑战。

1. 推进描述性向生态性转化的进程　探索微生物的空间分布特征，整合宏观生态学的描述方法和理论框架以及微生物的地理分布特征，准确揭示微生物在不同环境、条件变化下的优势种及其表征指标是解决这一问题的主要方法。从这个角度考虑，微生物分布特征的研究需要将群落结构、多样性、生物功能的变化与其所处环境的变化特点相结合，突破目前对微生物分布停留在描述性研究的局限，构建微生物生态框架，为制订应对各种环境条件变化的策略提供依据。

2. 深化微生物生态学机制研究　生物间存在普遍联系和辩证发展的关系，将宏观生态学理论应用于探讨微生物生态学领域问题，是对自然界的深入探索。随着物种灭绝速率加快，生物多样性与生态系统功能成为生态学领域重大的科学问题。借鉴宏观生态学理论，在微生物群落组成与生态系统功能之间建立桥梁。探究自然界生物多样性的产生和维持机制，对于推动生态学的深入研究和持续发展具有重要意义。

3. 加强微生物生态学的方法学研究　理论指导与数据发掘以及技术革新是科学研究必不可少的环节，而数据发掘过程是获得新成果的必要途径。微生物生态学的研究依托社会科学、经济学、医药卫生等研究领域的理论基础和方法，以微生物生态领域为切入点，融合有效的生物信息分析方法和分子生物学技术，推动了微生物生态学发展。但应关注的是这一发展进程中所面临的问题，比如基于 PCR 的高通量测序存在引物偏好性引起的问题，微生物数据库的完善性问题等等。显然，改善研究方法的局限性，提高准确性和研究质量是微生物生态研究未来需要进行的长期工作。立足于新发展阶段，将微生物技术的发展置于突出的战略位置，是推进生物安全管理体系和生态安全治理能力现代化的基本要求和必然选择。

4. 提升科技创新能力　宏基因组、宏转录组、代谢组等技术的不断革新，推动了微生态研究的突飞猛进，而大量基础数据的积累，正在促成相关研究从量变进入质变。因此，人体微生态的研究正在开始从菌群结构功能变化的表象向揭示菌群之间、菌群与人体相互作用等更高维度发展，并注重对微生态在发育、疾病和药物应用中的作用与机制的研究。毋庸置疑,未来微生物生态学研究必须加强和提升科技创新能力。

　　作为一门新兴的生命科学分支学科,微生物生态学从萌芽到成长,至今已发展成一个具有系统理论和实践意义的学科,微生物之于人类未来社会发展所具有的重要意义日益凸显。建立在生态平衡、生态保护和生态防治基础之上的微生物生态学,与当代人文哲学及现代生物医学模式相适应,伴随现代科学技术迅速发展的步伐,必将在改善环境,造福人类的宏伟事业中发挥更大作用。

(王金桃)

思考题

1. 简述微生物生态学的特点及主要研究内容。
2. 从生态平衡的角度,阐述疾病发生的病因及机制。
3. 举例说明人体微生态与健康的关系。
4. 简述微生物生态学的主要作用。
5. 试述近年来微生物生态学研究的进展及取得的成就。

第三章
卫生微生物学检测方法

学习目标

掌握：卫生微生物学检测的特点；卫生微生物学检测的原则；指示微生物的概念、意义和
　　　种类；菌落总数；大肠菌群；微生物学鉴定方法；生化反应鉴定方法；遗传学鉴定方
　　　法；微生物定量检验方法；平板计数法；最可能数（MPN）法；核酸定量检测法。

熟悉：指示微生物的选择标准；大肠埃希菌；不得检出的致病菌；卫生微生物学检验程序；
　　　标本采集与处理；形态学鉴定；免疫学反应鉴定；生物活性测定方法；微生物毒素检
　　　测方法；微生物组学检验方法。

了解：肠道病毒的指示微生物；其他鉴定方法；病毒的定量检测；卫生微生物检验方法的
　　　应用；卫生微生物检验方法的前景。

卫生微生物学以维护和改善人类健康为目的，研究内容涉及微生物在环境中的分布、消长规律
及与人类健康的关系。卫生微生物学检测对象多，不仅针对致病微生物，也针对非致病微生物；不
仅针对个体，更针对群体。其研究与检测范围广，需要研究微生物与微生物的关系、微生物与动植
物的关系及微生物与非生物环境的关系，所以，样品来源多种多样。研究目的既有卫生质量监测和
评价，又有查明突发公共卫生事件或疾病暴发流行的原因。由于研究目的不同，卫生微生物学在研
究对象、研究内容与检测技术等方面具有其独特性。

第一节　卫生微生物学检测的特点及基本原则

一、卫生微生物学检测的特点

卫生微生物学按照预防医学的指导思想，以研究"微生物-环境-人类健康"的关系为核心，形
成了卫生微生物学检测的特点。

（一）检测对象众多

自然界生态系统和人体中均存在种类众多、数量庞大的微生物。从广义上说，这些微生物与其
环境维持着生态平衡，一旦平衡被打破，将可能影响到人类健康，因此这些微生物都属于卫生微生
物学的检测对象。其中既包括传统医学微生物学研究的病原微生物，也包括种类众多的非致病微
生物。

（二）样品来源复杂

卫生微生物学检测样品可以来源于人体（包括患者和健康人群），也可以来源于食品、药品、化
妆品、医用物品、空气、水和土壤等各种环境。有时在一次检验中就需要检测不同来源的样品，如食
物中毒相关检验可能包括患者样品、共餐人员样品、食物加工人员样品、食物样品及食品加工工具
和环境样品等。

（三）检测方法灵敏

对于大多数环境样品而言，待测的目标微生物含量很低，受样品中混杂微生物的干扰，难以检出，需要采用更为灵敏的检测方法，甚至需要采取一些特殊技术以提高检出率。

（四）检验目的多样、检验程序灵活

若正常样品中不存在某类特定微生物，只要从样品中检出这类微生物就能说明其卫生学意义，该情况采用定性检测；例如，健康人血液中没有细菌，若检出细菌即可诊断感染。若样品中自然存在某些微生物，检验的目的是了解微生物的数量变化，这种情况下就需要采用定量检测，例如，食品中的细菌菌落总数。在食物中毒、传染病疫情调查处理时，不仅需要定性或定量检测微生物，对于引起疫情的病因微生物，甚至需要进行分型鉴定，以探明感染传染源、传播途径等。

（五）检验指标间接

环境等样品中受关注的致病微生物种类很多，但通常数量少，难以直接检测，往往通过检测样品中的卫生指示微生物间接反映样品的卫生安全性。

（六）服务范围广泛

与人类健康相关的环境和产品致病微生物种类众多，都属于卫生微生物学检测的服务范围。从工作性质而言，卫生微生物学检测涉及疾病预防控制、检验检疫、医院感染控制、环境监测、食品和健康相关产品生产管理与监测等相关领域。

二、卫生微生物学检测的原则

为了达到卫生微生物学检测的目的，从样品采集到结果报告的整个过程必须遵循相应的检测原则。

（一）样品采集原则

样品采集的总原则包括：根据检验目的，注意采样的代表性、针对性和及时性，避免采样时的污染和杀菌因素，做好相应的标记。

1. 采样的代表性与针对性

（1）采样的代表性：实际工作中，绝大多数监督检验和产品评价检验都是为了评价待检样品的总体情况，因而样品的代表性至关重要。影响代表性的主要因素有采样量、采样部位、采样时间、采样批次、采样的随机性和均匀性。随机抽样是保障样品代表性的重要手段。通常随机抽取不少于 3 个批号，每个批号随机抽取足够数量的样品。对于大件产品或环境，一般从不同部位采集样品，根据检验研究目的决定是否需要对样品进行合并。

（2）采样的针对性：若检验只为证明样品中是否存在特定的目标微生物，则样品采集应注重针对性，即尽量采集目标微生物分布数量较多的样品。微生物在人体内的分布具有组织、器官特异性，疾病发展的不同阶段，微生物的分布也会不同，在环境中不同位置的分布也存在差异。针对性采样要注意采样的部位和采样的时机，要求采样人员充分掌握目标微生物在样品中的分布和消长规律。如皮肤感染标本以感染部位局部标本为主，食物中毒标本采集以患者呕吐物、腹泻物和可疑食物等为主，临床标本最好在抗生素治疗前采集。

（3）采样的及时性：污染的微生物在环境中可能逐渐消亡，机体感染也会随着药物治疗而导致微生物死亡或数量减少，所以微生物采样还需注意及时性。对于感染病原体检测，尽量在使用药物治疗之前采样；对于一过性污染的调查，采样时间应考虑微生物在环境中的存活时间，尽量在微生物存活时间内采样。

2. 保持样品原有的微生物状态　样本采集应不影响样品中微生物种类、数量、活性。

（1）防污染：避免采样时外界微生物对样品造成新污染，所有采样用具、容器必须严格灭菌。同时要注意防止采集的样品对环境的污染。所以，要严格无菌操作采样。

（2）防杀菌：一方面避免采样时对微生物的杀灭作用，避免引入新的抗菌或抑菌物质。要求采样工具、采样容器不得有消毒剂的残留，避免使用刚烧灼未冷却的采样工具。另一方面，标本自身含有抑菌物质时，应使用特殊的采样液或在采样液中加入中和剂以中和样品中的抑菌物质。

3. 详细记录样品信息和标记　样品采集后，应立即标记样品名称、编号、采样时间、采样量、采样者和检测项目等必要信息。若样品包装太小，无法标记详细信息，可详细记录于单独的采样单（卡）上，标本上标记样本编号即可。

（二）样品的运送原则

样品从现场采集后需要尽快运送至实验室进行检验。送样时应采取措施确保样品中的目标微生物维持样品采集时的真实状态（种类和数量等不发生变化），从而保证实验室最终检验结果能够准确反映样品的实际情况。

1. 尽快送检　微生物具有生长繁殖、消亡的生物学特性，时间越长，微生物的数量变化越大，样品采集后，应在尽可能短的时间内（通常规定不超过 4 小时）送到实验室检验，这样既可减少目标微生物的死亡，也可防止微生物的繁殖对检测结果的影响。

2. 保护样品中待检微生物　样品的运送过程中，应尽可能维持样品微生物的原始状态，避免目标微生物死亡和繁殖。可通过调节温度、加入保护剂和去除其他不利于待测微生物生存的因素等方法，保护待检微生物。

（1）调节温度：微生物的生长繁殖有一定的温度范围，标本的运送应选择既不能杀灭微生物，又不会使微生物明显繁殖的温度条件。大多数微生物在低温环境下可维持活性而不会大量繁殖，低温是样品运送最常用措施，可以采用冰袋、冷藏箱等保存和运送样品。如一般细菌检验，可于 4℃保存，24 小时内送检。但某些特定的微生物不能低温保存运送，如奈瑟菌在低温容易死亡，应在室温下立即送检。此外，冷藏食品或冷冻食品采集后，应当维持采样时的样品温度，可分别采用冰袋、泡沫隔热箱等盛装、运送样品。

（2）保护目标微生物：加入保护剂，去除不利于目标微生物生存的因素，有的样品要使用运送培养基。如分离病毒的组织块可于 50% 甘油缓冲液中（pH 8.0）保存；革兰氏阴性菌可采用 Cary-Blair 运送培养基运送。厌氧菌检验的样品应置于厌氧运送培养基中运送。

3. 完善样品交接　送往实验室的样品，必须附有样品送检单，实验室收到样品应按送检单逐项核对，检查样品是否符合检验要求，确证无误方可签收、待检。

（三）样品储存原则

样品送到实验室后，应尽快进行检验。对用于病原微生物分离培养的标本，最好立即进行检验，放置时间越长，微生物的分离率越低。若不能及时检验，应将样品妥善保存。

1. 低温冷藏保存　对一般微生物检验样品，可置于 4~8℃冰箱中保存，但保存时间不宜过长。

2. 超低温冷冻保存　需要长期保存的样品，可置于 −80℃冰箱中冷冻保存。用于分离病毒的标本，可以置于液氮中保存。需要注意的是冷冻保存会使部分微生物受损伤甚至死亡，不适于进行培养计数的检测。

（四）实验室检验原则

卫生微生物学实验室必须具备符合要求的环境、设备，以及具有相应技术能力的检验人员，并制订和执行行之有效的质量保证措施。除此之外，在技术方法上，卫生微生物学实验室检验还应注意以下原则：

1. 科学性原则　无论何种检验目的，都要求检验方法应科学合理，其整体设计符合微生物学基本理论。

2. 有效性原则　卫生微生物学检验尽可能采用标准或公认的方法。在常规检验工作中，凡有国际标准、国家标准、部颁标准或行业标准的项目，均按标准方法进行检验。没有标准方法时，实验室应根据研究或检验目的，设计符合科学原则的方法。

3. 微生物检验优先原则　由于环境中存在大量微生物，极易在检验过程中污染样品，所以卫生微生物学检验的样品最好单独采集，倘若同一份标本需要进行微生物学检验、理化检验或其他检验时，应先取出部分样品进行微生物检验，其余部分留作其他检验用。

（五）生物安全原则

微生物按其是否致病、致病力强弱、危害人体的严重性、传染性强弱、当地人群免疫水平、有无免疫制剂和特效治疗药物等可分成不同的危害等级。对危害等级不同的微生物检验也要符合相应的生物安全要求，涉及实验室环境、仪器设备和人员技术等诸多方面。在卫生微生物学检验中，样品采集、运送和检验等各个环节都需要遵循生物安全要求。

第二节　卫生指示微生物

卫生微生物学检验的一大特点是使用卫生指示微生物，在对样品的卫生安全性进行评价的实验研究中，达到快速、高效、经济地完成检验工作的目的。

一、指示微生物的概念和意义

卫生指示微生物（indicator microorganism）是在常规卫生监测中，用以指示样品卫生状况及安全性的非致病微生物，简称为指示微生物。

从理论上说，产品或环境中的致病微生物是直接引起人类健康危害的原因，检测其存在与否及数量变化可直接评价产品或环境的卫生安全性。但在实际情况中，却不直接检测致病微生物，而通过检测指示微生物反映样品卫生安全性，原因有①致病微生物种类繁多，不同的致病微生物对检测方法的要求也各不相同，在评价某产品或环境的卫生安全性时，不可能对可能存在的致病微生物进行一一检测；②对病原微生物检验往往需要经过分离、鉴定程序，所需时间长，不能满足实际工作的需要；③分离、鉴定致病微生物费用高，而且对人员的技术要求也相对较高；④即使不考虑上述因素，由于致病微生物的数量少，而检测方法的灵敏度不高，或者受到检测量的限制，可能导致假阴性结果，难以达到对产品和环境的卫生安全性评价之目的。因此常通过检测指示微生物来间接反映样品的安全性。但对食品、饮用水等与人类健康关系密切的样品，除检测卫生指示微生物外，还要求直接检测某些致病菌，如沙门菌、志贺菌和金黄色葡萄球菌。

二、指示微生物的选择标准

（一）指示微生物选择的总体原则

选择指示微生物应遵循下列原则：①使用指示微生物的目的是避免检测致病微生物的烦琐工作，所以指示微生物的检测方法应该经济、简单、快速；②指示微生物应该是被评价的产品或环境标本中自然存在的微生物,而且数量应该多于被指示的致病微生物,易于检出;③有一定的代表性,其数量变化能反映被指示的致病微生物的数量变化,间接反映样品的卫生状况及安全性,即指示微生物数量越大,病原微生物存在的可能性越大,或污染越严重,样品的卫生安全性越低。卫生微生物检验中最重要的指示微生物是指示粪便污染的细菌。

（二）粪便污染指示菌的选择标准

经消化道传播的致病微生物通过粪便污染饮水、食物而引起人类感染是危害人类健康的重要原因,卫生微生物检验中最重要的指示微生物是指示粪便污染的微生物。由于对粪便微生物中病毒组成了解不深,且病毒检验方法较为费时费力等原因,目前研究和使用的粪便污染指示微生物主要是细菌,所以也常被称为粪便污染指示菌。理想的粪便污染指示菌应具备下列条件:①是人及温血动物肠道的正常菌群的组成部分,而且数量大;②排出体外后,在外环境中存活时间与肠道致病菌大致相似或稍长;③排出体外后,在外环境中不繁殖;④在被人或动物粪便污染的样品中易检出,而未被粪便污染的样品中无此种菌存在;⑤用作饮用水的指示菌,对常用饮用水消毒剂(如氯、臭氧)的抵抗力应该不低于或略强于肠道致病菌;⑥检验方法简便,易于定量计数。迄今为止,还未发现任何一个菌种能完全满足这些要求,相对理想的是大肠埃希菌和粪大肠菌群。

三、指示微生物的种类

根据实际应用情况,指示微生物可分为四种类型:①菌落总数,包括细菌菌落总数、霉菌菌落总数和酵母菌菌落总数,用以评价被检样品的一般卫生质量、污染程度和安全性;②大肠菌群、粪大肠菌群、大肠埃希菌等,用以评价样品被人、畜粪便的污染状况,间接反映肠道病原微生物存在的可能性,对样品的卫生安全性进行评价;③其他指示菌,包括在某些特定环境中不能检出的菌类(如特定菌、某些致病菌或其他指示性微生物);④病毒(包括噬菌体),间接反映肠道病毒存在的可能性。

（一）菌落总数

1. 菌落总数的概念及种类　菌落总数(total viable cell count)是指单位样品中所含有的能在特定固体培养基上经一定条件、一定时间培养后长出的菌落数量。菌落总数的数值受培养基种类和培养条件的影响。菌落总数包括细菌菌落总数、霉菌菌落总数和酵母菌菌落总数。由于培养基上出现的菌落不一定都是单个微生物细胞形成的,可能由多个细胞分裂增殖堆积而成,而且由于培养基成分、培养温度、培养时间和培养的气体环境的限制,不可能培养出所有微生物,所以检验结果以菌落形成单位(colony forming unit, CFU)数表示,而不能表示为细菌总数或霉菌、酵母菌总数。菌落形成单位是指在特定培养条件下,在固体培养基上产生1个菌落所需要的微生物数量。细菌菌落总数的测定通常采用适合于多数细菌生长的培养基,如营养琼脂、胰蛋白胨大豆琼脂等(GB 4789.2—2022《食品安全国家标准》规定使用平板计数琼脂)。霉菌和酵母菌计数培养基可使用孟加拉红琼脂、马铃薯琼脂等。

2. 菌落总数的卫生学意义　菌落总数用于判定送检样品被微生物污染的程度,属于卫生质量指标。有时菌落总数也是某些样品的卫生限量标准,如细菌菌落总数(我国规定为1g或1ml样品于营养琼脂平板上37℃培养24小时,生长出的细菌菌落总数量)是饮用水、水源水、食品、药品、化妆品等以及一些进出口产品的卫生限量标准,霉菌和酵母菌落总数是糕点类和奶油类等食品、保健品、药品、化妆品等样品的检出限量标准。

3. 菌落总数的测定方法　菌落总数的测定原理是将样品中的微生物洗脱或分散到适当的液体中,接种培养基,在规定条件下培养后计数生长出的菌数,再换算为单位样品中的菌落数。菌落总数测定方法包括平板培养计数法、酶底物法、ATP 生物荧光法等,其中平板培养计数法最常用。平板培养计数法分为标准平板计数法(standard plate counting method)和表面涂布法(surface spreading method)。标准平板计数法也被称为倾注平板培养法,是将稀释后的样品与融化的培养基混合,凝固后进行培养计数的方法。表面涂布法是将样品稀释液涂布于制备好的培养基平板表面而进行的培养计数方法。两种方法各有优缺点和适用范围,见表 3-1。

表 3-1 倾注培养法及表面涂布法的比较

项目	倾注培养法	表面涂布法
培养基	加入菌时培养基是液态的,温度约 45℃	加入菌时培养基是固态,温度是室温
菌液样量	标本量较多,代表性比较好	标本量较少
操作便利性	稀释倒平板法操作相对麻烦	操作相对简单
菌落分布	培养基里面和表面	培养基表面
适用范围	适用于厌氧、兼性厌氧的微生物 不适合需氧或者对热敏感的细菌培养	适用于需氧微生物的菌落观察
缺点	部分对热敏感的微生物无法耐受 45℃的温度	涂布器带走一部分菌

对于微生物含量太低的标本,可以通过滤膜过滤、亲和吸附等方法浓缩后再进行菌落总数的测定。

（二）粪便污染指示菌

1. 大肠菌群 大肠菌群(coliform group bacteria, coliform bacteria, coliform)是一群能发酵乳糖产酸产气的、需氧或兼性厌氧的、革兰氏阴性的无芽胞杆菌,主要来源于人和动物的肠道,在卫生微生物学检验中是反映粪便污染的常用指标。

（1）大肠菌群的种类:大肠菌群主要包括埃希菌属(*Escherichia*)、克雷伯菌属(*Klebsiella*)、肠杆菌属(*Enterobacter*)和枸橼酸杆菌属(*Citrobacter*)四个属的菌,此外还有沙雷菌属、变形杆菌属的一些种。根据生长温度的差异,将能在 37℃生长的大肠菌群称为总大肠菌群(total coliform),而在 44.5℃仍能生长的大肠菌群称为耐热大肠菌群(thermo-tolerant coliform)。

耐热大肠菌群指总大肠菌群中,能在 44~45℃发酵乳糖产酸产气的大肠菌群。耐热大肠菌群几乎全部来自温血动物粪便,也被称为粪大肠菌群(fecal coliform, FC)。耐热大肠菌群的主要组成菌属与总大肠菌群相同,也包括上述 4 个菌属的菌,但主要成员是埃希菌属的菌,而其他属的菌所占的比例较少。

（2）大肠菌群的卫生学意义:大肠菌群阳性表明样品受粪便污染,可能存在肠道致病微生物。总大肠菌群长期以来被广泛用作常规检测的卫生指示菌,但部分总大肠菌群成员在天然环境中存在,因此在非粪便污染的情况下,也有检出大肠菌群的可能性。故在结果分析时应当慎重,如有必要还需要配合耐热大肠菌群或大肠埃希菌的检测,以及其他卫生状况的调查结果综合分析。环境中天然存在的这些大肠菌群最适温度为 25℃左右,在 37℃仍能生长,但不能在 44.5℃生长;而耐热大肠菌群的菌绝大多数均为埃希菌属的成员,几乎全来源于人或动物粪便,更能表示样品被粪便污染的情况,是较好的粪便污染指示菌。

（3）大肠菌群的检验:大肠菌群数测定方法有最可能数法、平板计数法、酶底物法、滤膜法和测试片法(纸片法)。其中最常用的是最可能数法,适合于各类样品。滤膜法主要用于生活饮用水、瓶装水和其他澄清液态样品。大肠菌群数量较多的样品可使用平板计数法。不同厂家生产的大肠菌群测定纸片,适用范围各异,如我国餐具大肠菌群检测常用纸片法。

大肠菌群最可能数法也称为多管发酵法,传统程序包括初发酵、平板分离、复发酵三个阶段;为了和国际接轨,我国自 2008 年后,在《食品安全国家标准　食品微生物学检验　大肠菌群计数》(GB 4789.3—2016)中,大肠菌群计数只分两步,假定试验和证实试验。假定试验(即初发酵试验)用月桂基硫酸盐胰蛋白胨肉汤(LST)培养基,倒管中有气体判为阳性。证实试验采用煌绿乳糖胆盐肉汤(BGLB)培养基,倒管中有气体判为阳性,根据 BGLB 产气阳性的管数,查概率表获得结果,结果报告为每毫升或者每克样品中的大肠菌群最可能数。

2. 大肠埃希菌　大肠埃希菌(*Escherichia coli*)俗称大肠杆菌,属于肠杆菌科埃希菌属。本菌为革兰氏阴性无芽胞杆菌,也是大肠菌群的主要成员,能发酵乳糖等多种糖类。该菌抗原组成复杂,是菌种内鉴别的重要依据。

(1)大肠埃希菌的卫生学意义:大肠埃希菌普遍存在于人和动物的肠道内(新鲜粪便中可达 $10^9 CFU/g$),正常外环境中极少存在,所以若在肠道外的环境中发现大肠埃希菌,就可以认为是被人或动物的粪便所污染所致。绝大多数大肠埃希菌为人和动物肠道的正常菌群,参与机体的多项生理功能,但也有部分血清型能导致人类肠道感染,被称为致泻大肠埃希菌(diarrheagenic *E. coli*)。致泻大肠埃希菌主要包括五种,即肠毒素型大肠埃希菌(enterotoxigenic *E. coli*,ETEC)、肠致病型大肠埃希菌(enteropathogenic *E. coli*,EPEC)、肠出血型大肠埃希菌(enterohemorrhagic *E. coli*,EHEC)、肠侵袭型大肠埃希菌(enteroinvasive *E. coli*,EIEC)和肠聚集型大肠埃希菌(enteroaggregative *E. coli*,EAEC)。

(2)大肠埃希菌的检验:由于大肠埃希菌的检验方法比较复杂,限制了其作为卫生指示微生物的应用。近年来对该菌的认识逐渐深入,建立了较为快速、便利的新方法,因此大肠埃希菌作为粪便污染指示菌的应用越来越多。大肠埃希菌能产生葡萄糖苷酶,分解底物产生有色物质,从而使菌落显色,可以在固体培养基平板上测定大肠埃希菌的菌落数。一种较广泛采用的大肠埃希菌检测方法是 VRB-MUG 平板计数法,大肠埃希菌在 VRB-MUG 平板上经培养后产生的 β-葡萄糖苷酸酶能降解荧光底物 MUG 并释放荧光物质 4-甲基伞形酮(4-MU),在 360～366nm 波长紫外线灯照射下 MUG 阳性菌落呈浅蓝色荧光,计数平板上产生浅蓝色荧光的菌落。也可利用大肠埃希菌发酵乳糖的特点,用多管发酵法进行计数。

作为粪便污染的指示菌,大肠埃希菌检出的意义最大,其次是耐热大肠菌群,总大肠菌群的检出意义略差。

3. 产气荚膜梭菌和粪肠球菌　产气荚膜梭菌广泛存在于人和动物肠道中,可随粪便污染土壤、水等环境。产气荚膜梭菌能形成芽胞,在环境中的存活时间较长。通过比较产气荚膜梭菌和大肠菌群检测结果,有助于了解环境中粪便污染发生的时间。如果大肠菌群数量少而产气荚膜梭菌数量多,说明粪便污染发生的时间较远,反之说明污染时间较近。粪肠球菌也是人和动物肠道的正常菌群,随粪便污染进入环境。但人类和动物粪便中,粪肠球菌与大肠菌群的比例不同,可用于辨别粪便污染的来源。

(三)其他指示微生物

1. 不得检出的致病菌　我国规定常见的食品、药品和化妆品等物品中不得检出的致病菌如下。

(1)沙门菌与志贺菌:是常见的肠道致病菌,经粪-口途径传播,可导致感染性疾病和食物中毒,是常见的食品卫生微生物学检测指标。

（2）金黄色葡萄球菌：常存在于人的皮肤、鼻咽部、肠道及家畜的皮肤和肠道。此菌侵入破损皮肤黏膜，可引起局部化脓性炎症，严重者可引起败血症。有些菌株污染食品可以产生肠毒素，达到一定污染剂量可引起食物中毒。

（3）铜绿假单胞菌：广泛分布于外环境中，也存在于人的皮肤、上呼吸道和肠道，是机会致病菌，可引起创伤感染、尿路感染、慢性耳炎和角膜溃疡等。该菌是化妆品、外科创伤用药、眼科用药等限制检出的微生物，瓶装与桶装饮用水中也规定不得检出，同样被作为游泳池水的卫生指标菌。

（4）破伤风梭菌：主要以芽胞形式存在于土壤中，人体在受外伤时或受伤后，破伤风梭菌芽胞可随泥土进入伤口的深层组织，在坏死组织的厌氧环境中繁殖，产生破伤风痉挛毒素而致病。以根茎类植物为原料的药品（如中药材原粉）常可被该菌污染，因此外用药特别是用于深部组织如阴道、创伤和溃疡的药品，必须限制破伤风梭菌检出。

2. **肠道病毒的指示微生物**　由于大肠菌群对氯等饮水消毒剂的耐受力较某些病毒（如柯萨奇病毒、甲型肝炎病毒）弱，因此认为大肠菌群不适合指示水中病毒的存在情况。存在于水中的病毒型别很多，并且分离、培养和鉴定病毒的方法一般较难，不可能逐一检查，应该使用某些可以指示水中病毒的指示微生物。

理想的病毒指示微生物应该满足下列条件：①检验方法简单；②对人不致病，操作安全；③抵抗力与肠道病毒相当或稍强；④在被人类肠道病毒污染的环境中存在，且数量应等于或大于肠道病毒。

目前没有发现任何微生物可以满足上述病毒指示物的全部条件，相对而言，大肠埃希菌噬菌体f2 和脊髓灰质炎病毒减毒活疫苗株Ⅰ在某些方面可作为病毒的指示物。

（1）大肠埃希菌噬菌体f2：大肠埃希菌噬菌体f2（*E. coli* phage f2）是一种RNA噬菌体。其具有如下的特点：①该噬菌体的遗传物质为RNA，肠道病毒也是RNA，它们的基本性状相似，理化性质相近；②对外界环境和氯的耐受力与肠道病毒相似或稍强；③存在于人类粪便中，且数量多于肠道病毒；④生长快，检测方法简单、快速。因此有学者提出将其作为反映水中肠道病毒污染的指示微生物，但该噬菌体可能在水或其他环境中增殖，不能真实反映粪便来源的肠道病毒污染，因此仍需寻找更理想的肠道病毒指示微生物。大肠埃希菌噬菌体f2 更主要的应用价值在于作为研究肠道病毒抵抗力的指示物，用于评价各种因素对肠道病毒的灭活作用。

（2）脊髓灰质炎病毒Ⅰ型减毒活疫苗株：脊髓灰质炎病毒（poliovirus）属于小核糖核酸病毒科中肠道病毒属，其减毒株病毒无致病力，操作安全，可作为水中病毒的指示物。脊髓灰质炎病毒并不是人和动物肠道的固有微生物，不用于反映粪便污染。主要用于评价一些加工或处理措施对病毒的杀灭情况，如卫生部《消毒技术规范》（2002年版）将脊髓灰质炎病毒Ⅰ型减毒活疫苗株作为指示微生物，用于评价消毒产品对病毒的杀灭效果。这种将实验室培养的微生物加入样品中，评价样品处理过程中微生物存在情况变化的微生物被称为替代微生物（surrogate microorganism）。

第三节　卫生微生物学检验方法

一、检验程序

卫生微生物学检验的完整程序包括从样品采集到结果报告的整个过程，但通常所说的检验程序是指在实验室内进行样品检验分析的过程。根据卫生微生物学研究和检验目的的不同，检验程序也有所不同。

（一）卫生微生物定性检验程序

定性检验的主要目的是检验并确定样品中是否存在某种特定类型的目标微生物。传统的微生物学定性检验基本程序为标本预处理—分离—鉴定。分离的目的是针对待测目标微生物的生物学特性，将样品中可能存在的目标微生物从混杂微生物中分离出来。在定性检验中，也可将其选择性培养出来。若标本中的目标微生物数量少，可在分离前增加增菌或样品浓缩步骤。若样品中的微生物因生产、储藏、采样、运送等环节而受损伤，不利于检出时，可在增菌分离前增加损伤菌修复的处理。

（二）卫生微生物定量检验程序

定量检验的目的在于了解样品中目标微生物的数量，在定量计数前不能进行增菌培养，但可以浓缩富集。基本程序是样品处理—稀释或浓缩—定量检测。稀释或浓缩是为了将样品中的目标微生物数量调整到合适的范围，便于获得准确的定量检测结果。

（三）卫生微生物分型检测程序

分型检测旨在对分离到的某种特定微生物进一步确定其型别或亚型。分型检测是定性检测的延续，也可以将其归为定性检测范畴。分型检测的基本程序是纯培养—分型鉴定。获得待鉴定微生物的纯培养是鉴定的前提条件，可通过选择性分离等措施获得纯种的待鉴定微生物，然后根据需要进行分型鉴定。

二、标本采集和处理

（一）标本采集

1. 人体微生物标本　人体微生物标本最重要的用途是分离和鉴定是否存在特定的致病微生物，以明确诊断及指导治疗。用于微生物培养的标本应尽量在治疗前采集（避免治疗措施对微生物的杀灭），并注意保护标本中目标微生物的实际状态。

（1）血液标本：正常人血液中不存在微生物，当血液中出现微生物时，可导致菌血症、病毒血症和败血症。用于微生物分离培养的血液标本，采集时间应在发热初期或高峰期，采样部位最常用肘静脉，采集标本量为成人采集 8～10ml，儿童采集 1～5ml。采血后应该立即送检，如不能立即送检，需要室温保存或置 35～37℃孵箱中，切勿冷藏。血液标本还可用于检测机体是否存在待检微生物的特异性抗体。常用的抗体检测标本为血清或血浆。采集血清标本时，不用抗凝剂，直接采集血液于试管中，待血液自然凝固后分离血清。采集血浆需要使用抗凝剂，离心取上清液即为血浆。

（2）尿液标本：正常人外尿道存在正常菌群，尿液标本易于污染，所以采样应更加注意无菌操作。女性患者采样时用肥皂水或碘伏清洗外阴后，再收集中段尿 10～20ml 于灭菌容器内送检；男性患者清洗龟头后留取中段尿。尿液标本采集后应在 1 小时内接种培养，若不能及时送检，置 4℃暂存以防止微生物生长。采用导尿管法或膀胱穿刺法采集尿液可减少污染，但操作不便、患者接受性差。

（3）粪便标本：将便盆加热处理后收集粪便可减少污染。取含脓、血或黏液的粪便置于清洁容器中送检。对排便困难者可采用直肠拭子采样（拭子采样前用无菌水浸湿），置于装有保存液的试管中送检。一些粪便中的微生物在温度下降、酸碱度发生变化时不易存活，应立即送检。

（4）呼吸道标本：呼吸道分为上呼吸道和下呼吸道，上呼吸道中存在数量庞大的正常菌群，下呼吸道中微生物种类和数量均较少。

上呼吸道标本采集：最常采用鼻咽拭子法。采样时,将拭子通过鼻到达鼻咽腔,转动拭子采集标本,置于运送培养基中送检。某些类型的拭子对微生物有影响,应予以注意,如藻酸钙拭子可使病毒灭活。若采集咽部、口腔和咽后壁等部位标本时,清水漱口后用压舌板压住舌头再用拭子采样,避免拭子接触非采样部位。

下呼吸道标本采集：以痰标本最为常用,也可用支气管肺泡灌洗液或防污染毛刷导管法采集。痰标本采集可用自然咳痰法、支气管镜采集法、胃内采痰法和气管穿刺法等。对小儿取痰可用拭子采集:用弯压舌板向后压舌,将拭子伸入咽部,因压舌刺激咳嗽喷出分泌物粘在拭子上送检。痰标本采集以清晨为佳,采样前以漱口水充分漱口,以减少口腔正常菌群污染。支气管肺泡灌洗液一般用于免疫低下患者,防污染毛刷取样法主要用于严重疾病(如糖尿病患者、重症监护的插管患者、肺部广泛病变的患者等)的下呼吸道感染检查。

（5）创伤、组织及脓肿标本：组织创伤标本可用拭子采集,若创伤范围较大,应从不同部位采集多份标本。清创组织、活检组织和尸检组织也可作微生物检验标本。脓肿标本的采集应包括内部脓液和脓肿壁,用注射器针头吸取脓液注入灭菌试管;如果怀疑为厌氧微生物感染所致时,注射器吸取脓液后立即排出注射器内空气,针尖插入灭菌橡皮塞内隔绝空气,或将脓液注入厌氧标本瓶中。

（6）眼、耳部标本：通常采用拭子采样,中耳炎患者也可用鼓膜穿刺采样。

2. 环境微生物标本　环境微生物标本包括各种环境的空气、水、土壤、物体表面等。环境中微生物种类构成复杂,标本采集时应注意维持标本中待测微生物的自然状态。环境微生物标本采集时应合理设置采样点位置与数量,以保证标本的代表性。有些环境由于其体积大、面积宽等原因,环境内的不同部位微生物组成及数量会存在差异,需要在多个部位分别采集标本才能反映该环境的真实情况。因此采样点数量和位置均需要根据环境的大小、待测微生物的分布特性进行综合考虑。

3. 健康相关产品标本　食品、药品以及其他健康相关产品标本的采集应强调样品的代表性。

4. 宿主动物及媒介昆虫等标本　很多微生物在自然环境中通过其宿主动物或特定媒介昆虫叮咬而传播疾病,采集相应的宿主动物或媒介昆虫标本进行微生物学检验,有助于了解某些传染病的来源及其传播风险。小型的宿主动物和媒介昆虫可通过一些特定的工具捕捉,分别置于标本采集容器中保存和运送。大型宿主动物可以根据待测微生物在其体内的分布规律,采集相应的组织标本。

（二）标本处理

由于卫生微生物研究的标本来源范围广,不仅仅局限于人体,也来源于空气、水、食品等环境,而且致病微生物的数量在环境标本中很少。为了保证检验结果的代表性,除注意采样的部位和采样量外,样品接种前要充分混匀。为了提高检出率,除可通过增加接种量外,还应采取相应的方法浓缩待测微生物和对目的微生物进行选择性增菌。

1. 样品混匀　样品混匀对于保证检验结果的客观性和准确性具有重要意义,应引起每位检验人员的高度重视。根据样品性状的差异,可采取不同的混匀方式。液体样品常通过电动混合、手摇混合或敲打振荡混匀;固体样品需通过置灭菌乳钵内研磨均匀,或于高速组织捣碎机或匀浆器中,加入少量液体,捣碎混匀后再取样,或使用商品化的均质器混合待检样品。将样品充分破碎、混匀,不但有利于取样的代表性,而且可将样品内部的待测微生物释放出来,有利于培养鉴定。但混合的时间不宜过长和过猛,否则对微生物将有损害。

2. **样品浓缩**　环境样品中的目标微生物含量常常较低,直接检测难以检出,需要对样品进行浓缩以富集目标微生物。常用的样品浓缩方式有沉淀法、过滤法、吸附法和免疫磁珠法。

(1)离心浓缩法:细菌可通过普通离心机离心沉淀而浓缩,或者通过差速离心,去除杂质,收集菌体。病毒浓缩需采用高速或超速离心机。

(2)过滤浓缩法:将样品在负压或正压作用下,通过特定孔径滤膜(细菌用 0.45μm,病毒用 0.22μm),大于滤膜孔径的微生物被阻留在膜上,从而达到浓缩的目的。滤膜过滤不但可浓缩微生物,还可消除样品中的抑制剂对后续试验的影响。除滤膜过滤外,污水中肠道致病菌分离中所用的纱布卷集菌,则是利用纱布的阻留和吸附,达到浓缩的目的。

(3)吸附浓缩法:可分为特异性和非特异性吸附两类。非特异性吸附可利用化学制剂使细菌共沉淀,如在检测水中的致病菌时,在水样中先加入碳酸钠,再加入硫酸亚铁形成沉淀,吸附水中的细菌。而特异性吸附则是利用配体与受体的亲和力吸附待检微生物,如为浓缩检样中的流感病毒,可利用该病毒具有血凝素,能与红细胞结合的特点,在检品中加入红细胞吸附病毒,低速离心收集红细胞而达到浓缩病毒的目的。

(4)免疫磁珠法:指将微生物相应的抗体连接于磁珠,用磁分离技术分离和浓集待测微生物的方法。免疫磁珠吸附的一般程序是,样品经简单处理后与免疫磁珠混合,在一定温度孵育 30~60 分钟,用磁分离器分离收集免疫磁珠-菌体复合物,洗涤,除去干扰杂质,再根据实验需要进行后续操作。

3. **损伤菌的复苏**　环境样品中的微生物,因经受冷、热、脱水干燥、辐照、高渗透压或消毒剂的作用,可能引起亚致死性损伤。受损伤的微生物用一般培养方法不易培养,需预先进行复苏或修复后,才能进行常规检测。修复的基本方法是在细菌繁殖之前,将其置于无选择性压力的培养环境中,改变培养温度和时间等,以促进损伤细菌的恢复。

4. **增菌与分离**　待检标本中除有检测的目标微生物外,还可能有其他多种混杂微生物,而且往往目标微生物的数量远低于混杂微生物。在细菌定性检测时,为了提高检出率,需要对待检的目标微生物进行增菌培养。增菌可通过物理或化学方法实现。

(1)物理方法:通过调节培养的温度、气体条件和光照,进行选择性增菌与分离,如在 52℃ 培养高温菌,厌氧条件下培养厌氧菌,在培养过程中给予光照而不给予有机碳源来分离光合细菌等。该类方法特异性不高,选择培养出的是一大类微生物。

(2)化学方法:为了使目的微生物的菌落在琼脂培养基上容易辨认,可利用目的微生物的特定生理功能,在分离培养基中加入抑制其他微生物生长和显示目的微生物的化学制剂,配制成选择性鉴别培养基,从而达到对目的微生物增菌分离的目的。如培养大肠埃希菌时,加入胆盐抑制产气杆菌和某些革兰氏阳性菌的生长;分离耐盐和嗜盐菌时在培养基中加入高浓度的盐,在分离沙门菌、志贺菌时加入抑制剂来抑制革兰氏阳性菌和某些革兰氏阴性菌;也可利用微生物对抗生素敏感性差异来抑制干扰微生物,从而实现选择性增菌及分离。

三、微生物学定性鉴定方法

微生物学鉴定通常指采用适当的技术手段,确定某种微生物(通常为实验室分离获得)的类别。微生物学鉴定是通过测定和比较待鉴定微生物的生物学特性与已知微生物异同。倘若两种微生物的特性完全相同,说明二者为同一物种;倘若待鉴定微生物的特性与任何已知微生物均有不同,说明该微生物可能是一种新的微生物。微生物鉴定是微生物学检测中最关键的内容。用于微生物鉴定的生物学特性包括微生物的形态、生化反应、免疫学反应、遗传物质组成、微生物结构或成分等。单独一种方法往往无法鉴定微生物的种或型,需要多种鉴定方法联合使用,才能作出准确的鉴定。

（一）形态学鉴定方法

形态学鉴定指利用显微镜观察微生物的大小、形状、特殊结构等形态学特征对微生物进行鉴别的方法。细菌和真菌可以采用光学显微镜观察,而病毒则只能采用电子显微镜观察。细菌鉴别的形态学特征包括菌体形状（如球形、杆状、弯曲状等）、排列方式、染色特性和特殊结构（鞭毛、荚膜、芽胞等）;病毒的形态特征主要包括大小和形状,电子显微镜下的形态特征对于某些特殊病毒的初步鉴定有很大参考价值,如丝状病毒、弹状病毒、冠状病毒和轮状病毒等。形态学鉴定是真菌鉴定的主要依据,如曲霉属的分生孢子头、青霉属的帚状枝、镰刀菌属的镰刀状大分生孢子等特征性结构是真菌鉴定中的重要依据。微生物的形态学特征会受环境条件的影响而改变,因此,形态学鉴定结果不能作为微生物鉴定的主要依据。细菌的形态学鉴定主要采用染色观察,常用的染色方法有革兰氏染色、抗酸染色等。

（二）生化反应鉴定方法

细菌的生长繁殖过程依赖于一系列复杂的生化反应的有序进行。不同细菌所具有的酶系统各不相同,对营养物质的利用能力各异,它们在代谢过程中所产生的代谢产物也不同,因此可以利用生化反应检测细菌对不同营养物质的利用能力、代谢产物以及参与代谢过程的不同的酶类等,达到鉴定细菌的目的。这种利用生化方法来鉴别细菌的实验,称之为细菌生化反应,是鉴定细菌的重要方法之一。

根据生化反应的类型,细菌生化鉴定试验可分为①碳水化合物代谢试验,主要包括各种糖（醇）发酵试验、V-P试验等;②蛋白质或氨基酸代谢试验,主要有吲哚试验、硫化氢试验、尿素酶试验、明胶液化试验、氨基酸脱羧酶试验、氨基酸脱氨酶试验等;③有机酸盐和铵盐代谢试验,主要包括枸橼酸盐利用试验、马尿酸钠水解试验、丙二酸盐利用试验和醋酸盐利用试验等;④酶类试验,主要有过氧化氢酶（触酶）试验、氧化酶试验、过氧化物酶试验、硝酸盐还原试验、脱氢酶试验、卵磷脂酶试验、磷酸酶试验、血浆凝固酶试验、DNA酶试验或耐热DNA酶试验等;⑤其他试验,主要有CAMP试验（或CAMP抑制试验）、胆汁溶菌试验、氰化钾抑制试验、染料抑菌试验和嗜盐耐盐性试验等。

（三）免疫学反应鉴定方法

免疫学反应鉴定微生物是用含有已知特异性抗体的免疫血清,与样本中分离培养出的待鉴定微生物进行血清学试验,以确定微生物的种类或型别。由于抗体主要来源于动物血清,所以该法也称作血清学鉴定（serological identification）。细菌鉴定常用的血清学鉴定方法为凝集试验,其又可分为玻片凝集试验、试管凝集试验、协同凝集试验和间接凝集试验等。病毒的免疫学鉴定常用的方法有血凝抑制试验、中和试验、补体结合试验、免疫荧光技术和酶联免疫吸附试验等。

1. 玻片凝集试验　玻片凝集试验是细菌血清学鉴定的一种常用手段,将已知抗血清直接与待检细菌悬液在玻片上混合,若抗血清与细菌相对应,则玻片上出现肉眼可见的凝集块,以此鉴定细菌。该试验简单快速、特异性强,仅适用于定性检测。广泛用于沙门菌属、志贺菌属、致病性大肠埃希菌和脑膜炎奈瑟菌等的常规鉴定与分型,但该法不能用于病毒的鉴定。

2. 试管凝集试验　试管凝集试验在试管中进行,将待鉴定的细菌纯培养物制成规定浓度的菌悬液,定量加至经系列稀释的血清试管中,经一定反应时间后观察凝集情况。

3. 间接凝集试验　病毒形态细小、与相应抗体直接反应不出现凝集现象。若将其包被在一种与免疫无关的颗粒状载体表面形成致敏颗粒,再与相应抗体反应可出现凝集,称间接凝集反应(正向间接凝集试验)。若将抗体与载体固定后再与微生物进行凝集反应称为反向间接凝集试验。正向间接凝集试验主要用于检测抗体,反向间接凝集试验则主要用于检测抗原。反向间接凝集试验不仅提高了敏感性,而且便于观察试验结果,既可用于检测病毒,也可用于检测细菌及真菌。间接凝集试验常用的载体颗粒有人红细胞、绵羊红细胞和乳胶颗粒等。

4. 协同凝集试验 葡萄球菌细胞壁中的葡萄球菌蛋白质 A(staphylococcal protein A,SPA)能与人和多种哺乳动物抗血清中 IgG 的 Fc 段结合,这种结合不影响 IgG 的 Fab 段的抗体活性,仍然能与其相应的抗原特异性结合。当已知微生物抗血清与 SPA 结合后,若与待检样品中相应的微生物抗原相遇,可发生特异性结合,出现肉眼可见凝集块,由此证明相应微生物的存在。该法可用于细菌、病毒、微生物毒素的检测与鉴定。

5. 血凝抑制试验 某些病毒表面具有血凝素(hemagglutinin,HA),能特异性使某些种属动物的红细胞凝集,该现象被称为血凝。当采用 HA 对应的特异性抗体作用后,病毒失去凝集红细胞的能力,即血凝被抑制。不同病毒甚至同种病毒的不同型别或亚型,其 HA 抗原性有差异,因此血凝能力可被不同的抗体所抑制。采用针对已知种类(型别)病毒的血凝素抗体,观察它们对种类不详的病毒样品所引发的血凝现象是否具有抑制作用,以及抑制作用的程度,据此对病毒种类进行鉴定。

6. 中和试验 病毒感染细胞的最初过程包括吸附和穿入。病毒通过表面的特殊结构识别并吸附于敏感宿主细胞表面的特异性受体,进而引发脱壳和穿入,最终导致感染。当病毒表面的抗原与特异性的抗体结合后,使病毒不能吸附于敏感细胞表面,或抑制病毒的脱壳与穿入过程,导致病毒失去感染细胞的能力,即病毒的感染性被中和。将待鉴定病毒与已知病毒抗体作用后,观察其感染细胞的能力,感染能力被中和或中和效价最高的抗体所对应的病毒种(型)即待鉴定病毒的种(型),据此可实现病毒的鉴定。

(四)遗传学鉴定方法

遗传学鉴定指通过检测微生物遗传物质特性来达到鉴定微生物的目的。微生物的遗传物质是分类及鉴定微生物的重要依据。对于细菌来说,可使用的方法包括质粒图谱鉴定、脉冲场凝胶电泳分子分型、多位点可变数目串联重复序列分析(multiple locus variable-number tandem repeat analysis,MLVA)、多位点序列分型(multilocus sequence typing,MLST)、基因芯片鉴定、核酸测序鉴定等;对病毒的鉴定方法包括 PCR 或逆转录 PCR、基因芯片技术和核酸测序等。

1. 聚合酶链反应 聚合酶链反应(polymerase chain reaction,PCR)自 20 世纪 80 年代初问世以来,很快在分子生物学研究领域迅猛发展,在卫生微生物学研究及检验中的应用也越来越广泛。PCR 的实质是一种体外酶促扩增特定 DNA 片段的技术。PCR 检测微生物的基本过程包括引物设计、样品 DNA 的制备、PCR 扩增以及 PCR 产物的电泳检测,其中特异性引物的设计是核心环节。

根据模板核酸的不同、引物的特点以及是否与其他标记技术相结合,PCR 技术又可分为经典PCR(也称普通 PCR)、巢式 PCR、多重 PCR 和逆转录 PCR 等。经典 PCR 是用一对等量特异性引物,引导扩增 DNA 模板上目的片段的技术,该方法使用最多、应用范围最广。多重 PCR 能在同一 PCR反应管内同时检出多种病原微生物,或对有多个型别的目的基因进行分型,比经典 PCR 效率更高,而且多种病原体在同一反应管内同时检出,将大大节省时间、试剂及经费开支。当待检测核酸为RNA 时,需要先采用逆转录酶催化合成与之互补的 DNA(cDNA),再进行 PCR 扩增,这种以 RNA 为模板,使用逆转录酶的 PCR 被称为逆转录 PCR。

在微生物学研究及检验中，PCR 技术可用于病原微生物的检测、分型、鉴定和抗药性基因检测等，在疾病诊断、传染病流行病学调查等方面具有越来越重要的地位。随着 PCR 技术的发展，其他一些核酸扩增技术也得以发展和应用，如环介导等温扩增技术（loop-mediated isothermal amplification，LAMP）、重组酶聚合酶扩增（recombinase polymerase amplification，RPA）等。

2. 核酸测序鉴定　核酸序列测定简称测序（sequencing），即通过技术手段明确待测核酸分子的碱基排列顺序。核酸测序能获得微生物全部基因组信息，在微生物鉴定与分型、抗药性检测等方面具有重要意义。测序技术的发展经历了第一代、第二代，目前已经发展到了第三代，测序速度和测序精度都显著提高。

第一代测序技术中最常用的是 Sanger 发明的双脱氧链终止法，原理是在 DNA 合成过程中掺入 2′, 3′- 双脱氧核苷三磷酸（ddNTP）就会导致核酸链终止延伸。如果只用一种碱基的 ddNTP，就会随机在模板链相同碱基脱氧核苷三磷酸（dNTP）位置终止，终止位置的碱基类型就是所用的 ddNTP 碱基类型，最终得到一系列长度不同但末端都是该碱基的核苷酸片段。分别对四种碱基 ddNTP 的终止片段进行电泳分离，从小到大读取终止碱基，就得到目标 DNA 序列。一代测序方法优点是操作简单、误差很小，但缺点是成本高、通量低，一次只能测一条 DNA，而且测序长度有限。

第二代测序也被称为下一代测序（next generation sequencing，NGS）或高通量测序。其基本思路是将互补 DNA（cDNA）进行碎片化，之后利用接头将片段化的 DNA 分成若干个微型体系，每个微型体系包含一种 DNA 片段，同时对这些微型体系进行测序后将序列进行拼接得到原始互补 DNA 的完整序列。其中每一个片段的测序也不再采用双脱氧链终止法，而是采用可逆终止末端，边合成边测序的原理。NGS 可以同时进行多通道并行测序，优点是高通量、快速，缺点是需要高通量测序的专门仪器。

第三代测序（third generation sequencing，TGS）指单分子测序，不需要经过 PCR 扩增，能实现对每一条 DNA 分子进行单独测序。第三代测序得到的序列读长比前代技术显著增加，可达数百 kb 甚至超过 1Mb。这改善了基因组的组装质量和完整性，还可以生成实时数据，缩短处理时间。然而，现阶段第三代测序技术的成本较高且错误率通常较高，限制了其应用。

3. 基因芯片技术　基因芯片（gene chip）又被称为 DNA 芯片（DNA chip）、DNA 微阵列（DNA microarray），是一种将大量已知核酸片段有序地、高密度地固定在微小的载体上，与样品中核酸杂交后，检测杂交信号来测定未知序列的组成、含量及其功能的技术。根据基因芯片载体支持物的不同，可将其分为无机片基和有机片基芯片，前者主要有半导体芯片、玻璃片和瓷片；后者主要有硝酸纤维素膜、聚丙烯酰胺膜和尼龙膜等芯片。基因芯片检测的基本原理与传统的斑点杂交法相似，但与后者相比，其最本质的改变在于该技术是将大量根据靶基因的特征及检测要求预先设计的探针固化在支持物表面，一次杂交反应即可检测样品中多种靶基因的相关信息，极大地提高了检测效率，属于高通量检测技术。DNA 芯片技术的主要过程包括 DNA 微阵列的制备、样品的制备、靶分子和探针之间的杂交、杂交信号的检测与分析。

基因芯片在卫生微生物学检测方面有十分重要的应用，针对病原微生物基因组的特征性片段、染色体 DNA 的序列多态性、基因变异的位点及特征等，设计和选择合适的核酸探针并制成芯片。通过与样品中提取的核酸（DNA 和/或 RNA）杂交，一次检测就能获得病原微生物种属、分型、毒力、抗药性、致病性、同源性、多态性、变异、表达以及相对数量等相关信息。基因芯片技术具有高通量、多参数同步检测的优势，在对未知病原体进行筛查时非常有价值。但 DNA 微阵列的制作过程复杂，检测设备昂贵，限制了该技术的广泛应用。

（五）其他鉴定方法

1. 噬菌体鉴定与分型 噬菌体（bacteriophage, phage）是一类能感染细菌的病毒。根据其与宿主菌的关系分为毒性噬菌体和温和噬菌体，前者能在宿主菌细胞内复制、增殖，产生许多子代噬菌体，最终裂解宿主细菌。噬菌体感染宿主菌，具有严格的、稳定的宿主特异性，即一种噬菌体只能感染相应的敏感菌株。而且，毒性噬菌体裂解宿主菌，在琼脂上会形成易于观察的噬菌斑，因此可利用噬菌体的这些性质进行噬菌体裂解实验，将同一种细菌分为不同的噬菌体型。噬菌体分型，不仅可用于细菌的分类鉴定，还可用于细菌性传染源的追溯、疾病传播途径的确定及病原菌的更替等流行病学研究。

2. 抗药谱鉴定与分型 细菌的抗药性差异可用于鉴定细菌，进行流行病学研究，为疾病的预防和控制提供参考。细菌抗药性的分析通过药物敏感试验来实现，常用方法有稀释法和纸片扩散法。

稀释法又分为液体稀释法和琼脂稀释法。液体稀释法是先将药物按系列稀释法用 Mueller-Hinton（M-H）肉汤培养基稀释成一组不同浓度的稀释液，再与一定量的细菌作用，经培养后观察其能抑制细菌生长的最低浓度，即最小抑菌浓度（minimal inhibitory concentration, MIC），反映细菌的药物敏感性。该法所获结果比较准确，常被用作校正其他方法的标准，而且适应范围广，不仅适合需氧菌、兼性厌氧菌的测定，也适合厌氧菌的测定。琼脂稀释法是将抗菌药物系列稀释后，分别吸取各稀释药液加入已融化并冷却至 50℃ 左右的 M-H 琼脂中，混匀后注入培养皿中制成含药琼脂，取规定浓度的待检菌液滴于含药琼脂的表面，待接种点液体干燥后，翻转平板培养一定时间，观察是否有菌生长。完全抑制细菌生长的最低药物浓度为待测菌的 MIC。

纸片扩散法最早由 Kirby 和 Bauer 建立，也被称为 K-B 法，是国际上推荐使用的标准试验方法。其原理是将含定量抗菌药物纸片贴在已接种待测细菌的琼脂平板表面，纸片中药物溶解于琼脂内，并向四周扩散，形成以纸片为中心的药物浓度梯度。当纸片周围一定区域琼脂内的药物浓度恰好高于抑制待测菌所需浓度时，则该区域内细菌不生长，即形成抑菌环。抑菌环的大小反映待测菌对该药物的敏感程度，环越大，表明微生物对该抗菌药物越敏感，反之则越不敏感。该法操作简便，价格便宜，药物选择灵活，结果判断容易，适合需氧菌、兼性厌氧菌以及需要用血平板培养的细菌测定，是细菌抗生素敏感性谱分析中最常用的方法。

3. 细菌素鉴定与分型 细菌素（bacteriocin）是由某些细菌产生的蛋白质类抗菌物质。各种细菌素都有独特的抗菌谱，据此可对待检菌进行细菌素分型。用细菌素对细菌分型，较血清学分型更细，有助于追踪传染源、传播途径和其他病原学、流行病学研究。

4. 毒素鉴定与分型 有些细菌会产生毒素，后者是可溶性蛋白质。根据抗原性不同可将毒素分成不同血清型，如金黄色葡萄球菌产生的肠毒素可分为 A～K 等 11 种血清型；肉毒梭菌产生的肉毒毒素可分为 A～G 7 个型。通过抗原抗体反应可测定不同型别的毒素，有助于确诊食物中毒的病原和进行溯源调查。

5. 微生物成分分析用于鉴定与分型 不同微生物，其蛋白质、糖类和脂类等组成均不同，可通过测定这些物质的组成情况来鉴定微生物。这类方法主要包括气相色谱法、液相色谱法、质谱法等。近年来，基质辅助激光解吸电离飞行时间质谱（matrix-assisted laser desorption ionization time-of-flight mass spectrometry, MALDI-TOF MS）技术发展迅速，主要通过分析微生物中蛋白成分的差异，能鉴别一些其他方法难以鉴别的微生物，在微生物鉴定中的应用越来越广泛。

6. 拉曼光谱法 当光线照射到物质分子产生散射时，部分光子与样品分子的振动或旋转能级发生能量交换，使散射光产生频率变化，这种现象即拉曼散射。不同分子的拉曼散射频率不同，具有特异性。微生物中各种结构分子组成不同，产生的拉曼散射光谱也不同，所以拉曼光谱可用于鉴别微生物。拉曼光谱法鉴别微生物具有快速、简便的特点。

四、微生物学定量检验方法

本节讲述了利用形态学、生化反应、免疫学和遗传学手段对微生物进行检验的技术，这些技术基本上属于定性检验。定量检验是指采用实验方法，对样品中的微生物或特定类型的微生物数量进行测定，是微生物学研究的重要内容。常用的定量检验方法如下。

（一）细菌和真菌的定量检测

1. 平板计数法　平板计数法的原理是将样品接种于培养基平板上，经过培养后计数生长的菌落数。根据接种方法不同，可以分为倾注平板法和表面涂布法，其中倾注平板法更为常用。平板计数法是对标本中的微生物进行培养后计数，实质上是检测能在培养条件下生长繁殖产生菌落的微生物，但不能检测死亡的微生物。某些微生物可能因为受损伤，无法在培养条件下生长，不能采用平板计数法检测。

（1）倾注平板计数法：该法系将样品或稀释液接种至培养皿中，再倾注已融化并温度适宜的固体培养基，混匀，凝固后进行培养计数。倾注平板计数法是卫生微生物检验的基本技术之一，也是定量测定样品中微生物（细菌、霉菌和酵母菌等）数量的最常用方法。倾注培养基的温度对计数结果有较大影响，温度太低，培养基极易凝固，影响菌落分布的均匀性；温度太高可导致样品中的微生物死亡，使计数结果偏低。倾注时合适的温度范围是 45～50℃。

（2）表面涂布计数法：该法是将不同稀释度的样品，分别接种于已制备好的培养基表面，并使样品均匀分布，培养后计数菌落数。该法接种样品量不能太多，通常不超过 0.2ml。接种后需要立即将样品液涂布均匀，可用 L 型玻棒或金属丝做成的三角形推棒涂布样品。涂布后待样品液被完全吸收，直至平板表面无明显的液体后，方可放入适当的培养条件下培养。相比于倾注平板计数法，表面涂布法的优点在于：①可使用不透明培养基对细菌进行计数，如对某些营养要求高的细菌，其计数培养基中含有血液、卵黄等而导致培养基不透明，或在对细菌进行选择性计数时，加入的抑菌物质或有助于细菌鉴别的物质，导致培养基不透明；②计数的菌落需要再进行证实试验的，应使用表面涂布法，便于挑取菌落；③可避免因倾注融化的热琼脂对待检菌的损伤。该法的缺点是接种样品量少，计数误差较大，需要特别注意加样的准确性。

2. 最可能数法　最可能数（most probable number，MPN）法是一种应用概率理论来估算细菌浓度的方法，其原理是样品中细菌分布是随机、均匀的，如果将样品分成很多份分别接种至培养基中，则每支培养基中含有某特定数量细菌的概率符合泊松分布。如样品中的菌量确定时，取 3 个稀释度，每稀释度接种 3 管，则出现任何一种结果的概率都可以基于泊松分布构建的数学模型计算出来。根据上述原理，当结果为某种特定分布（如 2-0-0），出现这种分布的概率最大的菌量被判定为检测结果。

MPN 法的优势在于能够对样品中满足特定生化反应特征的菌进行选择性计数，特别适用于样品中存在大量的混杂微生物，无法采用平板菌落计数法进行定量检测的情况。MPN 法的不足在于其检测结果是概率值，不如平板计数法准确。目前，MPN 法普遍用于大肠菌群、大肠埃希菌、金黄色葡萄球菌和蜡样芽胞杆菌等的定量检测。

3. 生物活性测定方法　微生物含有特定的酶或生物活性物质，不同类型的微生物，其酶谱不同。生物活性测定法的原理是假定每个待测微生物个体生物活性物质含量相同，测定样品中的总活性,利用标准曲线就可以得到样品中的微生物数量。目前应用较广的一种方法是 ATP 生物荧光法测定菌落总数。该法利用标本中 ATP 量与细菌数量成正比这一原理,推算出菌落总数。ATP 测定常用荧光法,即在镁离子、ATP 和氧参与下,荧光素酶催化荧光素氧化脱羧,产生激活态的氧化荧光素,放出光子,产生 560nm 的荧光。在其他条件固定的情况下,荧光强度与 ATP 含量成正比,即与细菌总数成正比。

生物活性测定方法简便快速,不需要培养过程,15~20 分钟内即可完成,尤其适用于现场检测。在常规卫生监督检验中,该法广泛用于物体表面、手部或皮肤细菌菌落总数的测定,为卫生质量和消毒效果的现场快速评价提供了技术手段。

4. **核酸定量检测法**　定量检测样品中细菌的特异性核酸的数量,可以反映样品中的微生物数量。最常采用的方法为实时荧光定量 PCR 法,数字 PCR 可实现对样本中微生物的绝对定量。

(1)实时荧光定量 PCR:实时荧光定量 PCR(quantitative real-time polymerase chain reaction, qPCR)是在普通 PCR 方法基础上发展起来的一种定量 PCR 方法。在 PCR 体系中引入荧光基团,使荧光强度与扩增产物浓度正相关,随着 PCR 循环数增加,荧光强度也成倍增加。荧光强度达到设定的荧光阈值所需要的循环次数称为 Ct 值。Ct 值与标本中初始模板拷贝数的对数成反比,采用已知拷贝数和对应的 Ct 值制作标准曲线,即可实现对未知标本初始模板拷贝数定量分析。实时荧光定量 PCR 广泛应用于感染的严重程度、疗效评价,也可用于研究抗生素、消毒剂等对微生物的杀灭效果。与传统 PCR 相比,实时荧光定量 PCR 不需要凝胶电泳检测、不易污染,引入荧光基团使得检测灵敏度更高,所以也可以用于病原微生物鉴定和抗药基因检测等定性检验。

(2)数字 PCR:数字 PCR(digital PCR, dPCR)基本原理是将样品与荧光 PCR 体系混合后分成很多小份,每份含有不多于 1 个拷贝的待测核酸,将所有这些小份 PCR 体系分别进行 PCR 后检测荧光信号,有荧光信号的小份体系份数即为样品核酸拷贝数。该法不需要使用标准曲线,被认为可以实现核酸拷贝的绝对定量,所以该方法又被称为绝对定量 PCR。

近年来,基于 CRISPR 的检测技术发展迅速,该法基于 CRISPR/Cas 系统中的 Cas 蛋白在指导 RNA(guide RNA, gRNA)的引导下特异性识别并切割靶标 DNA,同时切割荧光探针,释放荧光信号,实现病原体核酸的定性定量检测。该技术具有特异性高、灵敏度高、结果判读直观等优点,值得深入研究和开发。未来,CRISPR 检测技术与微流控、智能移动终端等技术深度融合,有望实现全自动、即时可读、远程传输的一体化检测方案,进一步提升在监测预警和防控中的作用。

5. **其他方法**　包括显微镜直接计数法和比浊计数法等。

(1)显微镜直接计数法:也被称为 Breed 计数法,使用有分格(分格面积 1cm²)的 Breed 载玻片,将 0.01ml 被检菌液置于方格中,干燥固定后,采用亚甲蓝染色,油镜下观察、计数。显微镜直接计数法简单、快速,但准确性差,且不能区分活菌与死菌。若采用复合染色技术将死菌和活菌分别染成不同的颜色,即可在显微镜下实现分别计数。

(2)比浊计数法:是根据细菌悬液的浊度与菌数成正比的原理,将细菌用规定液体制备成悬液,与由不同含量硫酸钡制成的标准浊度管进行比较,以推断其菌数的一种间接表示方法。标准浊度管为不同浓度的 $BaSO_4$ 悬液,不同标准浊度对应着不同数量的细菌。细菌的种类不同,其形态大小也不同,达到规定浊度所需的菌浓度也不相同。因此,最好采用经典培养计数法对浊度与细菌数量的对应关系进行校正。即使针对同一种细菌,该法也仅适用于粗略估计样品中的菌数,准确性比显微镜直接计数法低,但由于操作非常简单,常用于药敏试验时菌数的确定。

(3)分光光度法:除比浊法之外,还有一种光学定量方法在微生物学实验室中应用较多——分光光度法。该法通过测定菌悬液的吸光度值(波长430～600nm),从标准曲线可查知样品中的细菌浓度。分光光度法同样受菌体形态大小的影响,仅适用于粗略估计纯种细菌的浓度。比浊法和分光光度法都不能区分活菌与死菌。

（二）病毒的定量检测

病毒不能在光镜下观察,也不能在人工培养基上生长,所以病毒的定量测定方法与细菌有很大不同。病毒的定量主要通过测定其感染力的方法(如噬斑形成单位测定、半数细胞感染量测定等)来实现,某些病毒还能凝集红细胞,因此也可以采用血凝试验进行定量测定。

1. 噬斑法 某些病毒能感染特定的敏感细胞并使细胞裂解,在单层细胞上形成空斑(噬斑)。将敏感细胞制备成单层细胞,接种病毒稀释液,经过培养后计数单层细胞上的空斑数,换算出样品中的病毒浓度或含量。与细菌菌落类似,一般认为噬斑为病毒体在细胞中复制、裂解细胞再感染相邻细胞而形成,即一个噬斑代表一个病毒体。但很可能一个噬斑由几个病毒体共同形成,所以实际上以噬斑形成单位(plaque forming unit, PFU)表示。该法适用于能使宿主细胞裂解的病毒或噬菌体的定量检测。

2. 半数感染量测定法 对于不能使宿主细胞裂解的病毒,若能引起细胞病变效应,则可以通过半数细胞感染量(TCID50)测定其病毒含量。TCID50指能导致半数细胞发生感染所需要的病毒量;其本身是反映病毒感染性的指标,但对于特定同种病毒,其TCID50即反映病毒含量,以相当于多少TCID50表示。该法的适用对象是能在感染的宿主细胞中产生细胞病变效应的病毒。用敏感动物、鸡胚进行试验,以动物(鸡胚)发生病变为观察结局,同样也能够测定病毒的半数感染量(ID50)。

3. 红细胞凝集试验 某些病毒(如流感病毒、麻疹病毒等)具有血凝素分子,能使某些动物的红细胞发生凝集,可用于测定病毒的含量,也被称为血凝试验。基本程序是将病毒系列稀释后,分别与定量的红细胞混匀,经过一定时间反应后,观察红细胞的凝集情况,样品中病毒越多,红细胞凝集越显著。该法适用于表面具有血凝素的病毒的定量检测。固定红细胞数量,测定样品中使红细胞完全凝集的病毒稀释度作为病毒的效价(或滴度),血凝效价越高说明样品中病毒含量越高。

4. 病毒核酸定量检测法 根据目标病毒的特异性核酸序列设计引物和探针,利用实时荧光定量PCR或数字PCR技术,能够对病毒进行定量检测。

五、微生物毒素检验方法

根据产生毒素的微生物类型,微生物毒素可分为细菌毒素和真菌毒素两大类。细菌毒素包括内毒素和外毒素两类,根据其生物学作用,又可以分为神经毒素、呕吐毒素、肠毒素和溶血毒素等。

（一）细菌内毒素检验

细菌内毒素(endotoxin)是革兰氏阴性细菌细胞壁中脂多糖(LPS)成分,当细菌死亡溶解或用人工方法破坏菌细胞后才释放出来。其毒性成分主要为类脂A。内毒素位于细胞壁的最外层,覆盖于细胞壁的肽聚糖上。内毒素的毒性作用广泛但毒性较弱,可引起发热、微循环障碍、内毒素休克及弥散性血管内凝血等。内毒素耐热而稳定,抗原性弱,基本不存在菌种差异性,一般不用于细菌鉴定,可用于了解是否存在革兰氏阴性菌感染或一些产品是否受到革兰氏阴性菌污染。内毒素的检验主要采用鲎试验、ELISA等方法。

鲎试验(limulus test)的实质是一种酶促反应,原理是鲎血中一种变形细胞的裂解物含凝固酶原和凝固蛋白原;凝固酶原遇到微量细菌内毒素和真菌葡聚糖时被激活为凝固酶,该凝固酶使凝固蛋白原转变为凝固蛋白,形成肉眼可见的凝胶状物质。鲎试验具有快速、简便、灵敏等优点,是细菌内毒素检验最常用的方法。鲎试验既可以定性测定,也可以定量测定。

（二）细菌外毒素检验

细菌外毒素（exotoxin）是指某些细菌生长繁殖过程中分泌到菌体外的一类代谢产物,少数外毒素在菌体裂解后释放出来,其主要成分为可溶性蛋白质。许多革兰氏阳性菌及部分革兰氏阴性菌能产生外毒素。

外毒素检测主要通过收集细菌培养物滤液或提取液,采用特异性抗体与之进行反应来进行定性或定量测定,方法包括酶联免疫吸附试验、乳胶凝集试验、胶体金侧向层析和双向琼脂扩散试验等。此外,也可以用动物实验进行毒力检测。免疫学方法检测细菌外毒素大多有商品化试剂,操作简单、定性定量方便,较为常用。

（三）真菌毒素检验

真菌毒素种类很多,理化性质各不相同,可通过液相色谱等方法进行定量和定性检测,也可以采用免疫学方法检测。大多数真菌毒素分子较小,不能直接刺激机体产生抗体,需要结合在某些载体（如牛血清白蛋白）上才能制备抗体。而且这类小分子的真菌毒素只能结合一个抗体分子,所以不能采用双抗体夹心方式设计检测方法,通常采用竞争抑制法进行检测。商品化试剂盒主要有ELISA法、胶体金法。

六、微生物组学检测方法

一个特定环境中所包含的所有微生物称为微生物组。微生物组中各成员之间有复杂的相互作用关系,共同影响环境稳定和功能。近年来,以肠道菌群为代表的人体微生态学研究发展甚快。肠道菌群研究并不重点关注其中的某一种或几种特定微生物,而是以肠道生态系统整体为重点研究对象,其研究手段与传统的微生物定性定量检测均有不同。环境中多数微生物不能被培养,所以微生物群落多采用核酸检测。早期主要采用PCR结合变性电泳等方法,随着测序技术和生物信息学的不断发展,测序已经成为微生物组学研究最常用的技术手段。此外,宏转录组学、代谢组学相关技术也越来越广泛地用于研究微生物群落多样性和微生物的功能。

1. 16S rRNA测序法　沉降系数为16的核糖体RNA（16S rRNA）基因是细菌的保守基因,其序列又具有一定的种属特异性;通过提取样品中全部微生物的DNA,采用通用引物扩增16S rRNA基因,再采用高通量测序技术,获得样品中各种细菌的16S rRNA序列,与数据库中序列进行比对,可获知物种类型,也能了解各种微生物的丰度信息。

2. 宏基因组测序法　提取全部微生物的DNA,随机打断成约500bp大小的片段,构建宏基因组文库。在片段两端加上通用引物后进行高通量测序,经过序列拼接后进行数据库比对,明确物种类型和丰度信息,还能够获得样品中微生物的功能、抗药性等信息。

第四节　卫生微生物学检测方法的应用与前景

一、应用

微生物检验方法为卫生微生物学的发展奠定了技术基础,被应用于卫生微生物学研究的各个领域。

（一）感染性疾病的诊断与治疗

从患者的生物标本中分离、检测病原微生物是临床上感染性疾病诊断的重要依据，所使用的微生物学检测方法包括定性和定量的方法。定性方法主要用于病原体的诊断，定量方法既可用于诊断，还能用于疗效判断及指导用药等。对微生物致病性的检测有助于认识微生物的致病机制，抗生素敏感性检测则能为临床治疗提供用药指导。

（二）传染病预防与控制

对患者标本、环境或媒介标本进行微生物检测，是确定传染性疾病病因、感染来源或传播途径的重要依据，也是认识疾病传播方式，制订有效防控措施的重要证据。

（三）食品、药品以及环境等的卫生评价

空气、饮水、食品、药品等环境或产品中的微生物与人类健康密切相关，通过对其中的微生物进行检验，了解其微生物污染情况，确保其卫生安全。结合微生物检验结果进行风险评估，是制订卫生标准的重要参考依据。

（四）健康维护与促进

人体健康与其体内微生物群之间关系密切，微生态学的观点认为人体疾病的原因是体内微生物生态紊乱。通过微生物学检测，能帮助我们深入认识人体环境中微生物组成及相互作用的规律，找到通过调节人体微生态实现疾病防治、维护与促进健康的新策略。

二、前景

卫生微生物学检验技术正在飞速发展，未来将朝着更快速、更方便、更准确和更经济的方向发展。以下几方面将是近期卫生微生物检验发展亟待解决的问题：

（一）样品采集与处理方法

卫生微生物学研究的不仅仅是病原微生物，更多的是条件致病微生物和非致病微生物，样品来源广泛，因此研究检测不同微生物的方法，特别是针对微量目标微生物的检测方法，包括新的采样方式、良好的浓缩效果、特异快速简便的检测手段，仍然是今后研究的重点。在方法学上将体现与分子生物学、物理学、化学、仪器分析和信息学的交叉。

（二）重大传染病疫情监测检验技术

严重急性呼吸综合征（SARS）等重大疫情处置实践证明，及时准确了解疫情的发展情况、明确重点目标人群，对及时采取防控措施具有很大的帮助。所以，建立重大新发传染病疫情监测检验与应急检验技术尤为必要，应该作为今后研究的重点之一。

（三）环境中病毒检测方法

环境中病毒的检测长期以来是卫生微生物检验的弱点，有待加强。包括强调样品的采集、运送程序，分离和鉴定的方法等。

（四）真菌的分离鉴定及真菌毒素的检测

霉菌的检测还局限于传统的形态和培养特性，人员要求高、费时费力，亟待研究新的检测方法。真菌毒素具有致癌、致突变和干扰内分泌等危害，但由于作用时间长，除了极少数真菌毒素外均未得到足够的重视，加强真菌毒素检测方法的研究，有助于深入认识真菌毒素对人体的危害，促进对真菌毒素危害的防治。

（五）微生物组学研究新技术

高通量测序技术是当前微生物群落组成研究的主流方法，有助于认识微生物群落组成情况，但无法了解特定群落的生态学功能。欲深入认识微生物间的相互作用、各种微生物的生态学作用，还需要发展培养组学、代谢组学等相关技术。

目前，肠道菌群的研究是卫生微生物学研究的热点问题之一，除了肠道菌群，肠道中也可能存在正常病毒群，但限于研究及检测方法，目前还无法深入研究正常病毒群的存在情况、组成以及对人类健康的意义。

（六）新型卫生指示微生物的研究

目前所用的指示微生物主要用于反映样品受粪便中细菌的污染情况，不能反映肠道病毒的污染情况，因此需要研究、寻找能反映肠道病毒的指示微生物。即使是反映粪便细菌污染，目前的指示微生物也存在有的对外界环境抵抗力太高或太低，有的能在外环境中繁殖，有的检测方法复杂等问题，也需要研究寻找更优秀的粪便细菌污染指示微生物。

（七）更快速、特异、灵敏的检测技术研究

传统的微生物检验需要经过分离、培养和鉴定等过程，耗时长，不利于快速检验。为解决这些问题，一些快速检测方法被发明并逐渐推广应用。常用的微生物快速鉴定方法包括免疫学检测法、核酸检测法、拉曼光谱法、质谱法、生物芯片法等，快速定量检测的方法有免疫学检测法、核酸检测法、拉曼光谱法、快速培养法等。快速检验方法在卫生微生物学日常监测、突发公共卫生事件的应急处理等方面具有极大的应用价值。某些环境样品中的待测微生物含量极低，现有方法难以检出，需要开发灵敏度更高的检测技术。若环境中存在混杂微生物或其他干扰目标微生物生长的因素，则常规方法难以检出其中的目标微生物，因此需要建立更特异、灵敏的检测技术，能从复杂的环境样品中准确检测目标微生物。

（王国庆）

思考题

1. 卫生微生物学检验有哪些特点？
2. 卫生微生物学检验应该遵循哪些原则？
3. 卫生微生物学检验为什么要使用指示微生物？
4. 什么是卫生指示微生物？卫生指示微生物应该满足什么条件？
5. 菌落总数的卫生学意义是什么？有哪些检验方法？
6. MPN 法检测大肠菌群数的原理是什么？
7. 细菌鉴定有哪些方法？

第四章
微生物危害的预防与控制

学习目标

掌握：消毒、灭菌、抗菌、防腐、杀灭和抑菌等基本概念；消毒灭菌的基本方法及适用范围；消毒灭菌的影响因素；免疫预防的概念及其功能；新发传染病的基本概念与类型。

熟悉：消毒灭菌的要求；各种消毒灭菌方法的原理；消毒剂应用剂量；特异性免疫预防的分类及特异性免疫预防制剂的种类与应用；新发传染病产生的因素及流行的特点，防控的策略；现有的防控策略及未来的方向；消毒灭菌、免疫预防在突发公共卫生事件中的应用；新发传染病产生与传播的特点及防控对策。

了解：消毒液的污染问题和消毒剂杀菌效果；特异性预防免疫的现状与发展前景；消毒灭菌技术未来的研究方向；特异性预防未来的方向。

微生物在自然界分布广泛，种类繁多。大部分微生物对人类生产和生活有益，能够改善环境，有利于人类身体健康，也有一部分可引起人、动物和植物的疾病，或者引起食品的变质。如何利用有益微生物，预防、控制和消灭有害微生物，防御潜在的生物安全危害，是人类一直以来的奋斗目标。新中国成立以来，我国微生物危害的预防与控制在医疗卫生、公共安全、食品卫生、环境卫生和传染病防控等领域取得了突破性的进展，并通过不断改革和创新，与纳米材料、光电化学和生物技术等相结合，为微生物危害的预防与控制提供了更为全面、高效的解决方案。特别是在疫情防控和突发公共卫生事件处理方面，我国积累了丰富的实践经验，展现出了较高的水平和成熟的体系。此外，微生物危害的预防与控制是公共卫生和医疗领域中的重要环节，通过采取有效的消毒灭菌和特异性预防措施，减少病原微生物的传播，对于保护公众健康、维护社会稳定和国家安全都具有重要的意义。

第一节　消毒与灭菌

人类在与病原微生物斗争过程中，积累了大量的消毒和灭菌知识，在传染病的预防和控制、食品及药品的生产和贮存等方面起到了重要作用。

一、消毒与灭菌的基本概念及要求

（一）消毒

1. 消毒的基本概念及要求　消毒（disinfection）指杀灭或清除传播媒介上或环境中的病原微生物，使其达到无害化的处理。消毒措施多用于卫生防疫、医疗器械和环境等的处理，而杀灭人体组织内的微生物则属于治疗措施，不属于消毒范畴。

不同媒介上的微生物种类、数量、生物学特性和抵抗力等有所不同，需要采取的消毒处理方法也不尽相同。在临床医学和卫生保健中，为确保消毒的质量，需要制订科学可靠的判断标准，而且严格的消毒措施在控制医院内感染和医药及食品等加工中发挥了难以替代的重要作用，根据卫生部《消毒技术规范》（2002 年版）规定，消毒需要达到以下要求：

（1）去除残留消毒剂效果的鉴定试验合格。

（2）消毒产品的实验室试验结果符合下列相应条件：①悬液定量试验时，每次实验对金黄色葡萄球菌、大肠埃希菌、铜绿假单胞菌、白色葡萄球菌、枯草芽胞杆菌黑色变种的杀灭对数值≥5.00；对龟分枝杆菌脓肿亚种、白念珠菌和黑曲霉菌的杀灭对数值≥4.00；对照组微生物数在规定的范围内。②载体定量试验时，每次试验对各类微生物的杀灭对数值或灭活对数值≥3.00，对照组微生物数在规定范围内。载体定性试验时，各次试验所有载体相应细菌芽胞均无生长，对照组微生物数在规定范围内。

（3）消毒模拟现场试验时，每次试验对试验微生物的杀灭对数值≥3.00，对照组微生物数在规定范围内。灭菌模拟现场试验时，各次试验所有载体相应细菌芽胞均无生长，对照组微生物数在规定范围内。

（4）现场试验时，对消毒对象上自然菌的平均杀灭对数值≥1.00。

（5）消毒产品用于饮用水消毒时，消毒效果的评价按住房和城乡建设部《生活饮用水卫生监督管理办法》（2016 年修正）进行。要求处理过的水符合饮用水卫生标准。

杀灭对数值和杀灭率的计算公式分别为：

$$KL=\lg N_{\mathrm{o}}-\lg N_{\mathrm{x}}$$
$$KR=(N_{\mathrm{o}}-N_{\mathrm{x}})/N_{\mathrm{o}}\times100\%$$

其中，KL 为杀灭对数值；N_{o} 为对照组平均活菌浓度（CFU/ml 或 CFU/ 片）；N_{x} 为实验组活菌浓度（CFU/ml 或 CFU/ 片）；KR 为杀灭率（%）。

2. **特殊消毒概念**　当消毒用于特殊场合或条件时，为了区别不同的工作要求，又产生了以下一些特殊的消毒概念。

（1）医院消毒：医院消毒（disinfection in hospital）是指杀灭或清除医院环境中和媒介物上污染的病原微生物的过程，目的是防止医院内感染。例如，医院病房及各种场所的消毒，患者使用的器皿、物品、衣物等的消毒，手术室、隔离室等的空气消毒，手术器械、敷料的消毒。

（2）疫源地消毒：疫源地消毒（disinfection of epidemic focus）是指对存在着或曾经存在过传染源的场所进行的消毒，其目的是杀灭或清除传染源排出的病原体。传染病病房、传染病患者家庭消毒即为此种类型消毒。

（3）随时消毒：随时消毒（concomitant disinfection）是指对疫源地内有传染源存在时进行的消毒，目的是及时杀灭或清除患者排出的病原微生物。传染病患者住院期间进行的病室或床边消毒即为随时消毒。

（4）终末消毒：终末消毒（terminal disinfection）是指传染源离开疫源地后进行的彻底消毒，其目的是完全消灭传染源所播散的、遗留的活的病原体，使疫点无害化。例如医院内的传染病患者出院、转院或死亡后对其住过的病房及污染物品进行消毒。根据《中华人民共和国传染病防治法》第三十六条规定，"对被传染病病原体污染的水、物品和场所，有关单位和个人应当在疾病预防控制机构的指导下或者按照其提出的卫生要求，进行科学严格消毒处理；拒绝消毒处理的，由当地疾病预防控制部门组织进行强制消毒处理。"在疾病防控工作中，需要进行终末消毒的传染病通常包括鼠疫、霍乱、伤寒、副伤寒、细菌性痢疾、病毒性肝炎、脊髓灰质炎、肺结核和炭疽等。

（5）预防性消毒：预防性消毒（preventive disinfection）是指对可能受到病原微生物污染的物品和场所进行的消毒。例如医院的医疗器械、诊疗用品的消毒，餐具的消毒和一般患者住院期间和出院后进行的消毒，公共场所、粪便污水处理等，均为预防性消毒。预防性消毒容易被忽视，应予重视。

（6）生物消毒：生物消毒（biological disinfection）是指利用动物、植物、微生物及其代谢产物杀灭或去除外环境中的病原微生物。主要用于水、土壤和生物体表面消毒处理。

（7）工业消毒：工业消毒（disinfection in industry）是指在工业生产中防止产品被微生物污染所进行的消毒，如医疗器械、医疗用品、药品、生物制品、食品和畜产品等。其目的是防止这些产品作为传染病的传播媒介，防止产品被微生物损坏等。

（二）灭菌

1. 灭菌的概念及要求　灭菌（sterilization）是指杀灭或清除物体上所有微生物的方法。灭菌处理后的物品必须是完全没有微生物存活，包括细菌芽胞在内的全部微生物。

灭菌的目的是杀灭物体上污染的所有微生物，所有的理化因子对微生物的杀灭均遵循指数定律，因此可以计算出微生物的存活概率。在一批物体中，每件物体的灭菌不能在绝对意义上得到保证，因此灭菌合格标准是以达到灭菌保证水平（sterility assurance level，SAL）来判断。

灭菌保证水平，又称微生物存活概率，指灭菌处理后单位物体上存活微生物的概率。以《药品生产质量管理规范》（2010 年修订）为例：无菌药品应当尽可能采用加热方式进行灭菌，最终灭菌产品中的微生物存活概率（即灭菌保证水平，SAL）不得高于 10^{-6}，即一百万件产品中可能存在活微生物的产品不超过 1 件。

灭菌也多用于对需要无菌的医疗器械以及一次性使用的无菌医疗用品和药品的处理。这些物品需要与人体组织接触，所以即使没有活的微生物，但微生物的代谢产物（如热原质）、变应原等仍然会危害人类健康。因此，从严格意义上说，灭菌的物品应该无菌、无毒、无热原质、无变应原等。为此，这些器械进行灭菌处理前应彻底清洗，充分去除有害物质，再进行灭菌。

2. 与灭菌相关的其他概念

（1）无菌：无菌（asepsis）指不含活的微生物，往往是灭菌的结果。但在实践中要达到绝对意义上的无菌很难。

（2）无菌操作：防止微生物进入人体或其他物品的操作技术被称为无菌操作（aseptic technique）。外科手术、微生物实验都需要使用无菌操作技术。

（3）商业无菌：杀灭食品、药品中所污染的病原菌、产毒菌以及正常贮存和销售条件下能生长繁殖并导致食品或者药品败坏的腐败菌。商业无菌（commercial sterility）指的是无病原菌、产毒菌，有时处理后仍可能存在少量的耐热芽胞，但只要在保质期内商品内容物不会变质就可以。

（三）消毒和灭菌的区别

消毒是使微生物减少到不能引起发病即可，其要求的程度可因微生物的种类和防病的需要而异；灭菌则是全部杀灭或清除微生物，杀灭措施是绝对的，没有活菌和芽胞，消毒处理达不到灭菌的标准，因此在实际应用中，区别消毒和灭菌的概念很重要。

二、消毒与灭菌的方法

常用的消毒与灭菌的方法可以分为三大类，即物理、化学和生物法。每种方法的杀菌机制、效果及应用范围各有不同。

（一）常用消毒灭菌方法

1. 物理消毒与灭菌法　利用各种物理因子对传播媒介进行处理,达到清除或杀灭传播媒介上微生物的目的,是人类历史上最早使用的消毒和灭菌方法。物理消毒和灭菌不仅效果可靠,而且不残留有害物质,是消毒灭菌的首选方法。包括热力、紫外线、电离辐射、滤过、干燥、低温及脉冲强光等。

（1）热力消毒与灭菌

主要是利用高温使微生物蛋白变性或凝固、酶失去活性、胞膜功能损伤而使小分子物质以及降解的核糖体漏出等方式,最终导致微生物死亡的方法。分为干热灭菌（dry heat sterilization）和湿热灭菌（moist heat sterilization）两大类。

1）干热灭菌法:杀菌作用是通过温度升至160～180℃,持续1～4小时,使微生物脱水、干燥和大分子变性,进而导致微生物死亡的方法。常用方法有焚烧、烧灼、干烤、红外线照射等。①焚烧是一种最彻底的灭菌方法,仅适用于废弃污染物品、无用的衣物、纸张、垃圾或动物尸体等;②烧灼主要在实验室用于接种针、接种环、玻璃器皿口的消毒灭菌,在紧急情况没有其他灭菌方法时,也可以用于外科手术器械的消毒;③干烤法适用于耐高温忌湿热物品的灭菌,例如:玻璃器皿、陶瓷制品等;④红外线具有很好的热效应,通常在红外线烤箱中进行消毒与灭菌处理,多用于医疗器械和食具的消毒与灭菌。干热对物品的穿透力与杀菌作用不及湿热,但对于忌湿热的物品仍然具有重要意义。

2）湿热灭菌法:杀菌作用是通过高温、高压水蒸气为介质,使菌体蛋白质变性、核酸降解及损伤细菌的细胞膜,最终导致微生物死亡的方法。可分为巴氏消毒法、煮沸消毒法、流通蒸汽灭菌法和压力蒸汽灭菌法。①巴氏消毒法:加热到61.1～62.3℃,30分钟,或71.7℃,15～30秒,既可杀死病原微生物,又不破坏食品中营养物质且能保持风味不变的消毒法。该方法可杀死大多数的细菌繁殖体,但不能有效杀死细菌芽胞,所以消毒后的食品仍需要冷却至4℃保存。主要用于牛乳、酒类等消毒。②煮沸法:一种简单而有效的消毒和杀菌方法,将消毒物品浸没于水中,沸腾后作用5～10分钟,利用高温杀死微生物,从而达到消毒的目的。该方法是家庭卫生消毒的常用方法,在一些紧急情况下,也可以用于救助时的消毒,常用于食具、刀剪、玻璃注射器等的消毒。③流通蒸汽消毒法:利用蒸笼或阿诺德氏（Arnold）消毒器,在常压条件下,采用100℃流通蒸汽加热杀灭微生物的方法,灭菌时间通常为15～30分钟。该法适用于消毒,以及不耐高热制剂的灭菌,但不能保证杀灭所有芽胞。为了杀灭芽胞,可以通过三次间歇（每次间歇是将要灭菌的物体放到37℃培养箱过夜,目的是使芽胞发育成繁殖体）蒸汽灭菌法,杀灭包括芽胞在内的所有微生物。若被灭菌物不耐100℃高温,可将温度降至75～80℃,加热延长为30～60分钟,并增加次数。适用于不耐高热的含糖或牛奶培养基的灭菌。④高压蒸汽灭菌法:目前使用最普遍、效果最可靠的一种灭菌方法。利用高压蒸汽灭菌器,使压力达到103.4kPa,温度升至121.3℃,维持15～30分钟,可杀灭包括细菌芽胞在内的所有微生物。适用于耐高温、耐湿热物品的灭菌,如手术器械和敷料、生理盐水、普通培养基等。注意灭菌器中存在空气会影响灭菌效果,所以灭菌时首先排出灭菌器中的冷空气。根据灭菌器中冷空气的排出方式不同,可将其分为下排气式和预真空式两大类。

3）湿热法和干热灭菌法比较:湿热法效果好,原因是湿热状态下①热的水分子穿透力比空气大,更易均匀传递;②蛋白质吸收水分,更易凝固变性;③蒸汽中的潜热能够迅速提高物体的温度。

（2）紫外线法:利用紫外线阻碍微生物的再生和生长能力,使其死亡,以达到消毒的目的。紫外线波长在 240～280nm 具有杀菌作用,其中以 265～266nm 杀菌能力最强,此波长与 DNA 吸收光谱一致,易被细菌 DNA 吸收,使一条 DNA 链上相邻的两个胸腺嘧啶共价结合形成二聚体,干扰 DNA 的正常复制与转录,从而导致细菌变异或死亡。紫外线消毒虽然操作方便,杀菌谱广,但其穿透性差,尘埃、纸张等均能将其阻挡;反射率低,有较为明显的阴影效应,即对其照射阴影部分的微生物不具有杀灭作用。紫外线灯管的质量、空气灰尘含量、大气湿度、照射距离等均可以影响其消毒效果。因此紫外线灯适用于平坦光滑的表面、空气和水消毒,一般不做灭菌处理,例如手术室、传染病房、无菌实验室等的空气消毒及不耐热物品的表面消毒。此外,杀菌波长的紫外线对人体皮肤和眼睛有损伤作用,使用时应注意防护。

（3）电离辐射法:主要通过 β 射线和 γ 射线破坏微生物的核酸、蛋白质和酶等并产生自由基,导致其死亡。具有穿透力强,射程短的特点,适用于大量医用塑料制品和外科缝线、手术刀、创可贴等一次性器材的灭菌,也可用于食品、药品和生物制品的消毒灭菌,而不破坏其营养成分。电离辐射具有放射性损害,在使用电离辐射灭菌时,如防护措施不当,违反操作规程,人体受照射的剂量超过一定限度,则可能发生有害作用。可引起全身性放射病,全身器官、系统均发生病理改变,另外,辐射还可以致癌和引起胎儿的死亡和畸形。

（4）微波法:指波长为 1～1 000mm 的电磁波,穿透玻璃、塑料薄膜与陶瓷等物体,在一定含水量的条件下,激发出热效应而发挥消毒作用,但不能穿透金属表面,因此多用于非金属器械、食品、餐具、药杯等的消毒。如防护措施不当,违反操作规程,人体受照射的剂量超过一定限度,则可能发生有害作用。

（5）滤过(filtration)除菌法:是利用滤菌器(bacterial filter),通过物理阻留的方法将液体或空气中的微生物(包括活菌和死菌以及一些微粒杂质)除去,以达到无菌目的的方法。常用的滤菌器有薄膜滤菌器(0.45μm 和 0.22μm 孔径)、陶瓷滤菌器、石棉滤菌器(即赛氏细菌滤器 Seitz filter)、烧结玻璃滤菌器等。其中孔径 0.45μm 的薄膜滤菌器一般可以除去颗粒和大多数的细菌,但不能去除支原体、衣原体等,孔径 0.22μm 的薄膜滤菌器可以去除支原体、衣原体及较大的病毒。适用于在实验室、医院和制药企业不能应用热力或化学消毒剂处理的用水、血清、细胞培养液、毒素和抗生素等生物制剂的消毒或灭菌。此外,实验室的超净工作台和生物安全柜也是利用滤过除菌法除去空气中的细菌,克服了喷洒化学消毒剂、紫外线照射等空气消毒方法对人体的损害和灭菌效果不理想的缺点。

（6）脉冲强光法:是一种安全(无汞)、强效、节能的新型冷杀菌技术,采用瞬间放电的脉冲强光,杀灭多种微生物,可用于包装外表面或是空气、水的处理,是一种杀菌效率高、无副产物、易控制,可替代传统食品杀菌的新型杀菌技术。

（7）干燥与低温抑菌法:通过干燥使细菌菌体脱水、浓缩、代谢缓慢,甚至死亡,常用于保存食物以防食物变质。如浓盐或糖渍食品可使细菌内水分溢出,造成生理性干燥,抑制细菌的生长,从而防止食物变质。低温有助于食物的保存,冰箱就是主要应用低温抑菌的实例。多数细菌能够耐受低温,在低温状态下,细菌的新陈代谢减慢,因此常用于保存菌种,当温度回升至适宜范围时,又能恢复生长繁殖,为防止解冻时对细菌的损伤,可在低温状态下真空抽去水分,这种方法被称为冷冻真空干燥法,是目前保存菌种的最好方法,一般可保存微生物数年至数十年。

2. 化学消毒与灭菌法　是指将化学药品直接作用于微生物,影响微生物的结构、组成和生理活动,从而发挥防腐、消毒和灭菌作用的方法。对微生物具有杀灭作用的化学药品被称为消毒剂,由于其主要是化学物质,所以也被称为化学消毒剂(chemical disinfectant)。化学消毒的目的在于减少微生物的数目,以达到一定的无菌状态。消毒剂对人体细胞和微生物都具有毒性作用,所以只能外用或用于周围环境的消毒。

在消毒过程中,一些细菌的增殖能力会暂时丧失,但是过一段时间之后,它们的增殖能力又会恢复,从而使消毒过程无效,即细菌对消毒剂产生了耐受性,严重影响消毒灭菌的效果。

微生物对化学消毒剂的耐受性由强到弱顺序是:朊病毒(朊粒,prion)＞细菌芽胞＞分枝杆菌(结核分枝杆菌)＞无包膜病毒＞真菌＞细菌繁殖体(铜绿假单胞菌,金黄色葡萄球菌)＞有包膜的病毒或直径在100nm左右的病毒(HSV、HBV、HIV等)。

(1)消毒剂分类及特点

1)按杀菌能力分为三类。①高水平消毒剂(high level disinfectant):也称为高效消毒剂,可杀灭所有种类微生物,包括细菌的芽胞,如戊二醛、过氧乙酸、含氯消毒剂[漂白粉、次氯酸钠、次氯酸钙(漂粉精)、二氯异氰尿酸钠(优氯净)、三氯异氰尿酸]等。②中水平消毒剂(intermediate level disinfectant):也称为中效消毒剂,可杀灭细菌繁殖体和大多数种类的病毒与真菌(如结核分枝杆菌),如含碘消毒剂(碘伏、碘酊)、醇类、酚类消毒剂等。③低水平消毒剂(low level disinfectant):也称为低效消毒剂,可杀灭大多数细菌繁殖体与一些种类的病毒和真菌,不包括结核分枝杆菌和细菌芽胞,如氯己定、苯扎溴铵等。

2)按其化学成分与特性分为七类。①含氯消毒剂:是指溶于水后能产生次氯酸的消毒剂,最常用的有次氯酸钠消毒液、漂白粉、三氯异氰尿酸、消毒粉等。属高效消毒剂,特点有广谱、高效、低毒、强刺激性气味、有腐蚀性、漂白作用,含氯消毒剂的杀菌作用大小决定于其有效氯的含量,可杀灭各种细菌的繁殖体和芽胞以及病毒、真菌等。其杀菌作用多认为主要是药物经水解后产生次氯酸(HClO)。次氯酸的分子小,不带电,可穿过微生物的细胞壁与细胞质中的蛋白质、酶及核酸发生氧化作用而使其死亡。②过氧化物类消毒剂:此类消毒剂的杀菌原理是具有强氧化能力,破坏蛋白质的分子结构,杀灭微生物,各种微生物对其十分敏感,可将所有微生物杀灭,包括过氧化氢、过氧乙酸、二氧化氯和臭氧等。优点是杀菌谱广、易溶于水、杀菌力强、杀菌时间短、分解后生成无毒成分、无残留毒性,缺点是性质不稳定、易分解、未分解前有刺激性或毒性、对物品有漂白或腐蚀作用。但是不同的过氧化物消毒剂应用范围不同,如过氧乙酸对细菌的繁殖体和芽胞、真菌、病毒等都有较好的杀灭作用,可用于物体表面和空气的消毒;二氧化氯多作为水的消毒剂,既可以杀菌,也可以去除化学污染;臭氧是一种强氧化剂,可以杀灭所有类型的微生物,并可以破坏肉毒梭菌毒素,在水中杀菌速度较含氯消毒剂快,是一种比较理想的水消毒剂,但缺点是在水中分解快、消毒作用时间短,不能清除持续性污染,只能现场立即使用。③含碘消毒剂:是由碘与表面活性剂(具有载体、助溶、稳定和协同增效的作用)络合而成。碘类消毒剂对大部分细菌、真菌和病毒等均有不同程度的杀灭作用,但对真菌孢子与细菌芽胞的作用较弱。碘溶于乙醇称为碘酊,溶于聚维酮称为碘伏,可杀灭细菌繁殖体、真菌和部分病毒,可用于皮肤、黏膜消毒,医院常用于外科手消毒。碘的水溶液可做口腔、咽喉及阴道黏膜的消毒。碘甘油溶液刺激性小,更适用于黏膜的消毒。碘还可以用于少量饮水的紧急消毒。④醇类消毒剂:常用乙醇和异丙醇,有较强的渗透力。它可凝固蛋白质,导致微生物死亡,属于中效消毒剂,可迅速杀灭细菌繁殖体,破坏多数亲脂性病毒。醇类常作为某些消毒剂的溶剂,而且有增效作用,常用浓度为75%。⑤醛类消毒剂:包括甲醛和戊二醛等,作用于微生物蛋白质中的氨基、羧基、羟基和巯基,从而破坏蛋白质分子,使微生物死亡。它们对人体皮肤、黏膜有刺激和固化作用,并可使人致敏,因此不可用于空气、食具等消毒,一般仅用于医院中医疗器械的消毒或灭菌,且经消毒或灭菌的物品必须用灭菌水将残留的消毒液冲洗干净后才可使用。

⑥酚类消毒剂：包括苯酚、甲酚、卤代苯酚及酚的衍生物，常用的有煤酚皂。卤化苯酚可增强苯酚的杀菌作用，已广泛用于临床消毒、防腐。⑦双胍类和季铵盐类消毒剂：属于阳离子表面活性剂，具有杀菌和去污作用，医院里一般用于非关键物品的清洁消毒，也可用于手消毒，将其溶于乙醇可增强其杀菌效果作为皮肤消毒剂。

（2）消毒剂杀灭微生物的作用机制主要包括：

1）使菌体蛋白变性或凝固，如大多数重金属盐类（高浓度）、酚类、醇类、酸碱类和醛类等。

2）干扰细菌的酶系统和代谢，如某些氧化剂、重金属盐类（低浓度）与细菌代谢酶分子上的—SH结合而使其失去活性。

3）损害细菌的细胞膜，增加其通透性，使胞质内容物溢出，导致细菌死亡，从而发挥消毒灭菌作用。如阳离子表面活性剂（苯扎溴铵）、酚类（低浓度）、脂溶剂等。

但是值得注意的是，一种消毒剂对微生物的杀灭可能会通过上述多重作用；同一种消毒剂在不同浓度下，对微生物的杀灭机制也会有所不同。

（3）消毒剂应用剂量的确定：化学消毒剂使用方便，应用广泛，但只有使用规定的剂量才能达到预期的杀菌效果。消毒剂应用的剂量包括浓度和作用时间，二者缺一不可。消毒剂浓度计算应统一按照所含主要杀菌成分的浓度为准。例如含氯消毒剂应以有效氯含量计算浓度，碘伏应该以含有效碘计算其溶液浓度。还要注意药物在保质期内有效成分的下降。作用时间是消毒剂与被消毒物品接触时间，消毒时不得任意缩短规定的时间，可以提高浓度以减少作用时间，但是必须有一定的实验基础和一定的限度，时间过短，消毒剂没有足够时间进入物品深度，或未达到预期效果。而且，有的消毒剂浓度不与作用效果成正比。

（4）消毒剂被污染问题：消毒液杀菌浓度是相对的，低于此浓度只能达到抑菌，更低时甚至可能有助于细菌的生长。消毒剂存放时间愈长、使用次数愈多，污染率愈高。我国规定，用于消毒的药液，其染菌量应<100CFU/ml，不得含致病菌，用于浸泡无菌器材的消毒液不得有菌。

3. 生物消毒与灭菌法　指利用动物、植物、微生物及其代谢产物杀灭或去除外环境中的病原微生物的方法，主要用于水、土壤和生物体表面的消毒生物处理，例如：污水净化可利用厌氧微生物的生长来阻碍需氧微生物的存活。生物消毒法虽然作用缓慢，效果有限，但费用低，多用于废物或排泄物的卫生消毒处理。

（二）消毒灭菌方法的选择

消毒灭菌方法种类多，应用条件各不相同。工作中可以根据实际情况选择恰当的方法，对保证效果至关重要。选择消毒灭菌法应考虑以下三个方面：

1. 根据物品的性质进行选择　不同的物品，对各种消毒灭菌因子的穿透力以及耐受力不同，应据此选择不同的消毒灭菌方法。其总的原则是保护被处理物品不受损坏，使消毒灭菌方法发挥作用。

（1）耐高温、耐湿度的物品和器材应首选压力蒸汽灭菌；耐高温的玻璃器材、油剂类和干粉类等可选用干热灭菌。

（2）不耐热、不耐湿以及贵重物品可选择环氧乙烷或低温蒸汽甲醛气体消毒、灭菌。

（3）医疗器械的浸泡灭菌应选择对金属基本无腐蚀性的灭菌剂。

（4）表面消毒应考虑物体表面性质，光滑表面可选择紫外线消毒灯近距离照射，或液体消毒剂擦拭；多孔材料表面可采用喷雾消毒法。

（5）一些无使用价值的物品如医疗废物、患者衣物、尸体等可采取焚烧处理。

2. 根据物品上污染的微生物类型及数量进行选择　不同类型的微生物对消毒灭菌因子的抵抗力不同,采用的消毒灭菌方法也应有所不同。

（1）对受到含有芽胞的致病菌、真菌孢子、分枝杆菌和经血液传播病毒（例如 HBV、HCV、HIV）污染的物品,选用高效消毒灭菌法。

（2）对受到真菌、裸病毒、螺旋体、支原体、衣原体和致病性细菌污染的物品,选用中效以上的消毒灭菌法。

（3）对受到一般细菌和包膜病毒等污染的物品,可选用中效或低效消毒灭菌法。

（4）杀灭受有机物保护的微生物时,应加大消毒剂的剂量和/或延长消毒灭菌作用时间。

（5）物品上微生物污染特别严重时,应加大消毒剂的使用剂量和/或延长消毒灭菌作用时间。

3. 根据物品污染后的危害程度进行选择　不同物品的使用目的不同,对其上微生物的要求不同,因此需要使用不同的消毒灭菌方法,以达到相应的要求。

（1）高度危险性物品:必须选用灭菌方法处理。

（2）中度危险性物品:一般情况下达到消毒目的即可,可选用中效或高效消毒法。但中度危险性物品的消毒要求并不相同,有些要求严格,例如内镜、体温计等必须达到高效消毒,需要采用高效消毒方法消毒。

（3）低度危险性物品:一般可用低效消毒方法,或只作一般的清洁处理即可,仅在特殊情况下,才做特殊的消毒要求。

三、影响消毒灭菌效果的因素

消毒灭菌的效果受多种因素影响。主要与处理剂量、消毒剂性质、环境温度和湿度、微生物种类、化学拮抗和穿透力等因素有关。恰当利用这些因素,可以提高消毒灭菌的效果;反之则会降低其作用效果,甚至导致失败。

（一）处理剂量

消毒处理的剂量包括强度和时间。强度在热力学消毒灭菌中是指温度,在化学消毒中是指消毒剂的浓度;时间是指所使用的处理方法对被处理物品作用时间。一般强度越高微生物越易杀灭,时间越长微生物被杀灭的概率也越大。消毒处理的适宜剂量是杀灭微生物的基本条件。在实际消毒工作中,必须明确并充分保证所需强度与时间,否则难以达到预期效果。

（二）消毒剂的性质

各种消毒剂的理化性质不同,对微生物的作用效果也有所差异,选择合适的消毒剂,是消毒工作成败的关键。例如:表面活性剂对革兰氏阳性菌的杀灭效果比革兰氏阴性菌好,但表面活性剂一般只能杀灭细菌繁殖体,对细菌芽胞和真菌没有作用。即使是同一种消毒剂,在不同浓度下,其消毒效果也不相同。绝大多数消毒剂浓度越高杀菌作用越强,但醇类例外,70%~75% 乙醇或50%~80% 异丙醇的消毒效果最好,浓度升高反而杀菌能力降低,其原因是高浓度醇类使菌体表面的蛋白质迅速脱水凝固,影响其继续渗入菌体内,从而降低了杀菌效果。

（三）环境温度与消毒剂的酸碱度

消毒剂的作用受温度变化的影响,一般来说,温度越高,消毒速度越快,消毒效果也越好。如2% 戊二醛杀灭 10^4 CFU/ml 的炭疽芽胞杆菌的芽胞,20℃时需要 15 分钟,40℃时需要 2 分钟,56℃时仅需要 1 分钟。含氯消毒剂温度每提高 10℃,杀灭时间可以减半。5% 甲醛溶液 20℃时杀灭炭疽芽胞杆菌需要 32 小时,但 37℃仅需要 1.5 小时。不同消毒剂受温度影响程度也不同,如过氧乙酸受温度变化影响较小，3% 过氧乙酸在 −30℃作用 1 小时仍可以达到灭菌作用，乙醇稀释过氧乙酸可防冻，适于 0℃以下消毒。但也有例外，碘伏在 40℃时可以升华，所以消毒时不宜加热。酸碱度的变化可严重影响消毒剂的作用效果，如季铵盐类消毒剂在碱性溶液中杀菌作用强，pH 9～10 为最适杀菌条件，不宜低于 7。酚类则在酸性溶液中效果好。含氯消毒剂在碱性条件下稳定，最适 pH 为 6～8，pH<4 时易分解。氯己定溶液在 pH 5.5～8.0 时具有杀菌活性，但不宜超过 8.0。

（四）微生物的种类和数量

不同类型的微生物对消毒剂的敏感程度不同，如在使用苯扎溴铵、氯己定等消毒剂时，革兰氏阳性菌的敏感性比革兰氏阴性菌要强。同一细菌，其芽胞对消毒剂的抵抗力强于繁殖体，而分枝杆菌对消毒剂的抵抗力介于细菌繁殖体和芽胞之间。病毒对消毒剂的抵抗力因种类不同也有很大差异，裸病毒对脂溶剂的抵抗力强于有包膜病毒。消毒剂的作用效果还与微生物的数量有关，微生物数量越多，所需消毒剂的浓度越高，作用时间越长。

（五）化学拮抗物质

病原菌通常与痰液、脓液、尿液或粪便混合在一起，这些分泌物或排泄物中含有大量的有机物，这些有机物的存在会妨碍消毒剂与微生物的接触，进而干扰消毒剂的作用效果。为减少或避免消毒过程中受有机物的影响，应将污染物品清洗后再进行消毒，对痰液、粪便等的消毒，应选择受有机物影响较小的消毒剂，也可适当提高消毒剂浓度或延长作用时间。不同种类的消毒剂受有机物影响的程度也不相同，表面活性剂、含氯消毒剂受有机物影响明显，而戊二醛、碘类消毒剂等受影响较小。

（六）穿透力

消毒因子必须接触到微生物才能起杀灭作用，不同因子穿透力不同，如电离辐射、微波、湿热穿透力强，紫外线穿透力弱。油性液体和固体只能用干热灭菌法，因为饱和蒸汽不能穿透。环氧乙烷、戊二醛等化学因子穿透力强，如环氧乙烷 5 分钟可以穿透聚氯乙烯薄膜，而甲醛气体穿透力差。要保证足够的消毒时间，还要为穿透创造条件，例如，热力灭菌时物品不要包扎过紧、过大；甲醛熏蒸时，消毒对象要充分暴露，不能堆放；消毒粪便或痰液时，将消毒剂与被消毒物搅拌均匀等。

四、消毒与灭菌效果的评价与保证

经消毒或灭菌处理后，处理物品是否达到预期的消毒或灭菌目标，应当通过试验进行验证；新的消毒灭菌方法能否满足要求，在推广前也必须通过严格的试验进行评价；新的消毒灭菌产品的申报必须提供消毒与灭菌效果评价试验的结果，已有的消毒灭菌产品扩大应用范围时，也应进行消毒与灭菌效果评价试验。

（一）消毒与灭菌效果的评价

消毒与灭菌效果的评价分为实验室试验、模拟现场试验和现场试验三大类。

实验室试验是指在实验室内采用规定的微生物作为测试微生物，测试消毒灭菌方法对试验微生物的杀灭能力。不同的国家、组织规定的微生物种类、株系等均有所不同，我国常用金黄色葡萄球菌、大肠埃希菌作为细菌繁殖体的代表，用白念珠菌和黑曲霉分别作为单细胞真菌和多细胞真菌的代表，用枯草杆菌黑色变种芽胞作为细菌芽胞的代表。必要时还需要评价影响因素对其微生物杀灭作用的影响。

模拟现场试验是在实验室内人工模拟受试方法实际使用中的环境条件,评价或验证受试方法的使用剂量,使用的微生物是某些规定的微生物。

现场试验则是在实际使用现场对受试方法进行评价,测试的微生物是处理物品上的自然微生物,而且微生物种类以及数量预先都不清楚。

（二）消毒与灭菌效果的监测方法

消毒效果监测是评价所用的消毒方法是否合理、效果是否可靠的唯一有效手段,目的是保证灭菌与消毒工作达到预期效果,在消毒工作质量控制方面发挥重要作用。实践证明,做好监测工作,可及时发现问题,可以提高消毒效率和保证消毒质量;反之,容易使消毒灭菌工作流于形式。要做好这方面的工作,除给予应有的重视外,还需要掌握监测的重点问题和相关技术理论,使用正确和先进的方法。

消毒与灭菌效果监测的方法可分为三个方面:微生物学监测法、指示物监测法和程序监测法。

1. 微生物学监测法　即通过检测消毒或灭菌后样本中相关微生物（细菌与真菌）存活情况来判断处理是否合格,是最经典、最准确的方法。

无菌试验是判定灭菌处理效果最常用的微生物监测法。该试验程序烦琐,需要专职微生物检验人员进行,且当天无法出结果（细菌需要培养 5 天,真菌需要培养 7 天）,不利于被处理物品的尽快使用,但其结果准确可靠,仍是很多国家药典规定的监测方法之一。

微生物学监测还多用于对现场消毒效果的验证,或对消毒剂可疑杀菌效果的实验室验证;现场消毒效果的监测多以自然菌的存活情况为依据,也可将规定的标准试验菌株制成菌片投放到现场消毒环境中,处理后检验微生物的存活情况;实验室验证采用规定的标准试验菌株进行。

2. 指示物监测法　指示物监测法（indicator monitoring method）是将一些化学物、生物等制作成特定的器材,根据消毒处理后该器材的颜色等特性变化情况来判断消毒灭菌效果。根据指示器材的性质不同分为化学指示物、生物指示物以及混合指示物。

（1）化学指示物（chemical indicator）监测法一般用于医疗器材灭菌和工业生产灭菌效果的监测。使用时,根据要求可将指示物粘贴于物品包装表面,或放置于包装的中心部位,或单独将化学指示物放置于最难达到灭菌的部位,随待消毒灭菌物品一起进行处理,通过指示物中化学物质在处理过程中的变化,以测定有关消毒灭菌参数是否达到要求,从而间接判断灭菌的效果。新一代化学指示物,多将对杀菌因子敏感并产生颜色变化的指示剂印于纸片或塑料膜上制成,根据指示剂颜色变化判断是否达到终点,以判断灭菌是否合格。亦有少数化学指示物通过指示物外形变化程度来判断所接受到的剂量,如晶体变为非晶体,或粉末熔化后凝结为块状。各种化学指示物均以相应灭菌方法规定的参数值来间接表达灭菌效果,其准确度有一定的局限性。

根据化学指示物的功能,将其分为以下 6 类。①过程指示物:用于单个物品包或容器,可表示是否经过了灭菌处理过程,如灭菌指示胶带;②特殊试验指示物:为有关灭菌器和灭菌标准要求进行的特殊试验所用指示剂,如预真空压力蒸汽灭菌的 BD（Bowie-Dick）试验测试图;③单参数指示物:设计中只考虑符合某单项参数要求的指示物;④多参数指示物:设计中考虑符合某灭菌程序多项关键参数要求的指示物;⑤积分指示物:设计中综合考虑符合所有参数要求的指示物;⑥仿真指示物:用于针对灭菌周期特定范围所有关键性参数的监测,其参数值以灭菌周期所设定的有关数值为准,又称周期确认指示物。上述③~⑥类指示物主要用于不同要求下对物品灭菌效果的监测。

（2）生物指示物（biological indicator）是指将适当载体染以一定量的特定微生物,用于监测消毒或灭菌效果的制品。生物指示物的微生物常用对监测的消毒因子抵抗力较强的细菌芽胞制备。生物指示物对灭菌效果的监测最为准确，但在经济性、方便性、快速性等方面较为欠缺，只能作为加强监测措施之一，未能完全取代化学指示物的应用。生物指示物分为细菌菌片和自含式生物指示管。细菌菌片是将规定指标菌的芽胞涂染于纸片上制成，封装于特定的纸袋内销售和使用。自含式生物指示管是将所用细菌菌片与装有相应液体培养基的小玻璃安瓿共装于塑料管中制成，监测后，打破其中的安瓿使培养基浸湿菌片，然后进行培养，利用细菌生长产酸使酸碱指示剂变色的原理来判断有无细菌存活。利用细菌生长产生荧光酶使荧光底物发光的特性制作的自含式生物指示物所需的培养时间缩短，具有快速判读的优点。指示物检测法虽然比无菌试验简单许多，但仍然难以满足规模工业生产灭菌工作监测的需求。

3. 程序监测法　程序监测法是预先通过化学和生物学的反复试验，确定所设定的程序在规定的条件下足以达到消毒或灭菌的要求，以后根据每次处理程序和有关参数的记录，判断是否达到相应的消毒或灭菌要求。这种监测法在制订有效程序时工作量很大，但后续常规监测则相对简便、快速，非常适合于工业和医院日常大量消毒灭菌监测。

（三）消毒与灭菌效果评价指标

准确、科学的消毒灭菌效果评价指标不仅能帮助控制微生物传播风险，还能保障消毒安全性和可靠性。在微生物的消毒与灭菌中，微生物数量减少率、灭菌率及消毒剂残留量是常用的评价指标，能全面反映消毒与灭菌措施的效果并为消毒与灭菌技术的优化和评估提供理论支持。评价消毒灭菌效果的主要指标有 3 项，即微生物数量减少率、灭菌率和消毒剂残留量。微生物数量减少率是指消毒后微生物数量与消毒前微生物数的比值，用于评估消毒效果。灭菌率是指灭菌后微生物存活率与灭菌前微生物存活率，用于评估灭菌效果。消毒剂残留量是指消毒后物品上残留的消毒剂含量，应符合相关标准要求，避免对人体造成危害。

（四）常用消毒与灭菌效果监测

1. 湿热灭菌的检测——以压力蒸汽灭菌法为例

（1）物理检测：压力蒸汽灭菌要想取得理想的灭菌效果，首先应该使蒸汽穿透包装并与被处理物品上的微生物接触。蒸汽具有热负载高、冷凝时体积缩小，杀菌时热穿透快的特点，相比之下，空气对热的传导效果就相差很远。因此，在压力蒸汽灭菌时，必须注意排出空气，保证蒸汽的饱和度≥85%，并为蒸汽的穿透创造良好条件，否则易导致灭菌的失败。另外，由于压力蒸汽灭菌的成功与否取决于温度（间接指标为蒸汽压力）、作用时间和热穿透的条件等是否合乎要求，因此必须通过自动记录仪对使用时的压力、温度和时间进行比较全面的程序性监测。

（2）化学检测

利用某些化学试剂在特定温度或压力下变色的原理，可以制作出化学指示物，用于蒸汽灭菌效果的日常监测。常用化学指示物包括：

1）灭菌指示胶带：使用时贴于灭菌包外，处理后变色，主要用于区别已灭菌物品与未灭菌物品，但不能表示包内物品达到规定灭菌剂量的处理。

2）灭菌指示卡：使用时放于物品包中央，处理后变色，表明经规定灭菌剂量的处理，但不能确保微生物的杀灭已达灭菌要求。

3）BD 试验指示图：又称 B-D（Bowie-Dick）试纸，用于测定预真空压力蒸汽灭菌器空气排出效果，使用时将指示图置于标准敷料包内的中层，处理后指示图变色均匀且完全，说明预真空效果良好，否则表明灭菌器功能有损，应检查修理后再使用。一般多在每天第一次灭菌时进行该项测试。

（3）生物指示物检测：生物指示物是将菌片含菌量为 $5.0×10^5$ ～ $5.0×10^6$ CFU/ 片的标准嗜热脂肪杆菌芽胞（ATCC7953 或 SSIK31 株）干燥后装入纸袋或安瓿内备用。将 16 块 41cm×66cm 全棉手术巾中的每块手术巾长边先折成三层，短边折成两层，然后叠放，制成 23cm×23cm×5cm 大小的测试包，将嗜热脂肪杆菌芽胞菌片或自含式菌管置于测试包中心位置，制作成标准生物测试包。然后将测试包放置于灭菌器排气口或生产厂家建议的灭菌器最难灭菌的部位，经一个灭菌周期后，无菌条件下取出标准试验包中的指示菌片，投入溴甲酚紫葡萄糖蛋白胨水培养基中，(56±1)℃培养 7 天（设阴性对照和阳性对照），观察培养基颜色变化，培养基不变色仍为紫色，判定为灭菌合格，由紫色变为黄色时，则灭菌不合格，一般每月 1 次。

2. 干热灭菌的监测　干热灭菌器灭菌效果的监测，一般可采用物理或化学法间接测试，也可采用生物测试法直接测定灭菌效果。一般情况下，可从烤箱上装备的温度计直接读出灭菌箱内的温度，不需要采用热电偶或化学指示管测试，但为了评价灭菌器灭菌性能是否符合原设计规定的要求，需要采用生物监测法以测定干热灭菌器对细菌芽胞的杀灭效果。

（1）物理监测法：监测时将多点温度检测仪（热电偶温度计）的多个探头分别放于灭菌器各层内、中、外各点。关好柜门，将导线引出，由记录仪中观察温度上升与持续时间。若所示温度（曲线）达到预置温度，则判定灭菌温度合格。

（2）生物监测法：用枯草芽胞杆菌黑色变种（ATCC9372）菌片。其抗力应符合在（160±2）℃情况下，D 值为 1.3 ~ 1.9 分钟，ST≥3.9 分钟，KT≤19 分钟。D 值（decimal reduction value）指消毒过程中杀灭 90% 微生物所需的时间，ST（survival time）指生物指示物中微生物的存活时间，KT（kill time）指生物指示物中微生物的灭活时间。监测时将菌片分别装入待灭菌试管内，在灭菌器每层门把手对角线的内、外角处各放置 2 个含菌片的试管，关好柜门，经一个灭菌周期后，无菌操作取出试管，取出菌片进行培养、观察。

3. 紫外线消毒的监测　紫外线对微生物的杀灭效果取决于微生物所受到的紫外线辐照强度。紫外线灯的照射率和照射强度受灯管质量、使用时间、照射距离、电压等因素的影响，因此为保证紫外线消毒的效果，需注意清洁紫外线灯管，加强监测。紫外线消毒效果最重要的监测项目是使用紫外线辐射照度计或化学指示卡测定紫外线辐照度值，来了解灯管性能以及计算消毒中使用的剂量。紫外线表面消毒的效果监测，以菌片定量法或棉拭子涂抹采样定量法进行，空气消毒效果的监测可采用琼脂平板沉降法或撞击法采样进行。消毒后表面或空气菌落总数不应超过国家规定的卫生标准。

4. 化学消毒灭菌的监测　化学消毒剂使用方便，但其消毒或灭菌效果与消毒剂浓度和作用时间密切相关，还受其他一些因素以及被微生物污染情况的影响，因此对化学消毒灭菌法的监测应注意消毒剂的有效浓度、作用时间、消毒剂污染情况、温度和酸碱度等可能影响消毒效果的因素，必要时进行微生物学监测。目前，有多种化学消毒剂的浓度监测卡（试纸）出售，为快速监测消毒剂浓度提供了方便。

第二节　感染性疾病的特异性预防

人体的免疫根据来源和作用特点分为非特异性免疫和特异性免疫，前者是与生俱来的，通过遗传获得的防御功能，又被称为天然免疫，后者是在生命过程中产生或获得的防御功能，又被称为获得性免疫。一些危害严重的传染病能得到有效控制,很大程度上与预防接种获得的特异性防御功能有关。

一、特异性免疫预防

免疫(immunity)是指机体抵抗和清除病原微生物或其他异物的功能。机体通过隐性感染、接种疫苗,注射或从乳汁、胎盘获得抗体等免疫效应分子,增强机体自身的特异性免疫功能,有效预防特定疾病的发生。免疫功能异常可引起疾病,如反应过高可出现超敏反应;反应过低可导致免疫缺陷病。免疫预防是传染病预防控制最经济、最有效的手段,分为特异性免疫和非特异性免疫。特异性免疫以抗原抗体反应为基础,是机体借助抗体或淋巴细胞表面受体特异性地识别到外来微生物或自身细胞产生的抗原而发生的免疫应答。非特异性免疫以模式识别受体为基础,是机体识别到外来病原体或自身组织损伤时释放的某些固定成分即分子模式而产生的免疫应答。

二、人工免疫的种类

利用人工方法,使人体获得针对某种病原体的特异性免疫被称为人工免疫。人工免疫又进一步分为人工主动免疫和人工被动免疫。人工主动免疫采用的方法通常被称为预防接种或疫苗接种。

1. 人工主动免疫　人工主动免疫(artificial active immunization)是给人体人为地输入疫苗或类毒素等抗原性物质,刺激免疫系统产生免疫应答反应。特点是免疫应答过程缓慢,维持时间较长,因此主要用于传染病的大规模特异性预防或降低重症率。

2. 人工被动免疫　人工被动免疫(artificial passive immunization)是直接给机体输入抗体、抗毒素及丙种球蛋白等免疫效应分子,使机体立即获得特异性免疫力。这种免疫力不是由患者自身免疫系统产生的,而是通过被动输入方式获得的,所以被称为被动免疫。抗体、抗毒素及其他免疫效应分子进入机体后可立即发挥免疫作用,但持续作用时间较短。所以,人工被动免疫多用于某些急性传染病的紧急预防和治疗等。人工主动免疫和人工被动免疫方法的比较见表4-1。

表4-1　人工主动免疫和人工被动免疫的比较

区别要点	人工主动免疫	人工被动免疫
免疫物质	抗原	抗体或细胞因子等
接种次数	1～3次	1次
免疫出现时间	慢,2～4周	快,立即出现
免疫维持时间	长,数月～数年,乃至终生	短,2～3周
用途	多用于预防	多用于紧急治疗

三、用于人工免疫的生物制剂

用于人工免疫的生物制剂是指用微生物本身或其毒素制备的疫苗或类毒素等抗原物质及人或动物免疫血清、细胞制剂或细胞提取物等制成的用于预防、治疗、诊断某些疾病的制剂。

(一)人工主动免疫生物制剂

1. 疫苗　疫苗(vaccine)是接种后能使机体对相应疾病产生免疫保护的生物制剂的统称。疫苗的种类很多,按其生产技术可分为传统疫苗和新型疫苗两类。传统疫苗是指采用病原微生物及其代谢产物，经过人工灭活或减毒、脱毒制成的疫苗，包括灭活疫苗和减毒活疫苗。新型疫苗是指应用基因工程技术、生物化学合成技术等现代生物技术生产的疫苗，包括基因工程亚单位疫苗、重组疫苗、基因工程载体疫苗和核酸疫苗等。

（1）传统疫苗。①灭活疫苗（inactivated vaccine）：是用物理或化学方法杀死病原微生物后，仍保持其免疫原性的生物制剂。常用的有伤寒、霍乱、百日咳、流行性脑脊髓膜炎、钩端螺旋体等灭活疫苗。灭活疫苗制备工艺简单、安全性高，易于保存。但常需要多次接种，剂量较大，注射局部和全身不良反应明显，且一般只能诱导体液免疫应答。②减毒活疫苗（attenuated vaccine）：是通过毒力变异、人工选择（如温度敏感株）获得的减毒或无毒株，或从自然界直接筛选的弱毒或无毒株，经培养后制成的疫苗，如卡介苗（BCG）、鼠疫、炭疽、脊髓灰质炎、麻疹等减毒活疫苗。活疫苗一般只需要接种一次，剂量较小，不良反应轻，且免疫效果优于灭活疫苗，免疫力持久，能诱发体液免疫和细胞免疫。其缺点是需要冷藏保存且保存期较短，此外活疫苗尚有回复突变的危险。

（2）新型疫苗。①亚单位疫苗（subunit vaccine）：是利用微生物的保护性抗原成分制成的不含有核酸、能诱发机体产生免疫应答的疫苗。如肺炎链球菌、脑膜炎奈瑟菌和流感嗜血杆菌表面的荚膜多糖疫苗。②基因工程疫苗（gene engineering vaccine）：是利用基因工程技术获得带有病原体保护性抗原表位的目的基因，将其导入原核或真核细胞表达系统，用表达的保护性抗原制成的疫苗，实际上也是一种亚单位疫苗。如乙型肝炎基因工程疫苗只含有乙型肝炎病毒的表面抗原（HBsAg）。基因工程疫苗的优点是安全、经济、可批量生产，但技术要求高，对表达的保护性抗原蛋白质的回收和纯化较困难。③重组载体疫苗（recombinant vector vaccine）：是将设计并编码病原微生物蛋白的基因导入重组质粒，在同一生产细胞内转染编码低毒性病毒其他蛋白的基因并进行组装，形成包含目标病原微生物蛋白成分的混合型病毒粒子。以低毒性病毒为载体，利用其可以快速进入宿主细胞的原理，接种后在宿主体内大量增殖并表达目标抗原蛋白，刺激机体发生免疫应答。重组载体疫苗在诱导细胞性免疫方面有明显优势，且基本不需要佐剂，可快速设计生产，常被用作多价免疫的设计方案。但其制作工艺烦琐，常见的载体如腺病毒等本身也有一定的病原性风险，且保存运输条件高。④核酸疫苗（nucleic acid vaccine）：主要分为 DNA 疫苗及 mRNA 疫苗。DNA 疫苗是将编码保护性抗原的基因重组到质粒上，然后将重组的质粒作为疫苗直接注入宿主体内，使抗原基因在体内表达，产生蛋白刺激机体产生免疫应答。mRNA 疫苗则不需要质粒载体，省略 DNA 向 RNA 的转录阶段，直接将 mRNA 注入宿主细胞内，开启抗原蛋白的翻译。核酸疫苗诱导特异性体液免疫的能力强，也能诱导产生细胞毒性 T 细胞，可有效预防病毒、细胞内寄生的细菌和寄生虫所引起的传染病。同时因为原理及设计方便，在预防抗原结构不清或预防效果不佳的突发急性传染病方面有较高的应用潜力，但是 mRNA 在自然状态下容易分解，为更好发挥作用需要在工艺较高的脂质纳米颗粒（lipid nanoparticle）包裹下才能顺利递送至细胞内，加大了生产与保存的难度，长期保存需要 −80℃等严苛的条件。目前，针对磷脂质纳米颗粒生产工艺的改良及高温保存的技术仍在不断研发中。

2. 类毒素　类毒素（toxoid）是外毒素经 0.3%～0.4% 甲醛处理后，失去了毒性但仍保持免疫原性的生物制品。接种后可刺激机体产生抗毒素，从而预防由病原体外毒素导致的疾病。常用的类毒素有破伤风和白喉类毒素。也可将类毒素与灭活疫苗混合制成联合疫苗，如百白破（DPT）三联疫苗，可同时预防百日咳、白喉、破伤风三种疾病。

3. 免疫佐剂　免疫佐剂（immunoadjuvant）是指与抗原同时或预先注射入体内，可非特异性地增强机体对该抗原的免疫应答的物质。一般具有延长抗原持续性，加强小剂量抗原的刺激信号，减少接种次数，改善年龄、体质等因素导致的免疫应答能力低下等功能。使用时间最久也最为普遍的是矿物盐类佐剂，主要成分是铝及镁的盐类化合物，除此之外还有油乳剂佐剂、细胞因子类佐剂等。在类毒素中加入吸附剂（佐剂）氢氧化铝或磷酸铝可延缓类毒素在体内的吸收，刺激机体产生足量的抗毒素，增强免疫效果。

（二）人工被动免疫生物制剂

1. 抗毒素　抗毒素（antitoxin）将类毒素或外毒素免疫动物，使之产生高效价抗体（抗毒素），然后采血，分离血清，从中提取免疫球蛋白精制成抗毒素制剂。抗毒素主要用于外毒素所致疾病的治疗和紧急预防。临床常用的有精制破伤风抗毒素、精制白喉抗毒素和精制肉毒抗毒素以及多价精制气性坏疽抗毒素等。注意使用这些异种抗毒素时应防止超敏反应的发生。

2. 丙种球蛋白　丙种球蛋白（gamma globulin）主要有胎盘丙种球蛋白（placental gamma globulin）和血清丙种球蛋白（serum gamma globulin）。胎盘丙种球蛋白是从健康产妇的胎盘或婴儿脐带血液中提制而成，因为大多数成人经历过多种病原体的显性感染、隐性感染或疫苗接种，故血清中含有抗多种微生物的特异性抗体，因此可以从正常人血清中提取血清丙种球蛋白，用于某些感染性疾病的紧急预防及烧伤患者细菌感染的预防，也可用于丙种球蛋白缺乏症患者，以及长期化疗或放疗的肿瘤患者。

3. 抗菌血清　抗菌血清（antibacterial serum）在抗生素问世以前曾用于治疗细菌性感染，目前已基本被淘汰，只是对某些已产生多重抗药的菌株如铜绿假单胞菌的感染，仍可考虑使用抗菌血清治疗。

4. 其他免疫制剂　目前临床常用的有 γ 干扰素（IFN-γ）、α 干扰素（IFN-α）、白细胞介素（IL）以及淋巴因子激活的杀伤细胞（LAK 细胞）等。

四、人工免疫的注意事项

（一）免疫对象和时机

需要根据发病年龄、职业、工作性质、传染病流行区域等，选择受疾病威胁最大的人群作为主要接种对象。并在流行季节前进行，而且要有计划、合理安排接种顺序和日程，以免发生不必要的反应和避免不同抗原间的干扰现象。

（二）剂量、次数和时间间隔

不同抗原制剂接种剂量有较大差别，在一定范围内免疫效果与接种剂量成正比，但是如果接种剂量太大会引起局部和全身的剧烈反应，应用灭活疫苗时，多次接种免疫效果更佳，通常需要 2～3 次，每次间隔 7～10 天或更久。不同接种方法，接种剂量也有所不同，如卡介苗皮内注射含菌量 0.5～0.7mg/ml，而皮上划痕用量为 75mg/ml。

（三）接种途径

不同生物制剂需要采用不同的接种途径和方法，同一制剂可因为接种途径不同而出现不同的免疫效果。灭活疫苗多采用皮下注射法，减毒活疫苗如卡介苗有皮内注射和皮上划痕两种方法，要按照接种制品规定执行，否则将引起严重不良反应。脊髓灰质炎疫苗和流感减毒活疫苗等以自然感染途径为主，分别采用口服和气雾吸入的方式为佳。季节性流感病毒疫苗的接种除一般注射法外，在小儿等特殊人群也可考虑鼻喷式黏膜免疫的途径。

（四）异常反应和禁忌证

1. 异常反应 预防接种有时会出现局部、全身或轻或重的反应。其中多数为抗原引起的正常生理反应，如局部红肿、淋巴结肿大、短时间发热等，只有极少数为有害的异常反应。异常反应的临床表现多种多样，发生机制也较复杂，主要由以下原因引起。①疫苗本身的质量：如疫苗减毒不够或污染了杂菌、病毒，或含有致热原、异种蛋白等，均可引起异常反应；②生理因素：如怀孕早期接种风疹疫苗或牛痘可引起先天性风疹综合征或胎儿产前发痘，此乃疫苗病毒通过胎盘侵犯胎儿造成损害；③体质因素：如有过敏体质的人和某些个体，在接种某些生物制品后有可能发生超敏反应，常见的有过敏性休克、过敏性皮疹、血清病、变态反应性脑脊髓炎（接种后脑炎）和多发性神经炎等；④机体免疫功能状态：如免疫功能低下，特别是细胞免疫功能低下者，接种活疫苗如脊髓灰质炎疫苗和卡介苗后可出现麻痹症状或结核等疾病。

2. 禁忌证 凡患有高热、严重心血管疾病、肝病、肾病、活动性肺结核、活动性风湿病、急性传染病、甲状腺功能亢进、严重高血压病、糖尿病者，孕妇和正在应用免疫抑制剂的其他疾病患者，均不宜进行预防接种，湿疹或其他严重皮肤病患者不宜用皮肤划痕法接种。

五、预防接种的效果评价

免疫接种的预防目标并非完全阻止病原微生物的感染，其效果主要体现在阻止群体感染的扩大及降低重症的发病率。以疫苗为例，常见的评价指标有效力、抗体滴度及免疫诱导能力。

（一）疫苗效力

临床试验中，疫苗效力 =（1− 接种疫苗组的发病率 / 安慰剂组的发病率）× 100%。效力为80% 指接种疫苗后感染人数将比未接种的情况下减少 80%，并非接种后只有 20% 的概率感染病原体。

（二）抗体滴度

通常以比值来表示，1∶256 意味着在稀释 256 倍的情况下，仍能观察到病原体与中和抗体的反应，比值越大产生的中和抗体滴度越高。

（三）免疫诱导能力

通常通过多种免疫趋化因子（如 IFN-γ 和 IL-2 等）的表达程度来评价，可以体现接种后机体免疫应答的状态。

第三节　新发传染病的防控

自古以来，传染病都是世界公共卫生的重要威胁，是导致大规模人类社会变动的主要原因之一。中世纪霍乱及鼠疫的大流行，让数亿人付出了生命的代价，严重阻碍了社会的发展。随着疫苗和抗生素生产技术的不断发展，战胜传染病似乎变为一种"看得见的胜利"。然而，2000 年后发生的多次全球规模的传染病大流行证明了此种观点的错误。由此可见，新发传染病的出现，原有传染病的死灰复燃，都需要持续地关注和应对传染病带来的威胁。

一、新发传染病的概念与类型

（一）新发传染病的概念

新发传染病（emerging infectious disease）是指人群中新出现的传染病，或过去存在但发病率或分布在增加/扩大的传染性疾病。对于"新发"的时间限制,尚无明确定义,我国学者经常将 20 世纪 70 年代以来发现的传染病归类为新发传染病。

再发传染病(reemerging infectious disease)是指一些已经得到基本控制,不构成公共卫生问题,但因为一些因素再度流行的已知传染病。广义的概念结合了新发现的传染病及重新流行的已知传染病,统称为新发再发传染病(emerging and reemerging infectious disease)。

（二）新发传染病的类型

近年来几乎每年都有新传染病被发现,世界范围内新发传染病包括艾滋病、肠出血型大肠埃希菌感染、军团菌肺炎、禽流感、埃博拉出血热、寨卡病毒感染等。新发传染病病原微生物涵盖病毒、细菌、立克次氏体及寄生虫,组成多样且复杂(表 4-2)。

表 4-2 近年部分新发传染病

时间	病原体	传染病名称
1977 年	埃博拉病毒	埃博拉出血热
1982 年	大肠埃希菌 O157：H7 菌株	出血性肠炎
1983 年	人类免疫缺陷病毒	获得性免疫缺陷综合征
1989 年	丙型肝炎病毒	丙型病毒性肝炎
1993 年	创伤弧菌	食源性败血症
1996 年	西尼罗病毒	西尼罗脑炎
1998 年	禽流感病毒	人感染禽流感
2003 年	SARS 冠状病毒	严重急性呼吸综合征
2009 年	甲型 H1N1 流感病毒	甲型 H1N1 流感
2013 年	中东呼吸综合征冠状病毒	中东呼吸综合征

从表 4-2 可见,20 世纪 70 年代以来世界范围内出现的新发传染病既有之前从未发现的新种类,也有已知发生变异的或传播方式、所致病症类型等发生改变的类型。基于以上特点,将新发传染病分为四类:

1. 新出现病原体所致新病症 如艾滋病、严重急性呼吸综合征(SARS)、中东呼吸综合征(MERS)、新型冠状病毒感染。

2. 已知病原体变化所致新病症 如啮齿类动物传播的汉坦病毒(hantavirus)会引发肾综合征出血热,新型变种被发现还会引发汉坦病毒肺综合征,以及抗药结核病,抗甲氧西林金黄色葡萄球菌感染等抗药性病原体的出现与传播。

3. 已知病原体跨物种传播 如禽流感病毒(avian influenza virus)通常只感染鸟类,少数情况会感染猪等家畜。后发现禽类中高致病性的血凝素(HA)亚型 H5、H7 都有感染人类的案例。

4. 已知病原体的复发感染 如登革热的季节性复发,梅毒、淋病等疾病由于人类行为变化的传播。

二、新发传染病的流行

（一）新发传染病产生的因素

新发传染病的出现往往伴随着人类社会各种诱因、宿主及外界环境改变。其主要因素有:

1. 生物学因素　病原体在宿主体内大量复制的过程中，自发地或因外部环境压力而产生基因突变，或通过重组交换等途径获得外源性基因。这些基因突变编码的新蛋白可能导致病原体对宿主细胞的感染性或毒力发生改变，形成新的病症或实现跨越物种的传播。

2. 自然因素　飓风、海啸、洪水等自然灾害，或气候变化等会同时影响人类及自然界生物的栖息地与生存状态。灾害后剧烈的地质变化伴随着大量生物死亡，尸体产生的病原体可能污染水源及土壤。媒介昆虫或中间宿主动物的迁徙、栖息环境的改变可能带来更多的与人类的接触机会，增加病原体突破人类免疫防御的概率。

3. 社会因素　土地开发、森林砍伐、捕食野生动物等行为，增加了人类与携带未知病原体的生物的接触机会，直接或间接地促进新型人兽共患病的出现。同时，发达的交通网络导致人口向大城市集中等现象，间接促成了更为高效的传染病传播条件。全球化浪潮下，国际贸易与旅行中遇到的病原体会随着人群的移动快速扩散并蔓延。

（二）新发传染病流行的特点

1. 病原体种类多，病毒及人兽共患病占比大　新发传染病流行的病原体涵盖多种微生物，但近几十年来统计数据显示病毒类病原体数量最多、威胁大。病毒基因突变频率高，例如 2009 年甲型 H1N1 流感病毒的基因中就包含猪、禽、人三种流感病毒的基因片段，突变位点的大量积累，让病毒更容易在短时间内实现向宿主免疫逃逸方向的进化。大部分新发传染病都与动物有关，野生动物传播的经典例子如猴痘、埃博拉出血热、禽流感等。动物作为宿主被病原体感染后并不一定死亡，反而成为病原体获得新的进化动力的主要媒介。

2. 传播速度快，范围广，危害大　艾滋病自报告首例病例至 2023 年已经覆盖全球，累计死亡超 4 040 万人。禽流感、牛海绵状脑病的暴发伴随着大量经济动物的扑杀与销毁，严重影响农业发展，说明新发传染病具有巨大的破坏性。

3. 不确定性强、难预测　新发传染病的传播方式多样，有呼吸道传播、消化道传播、接触传播、虫媒传播、血液与体液传播等，还有一些传播途径尚不清楚，突发情况下很难第一时间判断传播规律。

三、新发传染病的防控策略

（一）新发传染病防控策略的主要种类

针对新发传染病的防控，主要对策可分为排除策略（exclusion）、消除策略（elimination）、压制策略（suppression）、缓疫策略（mitigation）和无实质性策略（no substantive strategy）。任何策略的选择和实施都会受到各种因素的影响，产生诸多不确定性。

1. 排除策略　排除策略（exclusion）是以阻止或限制病原体的传播为核心目标，力争减少或消除疫情的策略。通常包括隔离、检疫、旅行限制等。例如在疫情期间，对确诊病例进行集中隔离医学观察，对密切接触者实施入境后隔离医学观察措施等。

2. 消除策略　消除策略（elimination）是指通过一系列公共卫生措施，彻底消除特定传染病在某一地区或全球的传播。这种策略通常包括监测和预警系统、疫苗接种、公共卫生干预等。这方面的典型案例是天花病的消除：通过全球范围内的疫苗接种和公共卫生干预，世界卫生组织于 1980 年宣布全世界已消灭天花病。

3. 压制策略　压制策略（suppression）是一种通过主动干预来减少或控制不良因素的影响，以防止其扩散、恶化或引发更大危害的策略，旨在通过隔离、封锁、检测和接种疫苗等措施，迅速降低感染率,控制疫情传播。通过迅速而严格的干预手段,最大限度地减少感染病例,将传播链在最短时间内切断。

4. 缓疫策略　缓疫策略(mitigation)是一种公共卫生干预措施,其核心目标是减轻疫情对医疗服务和社会运行的冲击和压力。这种策略侧重于通过非药物干预措施,如社交疏离、隔离重症病例等,来延缓疫情增长速度,推迟流行高峰到来时间,并压低疫情峰值。在缓疫策略下,轻症病例可能未被及时发现,从而有可能成为传染源,导致社区传播。

5. 无实质性策略　无实质性策略(no substantive strategy)是指不进行有效的防控措施干预,任由疾病传播。例如在急性传染病暴发初期的干预反应慢,采取较为宽松的措施,无全国性的封锁或严格的社交距离政策。这会导致疾病的快速传播,疫情控制效果不佳,病例和死亡人数迅速增加。

（二）如何应对新发传染病

目前我国新发传染病应对重点主要为可能造成大流行的疾病、可以带来严重健康危害和经济损失的人兽共患病、生物恐怖以及其他境外输入的新发传染病。由此,新发传染病防控需要:

1. 完善法律和制度体系建设　我国政治体制具有优越性,保证了面对重大疫情时,政府具备高效的指挥能力和强大的动员能力。2003年出台的《突发公共卫生事件应急条例》成为我国第一部针对突发公共卫生事件的法规。2007年《中华人民共和国突发事件应对法》正式实施,后针对《中华人民共和国传染病防治法》及《中华人民共和国国境卫生检疫法》中的公共卫生事件部分进行了修订。2019年《中华人民共和国疫苗管理法》的出台又赋予新发传染病防控一项强有力的支撑制度。此外,《国家突发公共卫生事件应急预案》等多项预案也得到了优化。

2. 强化预警监测,加强国际合作　针对新发传染病的早期发现与预警是防控工作的重点。目前我国已经实现了传染病疫情的网络直报,建成了规模庞大覆盖面广的报告系统,同时,跨学科、部门、地区的交叉合作,可能有机会在最早时间发现潜在传染病流行的倾向性。在新发传染病面前,任何国家和地区都无法独善其身,紧密的国际合作并共享信息可能为防控抢占先机。

3. 提升快速反应能力,优化人才培养　疫苗作为传染病特异性预防的最有效工具,有着迅速抑制传播的功效。因此应对突发公共卫生事件的人才储备,决定了下次大流行时应对的效率。因此,要遵循底线思维,设计各种类型、多种场景的传染病处置演练,不仅仅针对专业人员,也要积极鼓励群众参与应急演练,提升忧患意识。

四、新发传染病的特异性防护

（一）新发传染病的免疫接种

免疫规划疫苗(immunization program vaccine):是指居民根据政府有关规定必须接种的疫苗,由政府免费向居民提供。居住在中国境内的居民在依法享有接种免疫规划疫苗的权利的同时,应履行接种义务,助力传染病的群体免疫。自1978年起,我国开始在全国范围内开展免疫规划工作。目前采用14种疫苗预防15种疾病的免疫规划,接种率一直保持在较高水平,取得了令人瞩目的传染病防御成就。

非免疫规划疫苗(non-immunization program vaccines):是指居民自愿接种的非规划类疫苗,是否接种由接种人自主判断,无义务必须完成接种,接种产生的费用由接种人自行负担。如水痘疫苗、流感疫苗、轮状病毒疫苗等。

从新发传染病的类型与特点出发,仅靠消毒灭菌的防护是远远不够的。扩大免疫规划疫苗的范围,有助于预防新发传染病的危害。目前我国已经建成以传染病直报系统为代表的国家、省市县级大数据信息化监控平台。在出现早期预警信号的情况下,针对季节性反复流行的传染病,可以将其疫苗纳入免疫规划来提前提升国民免疫水平。

（二）应对新发传染病的特异性防护技术

新发传染病具有不可预测性的特点,导致暴发后短时间内缺乏特异性的治疗药物及疫苗。针对以上问题,加大治疗药物及疫苗的研发储备尤为重要。特别是针对新型疫苗技术的研发,以及整合稳定安全的药物及疫苗生产平台,既保证防护技术的前瞻性也保证应用的可行性。

1. 灭活/减毒活疫苗生产及储备　作为传统疫苗中最为稳定的技术工艺,灭活/减毒活疫苗在传染性疾病的特异性防护中始终占有重要的位置。新型疫苗技术带来的是针对快速变异病原体的快速响应策略,灭活/减毒活疫苗则是从最基本的特异性免疫角度保障人群的生命健康。对防御新发传染病的重症化及阻止其快速扩散有着不可替代的作用。针对其设计生产耗时等问题,可以充分发挥我国制度的优越性,通过大规模整合生产研发资源来最大限度提升效率。同时,在传染病尚未暴发阶段提前设计生产具有广谱抗性的疫苗作储备,以应对不时之需。

2. 应急用疫苗工程工艺研发　作为新型疫苗技术的代表,mRNA技术平台最大的优点就是针对新发传染病的时效性。该项技术原理融合了纳米材料科学、分子生物学等最前沿技术,使用生物信息学分析在短时间内完成针对多种靶点的设计及实验验证。通过体外转录技术,可在无细胞环境中大量生产,且无需与宿主基因整合直接参与目标蛋白表达,有着精准和快速的特点。不断优化设计生产流程及工艺后,甚至可在几周内实现疫苗量产。然而,该技术平台依然有很多瓶颈。首先是mRNA的稳定性不高,需要严苛的保存运输环境;其次疫苗生产的很多原料加工工艺要求高,成本很难降低。不过随着我国众多优秀研发团队的努力,相信很快可以实现该技术的成熟化应用。

第四节　微生物危害预防与控制的应用及研究前景

人类与微生物的关系一直以来都是双面性的,有益微生物带给人类很多便利,而同时有害微生物又不断地在人类的生产、生活中进行着破坏。新的病原体不断出现,人类研究病原体的进程远远落后于病原体的出现、变异和流行。如何预防微生物的危害,控制其传播、提升人类对于生物技术的合理使用,避免引发微生物所导致的生物安全性问题,是微生物学研究的主要目标之一。消毒灭菌方法的改进、寻求新的杀灭病原体的好方法、规范人类行为等措施都可以部分甚至全部控制微生物的危害。

一、应用

（一）感染性疾病的防控

应用消毒与灭菌技术进行疾病的防控已有数千年的应用及研究历史。人类已经建立了众多的物理、化学与生物消毒灭菌技术,并对不同技术杀灭微生物的能力等进行了大量的研究,取得了一系列重大成绩。

（二）免疫预防与治疗

1980年世界卫生大会宣布消灭天花,这是预防医学值得庆祝的成绩。目前人类通过预防接种,控制了绝大多数的传染病的发生和传播,提高了人类的生活水平。现在免疫学的研究对超敏反应、移植排斥反应、自身免疫病和肿瘤等疾病发生机制进行了深入的探索,同时为上述疾病的诊断和治疗提供了新的方法和策略。

免疫诊断学已经广泛应用于传染性疾病、超敏反应、自身免疫病和肿瘤等疾病的疗效评估。免疫预防主要措施是接种疫苗,目前多种疾病的主要研究方向都是研发预防疫苗和治疗性疫苗。各种新型疫苗的问世将带给人类更多的预防疾病的能力。同时,免疫治疗已经成为临床治疗疾病的重要手段之一。单克隆抗体治疗人类 B 细胞淋巴瘤获得成功,美国食品药品监督管理局(FDA)陆续批准了用于治疗癌症、肝炎及多发性硬化的免疫制剂。成功分离出能被淋巴细胞识别的肿瘤抗原。多种细胞因子应用于治疗贫血、白细胞和血小板减少症等。

（三）突发公共卫生事件应急系统的建立与完善

尚未与人类社会有接触的未知病原体(X 病原体)所带来的突发的生物安全威胁正逐渐向我们逼近。尤其是随着基础设施建设及公共交通的更新与完善,未来可能面临超大型城市暴发新型病原微生物感染的紧急事件。由此,我国亟需建立一套可以应对此类突发性公共卫生事件并做出快速反应的监测、检测、汇报分析以及信息公开系统。通过产学研各部门的共同努力,实现新型检验检测技术,特异性免疫制剂设计生产技术,大数据与机器学习技术等融合领域的突破。

二、研究前景

（一）寻找新的消毒灭菌因子

1. 生物消毒的研究与应用　生物消毒是指利用一些生物或其产生的物质来杀灭或清除病原微生物的方法,包括以下几种:

（1）抗菌植物:某些植物产生抗菌物质能抑制或杀灭微生物,被称为抗菌植物。目前,已证实多种植物具有抗细菌、抗真菌、抗病毒的作用,有的甚至对细菌、真菌和病毒都有作用。抗菌植物药主要用于皮肤、黏膜和空气的消毒,也有的用于外环境消毒。植物药毒副作用小,是开发高效、低毒的消毒剂的重要方向。

（2）噬菌体:利用毒性噬菌体能破坏受感染细菌的特性,可以将其用于消毒。噬菌体消毒最初较多用于布鲁菌感染的处理。此后不断发现新的噬菌体,如李斯特菌噬菌体、结核分枝杆菌噬菌体等,为拓展噬菌体消毒技术的应用领域创造了条件。

（3）生物酶:某些来源于动植物组织提取物或其分泌物、微生物体自溶物及其代谢产物中的酶活性物质具有杀灭微生物的作用。包括溶菌酶、酵母菌细胞壁溶解酶、真菌细胞壁溶解酶等。生物酶消毒在食品防腐、烧伤创面消毒、口腔卫生消毒等方面具有重要意义。

2. 等离子体的研究与应用　等离子体(plasma)是由部分电子被剥夺后的原子及原子团被电离后产生的正负离子组成的离子化气体状物质。等离子体可以杀灭各种细菌繁殖体和芽胞、病毒、原虫等病原体,也能有效破坏热原质。其具有作用迅速、时间短、温度低、效果可靠、无残留毒性的优点,是一种新型、理想的物理消毒灭菌方法。近 20 年来,低温等离子体消毒灭菌技术迅速发展,展现出良好的应用前景,主要应用在空气和医疗废水的消毒、医疗器械的消毒。与其他消毒灭菌方法比较,等离子体消毒灭菌具备方便、实用、安全、绿色环保、适用范围广的特点。可用于处理金属、玻璃与塑料制器材,但不适用于纺织品和液体。

3. 纳米材料技术与传统技术结合提高消毒效果研究与应用　多种光热催化材料具有光热转换效率和杀菌性能,因此传统太阳能消毒技术在水体消毒中发挥重要作用,但其存在太阳能利用率不够高及杀菌效率低等缺陷,纳米光热催化材料可作为目前的解决策略。

4. 新型化学消毒剂的研究　理想的消毒剂应具备杀菌谱广,性质稳定,易溶于水,无色,无臭味,易于除去,无刺激,无致突变,无致畸致癌作用,不易受到有机物、酸、碱等物理化学因素影响,无腐蚀性,不易燃烧爆炸,使用安全,价格低廉,便于运输,可大量供应等特点。显然,目前还没有完全符合上述要求的消毒剂。目前对消毒剂的研究如下。

(1)复方制剂:采用复方配制以改善消毒剂性能。在复方设计中,主要考虑两大方面:一是提高杀菌作用,所添加的成分主要是协同消毒剂、表面活性剂、酸碱调节剂、激活剂、增效剂等;二是改进其他性能,添加的成分主要是阻燃剂、防爆剂、缓蚀剂、稳定剂、黏附剂、雾化剂、香料等。

(2)微酸性电解水(pH 5.0～6.5):电解水是指利用电化学方法,将低浓度的电解质溶液,如氯化钠溶液、稀盐酸溶液或两者的混合溶液在电解槽内进行电解,使该溶液的酸碱度、氧化还原电位、有效氯浓度、活性氧等发生变化,从而拥有杀灭微生物功能的消毒溶液。微酸性电解水(pH 5.0～6.5)凭借其无污染、无残留、杀菌能力强以及制取方便、成本低廉的明显优势,已经在环境、食品、医疗、物表等领域的清洗消毒中有着广泛应用。

(3)污水消毒灭菌的微气泡技术:微气泡是指直径小于 $50\mu m$ 的气泡,直径范围在 $10～50\mu m$ 之间的微气泡,在消毒灭菌中具有不引入新污染物、比表面积大、停留时间长、界面 ζ 电位高、产生自由基和高界面传质效率等优点,在污水处理、灭菌等可持续性方面有着巨大的应用潜力。微气泡技术的利用不仅提高了化学药剂的利用效率而且也大大节省了时间与运营成本,微气泡水处理技术已成为目前国内外学者的研究热点。

(4)大气压等离子体射流(APPJ):APPJ 是一种新兴的大气压等离子体放电技术,其在大气压下产生,具有放电温度和激发电压低、放电装置灵活、操作简便安全等优点,目前在环境卫生和环境污染治理等环境领域也具有广泛的应用前景。

(二)扩展免疫预防范围,完善法规制度

特异性预防也面临一些挑战,如微生物的高频率变异,使人类研发疫苗等的速度远远不能赶上微生物的变异速度;一些只在动物中传播的疾病,例如高致病性禽流感 H7N9 感染人类;未知的微生物也陆续出现,例如寨卡病毒、埃博拉病毒等;人类在探索太空、海洋等过程中也可能将更多的其他病原生物引入地球,对这些未知病原,我们必须未雨绸缪。我国的免疫规划曾取得了消灭天花、消除脊髓灰质炎的伟大成就。未来仍应进一步考虑将 HPV 等对大规模人群健康具有严重威胁的病原体的免疫预防纳入规划范围内,更好地实现全民大健康目标。同时,2019 年出台并施行的《中华人民共和国疫苗管理法》,从全过程、全环节、全方位的角度确定了法治化管理疫苗的规范,对提升疫苗质量和完善供应链都有促进作用。《中华人民共和国疫苗管理法》在应对新发传染病时为疫苗研发生产机构提供了强有力的法律依据,同时也需要考虑在严重疫情发生后的临床试验、生产审批等环节应给予一定的可调整空间。《预防接种工作规范(2023 年版)》完善了免疫规划监测管理体系,让基层的疫苗接种工作有据可循。在不断理解吸纳新技术新思路的同时,也用制度规范来确保人民群众的基本健康安全。

随着生物学技术进入后基因组时代,人类对于微生物的预防和控制进入了一个崭新的发展阶段,探寻新的消毒灭菌因子,获得更为有效消毒灭菌试剂及方法成为必然。微生物危害的预防和控制任重道远,既要为医疗和生活提供必要的预防和控制微生物的方法,又要时刻防范微生物技术的滥用,才能真正做到让微生物造福人类。

(张延昭　孙玉萍)

思考题

1. 消毒、灭菌概念是什么？
2. 物理、化学消毒灭菌法分别有哪些种类及其应用是什么？
3. 影响消毒灭菌的因素有哪些？
4. 人工主动免疫和被动免疫的区别是什么？生物制剂的种类有哪些？
5. 简述新发传染病的概念及特点。

第五章
微生物实验室生物安全

学习目标

掌握：生物安全相关术语；生物因子的概念与分级；生物安全实验室的概念与分级。

熟悉：实验室生物安全设备和个人防护装备的种类及用途；实验室生物安全操作规范。

了解：实验室获得性感染的常见原因；实验室生物安全相关法律法规；实验室生物安全运行管理；实验室生物安全评审与监督；微生物实验室生物安全的应用及研究前景。

微生物实验室生物安全（biosafety in microbiological laboratory）是随着现代生物学的进步而发展起来的一个新兴研究领域，主要探讨病原微生物实验室的安全防护与管理，研究采用何种技术手段和管理措施防止实验室工作人员感染，或因实验室意外泄漏而导致环境污染和社区人群感染。现今，为防控微生物实验室获得性感染而研发的防护设备以及操作规范已经形成了较为完善的技术体系，并成为现代生物安全技术的重要组成部分。

第一节　微生物实验室生物安全概述

自微生物学问世以来，微生物实验室污染和实验室获得性感染问题一直困扰着微生物学研究人员。随着科学技术和社会发展水平的提高，微生物实验室安全问题日益受到重视。世界卫生组织（WHO）等组织通过对一系列实验室感染事故的根本原因分析（root cause analysis，RCA），提出并逐渐深化了生物安全这一概念，制定和完善了与生物安全相关的一系列法律法规和操作规范。

一、生物安全相关术语

（一）生物安全

《中华人民共和国生物安全法》将生物安全定义为国家有效防范和应对危险生物因子及相关因素威胁，生物技术能够稳定健康发展，人民生命健康和生态系统相对处于没有危险和不受威胁的状态，生物领域具备维护国家安全和持续发展的能力。生物安全作为国家安全的重要组成部分，在保障人民生命健康，保护生物资源和生态环境，促进生物技术健康发展，推动构建人类命运共同体，实现人与自然和谐共生等方面起着重要作用。

（二）实验室生物安全

参照中华人民共和国国家标准 GB 19489—2008《实验室生物安全通用要求》的定义，实验室生物安全（laboratory biosafety）是指实验室的生物安全条件和状态不低于容许水平，符合相关法规、标准等对实验室生物安全责任的要求，可避免实验室人员、来访人员、社区及环境受到不可接受的损害。实验室生物安全是生物安全的重要内容，主要针对病原微生物实验室的生物安全问题，着眼于实验室获得性感染预防、实验室环境污染控制和社区人群健康。实验室生物安全的具体内容涵盖防止实验室发生病原体或毒素意外暴露及意外释放的技术规范、操作规程和防范措施,其核心是保护操作人员、防止病原微生物扩散至外环境。

（三）实验室生物安全保障

实验室生物安全保障(laboratory biosecurity)是指单位和个人为防止实验室内处理的病原体或毒素丢失、被窃、滥用、转移或有意释放而采取的安全措施。实验室生物安全和实验室生物安全保障均以保护实验室工作人员和公众的健康为目的,但两者是有所区别的。实验室生物安全侧重于描述用以防止实验室发生病原体或毒素意外暴露及意外释放的防护原则、技术以及实践。实验室生物安全保障侧重通过安全保卫措施,保障实验室及其病原微生物的安全,防止病原微生物泄漏、丢失和被盗、被抢。简单地说,实验室生物安全是避免无意的生物危害,实验室生物安全保障是避免有意的生物危害。

（四）实验室生物安全防护

实验室生物安全防护(biosafety protection for laboratory)是指实验室工作人员所处理的实验对象含有致病的微生物及其毒素时,通过在实验室设计建造、使用安全防护设备和个体防护措施、严格遵从标准化的工作及操作程序和规程等方面采取综合措施,确保实验室工作人员不受实验对象侵染,确保周围环境不受其污染。生物安全防护实验室需要根据所操作的生物因子危害程度的不同划分为不同的防护级别,设置相应级别的防护设备,制订必要的操作规范和各项生物安全规章制度,通过人员培训和检查监督等手段确保各项制度和措施得以严格执行。

（五）生物安全实验室

中华人民共和国国家标准 GB 50346—2011《生物安全实验室建筑技术规范》将生物安全实验室(biosafety laboratory)定义为通过防护屏障和管理措施,达到生物安全要求的生物实验室和动物实验室。生物安全实验室是由硬件设施、操作规范、人员培训和规章制度所形成的一套严密的防控体系,而不仅仅是指建筑物和防护设备。

二、实验室获得性感染

实验室获得性感染(laboratory acquired infection)是指与实验室有关的感染,即由于在实验室相关活动中暴露于生物因子而导致的感染。微生物实验室主要进行与病原微生物菌(毒)种、样本有关的研究、教学、检测、诊断等活动,涉及病原微生物的分离、培养、检测、鉴定及动物实验等操作。实验人员长期暴露于存在潜在感染性样本的环境中,发生实验室获得性感染的风险较高,甚至还可能造成感染的扩散。

（一）实验室获得性感染的常见原因

实验室获得性感染的发生多数与操作病原微生物有关,还与实验室的防护等级、防护能力和使用频率、实验人员的素质和能力,以及实验室的安全管理体系等因素相关。随着实验室设施设备的优化,人为因素成为导致实验室获得性感染的主要原因。近 70% 的实验室获得性感染是由于操作失误而导致的,如未使用个体防护装备或防护装备使用不当、缺乏标准操作规程或操作不当、忽视风险评估或人员培训不到位等。

1. 气溶胶感染　感染性气溶胶可通过吸入等途径进入人体,是导致实验室获得性感染的主要原因。在实验室中,使用吸管或移液器、匀浆机、超声破碎仪、涡旋混合器、离心机、细胞分选仪等处理感染性材料时,均可产生感染性气溶胶。其中,离心管破裂、标本溅溢、打碎培养皿或冻干培养物、混匀操作后立即开盖均可在短时间内产生大量气溶胶。此外,有些需要反复多次操作,如用火焰烧灼带菌的接种环,即使一次操作仅产生有限的气溶胶,但短时间内重复多次同样会产生大量的微生物气溶胶。如气溶胶达到一定浓度并随空气在实验室内扩散,则会增加实验人员接触相应病原体的可能性,同时也会增加气溶胶泄漏到周围环境的风险。

2. 锐器刺伤或划伤 当实验活动涉及使用锐器时,被含有感染性材料的注射针头、解剖刀、玻璃器皿碎片等刺破、割伤或者划伤,也可能导致实验室获得性感染。此外,实验动物咬伤或抓伤也会增加实验人员经伤口暴露于生物因子的可能性。

3. 工作人员素质或能力不足 实验室工作人员安全意识和规范操作方面的缺陷是导致实验室出现意外事故的重要原因。实验室培训不足、工作人员操作不熟练、安全意识薄弱等,均可导致工作人员在操作过程中出现程序性错误,增加生物因子暴露或泄漏的风险。

4. 实验室设施或管理缺陷 实验室设计和管理不合理,仪器设备或设施出现意外故障也是引起实验室获得性感染的危险因素之一。实验室设施和设备老化或维护不当、电力不足或供应障碍、昆虫或啮齿动物进入实验室造成损坏等,均会影响实验室安全防护系统的正常运行,导致防护屏障部分破坏或完全失效,增加生物因子暴露和/或泄漏的可能性。

（二）实验室获得性感染的常见病原体

实验室获得性感染的微生物种类与实验操作的病原体种类有关,几乎包括了细菌、真菌、病毒、支原体、衣原体、立克次体和寄生虫等所有种类的致病微生物。2000—2021年,在全球范围内由细菌引起的实验室获得性感染病例最多,占77%,其次为病毒感染,占13.9%。常引发实验室获得性感染的病原微生物有沙门菌、布鲁菌、脑膜炎奈瑟菌、痘苗病毒、寨卡病毒等。

1. 沙门菌 沙门菌中引起实验室获得性感染的主要是伤寒沙门菌和肠道沙门菌,已报告了多起与之相关的感染病例和死亡病例。沙门菌病是一种食源性疾病,实验室最主要的传播方式是经口摄入,即无意识的手-口途径。因此,需要特别重视个人防护装备的使用,注意洗手和操作台的清洁和消毒工作,以降低实验室感染的风险。

2. 布鲁菌 布鲁菌是细菌性实验室获得性感染常见的病原体之一。布鲁菌引发实验室获得性感染的确切传播途径目前尚不完全清楚,一般认为该菌可能通过雾化和直接接触这两个传播途径引发实验室获得性感染。很少有该菌通过人际传播而引发实验室感染的报道,因此一般认为从事该菌研究的实验人员应该进行预防性疫苗接种,一旦意外接触该菌应该立即服用多西环素或利福平等药物以预防感染。

3. 脑膜炎奈瑟菌 脑膜炎奈瑟菌引发的实验室感染往往造成死亡,因此脑膜炎奈瑟菌对于微生物研究人员身心健康的威胁比较重大。预防脑膜炎奈瑟菌引发的实验室感染不仅需要对研究人员进行脑膜炎疫苗接种,还要求所有的实验操作必须在生物安全柜中进行,并且建立严格的实验室管理制度。研究人员一旦意外暴露于该菌,应该立即服用环丙沙星或者利福平作为紧急预防措施。

三、实验室生物安全相关法律法规

我国的一系列涉及生物安全的法律法规和条例主要包括《中华人民共和国传染病防治法》《中华人民共和国生物安全法》《病原微生物实验室生物安全管理条例》《实验室生物安全通用要求》《生物安全实验室建筑技术规范》和《病原微生物实验室生物安全管理条例》等。这些法律法规为实验室生物安全管理工作提供了法律依据,对实验室生物安全管理与实验室建设工作提出了具体技术要求。

我国于1989年制定了《中华人民共和国传染病防治法》,此后分别于2004年修订,2013年修正，2025 年修订。该法第三十一条规定，"疾病预防控制机构、医疗机构的实验室和从事病原微生物实验的单位，应当遵守有关病原微生物实验室生物安全的法律、行政法规规定，符合国家规定的条件和技术标准，建立严格的管理制度，对传染病病原体和样本按照规定的措施实行严格管理，严防传染病病原体的实验室感染和扩散。"第三十五条规定，"国家建立病原微生物菌（毒）种保藏库。对病原微生物菌（毒）种和传染病检测样本的采集、保藏、提供、携带、运输、使用实行分类管理，建立健全严格的管理制度。从事相关活动应当遵守有关病原微生物实验室生物安全的法律、行政法规规定；依法需要经过批准或者进行备案的，应当取得批准或者进行备案。"第九十一条规定，"对从事传染病预防、医疗、科研、教学和现场处理疫情的人员，以及在生产、工作中接触传染病病原体的其他人员，按照国家规定采取有效的卫生防护措施和医疗保健措施，并给予适当的津贴。"这些法律条文为我国微生物学实验室研究和疾病防控过程中的生物安全提供了法律保障。

为了进一步规范我国医疗卫生和科研部门实验室的生物安全工作，卫生部于 2002 年制定了《病原微生物实验室生物安全管理条例》。该准则建立了我国微生物和生物医学实验室生物安全防护的基本原则，将我国的生物安全实验室分为 1 至 4 级，提出了各级生物安全实验室在设施建设、安全防护和管理制度等方面应满足的最低要求。

为配合 2004 年修订后的《中华人民共和国传染病防治法》，国务院于 2004 年颁布了《病原微生物实验室生物安全管理条例》。该条例明确了我国的病原微生物实验室分级管理制度，在病原微生物分类，生物安全实验室建设、运行、监督，微生物样品运输、保藏等方面构建了清晰的法律框架，为我国实验室生物安全工作的顺利开展奠定了制度基础。

为了进一步规范我国生物安全实验室的建设工作，我国相继制定了若干项国家标准和详细的实验室生物安全工作技术规范，其中比较重要的有《生物安全实验室建筑技术规范》和《实验室生物安全通用要求》等。《生物安全实验室建筑技术规范》是由建设部于 2004 年发布的，由住房和城乡建设部在 2011 年进行了修订，现行有效的标准号为 GB 50346—2011。该标准分别规定了各级生物安全实验室在设计、施工、检测和验收等环节所应遵循的技术标准，对生物安全实验室的建筑结构、装修、系统构成、空调、空气净化、配电、给排水、消防设施和自动控制等方面提出了具体的技术要求。《实验室生物安全通用要求》由国家标准化管理委员会发布，现行有效的标准号为 GB 19489—2008。该标准对我国各级生物安全实验室的设施、设备和安全管理等方面提出了详细的技术要求。

直至 2021 年，《中华人民共和国生物安全法》的正式施行，标志着我国生物安全进入依法治理的新阶段。该法律将病原微生物实验室生物安全作为单独的章节进行介绍，这对于从制度上规范和加强病原微生物实验室生物管理、保障生物安全实验室规范运转、筑牢国家生物安全防线具有重要意义。

这些法律法规和规章制度为我国生物安全实验室的建设、运营和监管等工作构建了比较完整的制度框架，为我国生物安全事业奠定了良好基础。

第二节　生物因子与生物安全实验室分级

一、生物因子分级

生物因子（biological agents）是指实验室中操作的一切微生物和生物活性物质。各国（地区）通常根据生物因子的致病性、传播途径、宿主范围、实验室人员的易感性（是否具备有效的预防 / 治疗措施）及在环境中的稳定性，对生物因子进行危险度的评估与分级。

（一）WHO 分级标准

WHO《实验室生物安全手册》（第三版）中将生物因子划分为 4 个等级，其中危险度 3 级和 4 级的微生物被称为高致病性病原微生物。

危险度 1 级（无或极低的个体和群体危害）：不太可能引起人或动物致病的微生物。

危险度 2 级（中等个体危害，低群体危害）：能引起人或动物发病，但对实验室工作人员、社区、牲畜或环境不易导致严重危害。实验室暴露也许会引起严重感染，但具备有效的预防和治疗措施，并且传播风险有限。

危险度 3 级（高个体危害，低群体危害）：能引起人或动物严重疾病，但一般不会发生感染个体向其他个体的传播，并且具备对感染有效的预防和治疗措施。

危险度 4 级（高个体危害，高群体危害）：能引起人或动物非常严重的疾病，并且很容易发生个体之间的直接或间接传播，对感染一般没有有效的预防和治疗措施。

（二）我国的分级标准

我国根据病原微生物的传染性、感染后对个体或者群体的危害程度，将病原微生物分为四类，从第一类到第四类其危险度逐渐降低，与 WHO 分级标准的级别顺序相反。

第一类病原微生物（高个体危害，高群体危害），是指能够引起人类或者动物非常严重疾病的微生物，以及我国尚未发现或者已经宣布消灭的微生物。

第二类病原微生物（高个体危害，低群体危害），是指能够引起人类或者动物严重疾病，比较容易直接或者间接在人与人、动物与人、动物与动物间传播的微生物。

第三类病原微生物（中等个体危害，有限群体危害），是指能够引起人类或者动物疾病，但一般情况下对人、动物或者环境不构成严重危害，传播风险有限，实验室感染后很少引起严重疾病，并且具备有效治疗和预防措施的微生物。

第四类病原微生物（低个体危害，低群体危害），是指在通常情况下不会引起人类或者动物疾病的微生物。

第一类、第二类病原微生物统称为高致病性病原微生物（表 5-1）。

表 5-1　部分常见病原微生物的危险度分级及实验室生物安全水平

病原微生物	危险度	分类	实验室生物安全防护水平	
			微生物培养	动物感染实验
埃博拉病毒	4 级	第一类	BSL-4	ABSL-4
天花病毒	4 级	第一类	BSL-4	ABSL-4
新型冠状病毒	3 级	第二类	BSL-3	ABSL-3
人类免疫缺陷病毒	3 级	第二类	BSL-3	ABSL-3
高致病性禽流感病毒	3 级	第二类	BSL-3	ABSL-3
猴痘病毒	3 级	第二类	BSL-3	ABSL-3
布鲁菌属	3 级	第二类	BSL-3	ABSL-3
霍乱弧菌	3 级	第二类	BSL-3	ABSL-3
鼠疫耶尔森菌	3 级	第二类	BSL-3	ABSL-3
结核分枝杆菌	3 级	第二类	BSL-3	ABSL-3
炭疽芽胞杆菌	3 级	第二类	BSL-3	ABSL-3

病原微生物	危险度	分类	实验室生物安全防护水平	
			微生物培养	动物感染实验
发热伴血小板减少综合征病毒	3级	第二类	BSL-2	ABSL-3
轮状病毒	2级	第三类	BSL-2	ABSL-2
腺病毒	2级	第三类	BSL-2	ABSL-2
登革病毒	2级	第三类	BSL-2	ABSL-2
肠杆菌属	2级	第三类	BSL-2	ABSL-2
肺炎链球菌	2级	第三类	BSL-2	ABSL-2
金黄色葡萄球菌	2级	第三类	BSL-2	ABSL-2

注：①病原体名称和实验室生物安全水平摘引自《人间传染的病原微生物目录》（2023 版）；②病原体危险度参考 WHO《实验室生物安全手册》（第 3 版）；③病原体分类参考《病原微生物实验室生物安全管理条例》（国务院第 424 号令）。

二、生物安全实验室分级

（一）实验室生物安全等级

根据实验室所操作生物因子的危害等级和采取的防护措施，将生物安全实验室划分为四个生物安全等级（biosafety level, BSL）。与生物因子的危险度等级相对应，一级防护水平最低，四级防护水平最高。以 BSL-1、BSL-2、BSL-3、BSL-4 表示仅从事体外操作的实验室相应生物安全防护水平，相应的实验室设施与防护要求见表 5-2。涉及实验动物操作的实验室，即动物生物安全实验室（animal biosafety laboratory），相应生物安全防护水平级别用 ABSL-1、ABSL-2、ABSL-3、ABSL-4 表示。

表 5-2 生物安全实验室的分级及防护要求

实验室生物安全等级	操作的病原微生物	个人防护与操作规范	关键防护设备	建筑要求
BSL-1	适用于在通常情况下不会引起人类或动物疾病的微生物	微生物学基本操作规范	开放实验台、洗手池	可共用建筑物，实验室有可控制进出的门
BSL-2	适用于操作能够引起人类或者动物疾病，但一般情况下对人、动物或者环境不构成严重危害，传播风险有限，感染后很少引起严重疾病，并且具备有效治疗和预防措施的微生物	微生物学基本操作规范、个人防护服、生物危害标识、人员准入制度、健康检测、污染废弃物处置	生物安全柜、压力蒸汽灭菌器、洗眼装置	可共用建筑物，与建筑物其他部分可相通，设可自动关闭的带锁的门
BSL-3	适用于操作能够引起人类或者动物严重疾病，比较容易直接或者间接在人与人、动物与人、动物与动物间传播的微生物	在二级防护水平基础上增加一体防护服和呼吸器、人员上岗前体检、出入控制	独立送排风系统、生物安全柜、双扉高压蒸汽灭菌器	独立建筑物，或建筑物中独立的隔离区域
BSL-4	适用于操作能够引起人类或者动物非常严重疾病的微生物，以及我国尚未发现或者已经宣布消灭的微生物	在三级防护水平基础上实施双人工作制、严格限制出入、进入前更衣、离开时淋浴、污染物品的特殊处理	生命支持系统、独立送排风系统、生物安全柜、双扉高压蒸汽灭菌器	独立建筑物，或建筑物中独立的隔离区域

（二）生物安全等级与感染防控

微生物学实验室的工作性质决定其研究对象是肉眼看不见的微小生物，尽管绝大多数微生物是对人类无害的，但那些具有致病性和传染性的微生物对人类的危害，尤其是对微生物学实验者及其周围环境的危害毋庸置疑。因此，从实验室规划建设开始，就需要根据实验室将要操作的病原体进行风险评估，构建恰当的生物安全体系，在实验室运行阶段严格执行既定规范，直至实验室退役后仍需要妥善处置污染设施和废弃物。

根据实验室拟操作的病原生物类型，进行风险评估，选择恰当的生物安全防护等级，在最优条件下实现感染防控。表 5-1 的数据摘引自国家卫生健康委员会颁布的《人间传染的病原微生物目录》，该目录列举了常见的可感染人的微生物种类，并逐一推荐了从事各种病原微生物实验研究所需要满足的最低生物安全防护水平。对于新发传染病的病原体，在相应病原种类不清楚的情况下，应作为高致病性病原微生物对待，采取 BSL-3 或更高等级别的生物安全防护水平。待查清其病原学特征、传播途径和流行病学规律后，再调整实验研究所需要的生物安全防护水平。

评价微生物的危险性除了要考虑到微生物本身的致病性、致病力、传播能力之外，还要考虑到地理、气候、卫生条件、人群免疫水平、医疗防疫水平等因素。微生物学实验室研究对象的危险程度与实验室感染的严重性具有密切关系。实验室感染的防控工作必须密切依托于实验室整体生物安全设计和运行规范。在完成病原体风险评估后，实验室生物安全委员会需要根据相应的生物安全等级标准，新建或改建现有实验设施，引进生物安全装备，制订规范化操作手册，组织人员培训和考核，建立严格的持证上岗制度，做好实验记录和档案工作，确保实验流程的可追溯性，保证各项生物安全措施落到实处。

三、各级生物安全实验室标准

根据我国现行的《病原微生物实验室生物安全管理条例》《实验室生物安全通用要求》《生物安全实验室建筑技术规范》和《病原微生物实验室生物安全管理条例》等国家标准及法律法规的要求，各级别的生物安全实验室都有相应的建筑设计施工规范，并需要配备符合标准的防护设施。

原则上，微生物实验室内应根据所涉及的样品、实验操作的危险性和发生污染的概率进行合理分区，一般分为"防护区"和"辅助工作区"，不同区域应有明显标志，并做好恰当隔离。进行高度危险性微生物实验的操作区域应是具有负压条件的独立建筑物，工作中产生的废水经独立管道回收，经无害化处理后方可排放。

（一）建筑设施

1. BSL-1 实验室　BSL-1 实验室即一级生物安全防护实验室，可以设立在一般建筑物内，但实验区域应相对闭合，有可控制进出的门。BSL-1 实验室不需要安装生物安全柜等专用防护设备。

2. BSL-2 实验室　BSL-2 实验室即二级生物安全防护实验室，除满足 BSL-1 实验室的全部要求外，还应满足如下要求：安装不低于 II 级的生物安全柜；配备恰当的消毒灭菌设施，如压力蒸汽灭菌器、化学消毒装置等；在实验室入口处张贴生物危害标识，并明确标示出生物安全防护级别、操作的生物因子、负责人信息和紧急联络方式等。根据具体实验操作需要，为工作人员配备防护服、手套、口罩等个人防护用品。

3. BSL-3 实验室　BSL-3 实验室即三级生物安全防护实验室，除满足 BSL-1、BSL-2 实验室的要求之外，还需要满足：实验室应是独立建筑物或者建筑物中独立的隔离区域，以方便出入控制。实验室应明确划分为防护区和辅助工作区，防护区应至少包括核心工作间和缓冲间（可兼作防护服更换间），辅助工作区应至少包括清洁衣物更换间和监控室等。

实验室必须安装独立的送排风系统，以控制实验室气流方向和压力梯度，确保实验室运行时气流由清洁区（低风险区）流向工作区（高风险区）；实验室进风需要经初效、中效和高效三级过滤，防护区的排风必须经高效过滤器过滤后排放；配备生物安全型双扉高压蒸汽灭菌器及局部消毒装置（如紫外线灯、消毒喷雾器等），用于污染废弃物消毒。根据实验类型，为工作人员配备一体式防护服和呼吸器等个人防护装备。

4. BSL-4 实验室　BSL-4 实验室即四级生物安全防护实验室，分为安全柜型实验室和穿着正压服型实验室。在安全柜型实验室中，所有微生物的操作均在Ⅲ级生物安全柜中进行。在穿着正压服型实验室中，可以使用Ⅱ级生物安全柜，但工作人员必须穿着配有生命支持系统的正压防护服。BSL-4 实验室除了要满足 BSL-3 等级别的生物安全实验室的建设规范之外，还需要满足一系列更为严格的生物安全防护标准。

实验室宜远离市区，且建造在独立建筑物内或与其他级别生物安全实验室共用建筑物。实验室防护区应包括核心工作间、缓冲间 / 化学淋浴间、外防护服更换间等，辅助工作区应包括监控室、清洁衣物更换间等。其中，化学淋浴间用于操作人员离开实验室时防护服或传递物品表面的清洁消毒，且应在无电力供应条件下仍可使用。正压服型实验室需配备可连接防护服的生命支持供气系统，包括提供压缩呼吸空气的正压供气装置、报警器和紧急支援气罐。实验室排风应经过两级高效过滤器过滤后排放。

以上是我国现行法律法规、标准等规范性文件中对生物安全实验室建设的一般要求，做好实验室生物安全工作，不仅仅是确保实验室设施和设备等符合生物安全规范要求，还要建立健全一套生物安全规章制度，特别是实验人员进行的实验操作必须符合规范。

（二）实验室生物安全设备

国家标准中对于不同实验室配备的生物安全设备做出了原则性的规定，而公共卫生与预防医学专业的学生在实际工作中一般是设备的最终用户，有必要了解生物安全柜等设备的工作原理和结构，方便设备操作和维护。

1. 生物安全柜　生物安全柜（biological safety cabinet，BSC）是处理具有感染性的实验材料时，用来保护操作者本人、实验室环境以及实验材料，使其避免操作过程中可能产生的感染性气溶胶和溅出物的箱形空气净化负压安全装置。根据生物安全柜的气流和隔离屏障设计，可以将其分为三个等级：即Ⅰ级生物安全柜、Ⅱ级生物安全柜（A1、A2、B1、B2 型）和Ⅲ级生物安全柜（表 5-3）。Ⅰ级生物安全柜的气流单向由外至内，经过排风高效空气过滤器过滤后排出，仅可保护操作者和环境；

表 5-3　生物安全柜的分级和性能比较

生物安全柜	循环气流 /%	排出气流 /%	排风系统	保护对象
Ⅰ级	0	100	实验室内 / 连接建筑物排风系统 / 排到建筑物外（外排）	操作者 / 环境
Ⅱ级 A1 型	70	30	实验室内 / 连接建筑物排风系统	操作者 / 环境 / 样品
Ⅱ级 A2 型	70	30	实验室内 / 连接建筑物排风系统	操作者 / 环境 / 样品
Ⅱ级 B1 型	30	70	连接建筑物排风系统	操作者 / 环境 / 样品
Ⅱ级 B2 型	0	100	全外排式	操作者 / 环境 / 样品
Ⅲ级	0	100	全外排式	操作者 / 环境 / 样品

Ⅱ级生物安全柜的外部气流经过供风高效空气过滤器过滤后进入安全柜,可保护实验样品不受外部空气污染;Ⅲ级生物安全柜是全封闭的手套箱型,采用直排式通风系统,可更加严格地保护操作者、环境和实验样品,用于操作具有高度危险性的生物样品。生物安全柜是最重要的安全设备,形成最主要的防护屏障。所有可能使致病性微生物及其毒素溅出或产生气溶胶的操作,除实际上不可实施外,都必须在生物安全柜内进行。

实验室应按要求配备相应级别的生物安全柜,并放置在远离人员活动且不易受到气流干扰的房间内。生物安全柜安装后必须进行可靠性检测,检测合格者方可投入使用。每次实验结束后都应该对生物安全柜进行彻底清理和消毒,以避免生物安全柜内部发生污染。在购置后需要定期检修和测试,以确保其可靠性和防护能力。原则上每年进行一次维修保养,并对其可靠性进行监测,一旦发现生物安全柜失效应立即停止使用并及时维修。生物安全柜内的高效过滤器应按照生产厂家要求定期更换,更换后需重新对生物安全柜进行可靠性检测。

需要特别指出的是,微生物实验室往往同时配备生物安全柜和超净工作台。在操作具有感染性的样品时不能用超净工作台代替生物安全柜,虽然二者外形相似,但是其内部结构和工作原理是不同的。生物安全柜是带有负压的安全装置,放置在生物安全柜内的微生物样品不会通过前窗扩散到外部环境,而超净工作台是出于保护实验样品不受外界环境污染的目的而设计的,其原理是用流经工作区域的垂直或水平层流空气形成的风幕,防止样品遭到工作区域外粉尘或微生物污染。一旦将感染性样品放置于超净工作台的工作区域,层流空气将有可能把带有感染性气溶胶的空气吹向前台工作人员或外部环境从而导致感染。

2. 动物负压隔离器　动物负压隔离器是全封闭式动物隔离饲养箱,通过物理密封将实验动物与操作者、实验室环境有效隔离,避免动物源性气溶胶污染实验室内环境,从而保证 ABSL 实验室中人员及外环境的安全性。饲养箱为全封闭式,且与外部环境保持一定压差,并配有传递系统、操作系统和消毒系统,可完成实验动物的饲养,实验操作,动物尸体、饲料和实验器具的传递等操作。

3. 传递窗　传递窗(rapid transfer port)是生物安全实验室的辅助设备,安装在房间隔墙上,用于相邻两个不同空气质量区域间小件物品的传递。传递窗的使用可减少受控环境负压设施门的开启次数,最大限度降低窗体两侧气体交换,避免两区域间空气的交叉污染。传递窗两侧门上均安装互锁装置,使两侧门不能同时打开,以防止传递窗两侧气流在传递物品时直接相通。箱体内四壁安装物理或化学杀菌装置,用于对通道内空气、壁面或待传递物品表面进行消毒处理,以保证物品传递过程不对环境造成危害,使物品在传递过程中经过杀菌处理,防止对传入一侧造成污染。

4. 高压蒸汽灭菌器　高压蒸汽灭菌器主要用于对实验室内具有感染性的固体废弃物和液体废弃物的原地彻底灭菌。需要根据生物安全实验室的级别,选择具有相应功能的灭菌器。BSL-2 实验室应选择不排气,即产生的蒸汽被回收的灭菌器,以避免随蒸汽排出的微生物对环境造成污染。BSL-3 及以上的实验室需选择双扉高压蒸汽灭菌器,安装在"防护区"和"辅助工作区"之间墙体中,并与墙体有效密封。双扉高压蒸汽灭菌器利用通道式双扉结构,前后门互锁,可保证有菌区和无菌区的有效隔离。

5. 洗眼器和冲淋设备　紧急洗眼器和冲淋设备是在实验室发生意外事故时使用的应急救援设施。当腐蚀性液体或生物危害液体喷溅至操作者眼睛或皮肤时,可通过紧急冲洗眼睛或冲淋身体,避免有害物质对人体造成进一步伤害。洗眼器和冲淋设备应安装在室内明显和易取的地方,张贴醒目标志,并保持管道通畅。

（三）生物安全实验室个人防护装备

生物安全实验室除安装生物安全柜等隔离、屏障设施之外，还有必要为从事实验操作的人员提供个人防护装备。现行国家标准中仅明确规定了连体式防护服和正压防护服等少数个人防护装备的配置等级，其他防护装备需要根据具体的实验操作选用。

个人防护装备（personal protective equipment, PPE）是指用于防止实验室工作人员受到物理、化学和生物等危险因子伤害的器材和用品。在生物安全实验室中，这些装备用于防止实验人员以任何方式暴露于感染性材料，从而避免实验室感染。个人防护装备需要保护的人体部位一般有眼睛、头面部、躯体、手、足、耳和呼吸道等。常用的个人防护装备包括眼镜（安全眼镜、护目镜等）、口罩、面罩、帽子、防护服、手套、鞋套、耳塞和防毒面具等。实验室工作人员根据所操作生物因子的危险性、实验室安全级别选择相应的个人防护装备，所有防护装备为实验室工作专用，仅限于实验室区域内穿戴，离开实验室之前应脱（摘）掉并安全处置。

1. **实验室防护服** 实验室防护服是减少工作人员暴露于气溶胶和喷溅物的一个屏障，包括普通实验服、隔离衣（外科式、连体式）、围裙、正压防护服等。普通实验服前面应当能完全扣住，一般在 BSL-1 实验室中使用。隔离衣适用于接触大量血液或其他潜在感染性材料时穿着，一般在 BSL-2 和 BSL-3 实验室中使用。另外，当有潜在感染性的物质极有可能溅到工作人员时，应当在实验服或隔离衣外穿着塑料围裙或防液体的长罩服。正压防护服内气压相对周围环境为持续正压，并具有生命支持系统，可最大限度保证操作者的安全，适用于涉及致死性生物危害物质或危险度 4 级生物因子的操作，一般在 BSL-4 实验室中使用。

实验室工作人员从事实验操作时应始终穿着防护服，且实验室应配备足够的有适当防护水平的清洁防护服以供使用。清洁的防护服应置于专用存放处，定期更换新的防护服以确保清洁。实验结束后或防护服被感染性材料污染时应立即更换防护服，已污染的防护服置于适当标记的防漏袋中储存并尽快进行灭菌处理。当有潜在感染性的物质极有可能溅到工作人员时，应使用塑料围裙或防液体的长罩服。

2. **手套** 生物安全实验室应该根据其生物安全等级和具体的实验操作类型为工作人员选择恰当的手套，并对手套的佩戴及摘除等操作进行培训。一般而言，手套应该满足佩戴舒适、动作灵活、有利于抓握且耐磨、耐扎、耐撕等要求，并能够对所涉及的危险操作提供足够的防护。在进行实验室一般性工作时，包括在 BSL-1 实验室内，佩戴一副手套即可。若可能发生感染性材料的溢出或溅出时，如在 BSL-2 和 BSL-3 实验室生物安全柜中操作感染性物质时，应佩戴两副手套。生物安全实验室对于手套使用的要求至少应该达到：①所戴手套无破损；②戴好手套后可完全遮住手及腕部，必要时可覆盖实验室防护服或外衣的袖子；③在撕破、损坏或怀疑内部受污染时更换手套。

3. **鞋、鞋套和靴套** 合适的鞋、鞋套和靴套可防止工作人员足部受到损伤和污染。工作用鞋要防水、防滑、耐磨和舒适。推荐使用皮制或合成材料制成的防渗的鞋类。在从事可能出现感染性液体漏出的工作时，应穿一次性防水鞋套。在实验室的特殊区域（如需要防静电的区域）或 BSL-3、BSL-4 实验室工作时，一般要穿专用鞋（例如一次性或橡胶靴子）。

4. **安全眼镜和护目镜** 在生物安全实验室中从事可能导致潜在眼睛损伤（物理、化学和生物因素）的操作时，必须佩戴眼部防护设备。安全眼镜为侧面带有护罩的眼镜，可为工作人员提供基本的眼部防护。在进行可能引起实验材料飞溅的操作时，需要直接或在近视眼镜外面佩戴护目镜，并辅以面部防护。

5. 口罩、防护面罩和呼吸防护设备 当所操作生物因子存在空气传播风险时,需要进行呼吸防护。传统的外科口罩仅可以保护面部部分区域免受生物危害物质(如血液、体液、分泌液以及排泄物等喷溅物)的污染,不能提供呼吸保护。从事危险性实验操作时,应佩戴防护面罩,以保护佩戴者免受气体、蒸汽、颗粒和微生物的影响。

防护面罩的全称为自吸过滤式防颗粒物呼吸器,是靠佩戴者呼吸克服部件阻力的过滤式呼吸防护用品。根据我国国家标准 GB 2626—2019《呼吸防护用品——自吸过滤式防颗粒物呼吸器》的要求,防护面罩按结构可分为随弃式面罩、可更换式半面罩和全面罩三类;按照过滤元件分为 KN 和 KP 两类,KN 类适用于过滤非油性颗粒物,KP 类适用于过滤油性和非油性颗粒物;过滤元件依据其过滤效率分为 90、95 和 100 三个级别。生物安全实验室中最常用的防护面罩为随弃式 KN95 面罩,适用于过滤非油性颗粒,过滤效率为 95%,一般不能清洗再用。

当实验室操作不能将气溶胶安全有效地限定在一定范围内时(如清理意外溢出的感染性物质时),则必须使用呼吸防护装备。常见的呼吸防护装备包括防毒面具、呼吸器和正压防护服等。这些设备的使用和维护指导书应包括在实验室的安全操作手册中,并按指导书对相关工作人员进行培训,确保这些装备的规范使用。

6. 防护帽 在生物安全实验室中佩戴简易防护帽可以保护工作人员避免化学和生物危害物质飞溅至头部(头发)所造成的污染。在高等级的生物安全实验室中,应该为工作人员配备一体式的防护服。

在生物安全实验室中,如因实验操作需要,还应穿戴其他类型的个人防护装备,如耳塞或听力保护器等。

四、动物生物安全实验室

按照我国《实验室生物安全通用要求》以及《病原微生物实验室生物安全管理条例》的要求,动物实验室的生物安全防护设施除应参照 BSL-1 至 BSL-4 实验室的相应要求之外,还应考虑对动物呼吸、排泄、毛发、抓咬、挣扎、逃逸、动物实验(如染毒、医学检查、取样、解剖、检验等)、动物饲养、动物尸体及排泄物的处置等过程产生的潜在生物危害的防护。其中应特别注意对动物源性气溶胶的防护,例如对感染动物的剖检应在负压剖检台上进行。同时要加强对实验动物的管理,防止实验动物逃逸,对使用后的实验动物进行无害化处理。

应根据动物的种类、身体大小、生活习性、实验目的等,选择具有适当防护水平、专用于动物并符合国家相关标准的生物安全柜、动物饲养设施、动物实验设施、消毒设施和清洗设施等。实验室建筑应确保实验动物不能逃逸,非实验室动物(如野鼠、昆虫等)不能进入。实验室设计(如空间、进出通道等)应符合所用动物的需要,空气不应循环。动物源气溶胶应经适当的高效过滤和/或消毒后排出,不能进入室内循环。若动物需要饮用无菌水,供水系统应可安全消毒。动物实验室内的温度、湿度、光照、噪声、洁净度等饲养环境应符合国家相关标准的要求。不同级别的动物生物安全实验室应分别采用相应等级的防护措施。

无脊椎动物(如节肢动物等)在个体大小、繁殖方式、生活习性和逃逸能力等方面同实验室常用的哺乳类动物存在显著区别,因此涉及无脊椎动物操作的生物安全实验室在防护措施方面必须充分考虑到此类动物的特殊性,并根据国家相关主管部门的规定和风险评估的结果制订有效的防护措施,配置相应的防护设施和装备。

第三节　生物安全实验室运行

生物安全实验室不仅包括建筑和设备等硬件设施,还必须建立严格的内部及外部管理体系,将软件和硬件结合在一起,确保致病性微生物研究和实验操作在安全的前提下得以顺利运行。

一、实验室生物安全运行的重要性

生物安全实验室运行的目的在于为致病性,特别是为高致病性微生物的科学研究和疾病控制工作提供安全有效的依托平台。因此生物安全实验室的建设不是简单的一次性投资,而是需要长期的高强度投入和严格监管。近年来,SARS、高致病性禽流感病毒和埃博拉病毒等病原体引发的实验室感染事故几乎都发生在高等级生物安全实验室,事故原因往往不是缺少生物安全设施或设备,而在于实验室管理混乱或者制度落实不到位,甚至出现过外部监管缺位的现象。因此,确保实验室生物安全运行的主要措施分为实验室内部的组织和管理、实验操作规范和外部的监管与评审体系两个层次。

二、实验室生物安全运行管理

生物安全实验室不是实验室设施或防护设备的简单组合,而是正规化的人员培训、配套制度和规范性文件等形成的一个有机整体。为了保障各项生物安全规章制度能够得到顺利实施,实验室应该建立权责明确、层次清晰的生物安全管理组织架构,并成立生物安全委员会,制订实验室生物安全管理手册、程序文件、标准操作规程等体系文件。

（一）实验室人员与健康管理

1. 生物安全实验室人员准入及上岗考核　所有与实验活动相关的人员(包括实验室管理人员、科研人员、技术人员、辅助人员和保洁员等)均应接受生物安全培训,经考核合格后方可进入实验室工作。动物实验人员必须持有有效实验动物上岗证及所从事动物实验操作专业培训证明方可进入实验室工作。此外,实验室工作人员应在身体状况良好的情况下进入实验区工作。若出现疾病、疲劳或其他不宜进行实验活动的情况,不应进入实验区。

2. 实验室人员的健康监护　定期组织工作人员在指定医院进行体检,并进行健康评估,必要时根据工作开展情况进行预防接种。收集实验室人员的本底血清样本、特定病原的免疫功能相关记录、预防免疫记录、健康体检报告、职业感染情况和职业禁忌证等资料,记入健康监护档案。

（二）病原微生物菌（毒）种及样本的管理

实验室应配备两名工作人员负责菌（毒）种及感染性样本的管理,并建立档案制度,做好菌（毒）种或样本的出入库、储存和销毁等原始记录。实验室生物安全防护水平应与菌（毒）种相适应,并具备菌（毒）种或样本适宜的保存区域和设备。其中,保存区域应有消防、防盗、监控、报警、通风和温湿度监测与控制等设施;保存设备应有防盗和温度监测与控制措施;保存容器的材质、质量应符合安全要求,并可牢固张贴标签或标识,标明菌（毒）种及感染性样本的信息。非保藏机构实验室应在从事病原微生物相关实验活动结束后 6 个月内将菌（毒）种或样本就地销毁,或送交保藏机构保藏。

（三）感染性物资包装和运输

感染性及潜在感染性材料的运输必须遵守我国《可感染人类的高致病性病原微生物菌（毒）种或样本运输管理规定》和国际民航组织《危险物品航空安全运输技术细则》等相关法律法规。高致病性病原微生物样品在运输前需要报国家有关部门审批，在运输途中应该由专人保管，严防样品意外泄漏或丢失。感染性样品的包装和启封都应该在生物安全柜内进行，操作人员必须佩戴手套和口罩，建议操作人员穿戴隔离衣并对眼睛进行恰当的防护。

感染性样品在包装时应该根据其对人体危害性的大小，选择恰当的容器和包装材料，并粘贴相应的生物安全标志。感染性样品的运输一般采用三层包装系统，即内层容器、第二层包装和外层包装。内层容器用于装载样品，必须防水、防漏，用封口膜或胶带密封管口，再外包裹足量吸收性材料；第二层包装为双层塑料袋或可密封塑料盒；外层包装是三级螺旋盖硬质塑料容器，用于保护第二层包装在运输过程中免受物理性损坏。运输感染性样品的冷藏包和运输箱等必须专用，并定期消毒，绝对不可再用于运输疫苗、药品等。

（四）实验室废弃物处置

实验室废弃物的处理和处置应符合《医疗废物管理条例》等国家或地方性法规和标准的要求，并根据废弃物的性质和危险性分类处理废物，防止污染。危险废物应弃置于专门设计的、专用的和有标识的用于处置危险废物的容器内，装量不能超过建议的装载容量。感染性废弃物在丢弃前应确保已通过高压灭菌等方式清除污染，或按规定的方式包装，以便后续的焚烧处理。针头、刀片及玻璃等锐器应收集在专用锐器盒内，并按感染性物质处理。此外，实验室工作区内不应积存垃圾及实验室废物，应及时处置。

（五）实验室应急预案和意外事故处置

为了保障实验室生物安全工作顺利进行，应该充分考虑到实验室可能发生的生物性、化学性、物理性、放射性等意外事故，以及火灾、水灾、冰冻、地震或人为破坏等突发紧急情况，制订相应的应急预案和意外事故的处置程序。实验室应根据所制订的应急预案对所有人员进行培训，并定期组织演练。实验室发生意外事故时，工作人员应按照应急预案迅速采取控制措施，及时上报，并组织人员对该实验室生物安全状况等情况进行调查，并对事故处理过程进行详细备案。

三、实验室生物安全操作规范

生物安全实验室是进行涉及危险生物因子实验研究的场所，在实验室从事生物因子有关的实验操作时必须符合相应的实验操作规范。根据世界卫生组织发布的《实验室生物安全手册》和我国《实验室生物安全通用要求》以及《病原微生物实验室生物安全管理条例》的要求，除实验室基本操作规范外，不同级别的生物安全实验室应遵循相应等级的操作规范，具体内容至少应包括人员进出、设备使用、实验材料和常用实验操作等方面的规范方法。

（一）基本操作规范

1. 注射　使用注射器和针头时必须小心，防止误伤自己或他人。尽量使用一次性注射器，用过的针头禁止弯折、剪断、折断、回帽。用过的注射器和针头必须丢入耐穿透的带盖容器中，待容器内物品到达容量的3/4时，进行高压灭菌处理或焚烧。尽量使用替代性实验操作，以减少针头、注射器或其他锐器的使用。

2. 接种　原则上，对人体有危害的微生物菌种或毒株的接种都应该在生物安全柜内进行，注意做好接种环和接种针的灭菌操作。尽量选择无需灭菌的一次性接种环,以避免在生物安全柜内使用微型加热器等对气流有干扰的仪器。

3. 混匀、研磨 混匀和研磨操作时很可能会释放气溶胶或使样品飞溅,因此涉及感染性材料的混匀或研磨操作必须在生物安全柜内进行。操作者必须佩戴手套和口罩,研磨器应该用吸收性材料包裹,匀浆器应该有塑料罩覆盖。操作结束后需要对护罩和仪器外部进行消毒。

4. 移液 严禁用口吹吸移液管,应使用移液辅助器,并选择带有棉塞的移液管,以减少移液辅助器的污染。处理感染性液体时,不能向其中吹入气体和反复吹吸混合,也不得将移液管中残留的液体用力吹出管外,以免产生气溶胶。

5. 离心 对含有高度危险性的液体材料进行离心操作时,应该采用符合相应生物安全标准的离心机和带有螺旋盖的离心管。离心机转子应该配有符合生物安全要求的密封圈,原则上应在生物安全柜内将离心管插入和取出离心机转子。离心机及其配备的转子、离心杯、离心桶等应定期消毒,如果发现污染应立即停止使用并及时消毒处理。

（二）生物安全实验室操作规范

1. BSL-1 实验室操作规范 BSL-1 实验室原则上不需要制订特殊的安全操作规范,但应遵循实验室的一般行为规范。实验室需建立进出登记制度,原则上禁止非本实验室工作人员进入。除研究需要外,不得将与实验无关的动物、植物带入,或在实验室储存食品和饮用水。实验室内禁止进餐、饮水、吸烟、饮酒、化妆或处理角膜接触镜。实验时应尽量减少溅出或产生气溶胶。实验过程中若有活性物质溅出,必须立即消毒。接触感染性材料后和离开实验室前均要洗手。

2. BSL-2 实验室操作规范 BSL-2 实验室在上述 BSL-1 实验室的规范基础上需要制订特殊安全操作规程。操作具有危险性的生物因子时,无关人员不得进入实验室。研究人员在进行试验操作时应采取有效措施,防止锐器损伤。实验操作时尽量用塑料器材取代玻璃器材、使用无针注射器等安全装置。严禁直接用手接触破碎的玻璃器具。人员暴露于感染性物质后必须立即向实验室负责人汇报,并详细记录事故经过和处理措施。

3. BSL-3 实验室操作规范 BSL-3 实验室在上述 BSL-1、BSL-2 实验室生物安全规范的基础上,需要制订更加严格的生物安全操作规范。实验室工作人员进入实验室工作必须经过负责人同意。非工作人员、免疫耐受和免疫抑制的人员、儿童及孕妇不得进入实验室。实验室需要执行严格的进出管理制度,建立出入登记册并存留档案,所有人员进入或者离开实验室均应有明确程序并详细记录。实验室所需物品必须经传递窗送入。感染性物质操作应在生物安全柜或其他隔离设备中进行,严禁在开放的实验台上或容器内进行此类操作。生物安全柜内的工作台表面应采用适当的消毒剂清理。感染性实验结束后,特别是在感染性物质溢出或者溅出后,需要由专业人员进行消毒和清理。某些实验室操作,例如操作感染某些病原体的动物时,必须佩戴呼吸防护装置。应建立实验室事故和暴露的报告系统。

4. BSL-4 实验室操作规范 BSL-4 实验室在上述三个级别的生物安全实验室规范基础上,进一步制订了更加严格的操作规范。实验室实行双人工作制,即任何情况下严禁单独在实验室工作。实验室工作人员与实验室外的支持人员必须建立常规和紧急联络方式。实验室入口处必须设立带锁的安全门,以严格限制非授权人员进入。人员进出必须通过更衣室和淋浴室通道,仅在紧急情况下才能通过气闸门应急通道离开实验室。工作人员进入实验室前必须在外更衣室更换和存放自己的衣物,在内更衣室洁净工作服间穿戴整套实验室工作服。离开实验室前必须淋浴,在内更衣室非洁净工作服间,脱掉衣服,衣服必须经过高压消毒后方可清洗。防护服型实验室在进入个人淋浴室前,还必须通过化学淋浴室,对防护服外层进行消毒。Ⅲ级生物安全柜型实验室中,实验所需物品必须经双门高压室或熏蒸室送入。从Ⅲ级生物安全柜或 BSL-4 实验室转移的生物学物质必须完整地放置在不易破裂的密封一级容器内,再用二级容器包装,经消毒液池和气闸门运出实验室。除生物学物质必须保持完整原始状态外,不得从 BSL-4 实验室取出未经高压灭菌的物质。应建立实验室感染人员的隔离和医疗护理机构。

在具体的工作实践中,除了严格执行上述要求之外,还应结合本实验室所研究的病原微生物类型和常用实验操作,制订本实验室生物安全操作的实施细则,编写本实验室的操作规范文件,为每一件实验设备和每一项常用实验操作编写标准化操作规程,并将这些文件归纳到本实验室的生物安全手册中,形成制度化、规范化的可操作性文件。

四、实验室生物安全评审与监督

随着《病原微生物实验室生物安全管理条例》的贯彻实施,我国实验室生物安全管理已经步入良性发展轨道。依照我国现行生物安全法律法规的要求,我国生物安全实验室的评审分为两个部分,即实验室软硬件设施及管理体系的认可和高致病性微生物实验活动的审批。

(一)生物安全实验室的认可

根据我国现行法律法规的要求,高等级生物安全实验室(即 BSL-3 和 BSL-4 实验室)在投入使用前必须得到中国合格评定国家认可委员会的认可。生物安全实验室应如实向中国合格评定国家认可委员会申报实验室的背景资料、拟操作的生物因子类型及其分级、生物安全风险评估报告、实验室建设方案、实验室竣工验收报告、生物安全防护设备参数及第三方检测报告、生物安全管理体系文件等。中国合格评定国家认可委员会组织专家对申报材料进行审核,并派人到实验室进行现场评审。现场评审时,除了要对实验室软硬件设施进行核查之外,还包括对各种事故的模拟及各种紧急预案的演练。中国合格评定国家认可委员会根据评审结果作出该实验室合格、不合格或者限期整改的决定。

(二)高致病性微生物实验活动的审批

高等级生物安全实验室在获得中国合格评定国家认可委员会的认可之后,还需要进行高致病性微生物实验活动审批。涉及与人类病原微生物菌(毒)种及样本有关的实验研究、教学、检测、诊断、保存和生物制品生产等活动的实验室需要由国务院卫生主管部门审批;涉及动物疫病的研究、诊断、检测及菌(毒)种保藏等活动的实验室需要由兽医主管部门审批。已经获得某种病原微生物研究资质的生物安全实验室,如果需要开展其他种类病原微生物的实验研究,需要重新报请主管部门审批。

(三)生物安全实验室的监督

生物安全工作的管理和监督必须建立健全长效监督机制。按照我国现行法律法规,生物安全实验室的认可证书和实验活动资格证书的有效期暂定为 5 年,期满时必须由有关部门重新进行认可或评审。在许可文件的有效期内,国家主管部门对已获批准的生物安全实验室至少每年进行一次定期监督检查,并且有权随时组织抽查或考核。

第四节 微生物实验室生物安全的应用与研究前景

一、应用

生物安全是总体国家安全观的重要组成部分,与环境安全、社会安全等重点领域相互关联,是国家安全必须保障的底线。随着微生物学研究领域的不断扩展,由此带来的实验室生物安全和实验室获得性感染问题不容忽视。强化实验室生物安全建设对于应对新发突发传染病、生物风险、实验室获得性感染均具有重要意义。

（一）传染病防控和病原微生物研究的需求

随着人类生产生活范围的扩大和国际人员与物资交流的增加,新型传染病不断涌现,已知传染病的流行范围也在扩大。与此相应,生物安全实验室作为病原研究、监测和防控的基础支撑,其应用领域也在不断扩展。为满足不断增长的生物安全相关需求,对生物安全实验室的管理制度、标准体系、设计建造技术、关键防护装备的研究、运行维护等方面提出了新的要求。面对挑战,有必要加强实验室生物安全能力建设,为传染病疫情防控和病原体研究提供有力的保障体系。

（二）实验室获得性感染防控的需要

自人类在实验室开展微生物研究以来,就一直受到实验室获得性感染和病原微生物泄漏的威胁。随着微生物学研究的深入,实验室生物安全问题在近年来日益受到重视。这不仅仅是出于对研究人员健康的关怀,更是从近年来若干次非常严重的生物安全事故中总结出的经验教训。2003 年 SARS 冠状病毒引发的实验室感染和人际传播流行直接促成了《病原微生物实验室生物安全管理条例》的出台。此后的人感染高致病性禽流感、中东呼吸综合征等的暴发流行都给我国的生物安全工作提出了新的挑战。在研究这些新型病原体的过程中,实验室微生物研究也面临着新的课题。加强实验室生物安全建设,及时发现潜在的安全问题,进行关键控制点分析,对于提高实验室生物安全保障能力,降低获得性感染的发生率,保障实验室工作人员身心健康具有重要意义。

二、研究前景

微生物实验研究新技术的发展给微生物学实验室微生物研究提出了新的挑战。对于传统的微生物研究技术如分离培养、形态学鉴定、生化鉴定等,目前已经形成了比较规范的实验操作流程,也发明了相应的生物安全器材,基本能够保证实验人员的身心健康。但微生物学是一个不断发展的学科,新的研究手段不断被引入微生物学实验室,特别是分子生物学手段如高通量基因检测技术、基因组和宏基因组测序技术、RNA 干扰技术和基因编辑技术等。新的微生物学研究手段一方面带来了学科的发展和进步,另一方面由于对新技术的认识存在不足,也可能会给实验室引入新的污染源,对实验研究人员的身心健康构成危害。因此急需对引入的新技术进行评估,制订恰当的防护标准,开发相应的防护手段。

（一）完善生物安全实验室的体系建设

我国的生物安全工作起步比较晚,通过近十年来的高强度投入和产业研发,以及一系列结合我国国情的生物安全法律法规和条例的制定和实施,我国生物安全实验室的建设、运行和管理逐渐走上了法治化、规范化的轨道。在实验室建设方面，多个高等级生物安全实验室也已经投入运行。但仍需要解决高性能生物安全防护材料缺乏、个人生物安全防护装备储备不足、高等级装备依赖进口等关键实际问题。同时针对已投入运行的实验室，应重视和加强生物安全风险评估工作。结合实际运行过程中出现的问题，对实验室进行动态风险评估，及时发现实验室潜在危险，并据此对实验室的软、硬件设施作出相应的完善和补充，逐步推进我国实验室生物安全工作向前发展。

（二）推进生物安全交流平台建设

生物安全实验室的建设、运行保障等工作涉及卫生、农业、质检多个部门和领域的沟通和合作，因此，建立跨行业、跨部门的生物安全工作交流平台，有助于加强各行业间交流，集各家之长有效推进生物安全实验室的建设工作。同时各个国家对于实验室生物安全防护的严格性和具体技术要求方面也有细微差别，应加强各国生物安全实验室间的合作与交流，共同推动国际生物安全的发展。

（三）加强生物安全实验室的人员培训和监督管理

回顾历史上的生物安全事故，人为因素在其中扮演着重要角色。尤其是近二十年来，实验室的硬件设施足以为实验人员提供有效的保护，但由于相关人员对实验室获得性感染的认识不足，进行实验操作前未经过生物安全培训，或未严格遵守相关操作规范，最终导致事故的发生。因此，应加强相关人员的培训，使其建立正确的生物安全意识，可以合理地利用实验室生物安全设备和个人防护装备保护自己、避免职业暴露，并具备应对实验室突发事件的能力。应制订严格的培训计划和切合实验室实际的培训内容，并对培训效果进行有效的评估。同时应规范和加强实验室的生物安全监督管理，及早发现安全隐患，避免由人为因素导致的生物安全事故的发生。

（四）实现生物安全实验室管理的信息化与智能化

随着互联网技术的飞速发展，信息化、自动化已成为现代管理的一种趋势，实验室管理的智能化也势在必行。生物安全实验室的信息化管理，通过建立微生物菌（毒）种、实验室设施、设备和人员信息等的数字化网络平台，不仅能方便实验室内部及上级管理部门对各类信息的查询、管理和统计，还能提高管理工作效率。同时将有利于实验室资源的实时配置，提高资源的利用率，减少因信息更新不及时带来的事故隐患，进一步保障实验室生物安全。因此，生物安全管理工作模式的转变，将在很大程度上提升实验室信息资源的共享性、有效性。

（五）新发传染病带来的生物安全问题

进入 21 世纪以来，新发传染病层出不穷，不仅造成了严重的公共卫生威胁，也给实验室生物安全工作带来了全新的课题。在新发传染病的防控过程中，现有的生物安全技术手段和管理措施都会不断获得完善。例如发生在新加坡某实验室的病原体泄漏事故，带来了高等级实验中的强制双人制操作制度；发生在北美的一系列高致病性禽流感样品误置事故，带来了临床检验样品运输和管理方面的制度革新。人类与各种新发病原体之间的斗争将长期持续下去，实验室生物安全工作则旨在为由此而生的病原学和流行病学研究提供安全的设施环境与研究平台，实验室生物安全工作任重道远。

（王晓霞）

思考题

1. 在新发传染病研究中,如何对相关病原体的危害程度进行评估?
2. 你所在的实验室拟拓展实验范围,开展高致病性禽流感病毒实验活动,需要做哪些准备工作?
3. 简述 BSL-3 实验室的通风要求。
4. 用超净台替代生物安全柜操作感染性样品有何危险?

第六章

水微生物

学习目标

掌握：水生境特性的各要素及其与微生物的关系；水微生物的检验、卫生标准及卫生学意义；生活饮用水微生物的评价指标、微生物标准及其卫生学意义；水媒疾病的定义、种类与感染途径；水微生物污染的来源、水微生物污染的预防与控制。

熟悉：水生境的类别和特点；水微生物的来源、种类、分布；生活饮用水微生物评价指标的检测原则和方法；水样的采集与送检原则；水生疾病的微生物种类、致病特点、危害度及其控制要点。

了解：水微生物的生态学功能和卫生学意义；水源水和污水的卫生指标和卫生要求；水微生物的生态学功能和研究前景。

水是维持人类和动植物生命活动所必需的物质，是地球上不可替代的自然资源。自然水体不是以纯水的形式存在，其中含有各种化学物质和微生物类群。微生物可以利用和改变水中的化学物质，也可供给其他水中生物所需的营养。水是某些疾病的重要传播媒介，也是许多微生物生长、繁殖的场所。水微生物学是研究水环境中微生物和微生物群落的一门科学，主要研究不同水体中微生物的来源、种类、分布规律及其对人体健康的影响，控制水源的污染，净化水体，保证人类获得数量充足、质量达标的水源。人类日常生产、生活带来的水体污染问题日趋严重，其中包括生物性污染。因此，对水微生物的研究与开发利用在保障人类健康和社会发展与进步等方面具有重要意义。

第一节　水生境特征

水在地球上分布很广，约占地球总面积的 71%。自然界水体的特点是比较稳定，体积庞大，有不同程度的流动性，能起到缓冲、稀释和混合作用，有利于保持水体的平衡和自净能力。地球上的水生境（water habitat）可以分成淡水生境（fresh water habitat）、海水生境（marine habitat）和海湾与河口生境（gulf and estuary habitat）三大类。淡水生境包括湖水、江河水、水库水、池塘水、沼泽水、井水和泉水等水体。海湾与河口生境是介于淡水和海水生境之间的一种水生境。地球上的水体，由于地域、气候及人类活动的影响，其理化条件差别很大，水中的微生物种类、数量、分布也有很大差异，主要的影响因素有营养物质、温度、酸碱度、静水压、光照、溶解氧、化学物质、浑浊度、盐度。

一、水生境的影响因素

（一）营养物质

水中微生物的共同特征之一是能在低浓度营养物条件下生长繁殖，但有机与无机物质的含量与种类能显著影响微生物的生长繁殖与分布。对异养微生物而言,生活污水及可供微生物利用的有机废水中微生物数量大,江河入海口处水体中的微生物数量大于其他海岸处水体中的微生物数量。硝酸盐与磷酸盐可促进藻类的生长,过量可引起水体中藻类的过度繁殖,耗尽水中的氧供应,从而影响需氧微生物的代谢。当营养物质贫乏时,微生物更倾向附着于颗粒上获取养分。海水中丰富的氮、磷、钾等元素对海洋微生物的生存极为重要。盐类化合物影响水的盐浓度,从而影响某些微生物的代谢。水中有机物可成为异养微生物的营养来源。研究发现,葡萄糖主要在游离状态下被摄取,而氨基酸的摄取多与黏附有关,此点有助于理解浑浊的水中微生物数量常大于清水中微生物的数量。

（二）温度

温度是微生物在水体中赖以生存的重要条件,不同种类的微生物生存需要不同的温度范围。如嗜冷微生物可在 -10℃ 环境中生长,有的嗜热微生物可耐受 105℃。但任何微生物均有其适应的温度范围,其中还有一个最适温度范围。水中的异养微生物,一般在气温高的季节易繁殖,数量大,而冬季则相对降低。水温低虽然限制了微生物的生长繁殖,但有利于微生物的存活,所以冬季水体中存活的微生物对人群健康的潜在危害性不容忽视。

各种水域的温度特点不同,水中的微生物因水温的不同差别也很大。温泉中的微生物最高生长温度可高达 75~95℃,海水的温度随海水深度的增加而降低,直至底部水温达 4℃ 左右且处于稳定状态。海洋由表层到深层,普通微生物越来越少,温度低于 5℃ 的海洋环境适于嗜冷微生物。江河湖泊的水温有明显的日变化和季节变化,微生物在其中的分布因受温度的影响而呈现明显的垂直分布带。当大量含热工业废水(如冷却水)持续排入地表水时可造成热污染,水温升高使水中细菌分解有机物的速度加快,藻类繁殖加速,导致水体溶解氧降低,从而影响水生态平衡。

（三）酸碱度

水质酸碱度的改变可影响微生物的生长。微生物对酸碱度的耐受程度不同,一般来说细菌的适宜范围是 pH 6.5~8.5,这与一般天然水体的 pH 范围相适应。海水的 pH 为 7.5~8.5,海水中多数细菌生长的最适 pH 为 7.2~7.6。少数种类的细菌能在 pH 3.0 以下生长。水对酸碱度的缓冲能力很弱,容易受到环境因素的影响。当水体受到大量有机物污染时,有机物因氧化分解产生游离 CO_2,可使水的酸碱度降低。当光合作用微生物大量生长,消耗 CO_2,可使水体的酸碱度上升。当有大量酸性或碱性废水排入水体或有酸雨发生时,水体的酸碱度可发生明显变化,进而影响水体中微生物的生长。

（四）静水压

除大气压外,水体尚有静水压(hydrostatic pressure),即垂直水柱底部的压力。水深每增加 10m,静水压就增加 101kPa,海底的平均压力约为 38 503kPa,太平洋海底可达 117 537kPa。不同微生物对静水压的耐受能力差别很大,因而静水压能影响水中微生物的垂直分布。耐压微生物大多在一个大气压活动,嗜压微生物能在高压下存活,嗜压性是深海微生物独有的特性。深海的静水压是影响海水中微生物生长繁殖的一个重要因素,其他可形成高静水压的水体有湖泊、深水井、地下煤矿以及某些工业用加压设备中的水。

（五）光照

光照主要是太阳辐射。日光中的紫外线穿透能力很差,射入水中强度明显减弱,因此只对水表面微生物有一定的杀灭作用。一般情况下,光照对水体中微生物的生存影响不大,射入水中的光强度明显减弱,光强度在纯水中距表面1m处可降低53%,以后每加深1m,光强度降低50%,同时还受水浑浊度的影响。日光照射还能使水体表层的温度升高,所以水体表面或表层受光照的影响相对较大,具有光合作用的蓝细菌等藻类主要分布在水体表层。

（六）溶解氧

水中的氧以溶解氧的形式存在,溶解氧(dissolved oxygen,DO)指溶解在水中的氧。水中各种微生物对溶解氧的需求不同,因此溶解氧含量的变化影响着水中微生物的种类和分布。水中溶解氧含量与空气中氧分压和水温有关,一般在水体的表层主要为需氧和兼性需氧微生物,深层和水底则以厌氧微生物为主。

当有机物污染水体或藻类大量死亡时,需氧微生物大量消耗水中溶解氧,若耗氧速度大于空气氧溶入速度,会使水体处于厌氧状态,此时厌氧微生物繁殖,有机物发生腐败分解,生成NH_3和H_2S等,使水体变臭发黑,出现鱼腥味和霉烂味。水中有机物在有氧条件下被需氧微生物分解时消耗的溶解氧量被称为生化需氧量(biochemical oxygen demand,BOD)。由于BOD能反映水体中可被微生物分解的有机物的实际情况,常作为评价水体污染状况的重要指标。

（七）化学物质

自然界没有绝对纯净的水,天然水实际上是水溶液。水体中的化学物质包括无机物和有机物,化学物质的种类和含量影响水中微生物的类群和分布。

水中有机物可成为异养微生物的营养来源,某些无机物如氨、硝酸盐及磷酸盐等可直接被微生物利用,促进化能自养微生物的生长,硫酸盐和碳酸盐可作为无机化能营养菌的无氧呼吸电子受体,汞、铜等金属离子可抑制某些微生物的生长,某些假单胞菌因带有抗性质粒,不仅具有抗性还能浓集这类金属元素,因此可用于废水处理,酵母菌具有生长繁殖快、代谢旺盛、能形成絮体、耐酸和耐高渗透压等特性,在处理高浓度有机废水、含重金属离子废水和有毒废水中也有广泛应用。水中CO_2的浓度对藻类的生长繁殖影响比较大,藻类的光合作用导致水中的CO_2浓度下降,引起水酸碱度改变,从而影响其他微生物的生长、代谢和繁殖。

（八）浑浊度

浑浊度(turbidity)表示水中悬浮物和胶体物对光线透过时的阻碍程度。地表水中常存在较多的悬浮微粒,包括泥沙、黏土、原生动物、藻类、细菌、病毒以及高分子有机物等组分。水环境中的各种固体颗粒表面可吸附聚集较为丰富的营养物质,通常悬浮微粒越多,说明微生物的含量越多,浑浊的水中微生物数量常大于清水。为此,《美国饮用水水质标准》将浑浊度列为微生物类评价指标。一般情况下,水浊度可作为判断水是否遭受污染的一个表观特征,但不浑浊的水不一定未受污染。

（九）盐度

微生物的生存与盐度有关。每种微生物都有各自适宜的生长盐度(salinity),只有在适合的盐度条件下才能生长良好,如副溶血性弧菌在低于0.5%或高于8% NaCl环境中停止生长,在3%~6% NaCl环境中繁殖迅速。

水中的主要盐类有钠的氯化物,硫酸盐与碳酸盐以及钾、钙、镁等的氯化物,硫酸盐与碳酸盐。天然水的盐度差异甚大。淡水盐度几乎近于零,天然的盐湖和死海等水体含有高浓度的氯化钠。在海湾和沿海礁石池中往往含有高浓度的盐,当海水退潮后,这些环境的水分被快速蒸发,在炎热的夏季里,盐浓度会增加若干倍。在高盐环境中,多数微生物由于高渗透压的作用发生质壁分离,生长受到抑制,但仍存在许多抗高渗透压的微生物,它们在这种高渗透压环境中生长良好。大多数的海洋微生物为嗜盐性,其生长的最佳盐浓度为3.3%~3.5%。

二、各种水体生境特点

营养物质、温度、酸碱度、静水压、光照、溶解氧、化学物质、浑浊度、盐度等因素在各种水体中发挥作用的大小不同。

（一）淡水生境

淡水以江河湖泊最具代表性,它们容易受到周围环境及自然条件的影响,如温度、光照、溶解氧、酸碱度及化学物质等,水底淤泥中微生物含量高。

（二）海水生境

海水生境不同于江河湖泊,其特点在于①海水盐度高;②表面阳光紫外线辐射强;③垂直面静水压不断加大;④水温逐渐降低,直至底部水温处于4℃左右;⑤缓冲力大,受到周围环境影响相对较小;⑥海底高静水压,缺氧甚至无氧,持续低温。海洋约占全球面积的71%,其中超过1 000m水深的深海占3/4。海底偶有高温或冷泉,为海洋生物营造了千变万化的小环境。

（三）海湾与河口生境

海湾与河口为近海水域,形成咸淡水混合交界区域。其特点是①极易受到陆地环境因素的影响,凡是能影响江河湖泊的人为因素及自然因素均可影响近海水域;②水中有一定的盐度;③陆地与海洋微生物混杂,其种类及特征可两者兼有。

第二节　水微生物的来源、种类、分布及其卫生学意义

一、水微生物的来源

水中微生物可分为土著微生物(autochthonous microorganism)和外来微生物(allochthonous microorganism)。自然界中的江、河、湖、海等各种淡水与咸水水域中都生存着相应的微生物,大多是水中固有的,适应水中的生活环境。外部带入的微生物很多具有致病性,通常不能在水中长期存活,但在生存期限内可通过各种方式给人类带来疾病。

外来微生物污染自然水体的来源广泛,大体可概括为下列几个方面:①地表径流和雨水冲刷,使土壤中微生物迁入水体;②处理不当或未经处理的生活污水和医院污水排放进入水体;③厕所、化粪池、垃圾站的设置离水源过近,人和家畜的排泄物直接或经渗透污染水体;④在水中清洗马桶和衣物等;⑤粪船装卸和行驶过程中的溢漏,船民等的粪便直接入河;⑥水中种植业,定期用粪便施肥;⑦水源附近建造猪、鸭、鸡等动物的养殖场,或直接在水中养殖畜禽,使动物的粪、尿等污染物流入水体;⑧大气降水使得大气中的微生物进入水体;⑨生物实验室特别是微生物实验室,实验操作不规范、废弃物处理不当等均可污染室外水体。

二、水微生物的种类和分布

水中微生物种类很多,主要以细菌为主,除细菌、放线菌等一般的微生物外,水中还有一些原生动物与原生植物及其他一些个体较小的生物,包括真菌、藻类和病毒等。但由于不同水域中的有机物和无机物种类和含量、温度、酸碱度、含盐量、含氧量及不同深度光照度等的差异,各种水域中的微生物种类和数量又有明显差异。

水中大多数微生物属于异养微生物,能利用有机物质生长繁殖;另一类为自养微生物,只需要

无机物质就能合成新的细胞成分。这些异养和自养型微生物一般对人类无致病作用，是水中固有微生物。清水型环境中主要是化能或光能自养型微生物，其繁殖量一般不大，如硫细菌、铁细菌及蓝细菌等。当腐败的有机残体、人及动物粪便排泄物、污水大量进入水体，各种腐生型微生物大量繁殖。这类微生物以不产生芽胞的革兰氏阴性杆菌为多，如变形杆菌、大肠埃希菌、产气杆菌和产碱杆菌等。除此之外，还有芽胞杆菌、弧菌、螺菌和原生动物等。水中尚有一小部分微生物是致病性微生物，它们多数是随污水、污物等进入水体的外来微生物。常见的致病微生物主要有志贺菌、沙门菌、大肠埃希菌、小肠结肠炎耶尔森菌、霍乱弧菌、副溶血性弧菌、钩端螺旋体、肠道病毒、甲型肝炎病毒及肠道病毒等。来自其他生态系统的外来微生物往往受土著微生物的竞争而很难长时间存在。通常水体中病毒和原生生物比肠道细菌的存活时间长。

微生物在水中分布广泛，但不均匀。水中微生物种类和数量与水体类型、受污染程度、有机物的含量、溶解氧含量、水温、酸碱度及水深等各种因素有关。微生物的种类和数量在地表水中高于地下水。水体垂直方向的细菌分布差别很大，主要与溶解氧、水温、光照、营养物质、静水压等因素有关。水体上层的表膜及深水的底部沉积物所含的微生物数目大于其他深度。

（一）水中微生物的特点

1. 能运动　细菌个体较小，多有鞭毛，能运动，有的含有气泡，有利于细菌浮游于水中，在适宜的场所栖息，螺旋体虽无鞭毛但可依靠其轴丝在水中灵活运动。

2. 聚集　多数细菌具有菌毛，使其常聚合在一起形成星状、片状、带状及球状聚合物。

3. 黏附　许多细菌具有黏附于固体表面的特性，如鞘细菌的鞘和柄细菌的柄，有助于其附着。水中真菌分布于水体上层，均生长在固体表面，只有孢子和菌丝碎片可游离在水中。

4. 营养需求低　许多细菌能耐受低浓度的营养物质。

5. 以细菌为主，且革兰氏阴性菌占优势　因为其外膜结构更能适应营养成分稀薄的水环境，使细菌可将本身重要的水解酶保留在胞质中，并且能从水中吸收重要的营养物质。菌体外膜的脂多糖（LPS）还可阻止某些有毒物质的损伤。

不同水体环境有与之适应的一些微生物，它们具有适应该水体环境的某些特征，如嗜（耐）盐、嗜（耐）冷、嗜（耐）压等。

（二）淡水中微生物的种类和分布

淡水分为大气水、地表水和地下水。淡水中的微生物多来自土壤、空气、污水、污物及人畜的粪便等，尤其是土壤中的微生物，其种类主要有原生生物、细菌、真菌、病毒等，以细菌为主，常见的细菌有黄杆菌、无色杆菌、短杆菌、芽胞杆菌、微球菌、假单胞菌、小单胞菌、螺旋菌和弧菌等。自养菌是湖泊中常见的土著微生物，它们对水体中营养物循环起着非常重要的作用，常见的自养菌有蓝细菌（*Cyanobacteria*）、微囊藻（*Microcystis*）、念珠藻（*Nostoc*）、亚硝酸盐菌、硫细菌和铁细菌等，它们是淡水生境中主要水生微生物，在氮、硫、铁等循环中起重要作用。病毒的存在与淡水中其他微生物有关，病毒可寄生于水生微生物、水生植物和水生动物。在未遇到合适宿主之前，病毒游离于水体中，处于"静止状态"。地表水由于受人畜排泄物的污染，可存在对人类有致病性的病毒，如甲型肝炎病毒、各种肠道病毒、腺病毒及导致肠炎的诺如病毒、轮状病毒等。

不同类型的淡水环境，其微生物的种类和分布不同。

1. 大气水　指雨、雪、雹、雾、霜等降水。大气水中微生物种类和分布与局部地区的气象环境、大气污染状况有关。降水中的微生物主要包括空气中尘埃、气溶胶所携带的细菌、放线菌、霉菌孢子及病毒等。开始降落的雨、雪中菌数较多，一段时间后，由于空气中尘埃减少，雨雪中微生物也随之减少。在高山雪线以上的积雪中，微生物极少。

2. 地表水　地表水是江河、湖泊、水库、冰川、沼泽等水体的总称，亦称"陆地水"。当大气水流入这类水体时，可将大气和土壤中的微生物带入。地表水中细菌的组成比地下水更具多样性。

在远离人类活动的清洁湖泊和河流中，有机物含量少，微生物数量也少，且多为自养型微生物，常见的有硫细菌、铁细菌、球衣细菌及含有光合色素的蓝细菌、绿硫细菌和紫细菌等，还有部分腐生型细菌，如色杆菌属、无色杆菌属、微球菌属的一些种。真菌中一些水生型种类，如水霉属（*Saprolegnia*）和绵霉属（*Achyla*），可生长于腐烂的有机残体上。单细胞和丝状的藻类以及一些原生动物常在水面生长，但数量一般不大。

在流经人口密集区的河水、下水道和湖泊中，有机物的含量高，微生物的数量可高达 $10^7 \sim 10^8$ CFU/ml，多是腐生型微生物，其中数量最多的是革兰氏阴性细菌，如变形杆菌、大肠埃希菌属、产气肠杆菌和产碱杆菌属等，此外还有各种芽胞杆菌属、弧菌属、螺菌属等的一些种。原生动物有纤毛虫类、鞭毛虫类和根足虫等。

地表水常受到人类生活及生产污水、污物的污染，当含有氮、磷等植物养料的工业废水和城市生活污水进入水体后，可使地表水中的藻类等浮游生物迅速过量繁殖，水中溶解氧相应急剧减少，从而使水质恶化，造成水体富营养化（eutrophication）。随着水体的富营养化，水中黄杆菌科（Flavobacteriaceae）及无色杆菌属比例越来越少，而假单胞菌科（Pseudomonadaceae）、芽胞杆菌科（Bacillaceae）和肠杆菌科（Enterobacteriaceae）等逐渐增加。较清洁水体中黄杆菌属、无色杆菌属较多，当它们减少时提示水体被污染。河水中还可检出弧菌、螺菌、硫细菌、微球菌、八叠球菌、诺卡菌、链球菌和螺旋体等。污水中常可分离出荧光假单胞菌、铜绿假单胞菌、普通变形杆菌、枯草杆菌、阴沟肠杆菌、大肠埃希菌、粪肠球菌、病毒及噬菌体等微生物。受到人畜粪便污染的水体，可检出多种病原菌。

湖泊和池塘水体相对静止，垂直方向的细菌分布不均。在湖泊表面的土著微生物大多能进行光能自养，而在水体深处往往是外来微生物。许多真菌、原生动物可在浅水中生长。土壤中微生物进入江河水后，一部分生存于水中，一部分附着于水中悬浮的有机物上，还有一部分随水中颗粒物质沉积于江河底泥中。水的上层常有各种需氧菌生长，水体底泥则有多种厌氧或兼性厌氧菌生长。水下底泥的表层细菌数量比水中多，在底泥中革兰氏阳性菌多，特别是芽胞杆菌属。

冰川是地表水的一种特殊存在形式。冰川微生物种类繁多，资源异常丰富。在世界各地的冰川中已发现大量不同种类微生物，冰川中微生物种类和数量分布具有明显的区域性。在不同海拔的雪冰表面分布有不同种类的微生物。冰川中微生物包括病毒、细菌、放线菌、丝状真菌、酵母菌和藻类等，其中一些病毒对于人类健康及生态系统可能具有潜在的危险性。

3. 地下水　地下水是指存在于地壳岩石裂缝或土壤空隙中的水。地下水中微生物的种类和分布同样受到水类型、有机质含量等因素的影响。地下水由于土壤和岩层的过滤作用，营养成分相对较少，微生物也明显减少。泉水和深井水中一般微生物数量较少。浅井水往往受人类活动的影响，水中有一些有机物和细菌，但细菌比地表水少，主要为无色杆菌、黄杆菌等嗜低温菌。在温泉水中则可见硫细菌、铁细菌等嗜热菌。在含有石油的地下水中有大量能分解碳氢化合物的细菌。如果来自浅层地下水的水井邻近厕所或垃圾站，井水中有时可检出肠道微生物。

（三）海水中微生物的种类和分布

海水中微生物的种类和数量远远超过淡水中的微生物，是重要的生物资源。海洋微生物群落种类繁多，它们具有独特的代谢能力和生理功能，常能在海洋微生物中发现许多活性物质。独特的深海环境筛选和繁衍了许多嗜极微生物（extremophile）。同样海洋环境中也存在对人和动物有致病性的微生物。

1. 海洋微生物的特征 海洋环境复杂，海水高盐、高压、低温、寡营养，海底缺氧，使海洋微生物有其独特的特性。

（1）嗜盐性和耐盐性：海水中的大多数细菌具有嗜盐性，其特点为在无盐的情况下不能生长，只有少数能在淡水中生长。真正的海洋微生物生长最适盐浓度在3.3%～3.5%。

（2）耐低温：海水生境属于低温环境，除了热带海水表面外，绝大多数海洋温度低于5℃，因此多数海洋细菌被看作嗜冷细菌（psychrophilic bacteria）。大部分海洋细菌在15℃左右生长最好，最高生长温度为20℃，最低生长温度为0℃，超过30℃时很少能够生长。

（3）耐静水压：海水深处有很高的静水压，90%的海水压力在10 000～116 000kPa之间，许多深海细菌属于耐压菌和嗜压菌。浅海细菌的耐压力与陆地上的细菌区别不大。

（4）耐碱性：海水偏碱性，pH在7.5～8.5之间，适合于大部分海洋微生物的生长。

（5）耐低营养：海洋环境属于低营养环境，海洋微生物能在低营养环境维持海洋生态平衡。

（6）海底微生物数量多：海底是一个特殊的环境，海底是水体和地下矿物质之间相互交换的区域。在这个界面，富集了来自水体和储存在陆地环境中的有机物质。由于有机物质、矿物质、水扩散、营养素含量的增高，这个区域的特征是微生物数量的急剧增长，且活力可以与浮游环境相比。

（7）革兰氏阴性菌占多数，大多具有鞭毛。

（8）大多为好氧菌或兼性厌氧菌：海水浮游环境中存在大量细菌，为好氧菌或兼性厌氧菌，专性厌氧或专性需氧菌较少见。随着海水深度的增加，逐渐趋于缺氧环境，以厌氧菌为主。

（9）对蛋白质的分解能力强，对糖的分解能力弱。

2. 海洋微生物的种类 海水中常见的细菌主要有假单胞菌属、弧菌属、螺菌属、无色杆菌属及黄杆菌属。其他还有鞘细菌、滑动细菌、放线菌、螺旋体、蓝细菌与光合细菌等。海水中常可见酵母菌，多来自陆地，具耐盐性，常见的酵母菌有色串孢属和酵母属。还有藻菌纲及黏液菌等真菌以及有孔虫类等原虫。在近海岸，由于河水流注入海，形成咸淡水混合交界区域，使陆地与海洋微生物混杂，其种类和特征可两者兼有。在海水养殖场的水体中常能检出致病性弧菌。海水中还存在多种病毒，详见水体中病毒部分。

3. 海洋微生物的分布特征 海洋微生物的水平分布和垂直分布都具有多样性。

（1）水平分布特征：海洋水域辽阔，微生物的水平分布差别很大。在近海岸、海湾、河口处，海水中细菌数量很多，而且存在着土著和外来微生物，尤其是江河口湾流域，接纳来自海洋的潮水和江河淡水，兼有海洋微生物和淡水微生物的特征。因此，在河口湾的细菌许多是广盐性的，既能在低盐环境中生长，又能在高盐环境中生长。海水中微生物的数量与距陆地的距离成反比，即离海岸越远，细菌数量越少，海洋微生物的特征越明显。一般在河口、海湾的海水中细菌数约为10^5 CFU/ml，在远洋的海水中只有10～250CFU/ml。

（2）垂直分布特征：由于微生物对温度、静水压和营养物质等因素的适应能力不同，决定了其垂直分布的不均匀性。水深在5～50m的海水中，细菌数量最多，10m以内细菌数与水深无关，10～50m微生物的数量随深度增加而增多，50m以下的海水中，随着深度的增加细菌数逐渐减少。海底污泥表层菌数较多，距海泥表面越深的地方及海洋中心部分的底泥中细菌数较少。微生物的种类则与它们对温度、静水压、渗透压等因素的适应能力有关。

（四）循环冷却水系统中微生物的种类和分布

随着工业生产活动的增加，循环冷却用水越来越多。由于长时间循环，水在与空气接触的过程中，会将空气中所带的灰尘、微生物和污染气体带入水系统，引起水质污染，导致腐蚀、结垢、生物黏泥等严重问题，此过程中的温度和酸碱度适合很多微生物生长繁殖，因而造成循环冷却水系统中微生物不断增加，不仅影响到设备使用寿命，而且有污染环境及威胁人类健康的潜在危害。

循环水中主要微生物的种类和数量差异较大，常受循环冷却水的运行条件和水质的影响。如化肥厂的循环水中含氮高，易滋生硝化杆菌，而钢铁厂的循环水中含铁高，易滋生铁细菌。总体来说，常见的微生物有真菌、藻类（如蓝藻类、绿藻类、硅藻类）和细菌（如铁细菌、硫酸盐还原菌、硝化细菌）等。循环水中真菌可引起管道堵塞、污染冷却水、损坏木材等危害；藻类在含有氮、磷、钾的水源中，在日光的照射下能迅速繁殖；铁细菌能够利用铁的氧化过程获取能量，在细菌周围形成大量的棕色黏泥，可造成管道堵塞，并为专性厌氧菌的生长提供极为有利的条件，且散发出强烈的气味；硫酸盐还原菌是一类数量不多，但危害极大、生产现场普遍存在的腐蚀性细菌，它能直接参与腐蚀反应，还能还原生成硫化氢，后者会腐蚀钢铁，并产生臭味；硝化细菌对水质危害很大，尤其是反应产物中的 NO_2^- 能与氧化性消毒剂中的氯等起反应，降低氯的杀菌效果。

（五）水体中的浮游生物

水体表面区域漂浮或漂流的微生物集合体被称为浮游生物（plankton）。浮游生物通常没有移动能力或者有但比较弱，不能逆水流而动，而是浮在水面生活，包括浮游植物和浮游动物。

浮游植物是水体中浮游生物的主要类群，藻类为主，多为单细胞，结构简单，如硅藻、蓝细菌等。这些微生物群能在水体中进行光合作用，靠太阳光和吸收水中的营养盐生活。藻类浮游生物，在一定条件下可生长为巨大的群体，导致水面变色，由于占优势藻类的颜色不同，水面往往可呈现红色、绿色、蓝色等，这种情况出现在淡水域时被称为水华（water bloom），常与蓝细菌、红海束毛藻等有关；若发生在海湾被称为赤潮（red tide），蓝藻形成黄绿色赤潮。

浮游动物种类组成极为复杂，一般分为原生动物、轮虫、枝角类和桡足类四大类，呈游走特性，以避免光照，白天在光合成带以下，晚上则游走于浮游植物表面。

水中浮游生物与细菌紧密相关。细菌为浮游植物提供维生素等营养物质，同时细菌还是浮游动物的食料，浮游生物为细菌提供黏附和凝集的固体表面。

（六）水体中的病毒

病毒是海洋和淡水等水域中数量最丰富的生物体，在全球生物化学循环和水域种群演变等过程中发挥着重要作用。水环境中可发现对植物、动物和人类具有致病性的病毒（表 6-1），并且大多具有较强的稳定性，可在宿主细胞外存活较长时间，甚至在低浓度下仍可具有感染性，因而引起人们广泛关注。

1. 水体中病毒来源及分布　植物病毒可从残缺或腐烂的植物残留物或者从靠近水域和水培系统生长的被感染植物根部释放到水环境中，且具有高稳定性的特点，在动物的消化道中不会被灭活，可能导致远距离的传播，因此对于农业生产有重大的潜在危险性。此外，人类和动物的排泄物被认为是水中肠道病毒和植物病毒的主要来源之一。多种病毒可通过粪便和尿液排出体外，包括与胃肠炎相关的人类肠道疾病病毒和植物致病性病毒，水中肠道病毒含量是目前水污染的重要指标之一。

表6-1　水体中已发现的主要人类致病病毒

病毒名	水环境
人腺病毒（human adenovirus）	污水、海水、溪水、饮用水
肠道病毒（enterovirus）	污水、处理后污水、河水、海水、再生水、饮用水
柯萨奇病毒（coxsackievirus）	污水、处理后污水、河水、海水、再生水、饮用水
埃可病毒（echovirus）	污水、处理后污水、河水、再生水、饮用水
脊髓灰质炎病毒（poliovirus）	污水、处理后污水、河水、再生水、饮用水
甲型肝炎病毒（hepatitis A virus）	饮用水
轮状病毒（rotavirus）	污水、海水、溪水、再生水、饮用水
呼肠病毒（reovirus）	污水、处理后污水、河水

水体中病毒分布很广，自然水体中几乎都有病毒存在。河水或湖水中肠道病毒量为 $0\sim$ 620PFU/L，海水中为 $0\sim22.4$PFU/L，污水中可高达 4.64×10^5 PFU/L。由于病毒随水中悬浮物质沉降及底泥颗粒对病毒吸附，使底泥中的病毒数量更多。病毒是海洋中丰度最高的生物体，每毫升海水中的病毒数量高达 10^8 个，已发现海洋中的病毒数量是淡水的 15 000 倍，是海洋中最主要的病原生物，据估计 $5\%\sim40\%$ 的海洋生物被病毒毁灭。海水中病毒的分布变化特点是①随季节而变，近海岸的海水中，往往病毒量在冬季低于春秋季，冬季海水温度大约在 $4\sim7℃$，病毒灭活速度减慢；②随海水深度而变，紫外线对海水表层的病毒具有强烈的灭活作用，浮游微生物的垂直分布，影响病毒的分布；③昼夜变化明显，与光照水平和宿主群体数量相关；④某些水生动物对病毒有富集作用，贝类体内的病毒量可超过水体中的千倍。

2. 病毒在水环境中的稳定性　病毒通过水传播的可能性在很大程度上取决于它们在水环境中的稳定性。病毒不能在宿主细胞外复制，而且病毒在宿主体外的生存受到生物（病毒结构、其他微生物、有机物）、物理（温度、紫外线）和化学（酸碱度、盐类、抗病毒物质）因素的影响。病毒在污水和自然水中常与悬浮的固体颗粒如浮游植物的软泥等相结合。结合后的病毒，不但不能被灭活，反而明显地延长病毒的存活时间，因此病毒能在江、河和海洋的沉积物中持久地存在。这些吸附受酸碱度、盐的存在以及可溶性有机物等多种因素影响。

三、水微生物的生态学功能和卫生学意义

水微生物与人类健康密切相关：一方面，微生物降解环境有害物质，在环境污染治理工程中发挥了重要作用且安全环保；另一方面，用没有经过消毒处理的医院污水、食品加工厂污水灌溉农田或随意排放，污染环境，容易引发介水传染病。

（一）水微生物的生态学功能

水微生物既是生产者又是消耗和分解者，在维系水生态系统的稳定和平衡中发挥重要作用。清水型环境中主要是自养型微生物，以无机物质或少量有机物质作为营养来源，繁殖量不大，在氮、硫、铁等循环中起重要作用，维系水生态平衡。当腐败的有机残体、粪便排泄物、生活污水和工业有机废水大量进入水体，各种异养型微生物大量繁殖，随着有机物质被矿化为无机态，水逐渐净化变清，水生态进入新的平衡。

水微生物生态学功能可概括为①能进行光能、化能自养和异养；②能降解有机物为无机物，这些无机物可作为生产者的原料；③能同化可溶性有机物并把它们重新引入食物链；④参与无机元素

的循环；⑤可作为原生动物的食物；⑥土著微生物与外来微生物的竞争，使后者很难长时间生存。

（二）水微生物的卫生学意义

1. 水微生物导致水传播性疾病　水是人体生命活动必需的物质，同时水也是感染性疾病的重要传播介质。WHO 指出全球约 10% 的疾病负担与水相关。2019 年因"不安全的饮用水、卫生设施、个人卫生"导致全球超过百万腹泻患者死亡，在中低收入国家由于不安全饮水导致 50.5 万腹泻患者死亡。从全球范围而言，污染的水源是人类致病、致死的最大单一原因；通过饮用或接触受病原体污染的水而传播的疾病，被称为水媒疾病（water-borne disease），也称介水传染病（water-borne infectious diseases）。

（1）介水传染病的病原体及感染途径：病原体包括细菌、病毒、寄生虫等，以细菌性病原体最多见。据 WHO 估计，每年至少有 140 万人死于水传播性疾病。大约有 40 多种传染病可通过水传播，一般以肠道传染病多见，如霍乱、伤寒、大肠埃希菌 O157 感染、细菌性痢疾、甲型肝炎和戊型肝炎；也可表现为上呼吸道和眼结膜感染，如肺结核、军团菌肺炎、急性结膜炎；有些可表现为自限性腹泻，如诺如病毒、隐孢子虫引起的感染。

污染的江、河、湖水及地下水，可通过多个途径感染人类：①饮用污染水；②皮肤黏膜暴露于污染的水（水田、洗浴中心或娱乐场所）；③吸入来自污染水的气溶胶（淋浴、污水灌溉）；④吃了未煮熟煮透的污染水产品、水生植物；⑤生吃污水灌溉的蔬菜。甲型肝炎、戊型肝炎及急性胃肠炎的暴发主要见于水源的污染，咽眼结合膜热的暴发常见于游泳池水被腺病毒污染。粪便和污水直接浇洒蔬菜，肠道细菌和病毒可附着在蔬菜表面或折叠部分，在冷藏条件下，一些嗜冷菌（如李斯特菌）及肠道病毒（如柯萨奇病毒）可存活 2 个月以上，如果生食被这些病原体污染的蔬菜就有可能导致感染。

（2）介水传染病的流行病学特点：①若为一次严重污染，发病日期多集中在常见潜伏期；若经常受污染，发病可终年不断。②病例分布与供水范围一致。③发病人群有饮用或接触同一水源的历史。④一旦对水源采取合理治理措施，疾病流行很快得以控制。

2. 水微生物对食品安全的影响　在食品加工过程中水是不可缺少的，当生产用水受微生物污染时，生产出的食品也会存在微生物污染，从而导致食源性疾病，即使污染的是非致病微生物，也有可能导致食品的腐败变质，影响人类健康。

3. 水微生物导致水体恶化　含大量磷、氮的工业废水和生活污水可造成水华或赤潮。藻类繁殖迅速，死亡后被细菌分解，不断消耗水中溶解氧，从而导致水质恶化，造成鱼、虾等水生物死亡，大量厌氧菌生长，水体出现恶臭。同时藻类还可产生一系列毒素，危害水生态和人类健康。

4. 水微生物净化水体　自然水体中由于微生物参与食物链的循环，可使水体得以净化。人类利用某些微生物的强分解能力和对某些污染物的富集能力，采用微生物生物膜处理污水，达到净化水体的目的。

第三节　水微生物的检验与卫生标准

一、水微生物的检验

水中微生物大多数为非致病性的，致病性微生物大部分是从外界环境污染而来，特别是人和其他温血动物的粪便污染。为了保证饮用水的卫生质量，应对不同类型的水质如生活饮用水、地表水及地下水等进行微生物检测。水卫生微生物学所关注的主要是随人或动物粪便排入水体的肠道致病微生物,但通常水中致病微生物含量少,检测难度大,因此选择能代表粪便污染的细菌作为肠道致病微生物危险评价的指示微生物。一般首先检测卫生指示菌,必要时才对可疑致病菌和病毒进行检测。

(一)生活饮用水微生物评价指标

按我国生活饮用水的卫生要求,微生物指标包括水质常规指标(regular indices)、扩展指标(expanded indices)和参考指标(reference indices)。生活饮用水微生物常规指标是能反映生活饮用水基本状况的微生物指标,主要是卫生细菌学指标,包括菌落总数、总大肠菌群、大肠埃希菌。水质扩展指标是反映地区生活饮用水水质特征及在一定时间内或特殊情况下水质状况的指标,我国主要参照 WHO、欧盟、美国等发达国家的饮用水标准,并结合我国的实际情况而制订微生物及致病性原虫扩展指标,包括贾第鞭毛虫和隐孢子虫,同时规定肠球菌和产气荚膜梭菌作为微生物参考指标。

对于不同的水质,水卫生细菌学指标所要求的指标和限量有所不同。《生活饮用水卫生标准》(GB 5749—2022)规定的常规检验微生物指标共 3 项,菌落总数、总大肠菌群、大肠埃希菌。其中水中菌落总数可作为评价水质清洁程度和考核净化效果的指标;大肠菌群指示水体是否存在粪便污染,间接提示肠道传染病的可能性。水卫生细菌学指标测定方法的详细步骤和适用范围见《生活饮用水标准检验方法第 12 部分:微生物指标》(GB/T 5750.12—2023)。

总大肠菌群主要包括 4 个菌属:埃希菌属、枸橼酸杆菌属、克雷伯菌属、肠杆菌属。这些菌属可以在人、畜粪便中检出,有的也可以在营养丰富的水体中检出,即在非粪便污染的情况下,也有检出这些细菌的可能性。耐热大肠菌群也被称为粪大肠菌群,其组成与总大肠菌群相同,但埃希菌属为主,在此菌属中与人类生活密切相关的仅有一个种,即大肠埃希菌。枸橼酸杆菌属、克雷伯菌属和肠杆菌属所占数量较少。作为粪便污染的指示菌,大肠埃希菌检出的意义最大,其次是总大肠菌群。

1. **菌落总数**　菌落总数作为判断水污染程度的主要标志之一,是评价水质清洁度和净化效果的微生物指标,常与水的污染程度呈正相关。细菌总数不能直接说明水中是否有致病微生物存在,但菌落总数越多,说明有机物及其分解产物含量越多,污染越严重,病原微生物存在的可能性越大。菌落总数也不能说明污染的来源,必须结合大肠菌群数等来判断水污染的来源和安全程度。

水中菌落总数是指将 1ml 水样接种在营养琼脂培养基中,有氧条件下,于 37℃培养 48 小时后所生长的细菌菌落总个数。结果用 CFU/ml 表示,也可以采用酶底物法检测,结果用 MPN/ml 表示。

2. **总大肠菌群**　即通常所说的大肠菌群。由于介水传染病主要是肠道传染病,而大肠菌群主要来源于人畜粪便,因此在生活饮用水的卫生检测中,常采用总大肠菌群作为粪便污染指标,而非直接检测肠道致病菌。水样中总大肠菌群数的含量表明水被粪便污染程度,间接表明存在肠道致病菌的可能性。

总大肠菌群是指一群在 37℃培养 24 小时能发酵乳糖、产酸产气、需氧及兼性厌氧的革兰氏阴性无芽胞杆菌。总大肠菌群数是指 100ml 水样中所含大肠菌群的数目。有 4 种检测方法对应上述 2 种表达方式:多管发酵法和酶底物法为 MPN/100ml,滤膜法和平板计数法为 CFU/100ml。其中多管发酵法又分为 5 管法和 15 管法,酶底物法又分为 10 管法和 51 孔定量盘法。

3. **大肠埃希菌**　埃希菌属是大肠菌群中最主要的菌属,而大肠埃希菌又是该菌属的最主要成员,具有大肠菌群共有的生物学特征,因此水体中大肠埃希菌的数量可反映水体受到人畜粪便污染的情况。该菌检测方法包括多管发酵法、滤膜法和酶底物法。

4. **铜绿假单胞菌**　该菌对环境的抵抗力较强,经常存在于各种水体中,对氧化型消毒剂具有较强抵抗力,低浓度臭氧及短时间接触无法完全杀灭该菌,该菌持续存在,导致污染不断加剧,且污染环节较多。我国《食品安全国家标准　包装饮用水》(GB 19298—2014)等标准中要求检测铜绿假单胞菌,通常采用滤膜法检测,具体步骤见《饮用天然矿泉水检验方法》(GB/T 8538—2022)。

5. **肠球菌**　是肠道中常驻菌属之一,水中有该菌的存在提示有粪便污染。肠球菌在人和温血动物肠道内均有存在,但其在人及各种动物粪便中的含量不同,人肠道内肠球菌少于粪大肠菌群,动物肠道内肠球菌多于粪大肠菌群。不同来源粪便中粪大肠菌群与肠球菌的比值不同,人为 4.4,鸭为 0.6,羊、鸡、猪均为 0.4,牛为 0.2,火鸡为 0.1。因此可参考粪大肠菌群与肠球菌比值来评判水污染的来源,当比值大于 4.1 时认为是家庭污水所致,小于 0.7 则提示畜、禽来源的污染,在 0.7~4.1 之间意味来自人及动物排泄物的混合污染。在做此项评估时水样的 pH 应在 4.0~9.0 之间,若超出此范围肠球菌密度会改变,且肠球菌数小于 100CFU/100ml 时不能用于比较。本法适用于污染早期,因肠球菌在外环境中生活时间短,本法不适用于海水检测。该菌检测方法包括多管发酵法、滤膜法。

6. **产气荚膜梭菌**　是人畜肠道正常菌群成员,它的存在可提示有粪便污染。由于该菌可以形成芽胞,故在外环境存活时间长。有学者主张在粪大肠菌群与肠球菌阴性时,可检查产气荚膜梭菌作为粪便陈旧污染的指示菌。该菌检测方法为滤膜法。

(二)水中致病菌的检验

某些致病菌可随垃圾、人畜粪便以及某些工农业废弃物等进入水体,致使水中存在致病菌,尤以肠道病原菌多见,因此有时因特殊需求要对水质进行致病菌检验。当出现介水传染病流行时,更要重视致病菌的检测,从而有助于详细了解病原性质,以便采取针对性的防治措施。

WHO、美国和法国的饮用水水质准则或标准明确规定了致病菌的检测要求,认为致病菌应作为检测指标用来确认致病病原体的存在。

由于水中致病菌的数量通常较少,直接从污染的水体中分离出致病菌的机会较小,检验技术也较复杂,因此,必须对水样进行浓缩及选择性增菌以扩大细菌量,从而提高检出率。由于每一种致病菌的生物学特性不同,因此传统的分离、鉴定方法工作量大,耗时,结果不稳定,易出现弱反应或假阳性,尤其在菌群混杂时,检测难度更大,依靠多重荧光 PCR 检测法及高通量基因芯片等分子生物学检测方法则更容易、更灵敏、更特异。

(三)水中病毒的检验

病毒是介水传染病的重要病原微生物之一,在细菌学指标合格的饮用水中仍可检测出肠道病毒,这表明肠道指示菌的检测不能准确反映水中病毒污染情况。

1. **水中病毒的评价指标**　介水传播的病毒种类较多,以肠道途径感染更为突出,可通过污水、地表径流和固体生活垃圾等进入地表水和地下水体。水中肠道病毒污染的指示微生物有两种。①脊髓灰质炎病毒减毒株:由于减毒活疫苗的广泛应用,减毒脊髓灰质炎病毒在天然水体中普遍存在,且该病毒无致病性,测定过程安全,故该病毒可作为水体受病毒污染的指示病毒,或作为饮用水病毒消毒效果评价指标;②大肠杆菌噬菌体:噬菌体在水环境中普遍存在,数量多于肠道病毒。大肠杆菌噬菌体以大肠杆菌等作为宿主菌,并被人和其他哺乳动物随粪便排出,一些大肠杆菌噬菌体形态、结构、组成、生物学特性与人类肠道病毒相似,对环境的抵抗性接近或超过动物病毒,被认为是水中肠道病毒合适的指示微生物。大肠杆菌噬菌体随粪便排出,数目众多,在污水和其他水体环境中比肠道病毒的数量更高,对外界环境和消毒剂的抵抗力与肠道病毒相似或更强,无致病性,培养计数方法较简单、快速,在环境样品中比人类致病病毒更容易、更快速地被检测到。因此,大肠杆菌噬菌体可作为评估水体粪便和肠道病毒污染及评价水处理工艺和消毒过程敏感性的指示微生物。当然噬菌体指示物不能代替传统的细菌学指标。虽然大肠杆菌噬菌体的抵抗力接近于肠道病毒,但其在体外环境中仍有增殖的可能性,因此仅可作为评价水消毒效果的指示病毒。目前我国的水质检测中尚未列入病毒项目,WHO《饮用水水质准则》和《法国生活饮用水水质标准》中规定不得检出肠道病毒。

近年来,再生水中人类粪便污染问题日益突出,需要一种高丰度且稳定的粪便污染指示物和可靠的生活污水示踪剂来管理水源中微生物质量。辣椒轻斑驳病毒(PMMoV)是一种人类粪便中普遍存在的高浓度的植物病原体,已被纳入全球 29 项与水和食品相关的微生物质量和技术目录中。研究发现 PMMoV 具有高丰度、低去除率和无明显季节性变化的特点,可以敏感地指示水源中粪便污染的存在并追踪受污染的水,是一种有前景的粪便污染指示物。

有时为了解水中病毒污染程度、种类或调查病因,应对原水、已处理水及管网末端自来水进行相关病毒检测,用以查明供水系统在传播疾病中的作用。

2. 水中病毒的检测方法 水中病毒的浓缩是检测水中病毒成败的关键性步骤,浓缩后的水样即可用于病毒检测。目前饮用水中病毒浓缩富集常用的方法主要有絮凝沉淀法、固相吸附-洗脱法、抗原捕获分离法、免疫磁珠分离法、复合富集法等,必要时尚需进行一定程度的纯化。水中病毒检测方法包括免疫电镜法、生物素-亲和素免疫法、酶联免疫吸附法(ELISA)、放射免疫测定(RIA)和免疫胶体金技术、逆转录 PCR 技术、基因组文库技术、核酸杂交技术等。

（四）水样的采集与送检原则

必须符合 GB/T 5750.2—2023《生活饮用水标准检验方法 第 2 部分:水样的采集与保存》及 GB/T 5750.12—2023《生活饮用水标准检验方法 第 12 部分:微生物指标》的要求。

1. 水样的代表性 采样时注意样品的代表性,不同类型的水源,采样位置和采样点数量有不同的要求,水样的采集与保存按照 GB/T 5750.2—2023 执行。

（1）生活饮用水的采集:需要符合 GB/T 5750.2—2023《生活饮用水标准检验方法 第 2 部分:水样的采集与保存》要求。采样点应设在水处理前的汲水处、处理后出厂水的出水处及管网系统的末端出水。管网末端用户点采样点按小于 500 户设置 2 个,500～2 000 户每增加 500 户相应增加 1 个采样点,大于 2 000 户时每增加 1 000 户相应增加 1 个采样点。成品包装饮用水按产量和批次抽检。

（2）地表水源水的采集:采样点应该选择有代表性的地点及水质可疑的地方,不宜采集水面水。对一个水系进行污染调查时,必须从整个水域的角度考虑。采集河水时,要考虑水深和河面宽度,以及有支流进入后横向扩散会变迟缓,特别在主流、支流存在温差时更难于混合均匀。采样点应离开岸边一定距离,在河底采样时不要搅动底层。采集湖水、水库水等地表水源水时,应在入口、出口及湖水中心设点采样,采样深度按河水的要求进行。

（3）地下水的采集:采集泉水时,可在泉水涌出点采样。采集井水时,除直接采集外,可先用泵充分抽水后采样,以便能代表地下水源的真实情况。

（4）游泳池水的采集:采集人工及天然游泳池等娱乐场所用水时,应距水面 10～15cm 深处取样,并根据泳池大小采用梅花布点方案采集多个水样。

2. 无菌采样 采集管网系统的水样前,必须放水,充分冲洗管道。若水体采用氯化物消毒,采样前按比例加入无菌硫代硫酸钠溶液进行中和。

3. 水样的送检　水样中微生物的检测需要尽快送检,0~4℃避光保存的水样应该在 8 小时内完成微生物细菌学指标的检测,贾第鞭毛虫和隐孢子虫要求在 72 小时内完成检测。送检前检查采样记录,包括水样名称、地点、时间及采样人等项目。

二、水卫生微生物标准

(一)生活饮用水微生物标准

生活饮用水是供给人们饮用和生活使用的水。供水方式有多种:①集中式供水(centralized water supply),即自水源集中取水,通过输配水管网送到用户及各公共取水点的供水方式,亦为大型集中式供水;②二次供水(secondary water supply),即集中式供水在入户前经再度储存、加压和消毒等处理,通过管道或容器输送给用户的供水方式;③小型集中式供水(small centralized water supply),即农村日供水在 1 000m³ 以下(或供水人口在 1 万人以下)的集中式供水;④分散式供水(decentralized water supply),即分散居户直接从水源取水,无任何设施或仅有简易设施的供水方式。国家市场监督管理总局和国家标准化管理委员会制定了《生活饮用水卫生标准》(GB 5749—2022),无论何种供水方式,都必须符合表 6-2 中的要求,饮用天然矿泉水和包装饮用水应符合表 6-3~表6-5 的要求。

表 6-2　我国生活饮用水微生物及致病性原虫指标及限量(GB 5749—2022)

指标	限量
常规指标	
总大肠菌群/(MPN/100ml 或 CFU/100ml)[a]	不应检出
大肠埃希菌/(MPN/100ml 或 CFU/100ml)[a]	不应检出
菌落总数/(MPN/ml 或 CFU/ml)[b]	100
扩展指标	
贾第鞭毛虫/(个/10L)	<1
隐孢子虫/(个/10L)	<1
参考指标	
肠球菌/(MPN/100ml 或 CFU/100ml)	不应检出
产气荚膜梭菌/(CFU/100ml)	不应检出

注:[a]MPN 表示最可能数;CFU 表示菌落形成单位。当水样检出总大肠菌群时,应进一步检验大肠埃希菌;当水样未检出总大肠菌群时,不必检验大肠埃希菌。

[b]小型集中式供水和分散式供水因水源与净水技术受限时,菌落总数指标限值按 500MPN/ml 或 500CFU/ml 执行。

表 6-3　饮用天然矿泉水微生物指标及限量(GB 8537—2008)

指标	采样方案[a] 及限量		
	n	c	m
大肠菌群/(MPN/100ml)[b]	5	0	0
粪链球菌/(CFU/250ml)	5	0	0
铜绿假单胞菌/(CFU/250ml)	5	0	0
产气荚膜梭菌/(CFU/50ml)	5	0	0

注:[a]样品的采样及处理按 GB 4789.1—2016 执行;[b]采用滤膜法时,则大肠菌群项目的单位为 CFU/100ml;n 指一批产品采样个数;c 指最大允许超出 m 值的样品数;m 指微生物指标可接受水平的限量值。

表 6-4 包装饮用水微生物指标及限量（GB 19298—2014）

指标	采样方案 [a] 及限量		
	n	c	m
大肠菌群/（CFU/ml）	5	0	0
铜绿假单胞菌/（CFU/250ml）	5	0	0

注：[a] 样品的采样及处理按 GB 4789.1—2016 执行；n 指一批产品采样个数；c 指最大允许超出 m 值的样品数；m 指微生物指标可接受水平的限量值。

表 6-5 小型规模饮用水微生物标准（GB 5749—2022）

用途	指标	限量
小型集中式供水、分散式供水	菌落总数 [a]/（CFU/ml）	500

注：除满足生活饮用水卫生微生物标准和技术规范外，小型集中式供水和分散式供水机构因水源与净水技术受限时需要满足该表所列指标。[a] 菌落总数指标限值按 500MPN/ml 或 500CFU/ml 执行。

（二）生活饮用水源水卫生要求

我国对适用于生活饮用水的水源及与人类健康密切相关的海域也规定了相应的微生物限值要求，见表 6-6～表 6-8。

表 6-6 地表水水域功能和微生物标准（GB 3838—2002）

类别	功能范围	大肠菌群/（CFU/L）
I	源头水、国家自然保护区	200
II	集中式生活饮用水地表水源地一级保护区、珍稀水生生物栖息地、鱼虾类产卵场、仔稚幼鱼的索饵场等	2 000
III	集中式生活饮用水地表水源地二级保护区、鱼虾类越冬场、洄游通道、水产养殖区等渔业水域及游泳区	10 000
IV	一般工业用水区及人体非直接接触的娱乐用水区	20 000
V	农业用水区及一般景观要求水域	40 000

表 6-7 地下水水质分类和微生物标准（GB/T 14848—2017）

类别	性质及用途	总大肠菌群/（MPN/100ml 或 CFU/100ml）	菌落总数/（CFU/ml）
I	化学组分含量低，适用于各种途径	≤3.0	≤100
II	化学组分含量较低，适用于各种途径	≤3.0	≤100
III	化学组分含量中等，主要适用于集中式生活饮用水水源及工业、农业用水	≤3.0	≤100
IV	化学组分含量较高，以工业、农业用水质量要求以及一定水平的人体健康风险为依据，适用于农业和部分工业用水外，适当处理后可作为生活饮用水	≤100	≤1 000
V	化学组分含量高，不宜作为生活饮用水水源，其他用水可根据使用目的选用	>100	>1 000

表6-8　海水水质微生物标准（GB 3097—1997）

类别	功能范围	大肠菌群/（CFU/L）	粪大肠菌群/（CFU/L）	病原体*
一	海洋渔业水域,海上自然保护区,珍稀濒危海洋生物保护区			
二	水产养殖鱼区,海上运动或娱乐区,食品有关工业用水区	10 000 700*	2 000 140*	不得检出
三	一般工业用水区,滨海风景旅游区			
四	海洋港口水域,海洋开发作业区	—	—	

注：*供人类生食贝类养殖水质；—不适用。

（三）游泳池池水卫生要求

我国 GB 37488—2019 及 CJ/T 244—2016 标准都对人工游泳池池水微生物及致病性原虫指标及限量做了规定（表6-9）。

表6-9　人工游泳池池水微生物及致病性原虫指标及限量

指标	限量
菌落总数/（CFU/ml）	200ᵃ
大肠菌群/（CFU/L）	不得检出ᵃ
菌落总数/（CFU/ml）	100ᵇ
总大肠菌群/（MPN/100ml 或 CFU/100ml）	不应检出ᵇ
贾第鞭毛虫/（个/10L）	不应检出ᵇ
隐孢子虫/（个/10L）	不应检出ᵇ
隐孢子虫/（个/10L）	不应检出ᵇ
嗜肺军团菌/（CFU/200ml）	不应检出ᵇ
异养菌/（CFU/ml）	≤200ᵇ

注：ᵃ 依据 GB 37488—2019 标准的限量；ᵇ 依据 CJ/T 244—2016 标准的限量。

（四）污水排放标准

生活污水和医院污水中含有大量病原微生物。我国污水的排放标准,见表6-10、表6-11。

（五）再生水卫生要求

地球上的淡水资源越来越紧张,科学家想到了"中水利用",即再生水利用。污水再生利用可能存在致病微生物的危险,尤其是病毒性疾病越来越受到人们的重视,因此需要严格的卫生指标。但由于病毒检测的特殊性,对于再生水的微生物学指标,大多仍沿袭传统习惯,选择大肠菌群及粪大肠菌群作为肠道污染指标。

表6-10　城镇污水处理厂污水排放微生物最高允许浓度（GB 18918—2002）

分级	出水去向	粪大肠菌群/（CFU/L）
一级标准 A	引入稀释能力较小的河湖作为城镇景观用水和一般回用水等用途	1 000
一级标准 B	排入地表水Ⅲ类功能水域,海水二类功能水域	10 000
二级标准	地表水Ⅳ、Ⅴ类功能水域或海水三、四类功能海域	10 000
三级标准	非重点控制流域和非水源保护区的建制镇的污水处理厂	分期达到二级标准

表 6-11　医疗机构水污染物排放限量值（日均值）（GB 18466—2005）

指标	标准值	
	传染病、结核病医疗机构	综合及其他医疗机构
粪大肠菌群数/（MPN/L）	100	500
肠道致病菌	不得检出	不得检出
肠道病毒	不得检出	不得检出
结核分枝杆菌	不得检出	—

注：— 不适用。

第四节　水微生物污染的预防与控制

水体污染（water body pollution）是指进入水体的污染物超过了水体的自净作用，使水和水体底质的理化特性和水环境中的生物特性、组成等发生改变，从而影响水的使用价值，造成水质恶化，乃至危害人体健康或破坏生态环境的现象。

一、水微生物污染

（一）水微生物污染的来源

1. 自然水体的污染　自然水体微生物污染可来源于多方面，包括土壤、空气以及人类或动物的活动。通常情况下，土壤是水微生物主要来源，小部分是和尘埃一起从空气中沉降下来，水中的病原微生物则主要来自人或动物的排泄物。除微生物及真菌毒素污染之外，其他生物性污染（包括藻类及与之相关的氮磷化合物污染）也可导致自然水体污染，这些都与卫生健康密切相关。其危害及污染途径见表 6-12 和图 6-1。

2. 其他水污染　与人类健康密切相关的主要有包装饮用水及娱乐用水等。

（1）包装饮用水：包装饮用水是指密封于符合食品安全标准和相关规定的包装容器中，可供直接饮用的水。包装饮用水的原料有两种主要来源：一是公共供水系统，二是非公共供水系统的水源。非公共供水系统的水源又可分为地表水和地下水。水质要求应符合《生活饮用水卫生标准》（GB 5749—2022）的规定。桶装水因方便、卫生，接受度较高，但在一些特殊情况下，桶装水也可能发生污染并导致感染，污染原因包括生产过程水消毒不严、水桶清洗消毒不彻底或灌装过程污染等。卫生监测显示，桶装式饮水机常温出水的细菌学超标更为明显。某些桶装矿泉水可受到真菌污染，主要是曲霉和枝孢霉菌，此外，青霉、木霉和镰刀菌属也较常见。近年来桶装饮用水病毒污染事件屡见不鲜，如浙江、河南等地发生多起学校桶装饮用水引发的诺如病毒胃肠炎暴发。

表 6-12　水体生物性污染、危害标志及来源

生物污染	污染物	危害标志	污染来源
病原微生物	细菌、病毒等各类病原	介水传染病	医院、屠宰、畜牧、制革等工业，生活污水，地表径流
藻类	真菌毒素	毒性、致癌、致畸、致突变	制药、酿造、食品、制革等工业
	磷、氮藻毒素	富营养化、恶臭、毒性、三致	化肥、化工、食品、制革、造纸等工业，生活污水，农田排水

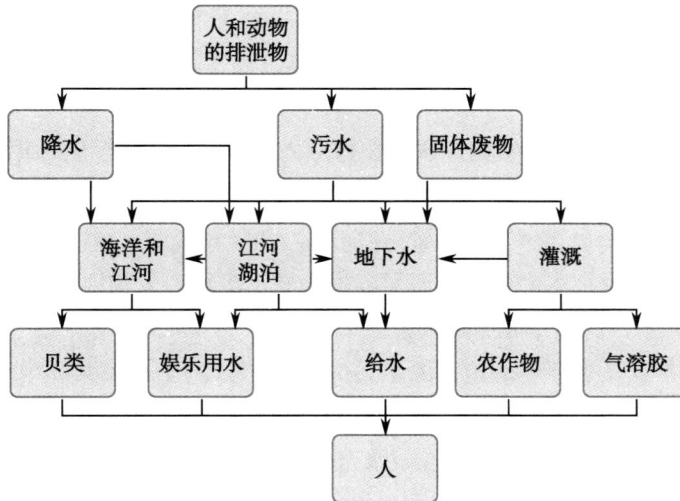

图 6-1 肠道病原微生物介水传播的可能途径

（2）娱乐性用水：随着经济发展和人们生活水平的提高，娱乐性用水的种类越来越多。娱乐性用水包括游泳池、水上游乐公园、桑拿浴、交互性喷泉等人工消毒场所用水，以及海滩、湖泊、河流、温泉等天然水体，但其水质安全性有待进一步提高，其污染来源主要是降雨形成的地表径流、城市合流制管道溢流污染、大气沉降以及人类活动产生的污染物等。例如，某市 2017—2021 年游泳池水微生物监测结果显示，菌落总数和大肠菌群合格率分别为 76.82% 和 99.34%，某市 2019 年婴幼儿游泳场所水质卫生状况调查结果显示，单人池水中菌落总数和大肠菌群合格率分别为 30.0% 和 70.0%，多人池水中菌落总数和大肠菌群合格率分别为 22.0% 和 53.7%。2019 年，多名儿童在同一家游泳馆参加游泳后出现不同程度的高烧、咳嗽、呕吐、眼睛红肿等症状，诊断为腺病毒感染。调查结果显示，游泳馆班次安排过密没有时间给泳池补水、换水和消毒，消毒剂浓度不达标，菌落总数超标。

沐浴水、冷凝水、温泉水、喷泉水等也存在明显污染状况。据公开报道，多个地区的公共场所沐浴水、温泉水、冷却水、冷凝水、喷泉水等检出嗜肺军团菌。如某省 2021—2022 年的公共场所沐浴水和温泉水的检测结果显示，77 家公共场所中 43 家水样检出嗜肺军团菌，占 55.84%，采集并检测样本 234 份，90 份检出嗜肺军团菌，检出率 38.46%，其中 7、8 月份检出率最高，每个市均有水样检出嗜肺军团菌，检出率最高的为 91.27%。

（二）水中常见的病原微生物

进入水体的最常见病原微生物类别主要有细菌、病毒。

1. 细菌类病原微生物　此类病原微生物是最常见的水传染病病原体。

（1）沙门菌属：主要致病菌有伤寒沙门菌、副伤寒沙门菌、猪霍乱沙门菌和肠炎沙门菌等，可导致伤寒、副伤寒和急性胃肠炎。沙门菌污染水源的机会多，如污水排放，家禽和家畜在水边放养，患者及带菌者的粪便入河等。13%～15% 的牛、羊、猪等，以及少数人均可是无症状携带者，成为沙门菌的潜在传染源。

沙门菌在 20～30℃ 条件下迅速繁殖，在水中的生存能力较强，可存活 2～3 周。鼠伤寒沙门菌在 25℃ 的污泥中能存活 8～12 周，在 30℃ 医院污水中可存活 279 天以上。

（2）志贺菌属：主要引起肠道感染，传染源是患者和带菌者，无动物宿主，通过感染者粪便污染水体。该菌属在水中的生存力比沙门菌弱,感染剂量小,耐寒能力强,如在冰冻的河水中可生存47天,在海湾水中13℃时可生存25天,而在37℃时仅可生存4天。水源受到粪便或污水等污染,可引起水源型的痢疾暴发流行。

(3)致泻大肠埃希菌:大肠埃希菌中多数菌株对人不致病,少数与人类腹泻有关,被称为致泻大肠埃希菌,目前发现的有5种:肠致病型大肠埃希菌(EPEC)、肠产毒型大肠埃希菌(ETEC)、肠侵袭型大肠埃希菌(EIEC)、肠出血型大肠埃希菌(EHEC)和肠集聚型大肠埃希菌(EAEC)。传染源为患者和健康带菌者,通过污染水源或食物而引起疾病暴发流行。大肠埃希菌在自然水体中可存活数周至数月,在温度较低的粪便中存活更久。

(4)霍乱弧菌:霍乱是主要经水传播的甲类传染病,是《中华人民共和国传染病防治法》规定的传染病之一,菌体随粪便污染水源而引起人类霍乱流行。该菌对营养要求不高,河水中含有的营养物已足以维持其生长的需要,它也可以在咸水、淡水交界的水域或盐碱地的地面水中长期生存和繁殖。

(5)副溶血性弧菌:属于海洋细菌,具有嗜盐性,广泛生存于近岸海水,可通过水污染食品,特别是海产品,是夏秋季沿海地区引起急性腹泻的主要病原菌。该菌在水中的分布受季节影响,一般4—10月份易从水中分离到,冬天则存在于水下沉积物、贝壳类及鱼类中,当水温上升到14℃左右时,越冬的细菌从水底释放,附着于浮游动物表面生长繁殖。

(6)空肠弯曲菌:是多种动物如牛、羊、狗及禽类的生殖道或肠道的正常寄居菌,在鸟类亦有检出。此菌在粪中存活时间长,如鸡粪中保持活力可达96小时,在水、牛奶中存活较久,温度4℃时可存活3～4周。该菌可通过排泄物或产卵污染水体,是人类急性胃肠炎的主要致病菌之一。近年来,空肠弯曲菌受到广泛重视,有些国家已将其列为水质监测菌。

(7)小肠结肠炎耶尔森菌:广泛存在于猪、牛、羊、犬、鼠、鸡、鸭、虾和蟹等动物的排泄物中,猪是主要宿主,通过动物或健康带菌者的排泄物污染水体。感染后人类有多种临床表现,包括发热、腹痛、腹泻、关节炎、结节性红斑等,其中以腹泻最多见,以水样便和血样便为主。该菌具有嗜冷性,在冰冻水体中可存活6个月以上,常见冬季流行。水源水中小肠结肠炎耶尔森菌的污染与大肠埃希菌之间无明显关系,故总大肠菌群数不适合于间接推断该菌的污染情况。

(8)气单胞菌属:广泛分布于淡水、海水和土壤的腐生或寄生菌,也是冷水动物(淡水鱼、爬虫类及水蛭)的肠道共生菌群,是低毒力的机会致病菌。可引起人类腹泻、蜂窝织炎、伤口感染、尿道感染和脑膜炎等。

(9)邻单胞菌属:只有一个种,即类志贺邻单胞菌。该菌存在于淡水中,在海水中不能存活,可存在于淡水鱼的肠腔和水表面,且许多动物(蛇、猴、狗、猫、羊、牛和蟾蜍)的粪便中可分离到此菌。类志贺邻单胞菌可引起人类水样腹泻和食物中毒,在机体免疫力降低时,可引起蜂窝织炎、骨髓炎、脑膜炎和败血症。

(10)嗜肺军团菌:是水生菌,在河水、湖水及冷却水或冷凝水中均有检出,尚未发现有自然宿主。军团菌的种类很多,最常见的是嗜肺军团菌(*Legionella pneumophila*)。该菌在自然界中抵抗力很强,存在于天然淡水源和各种储水容器或管道中,在自来水中可存活一年。常因吸入含菌气溶胶而引起军团菌肺炎,是导致肺炎重症病例的一个重要原因,在人群中亦可发生流感样的庞蒂亚克热型军团病暴发。美国等少数国家已将军团菌作为控制指标列入饮用水标准中。

(11)结核分枝杆菌:主要经呼吸道传播,但也能经水传播。该菌可侵犯全身各种组织器官,引起相应器官的结核病。此病的潜伏期较长(最短4～6周),使发病原因很难与水相关联。从结核病疗养院、屠宰场和皮革厂排出的未经处理的污水中常可分离到结核分枝杆菌及牛分枝杆菌,尤其是医院污水,经过处理后还可能检出结核分枝杆菌。该菌抵抗力强,随痰进入河水中,5个月后仍具有毒力。

（12）钩端螺旋体:贮存宿主为家畜如牛、羊、猪、犬及多种野生动物,特别是啮齿类动物。通过带菌动物的尿污染土壤及水源,人接触污染的水通过皮肤或黏膜导致感染。在大雨或洪水时容易引起钩体病暴发。钩端螺旋体对理化因素抵抗力较强,在水或湿土中可存活数周至数月。

2. 病毒类病原微生物 水中致病性病毒有很多种类,最常见的是通过粪-水-口途径传播,经肠道感染的病毒。

（1）肠道病毒:人类肠道病毒的种类和血清型别很多,主要有脊髓灰质炎病毒、柯萨奇病毒、埃可病毒和新型肠道病毒等。饮水传播的病毒多数是肠道病毒,感染者无论是否有临床症状,其粪便中均有病毒排出,且排毒时间可持续数周。肠道病毒对外界环境抵抗力强,存活时间较久,在污水中可存活3个月左右。儿童对其易感,感染后临床表现多种多样。

（2）肝炎病毒:经水传播的肝炎病毒主要有甲型和戊型肝炎病毒。甲型和戊型肝炎的传染源为肝炎患者和带毒者,常因粪便污染水源引起传播。甲型肝炎病毒常引起水源性甲型肝炎暴发,该病毒对外界的抵抗力略强于脊髓灰质炎病毒,在污水和粪便中可较长时间存活。戊型肝炎常以散发多见,介水传播也是戊型肝炎最常见的传播方式,水型暴发多发生于卫生条件较差的发展中国家,我国新疆某地区曾发生多起戊型肝炎暴发流行,主要原因是饮用不洁的沟渠水。

（3）轮状病毒:为呼肠孤病毒科的一种病毒,是目前世界各地流行的非细菌性婴儿腹泻的主要病原。患者粪便中排毒量大,发病的最初几天每克粪便中病毒量可达 10^{10}PFU。轮状病毒对外界抵抗力强,易经污水传播,从污染的水体中常可检出轮状病毒。每年发展中国家约有600万婴儿感染A组轮状病毒。

（4）腺病毒:可通过多途径感染人,可感染结膜、呼吸道、尿道、肠道上皮及区域性淋巴组织,目前已发现包括7个种（A～G）至少116个型别的人腺病毒。肠道腺病毒可在肠道细胞中复制,随粪便排出体外,污染河、湖、饮用水、游泳水体等,导致水源性传播。在世界各地报道的儿童腹泻病例中,腺病毒占2%～22%,仅次于轮状病毒。已知腺病毒40型和41型可引起4岁以下小儿胃肠炎,但该病毒大多数型别与胃肠道疾病无关,而经接触、吸入等方式感染其他组织。近几年,我国发生多起因腺病毒污染游泳池水引发咽眼结合膜热暴发,检测结果显示细菌总数、大肠菌群等微生物指标超标。

（5）诺如病毒:是引起人类急性胃肠炎的重要病原体之一,从污水及近海域海水中均可检测到诺如病毒。近年调查显示我国人群诺如病毒感染性腹泻十分普遍,主要基因型多为GⅡ,且暴发流行呈上升趋势,其主要原因是水污染,包括①生活饮用水被污染:如暴雨将粪便冲刷入水源水（如水井、山泉）;水源附近有厕所等污染源,且井壁渗透性强;二次供水水箱污染;自来水管道破裂被污染;桶装饮用水被污染。②海水被污染,经海产品感染人类。

（6）呼肠病毒:能引起呼吸道和肠道感染,还能引起心包炎、贫血及神经系统感染等。患者可经肠道大量排出呼肠病毒,污染水源。

（7）其他病毒:如新型冠状病毒、鼻病毒等虽主要经呼吸道感染,但从污水中也可检测到。

除细菌、病毒类病原微生物以外,水中还含有原虫类病原体、藻类毒素等。有些原虫可经感染者粪便污染水体,引起介水寄生虫病。如贾第鞭毛虫、隐孢子虫,分别引起贾第虫病、隐孢子虫病。藻类虽然不能寄生于人类或动物而引起疾病,却可能产生一系列毒性很强的天然毒素,从而污染饮用水和水产品,给人类健康带来了巨大威胁。微囊藻毒素(microcystin,MC)和节球藻毒素(nodularin)是重要的肝毒素,是富营养化水体中含量最多、对人体危害最大的两类毒素。还有些藻类产生的毒素可被贝类富集,人食用此类毒贝可发生中毒甚至死亡。

二、水微生物污染的预防和控制

水微生物污染的来源广泛,且各种自然水体的生态系统不同,应采取综合性措施预防和控制水微生物的污染。

(一)控制污染来源

污水流入水体,废水的地下回流,大范围的水产养殖或土壤废弃物的处理等均可导致水体污染。

水中的病原菌、病毒和原虫等大部分由外界环境污染而来,因此控制污染来源至关重要。将各种污水污物进行无害化处理后再排入江、河、湖、海中,可有效预防微生物对水质系统的污染。人畜粪便和一些生活垃圾可先经下水道进入化粪池或通过污水管网输送到集中的大型污水处理厂进行有效处理,然后再行排放。

水体的富营养化可造成藻类毒素的增加,如我国黄河流域以南,约有70%的湖泊沟塘已频繁发生过水华,其中大约有80%含有MC。MC具有较强的热稳定性,即使在300℃高温下仍可保留一部分毒素活性,一般常规水净化处理和家庭煮沸,均难以有效去除毒素或减轻其毒性,因此减少水体富营养化的发生是控制该类中毒事件发生的根本措施,具体措施包括减少含磷、氮工业废水的排放,减少有机磷农药的使用,减少含磷洗涤剂的使用。近年来我国多地出台了关于禁止生产、销售和使用含磷洗涤用品的规定,推广使用无磷及替代洗涤用品,促进水环境质量改善。

(二)净化水体

水体净化的目的是降低水微生物及污染物的污染量。包括水体自净和人为净化处理。

1. 水体自净 当污染物排入江河或其他水域后,水体能够在其环境容量的范围内,经过物理、化学和生物的净化作用,使污染物浓度自然降低,使少量的外来微生物在水体理化因素及土著微生物的综合作用下难以生存,最后恢复到污染以前的自然状态,这种过程为水体的自净作用。物理作用包括稀释、沉降、扩散等,化学作用和生物学作用有氧化、还原、分解、凝聚和竞争等。水中大部分有机物可经过生物氧化分解作用而得到降解与去除。

在正常情况下,各种天然水体有各自的生态系统,并保持其生态平衡。以河流为例,土壤中动植物残体及生活污水、工业废水等排入河流后,水中细菌因有丰富的有机营养而大量生长繁殖。随着有机物含量降低,藻类逐渐增多,水中原生动物如甲壳动物等以细菌和藻类为食物而大量繁殖,浮游甲壳动物的大量繁殖可为鱼类提供食料,形成河流中食物链循环,这一过程为生物净化。食物链中各种生物与它们的生存环境之间进行能量转移和物质循环,并在一定的空间和时间内呈现稳定状态,即保持生态平衡。由此可见,排入水体的污物不能过量,水体自净是有限的。

2. 人工净化 水体的自净作用有一定的容量限制,当污染物质的浓度超过一定界限时,将造成水体的持久性污染,这一界限被称为水体的环境容量。这时需要人为干预加以净化。为了确保生活饮用水安全，通常对各种饮用水的原水（如井水、泉水、自来水厂的水）进行净化处理，包括沉淀、过滤、氯化消毒或煮沸等过程，使其达到《生活饮用水卫生标准》要求。各种污水安全排放前需要人工净化处理。

（三）处理污水

由于人口居住密集及工农业所产生的大量污水，排入自然水体后多已不能靠自净作用降解，需要采取各种措施进行无害化处理，以确保人群健康和生态平衡。

1. 污水微生物处理的基本过程　污水微生物处理一般可分为三级。

（1）一级处理：又称预处理，是物理处理过程。其目的在于去除污水中的固体物质、油脂等颗粒状物质，并对污水进行中和与调节，以除去污水中的悬浮固体物和部分生化需氧量（biochemical oxygen demand, BOD），减少后续处理的固体负荷和容积，使排入二级处理系统的污水更适于生物净化，加快处理速度和增强处理效果。一级处理的大体过程是①利用格栅、筛网、砂滤等去除污水中悬浮的粗大固体物；②排入沉砂池中，沉淀砂子；③再排入沉淀池中，将某些生物和有机物沉淀下来。一级处理可以除去70%～80%的BOD。

（2）二级处理：是生物处理过程，即利用微生物的代谢活动除去污水中的可溶性有机物。一级处理过的污水排入生物反应池中，微生物分解氧化其中的有机物，产生 CO_2、H_2O 和生物量。二级处理的原理是人工给予一定的理化条件，利用微生物群落的生物活性加速对污染物的降解或转化。在这一生物群落中细菌发挥重要作用，污水经过一级和二级处理，可除去90%的BOD。二级处理的方法很多，大致可分为两大类：需氧处理法和厌氧处理法。

1）需氧处理法：水中的有机物在微生物群的作用下，大分子逐步降解，最终通过有氧呼吸生成 CO_2 和 H_2O，其中所含氮、磷分别被氧化为 NO_3^-、NO_2^-、PO_4^{2-} 等。这一污水处理工程可看作是人工加强的自净作用。工程中的活性污泥法及生物滤膜法等均属于需氧法类型。

2）厌氧处理法：即利用兼性厌氧菌、厌氧菌在无氧条件下将有机物降解并最终还原成甲烷（CH_4）。所用的主要细菌有甲烷球菌属（*Methanococcus*）、甲烷螺菌属（*Methanospirillum*）和甲烷杆菌属（*Methanobacterium*）等，此法形成的生物量较少。厌氧消化需要一定温度，加热至35～40℃可加速降解反应。

厌氧降解过程可降低固体物60%，产物易沉淀，致病菌也明显下降，产生的气体70%为甲烷、30%为 CO_2 和微量 H_2S 与 NH_3，可用作燃料，在污水处理厂常用于消化罐的加温。沉渣可直接施于土地或与城市垃圾混合高温堆肥。

（3）三级处理：三级处理的目的在于除去微生物无法降解的污染物和无机物，如含氮、含磷的无机盐等。三级处理可采用厌氧污泥消化、污泥压滤晒干等方法，某些情况下，三级处理过的污水还需要消毒处理。

2. 水中病毒的消除　污水的三级处理法有助于消除水中病毒。一级处理（物理处理）主要是黏附沉淀，对病毒的去除作用较小，一般小于50%。二级处理（生物处理）为活性污泥处理过程，肠道病毒的去除率可达96.5%～100%，并且效果稳定；三级处理是应用物理和化学的方法，通过化学消毒剂进一步杀灭水中残存病毒。实验证明，较高剂量的氯、臭氧均是很强的病毒灭活剂。

3. 医院污水处理　医院是各种患者集中的地方，更是各种传染病患者聚集的场所。各种病原体可随患者的粪便、分泌物及诊疗过程中产生的污物排入污水中。医院污水中各种病原体含量高，若未经处理或处理不彻底的污水排入水体,将造成严重水体污染。我国《医院污水处理工程技术规范》(HJ 2029—2013)对医院污水的处理做了明确规定。医院污水处理系统主要包括预处理、一级处理、二级处理、深度处理和消毒处理等单元。特殊性质污水应经预处理后进入医院污水处理系统。传染病医院污水应在预消毒后采用二级处理加消毒工艺,或二级处理加深度处理加消毒工艺。非传染病医院污水,若处理后的出水直接或间接排入地表水体或海域时,应采用二级处理加消毒工艺或二级处理加深度处理加消毒工艺,若处理出水排入终端已建有正常运行的二级污水处理厂的城市污水管网时,可采用一级强化处理加消毒工艺。

医院污水预处理系统分为常规预处理和特殊性质污水预处理。常规预处理通常由格栅、预消毒池、调节池、脱氯池、初沉池等根据水质及处理要求组合而成。特殊性质污水应分类收集,足量后单独预处理,再排入医院污水处理系统。不同类型污水,预处理方法不同,例如,酸性污水宜采用中和法,含氰污水宜采用碱式氯化法等。

医院污水消毒可采用的消毒方法有液氯消毒、二氧化氯消毒、次氯酸钠消毒、臭氧消毒和紫外线消毒。

（四）加强和完善水资源管理制度

水资源管理是多方面的,如水源的选择,定期调查水源水质,排查饮用水源范围内的工业、人类生活、流动污染源及农业污染状况,依法治理污染源,制订科学的水源保护规划和水源污染事故应急预案,逐步健全和完善水质检测和消毒制度,建立完善的监测体系。当前我国对水资源管理非常重视,针对地面水、地下水、生活饮用水、城市供水及娱乐用水等均制定了一系列的卫生标准和规范,对于生活污水、各种工业废水和医院废水的处理和排放等也做了相应的规定。

（五）重视水质监测

做好水微生物的常规监测,随时掌握水中微生物的变化。根据监督要求,水源水每日检测菌落总数、总大肠菌群和耐热大肠菌群;管网水每月不少于两次检测菌落总数和总大肠菌群;出厂水每日检测菌落总数、总大肠菌群和大肠埃希菌。在特殊时期和特殊情况下还要检测水中病原微生物。

我国农村的给水方式主要是集中式和分散式供水,微生物指标合格率较低,其主要原因可能有以下几个方面:项目建成后运行维护管理能力不足,疏于管理和维护,净化设备未能有效发挥作用;一些早期建设的饮用水设施简陋,水处理不完全或未进行净化、消毒处理就直接供水,水质安全得不到保障;有的供水管理设较浅,容易损坏,造成污染;有的蓄水池没有加盖,造成污染;村民饮水健康意识淡薄,水源地保护措施落实不到位;饮用水监测能力薄弱等。

由于我国高层建筑发展迅速,高层建筑二次供水量大幅度增加,水质污染事件时有发生。因此应加强对二次供水的卫生防护及经常性卫生监督,定期检测水质。此外,对于娱乐用水和洗浴用水等也应加强水质监测。

我国地域辽阔,各类水源状况差异很大,如果在实际监测中,只按现行标准指标进行,易忽略一些特征污染。例如,太湖、滇池等内陆湖泊由于水体富营养化导致藻类代谢物[土臭素、2-甲基异莰醇(2-MIB)]对水体的严重污染,引起人们的重视,推动其被纳入《生活饮用水卫生标准》(GB 5749—2022)中。因此,在未来的水质监测工作中,应继续依据不同地域的实际情况选择或增加适宜的指标对水源状况进行长期监测,并推动标准的更新。

我国当前的生活饮用水微生物指标虽已增加到 7 项,但不能全面确保水质的安全性,应考虑在一定条件下增设其他指标。如某些介水病毒性疾病暴发期间,水的细菌学指标检测是合格的。我国透析治疗用水中对内毒素有限量要求,但有学者发现生活饮用水中的内毒素可通过冲洗、淋浴、桑拿、游泳或加湿器用水等,以气溶胶的形式通过呼吸暴露引起严重的呼吸道疾病和发热。

（六）加强水源卫生防护

在水源取水点周围应设置保护区。如地面水取水点周围 100m 内水域严禁捕捞、网箱养殖、游泳和可能污染水源的任何活动,上游 1 000m 水域内不得进行排入生活污水和工业废水及其他可能污染水源的任何活动,1 000m 以外一定范围的河段划为水源保护区,取水点水深应至少 2.5m。水井应尽可能设置在地下水污染源上游,地势高燥,不易积水,周围 20～30m 内无渗水厕所、粪坑等污染源。

（七）改造水体结构

我国部分地区正在尝试性开展将封闭性水体改造成开放性水体,如将易受富营养化污染的湖泊等与江、河贯通,以便减少富营养化带来的藻类及藻类毒素的污染。

（八）加强供、管水人员管理

水生产人员必须保持良好的个人卫生。直接从事供、管水的人员必须每年进行一次健康检查,取得预防性健康体检合格证后方可上岗工作。凡患有细菌性痢疾、阿米巴痢疾、伤寒、病毒性肝炎、活动性肺结核、化脓性或渗出性皮肤病及其他有碍生活饮用水卫生的疾病或病原携带者,不得直接从事供、管水工作。

第五节　水微生物研究的应用与研究前景

一、应用

（一）维持水微生态平衡,保障人类健康

自然水体常受到各种污染,通过对水微生物环境、种类、数量及其危害的研究,制定行之有效的卫生规范,防止水源污染,指导和监督正确处理用水,完善各种用水的卫生标准,保障人类健康。

（二）发挥微生物在污水处理中的作用

在污水处理中,微生物发挥了重要作用。各种微生物均有其适宜的生长条件,可通过人为辅助措施,增强微生物代谢活动,如对好氧菌实施曝气和搅拌。

在污水处理工作中,对于臭味的处理方法有生物法、物理法、化学法和燃烧法等。生物法是使废水中有机污染物降解的一种有效方法,它利用微生物的新陈代谢活动将有机污染物分解为无机物或二氧化碳、水等物质,从而达到去除臭味的效果,主要有活性污泥法和生物膜法,已在城市废水和工业废水的处理中得到广泛应用。

在污水处理过程中,生物法特别适用于处理含有气、液、固三相混合的有毒、有害、有恶臭的废气。这些废气通过收集管道导入系统后,通过培养生长在生物填料上的高效微生物菌株形成的生物膜来净化和降解废气中的污染物。生物膜以废气中的污染物为养料进行生长繁殖,并将废气中的有毒、有害恶臭物质分解成无毒无害的简单无机物,如二氧化碳、水等,从而实现除臭的目的。

在污水生物处理中,除应用一般的需氧菌及厌氧菌外,正逐步应用其他具有特殊功能的菌种或生物群,例如光合细菌、高温分解菌、固氮微生物及放线菌等,在保证污水生物处理效果的同时,提高废水的利用价值。在水资源缺乏的今天,不仅要想方设法使废水无害化,还要充分考虑如何利用废水,将深度处理后的污水作为再生水资源,是国际公认的"第二水源",已广泛应用于市政用水中。我国制定并实施了《城市污水再生利用　城市杂用水水质》(GB/T 18920—2020),适用于冲厕、车辆冲洗、城市绿化、道路清扫、消防、建筑施工等杂用的再生水。对城市污水再生利用有关的水质指标、采样与监测、安全利用做了规定。部分地区还对城市用再生水制定了地方标准,如北京市制定并实施了《城市绿地再生水灌溉技术规范》(DB11/T 672—2023),规定了使用再生水灌溉城市绿地的总体要求、水质要求、监测要求和管理要求。

(三)改进水加工工艺,保证水质

近年来,随着人们生活品质的提高,各种瓶(桶)装饮用水已走进千家万户,由于纯水不允许添加任何防腐剂,一旦存在微生物污染,其中的微生物还可能增殖,不仅会危害消费者的健康,还会使企业蒙受经济损失。据报道,有多起因包装饮用水不合格导致疾病暴发,因此要求生产单位必须严格遵守生产卫生规范,合理设计工艺流程,减少污染环节,提高自动化生产程度,改进消毒方法,确保水的卫生质量。

我国农村供水的卫生质量现状正在逐步改善,水利部等9部门2021年印发了《关于做好农村供水保障工作的指导意见》,要求各地在"十四五"期间稳步推进农村饮水安全向农村供水保障转变。到2025年,全国农村自来水普及率达到96%;到2035年,基本实现农村供水现代化。未来将以县域为单元,全面推行农村供水"3+1"标准化建设和管护模式,即优先推进城乡供水一体化、集中供水规模化建设,因地制宜实施小型供水工程规范化建设改造,并实施县域统管、专业化管理全覆盖的管护模式,加快推动农村供水高质量发展。

二、研究前景

(一)开发新型指示微生物

污染的水体对人类健康构成直接、间接或潜在的危害。为能及时、准确掌握水质状况,选择更合适的指示微生物,研究更简便、快速、准确的检验方法,制定更加切实可行的卫生标准,始终是该领域的关注热点。

1. 粪便指示菌与病原菌的相关性有限　我国从国情实际出发制定了《生活饮用水卫生标准》,其检测项目有一定的局限性,总大肠菌群和大肠埃希菌被国际公认为水受到粪便污染的评价指标,但不能准确反映和替代水中病原菌和病毒的污染情况。虽然多种噬菌体和脊髓灰质炎病毒受到关注,但目前我国尚缺乏水中病毒评价指标,大大限制了对水中病毒尤其是肠道病毒污染情况的卫生学评价。一些研究者发现,尽管在源水和/或处理过的水中未检出粪便指示菌,但仍有介水传染病暴发。水中病毒指示物的研究应受到重视。目前美国、法国、加拿大等发达国家已将病毒的安全限制或对其处理的程度列入饮用水标准加以规定,但目前我国尚缺乏水中病毒评价指标。

2. 水中内毒素存在一定的健康风险　细菌内毒素在水体中普遍存在,当菌体死亡或氯消毒处理时,会使内毒素释放。资料显示,当水源中微生物增殖、蓝藻暴发或被大量菌污染时,水中内毒素活性会骤升。生活用水中污染的内毒素,往往以气溶胶形式通过呼吸道途径危害人体健康。通常认为饮用水中的内毒素经胃肠途径引起的健康风险远远小于血液暴露和呼吸暴露,但一些研究发现仍具有一定的风险,使其成为水微生物安全领域的新关注点。

3. 生活饮用水卫生标准缺乏弹性　WHO 推荐的饮用水各指标限量值不具有约束力,是从保护人群健康出发而制定的,可作为各国制定卫生标准的重要依据和参考。我国的各项微生物指标是强制性的,但针对不同地域环境的水质缺乏相应的变通性。因此建立水微生物定量风险评估体系是很有必要的。

4. 生活用水的检测项目和限量有待完善　随着人类生活质量的提高,不同形式和内容的饮用、娱乐等生活用水越来越多,其微生物污染情况的差别,决定了其微生物评价指标应存在差异,如沐浴水中军团菌检出率较高。因此有待逐步完善各类生活饮用水检测项目和限量,如水中病毒、内毒素、军团菌、藻毒素等。

（二）改进、开发和应用新的检测方法

介水传染病的病原种类很多,建立快速、准确的检测方法,有助于快速掌握水微生物污染的性质和来源,以便及时采取有效的防治措施。常规微生物检测方法周期长、步骤烦琐,不能满足对检测结果的急迫需要。近些年各种快速检测方法应运而生,如分子生物学与免疫学检测技术、生物传感器技术、微流控技术、宏基因组测序技术、显微染色计数法及微菌落计数法等,但通常快速检测方法有时很难兼顾定性与准确定量。近年来兴起的生物芯片,特别是基因芯片技术,可实现微生物检测的高通量、自动化和多样性,可从根本上改进水微生物的检测方法。

某些现有标准检测方法尚有缺陷,如饮用水中铜绿假单胞菌检测方法有一定的局限性,容易导致假阳性结果,有待改进和完善。

水卫生检测往往需要各级检测机构共同参与,而不同层次的微生物实验室在设备配置和人员水平方面参差不齐,因此需要根据目标要求建立更适用的检测方法。

（三）水中病毒的探究

水中病毒的浓缩是检测水中病毒成败的关键性步骤,也是需深入研究的领域。富集浓缩病毒主要有吸附洗脱法、絮凝沉淀法、免疫学法等方法,但存在诸如操作复杂、价格昂贵、耗时较长、效果不稳、易受水质水量影响、难以推广等诸多问题。近年来,诸如病毒、脊髓灰质炎病毒、甲型肝炎病毒、轮状病毒等可经水传播的病毒被证实在污水中存在,易引起传染病暴发流行,开展污水中肠道病毒及其他可经水传播病毒的监测,对于及时掌握自然界中传染源存在情况并对人间流行风险进行预测具有重要意义。然而,由于水样体积巨大,其中病毒含量通常相对较少,很难直接从水中检出病毒。应致力于开发可靠、经济、便捷的病毒富集及检测方法,对水中病毒进行快速高效检测,以实现对介水病毒性传染病暴发的有效防控。

水中病毒的意义越来越受到关注。我国周围海域中病毒的分布情况、生态学特点及其对人类的危害等,至今研究较少,这方面有大量的工作等待我们去探索。

（四）开发和利用海洋微生物

近年来有关海洋微生物的研究越来越多。大量科学研究结果表明,海洋生物活性物质的初始来源,大部分来自低等海洋生物及其共生微生物。研究者利用海洋微生物发酵技术获得许多具有抑菌、抗肿瘤等活性化合物,逐渐成为提供新型抗菌物质的重要生物资源。海洋微生物的开发利用,逐渐为海洋药物工业化开辟了更为广阔的前景。

（宋春花　温红玲）

思考题

1. 水生境有哪些影响因素？水生境因素对微生物有何影响？

2. 研究水环境微生物有何卫生学意义？

3. 简述循环冷却水中主要的微生物及其危害。

4. 简述生活饮用水微生物的检测中常用的指示菌及其卫生学意义。

5. 如何在水处理系统中有效预防和控制微生物污染，以确保水质安全？请从水源保护、处理工艺、监测与管理三个方面进行详细阐述。

6. 水微生物研究在环境保护与水资源利用中有哪些重要应用？未来发展趋势和前景如何？

第七章
土壤微生物

学习目标

掌握：土壤"土著"微生物和外来微生物的内涵；土壤微生物主要类群、营养类型及功能；病原微生物污染土壤的途径和危害；大肠菌群值和产气荚膜梭菌检验的原理和卫生学意义。

熟悉：土壤生境与微生物之间的关系，土壤微生物的卫生学意义与卫生标准。

了解：土壤微生物研究的前景。

土壤是地球生态系统的重要组成部分，也是人类生产、生活最重要的环境之一，同时也是微生物生活、繁殖的主要场所。土壤微生物可对人类产生有益或有害的作用。卫生微生物学从卫生学的角度认识土壤微生物对污染物的净化作用，关注土壤致病微生物的存活、传播、检测和卫生状况的评价，为促进人群健康服务。

第一节　土壤生境特征

土壤由矿物质、动植物残体腐解的有机质以及水分、空气和微生物等组成，在成土母质、气候、生物、地形、时间等成土因素和耕种、施肥、灌溉等人为因素综合作用下，不断演变和发展。土壤中的微生物包括细菌、放线菌、真菌、藻类和病毒等。与微生物密切相关的土壤生境主要包括以下几个方面：

一、营养

土壤中含有丰富的微生物生长必需的营养成分，如有机质、矿物质和生长因子等，这是土壤微生物种类多、数量大的主要原因。

有机质为微生物生长提供碳、氮和能量来源，约占土壤质量的5%，主要由腐殖质和非腐殖质构成。腐殖质约占土壤有机质的60%～80%，成分包括富里酸、胡敏酸和胡敏素；非腐殖质成分包括单糖（如葡萄糖、半乳糖）、双糖（如蔗糖）、多糖（如纤维素、半纤维素）、木质素、脂类、蛋白质和有机酸等。

矿物质中有微生物生长所必需的常量与微量元素，如磷、镁、硫、钾、钠、铁、钙、锌和锰等。

二、温度

土壤表面温度取决于太阳辐射能的强度。地表是土壤中温度变化最大的一层，温度变化幅度随着土壤深度的增加而减小，此外土壤的颜色、质地和孔隙状况也会影响热量的吸收与传导。

土壤具有一定的保温性，有利于微生物的生长繁殖。不同地区（如热带、寒带）和不同季节的土壤温度有所不同,从而造成微生物种类和数量的差异,但是多数土壤微生物为嗜中温类型(20~40℃)。

三、酸碱度

土壤一般呈中性或弱碱性,pH 为 6~8,适合大多数微生物生长,这也是土壤中存在大量微生物的因素之一。

在雨水丰沛地区,淋溶作用使大量盐基流失,而且这些地区土壤含有高浓度有机质、有机酸和无机酸,故这类土壤 pH 偏低(<5.5),为酸性土壤。贫瘠干旱地区的土壤淋溶作用弱,有机质含量也低,使岩石矿物风化释放出来的碱金属盐类蓄积,土壤 pH 较高(>8.5),因此属碱性土壤。由于不同微生物生长所需的最适 pH 各异,偏酸性土壤真菌活动较旺盛;微碱性土壤适于放线菌生长;多数细菌、藻类则喜中性环境。因此,导致不同酸碱度土壤中存在的微生物类群有差异,如特殊环境下的氧化硫杆菌最适 pH 为 2~3。

四、水分

土壤水分是土壤的液相组分,是微生物生活的基本条件。水的活度表示微生物可实际利用的自由水或游离水的含量,其值在 0~1 之间,纯水的活度为 1。多数微生物的适宜水分活度在 0.92 以上。农业土壤水活度一般在 0.9~1,适合大多数微生物。水可溶解大量矿物质和可溶性有机物,有利于微生物的利用,也有利于微生物分泌的酶降解有机质。

五、空气

土壤孔隙中的空气主要来源于大气,少量由土壤植物根系呼吸和微生物代谢等生物化学过程产生。与大气相比,土壤空气中 CO_2 含量较高、O_2 含量较低、相对湿度较高。通气良好的土壤有利于好氧微生物的生长,而在潮湿的黏土中,空隙中充满水,缺乏空气,则有利于厌氧菌生长。即使在通气良好的土壤中,需氧微生物的氧化作用可造成局部缺氧,可为某些厌氧菌的生长提供一定条件。土壤的氧化还原电位(Eh)是衡量环境氧化或还原底物趋势的指标。需氧性微生物较适宜的 Eh 为 300~400mV,而厌氧微生物一般在 100mV 以下时才能生长。土壤微生物活动还是 CH_4、CO、CO_2 等温室效应气体的重要来源,参与土壤气体和大气之间的交换。

第二节　土壤微生物的来源、种类、分布及其卫生学意义

土壤微生物种类丰富、数量众多,其分布因土壤类型、层次、环境条件等因素呈现很大差异。土壤微生物在自然界物质循环、环境保护(如污染物降解)方面发挥着重要作用,同时其中天然存在或者外来的病原微生物也会对人体健康产生威胁。

一、土壤微生物的来源

土壤形成的最初阶段就有微生物参与,如岩石风化形成成土母质的过程中,微生物发挥的生物风化作用十分重要。微生物产生的有机酸、无机酸可以腐蚀甚至直接分解岩石,如硅藻对铝硅酸盐的分解。因此随着土壤的发育形成了种类丰富、天然栖居的"土著"微生物类群。这些微生物参与土壤中碳、氮、硫、磷、铁、锰、钾、钙及硅等元素的物质循环,对物质的分解、代谢和转化起着极为

重要的作用。

此外,土壤中还有一些外来微生物,来源包括人畜排泄物、污水、污泥和垃圾等。相对于"土著"微生物而言,外来微生物在土壤中的生存状态和存活时间受理化条件(阳光照射、酸碱度、温度、水分、通气、有机质、抑菌物质等)和微生物拮抗等因素影响更大。

二、土壤微生物的种类

土壤微生物种类齐全,包括细菌、放线菌、真菌、藻类和病毒等各大类微生物。每大类微生物的种类也极为丰富,如仅原核生物每克土壤中就约有 2 000~18 000 种。自然环境中,土壤微生物的数量最多,每克表层土壤中细菌可达 10^8~10^9CFU,放线菌 10^7~10^8CFU,真菌 10^5~10^6CFU。土壤微生物不仅在形成土壤结构、物质循环、土壤培肥和调节植物生长方面发挥重要作用,还为微生物工业提供丰富菌种资源,生产各种酶制剂、抗生素等,此外还在土壤污染物净化过程中发挥不可替代的作用。

土壤微生物群体之间存在多种多样的相互作用,如互生、共生、竞争、拮抗、寄生和捕食等关系。外来微生物往往含有致病性细菌、病毒、放线菌、真菌等,是预防土壤传播感染性疾病和制定土壤卫生标准的重点关注对象。土壤微生物可根据营养类型或对氧气的需求进行分类。

根据能源和碳源的来源不同,微生物分为光能自养型、光能异养型、化能自养型和化能异养型四种类型。土壤微生物中包含全部四种营养类型的微生物,但绝大多数为化能异养型微生物。藻类与多数光合细菌属于光能自养型,紫色非硫细菌属光能异养型,硝化菌、铁细菌、氢细菌和产甲烷菌等属化能自养型,其他绝大多数的土壤微生物为化能异养型。

土壤中的微生物根据其对氧的需要程度的不同,可分为好氧微生物、厌氧微生物和兼性厌氧微生物。好氧性微生物需要分子氧作为受氢体以完成需氧呼吸、氧化有机质,很多常见的细菌、放线菌和真菌均属此类。厌氧性微生物利用氧以外的其他物质作为受氢体,在无氧的环境中进行发酵,如梭状芽胞杆菌属、拟杆菌属和甲烷杆菌属等。兼性厌氧微生物在有氧及无氧条件下均生长,但不同条件下代谢方式不同。如酵母菌在有氧时以氧为受氢体,使葡萄糖彻底氧化为 CO_2 与 H_2O;在无氧条件下则以乙醛为受氢体,生成乙醇和 CO_2。

(一)土壤中的细菌

基于培养观察,土壤中的优势菌群主要有节杆菌属、芽胞杆菌属、假单胞菌属、土壤杆菌属、产碱杆菌属和黄杆菌属等。此外,棒杆菌属、不动杆菌属、微球菌属、葡萄球菌属和黄单胞菌属等在土壤中也普遍存在,只是数量上相对优势菌群为少。

外来致病菌的适应性和竞争性一般弱于土著微生物,能生存一定时间,如沙门菌在土壤中可存活 35~70 天,志贺菌在土壤中可存活约 1 个月,霍乱弧菌在土壤中可存活 8~16 天等,待条件适宜时可感染人和动物。土壤中可能存在的致病菌还有大肠埃希菌 O157:H7、鼠疫耶尔森菌、结核分枝杆菌、布鲁菌、土拉热弗朗西斯菌、炭疽芽胞杆菌、破伤风梭菌、肉毒梭菌和产气荚膜梭菌等。

(二)土壤中的放线菌

放线菌耐碱、耐高温和耐干旱。该菌是异养菌,它在土壤内活跃地分解纤维素、木质素和芳香化合物等复杂有机物。大部分放线菌是中温菌。常见的放线菌有链霉菌属、诺卡菌属、小单孢菌属和放线菌属。

(三)土壤中的真菌

真菌是异养型,大多需氧,主要是中温性生长。真菌是分解有机物质非常活跃的一类微生物,其中腐生真菌参与难降解植物残体组分的分解,如纤维素、半纤维素和木质素。在土壤中常见的真菌包括青霉属、曲霉属、木霉属、镰刀霉属和根霉属等。

（四）土壤中的藻类

藻类为需氧性生物,生长的适宜 pH 为 6～8。土壤中的藻类主要有①绿藻,包括衣藻属、原球藻属和小球藻属等;②硅藻,包括羽纹硅藻属、舟形藻属和菱形藻属等;③蓝藻,蓝藻又称蓝细菌,为原核微生物,包括鱼腥藻属、念珠藻属和颤藻属等。

（五）土壤中的病毒

土壤中的病毒主要有植物病毒（如烟草花叶病毒、番茄花叶病毒）和微生物病毒（噬菌体）等。

与人类健康有关的病毒主要为人畜排放的"外来"病毒,如禽流感病毒、甲型肝炎病毒、肠道病毒、冠状病毒等,进入土壤后吸附在土壤的颗粒上,能够存活数天至数月并保持其感染性,可通过地表径流、渗透污染地表水和地下水。

三、土壤微生物的分布

土壤中微生物的数量与分布受土壤类型、环境条件（如温度、水分、酸碱度、氧化还原电位、光照）和营养、层次等的影响而呈现较大差异。腐殖质含量高的土壤层微生物数量也高。在不同层次中,环境条件的差异使微生物的垂直分布也不均一。日光照射及干燥等不利因素使土壤表面并不是微生物的最适层面,5～30cm 的土层中微生物数量最多,深层土壤由于有机物含量少、缺氧等原因,微生物数随土壤深度增加而减少。人类活动,如灌溉、施用有机或无机肥料及农药等也会导致土壤微生物的分布和类群发生变化。

在有机质丰富的条件下,微生物的种类和数量受其他生境条件的影响。碱性土壤中放线菌较多,酸性土壤中真菌较多,通气不良的土壤厌氧菌较多,干燥的土壤微生物较少。而光能自养的蓝细菌主要分布在表层土壤,酸性土壤中较少,中性到微碱性土壤中较多。此外,黏土含量高、高含水率、低温有利于土壤中病毒的存活。因此,在对土壤微生物进行卫生评价时,应全面考虑。

四、土壤中的病原微生物及其危害

土壤是微生物在自然界中最大的贮藏所,土壤中的微生物绝大部分是自然存在的,即土著微生物。土著微生物中的病原微生物以植物病原为主,如恶疫霉、根癌土壤杆菌、链霉菌和烟草花叶病毒等。此外,还有一些对人体健康形成威胁的致病微生物或条件致病微生物,如炭疽芽胞杆菌、破伤风梭菌、肉毒梭菌和产气荚膜梭菌等。若因各种外源性因素造成土壤中致病菌、病毒等病原微生物与寄生虫卵增多,这种情况称为土壤生物性污染。造成土壤生物性污染的主要来源有①未经彻底无害化处理的人畜粪便和污泥用于施肥;②未经处理的生活污水、医院污水和含病原体的工业废水进行农用灌溉;③病畜尸体处理不当等。野生动物携带病原体,在迁徙和定居期间的排泄物及患病死亡后的尸体,均可污染土壤。

（一）土壤中病原微生物存活的影响因素

就对人致病的微生物而言,土壤并非其生存的适宜环境。大部分致病菌在土壤中较快死亡,仅有部分可逐渐适应外界环境,长期存活下去。病原微生物在土壤中存活时间与微生物自身特征、土壤性质和环境因素有关。

微生物自身特征能影响致病微生物的生存,如某些细菌形成芽胞的特点是影响其土壤生存的重要因素。芽胞可以抵御不利环境条件,因此炭疽芽胞杆菌和破伤风梭菌可以在土壤中存活数年至数十年,而不能形成芽胞的大肠埃希菌、沙门菌和志贺菌的存活时间短于 1 年。

土壤性质和环境因素也影响致病微生物的生存。如大肠埃希菌 O157∶H7 在酸性土壤中的存活时间短于中性和弱碱性土壤,而且土壤中的可溶性有机碳和总氮含量越高,大肠埃希菌 O157∶H7 的存活时间越长。因此一般情况下偏酸、低温及低有机质含量的土壤可以促进病毒颗粒的吸附,延长存活时间。由于土壤性质和环境因素对病原微生物生存的影响是一个复杂的过程,因此土壤对某一致病微生物存活的影响程度往往需要进行具体的研究。需要注意的是由于一些致病菌可以呈现活的非可培养状态(viable but non-culturable,VBNC),因此在土壤中的实际存活时间可能会更长一些。

（二）病原微生物污染土壤的途径和危害

病原微生物污染土壤、危害人体,主要通过以下三种途径与方式:

1. 人排出病原体污染土壤,随后土壤中的病原体感染人　人体排出的病原微生物通过施肥、污水灌溉等污染土壤,人直接接触土壤或生吃该土壤上种植的瓜果蔬菜而感染。病原微生物不只污染土壤,还可在土壤种植的农作物上存活一定时间。污水灌溉污染农田可导致传染病发生,甚至流行。1970 年 8—10 月耶路撒冷市区及周边村庄暴发霍乱 258 例,调查发现病原为埃尔托生物型霍乱弧菌 O1 群稻叶型,传播途径为污水灌溉—土壤—蔬菜—蔬菜沙拉—人。

2. 患病动物排出病原微生物污染土壤,人与污染土壤直接接触而感染

（1）钩端螺旋体病:钩端螺旋体病属我国乙类传染病,是一种自然疫源性疾病。在其自然疫源地以鼠类为主要传染源,家畜疫源地主要以猪、犬、牛等为主要传染源。钩端螺旋体在感染动物的肾脏中长期存在,经尿排出,在中性或弱碱性土壤和水中可存活数周。人接触后,钩端螺旋体自皮肤微小伤口和黏膜等处侵入人体。感染后,首先发生钩端螺旋体败血症:高热头痛、全身酸痛、显著的腓肠肌痛和眼结膜充血等,随后可根据菌型、毒力和抵抗力等多种因素不同而出现不同的病程。

（2）炭疽:炭疽属我国乙类传染病,是由炭疽芽胞杆菌引起的人畜共患病。其原发性流行主要在动物间发生,以草食动物最为敏感,如绵羊、牛和马等。患病动物可通过血液、分泌物或粪、尿等污染牧场、水源、粪肥和饲料。在剥皮、解剖病死动物过程中可扩散污染。炭疽芽胞杆菌在离体的血液或排泄物中、有氧、干燥及营养缺乏条件下易形成芽胞。人通过直接或间接接触病畜或其排泄菌,或者接触带菌的动物皮毛、肉等可引起皮肤炭疽;吸入染菌的粉尘或气溶胶可引起肺炭疽;摄入染菌的食物(如肉类、乳制品等)可引起肠炭疽。2020 年以来我国每年发生炭疽病例数约 200~500 例,以皮肤炭疽为主。

3. 土壤中自然存在病原微生物,人与污染土壤接触而感染

（1）破伤风:破伤风梭菌广泛存在于土壤、人及动物肠道中,随粪便排出,在外界环境中形成芽胞,可存活多年,被认为是土壤中自然存在的病原菌。各种外伤均有感染破伤风的可能,但其发病需要一定条件,即芽胞仅能在缺氧情况下转变成繁殖体,只有伤口为厌氧环境,如供血受阻,伴有需氧菌感染时才繁殖致病,主要致病因子是破伤风痉挛毒素。

（2）肉毒中毒:肉毒中毒是由肉毒梭菌引起的一种严重的中毒性疾病,食物被污染是中毒的直接原因。肉毒梭菌为革兰氏阳性杆菌,专性厌氧。此菌可在土壤和动物粪便中存在,从而污染食物。肉毒梭菌产生的毒素是一种嗜神经毒素,毒力极强,0.1μg 即可致人死亡。

（3）球孢子菌病:球孢子菌病也称溪谷热,主要发生在美国西南部和墨西哥北部地区,是由粗球孢子菌引起的真菌性疾病。粗球孢子菌为土著霉菌,其菌丝发育后断裂成关节孢子,当雨水和人

为活动(例如土建、耕作等)扰动土壤,关节孢子进入空气,人们因吸入关节孢子而感染。疾病一般较温和,呈流感样症状与皮疹。少数体质敏感患者,可发生肺炎、肺结节和全身播散性疾病,后者累及多种器官系统,最终致命。

(4)组织胞浆菌病:该疾病是由荚膜组织胞浆菌引起的真菌性疾病。荚膜组织胞浆菌的菌丝体产生大分生孢子和小分生孢子,容易经空气传播。小分生孢子在吸气时更易到达细支气管和肺泡,因此呼吸道是主要的传染途径。该菌生长于土壤和受到禽鸟(鸡、蝙蝠、鸽子等)粪便污染的物料中,很多鸟巢、洞穴中也可发现此菌。一旦土壤或鸟粪受扰动,孢子被吸入人肺泡,其芽殖转换成酵母型,引起急性肺部感染。免疫功能低下者,经血行播散至全身,导致播散性组织胞浆菌病。

4. 与土壤相关联的其他微生物的危害 曲霉、毛霉、根霉和青霉等是土壤中常见的真菌,但在潮湿的室内环境也可以滋生。当真菌干燥后,有一层真菌孢子粉尘,可散布在空气中,一般毒力较低,不感染正常人,免疫功能低下时可经破损皮肤或呼吸道进入人体,引起慢性鼻窦炎,增加哮喘发病率,引起肺部感染,严重者可血行播散到全身各个脏器。这些机会致病真菌都是土壤的正常微生物群落,引起的疾病也被称为土壤相关性疾病(soil-associated diseases)。真菌孢子对婴幼儿危害甚大,他们的肺脏尚未发育完全,感染葡萄穗霉菌后可导致肺部含铁血黄素沉着,进而引起肺出血,甚至危及生命。

"农民肺"(farmer's lung)是农民在从事生产劳动过程中,因反复吸入含有高温放线菌等的谷草粉尘而发生的一种过敏性肺泡炎。高温放线菌是土壤中天然存在的微生物,可在贮存的干草、稻秸及谷类中高温(50℃)发酵、大量繁殖,形成白色粉状物,通过空气传播。急性期常表现为发热、干咳和胸痛,慢性期常有持续性呼吸困难和慢性支气管炎。

五、土壤微生物对环境污染物的降解

利用土壤中的微生物处理污水、农药和化学污染物,从而消除污染物,保护人群健康,合理利用自然资源,促进社会经济协调发展。

(一)废水灌溉

废水灌溉(waste water irrigation)又称污水灌溉,已有数百年历史,它是将未经处理或经过一定处理后的生活或工业废水排放至土壤中,灌溉农田、草地和森林,通过土壤中理化与生物作用,使废水得以净化。早期人们看到的是其有利的一面,即废水中含有丰富的营养物质,这些营养物质经过微生物转化后可被更好地利用,同时经土壤处理后可减轻废水对河流的污染。后来随着世界各国污水灌溉引发的传染病事件不断出现,人们认识到城市污水或废水中含有各种致病微生物,对人体健康构成了潜在或实际的危害。20世纪初,各国相继制定严格的废水灌溉标准,要求废水必须处理,方可用于灌溉。

土壤微生物在废水灌溉的净化过程中起主导作用。各种天然有机污染物在土壤微生物作用下,降解为简单有机物或转化为其他微生物可利用的基质,最终彻底矿化为水和二氧化碳。土壤微生物主导的硝化和反硝化过程在废水脱氮过程中发挥重要作用。

废水灌溉作为一种廉价有效的废水处理方式,在发展中国家应用较为广泛。人们需要在水资源再利用与防止污染和保障人群健康之间找到最佳平衡点。

(二)农药和其他农用合成物的转化与降解

发达的农业是人类社会赖以生存与发展的基础,而化学农药(杀虫剂、除草剂、杀菌剂等)与化肥等是现代农业的重要支撑力量。虽然土壤中的水解和光化学分解对农药转化有一定作用,但土壤微生物的代谢及转化才是农药降解的关键因素。这些人工合成的化学物质进入土壤后，开始并不能被土壤微生物直接利用，但经过长期的接触能诱导微生物产生降解它们的酶类，或者经微生物间结合、转导和基因突变生成一些新的微生物种群，通过共代谢作用实现对这些农药的分解。

农药在土壤中持留时间的长短一直是人们比较关注的问题。持留时间长，有利于控制病虫害和杂草，但对土壤环境污染重，对人类健康也构成潜在危害。人们致力于开发高效低毒、半衰期短的新农药。所谓半衰期短，实际上就是指这些农药在有效杀灭害虫后，进入土壤，能够在短时间内被微生物分解利用。因此，新农药的开发，都必须通过土壤微生物降解试验筛查后，才能获得推广应用。

（三）生物修复

生物修复（bioremediation）是指利用生物尤其是微生物将存在于环境中的污染物降解转化，从而使污染的生态系统恢复为正常生态系统的过程。在自然状态下，只要存在微生物，营养条件（碳、氮、磷、硫）合适，通气足够，污染环境即可逐渐实现自我修复。但这一过程比较缓慢，不能满足人类快速发展对环境资源的需求。因此，人们要对这种修复过程进行干预，加速其进程。通常采用的手段包括：①生物刺激（biostimulation），通过提供电子受体、供体、营养物质和通气，刺激微生物的生长、加速降解过程；②优化微生物降解种群，通过筛选优化、诱导、接种参与降解环境污染物的微生物种群，提高微生物对污染物的降解能力与速度。

生物修复的类型有很多，有原位生物修复、易位生物修复和原位-易位联合生物修复。原位处理方法是在污染的原地点进行处理，不人为移动污染物及环境介质（如土壤、地下水）；易位生物修复是将污染物移到别的地点或生物反应器内再进行处理，一般会移动环境介质（如挖掘土壤、抽取地下水）。土壤生物修复应用的典型实例是对农药和石油污染的生物修复。

六、土壤微生物的卫生学意义

土壤微生物是卫生微生物学研究的一个重要组成部分，具有重要的卫生学意义。

第一，土壤微生物是参与生物地球化学循环和能量流的主要成员，其中土壤细菌是参加物质循环的重要类群，如参与碳素循环的淀粉分解菌（如枯草芽胞杆菌）和烃类分解菌（如假单胞菌）等；参与氮素循环的氨化细菌、硝化细菌、反硝化细菌和固氮细菌等；参与硫循环的硫氧化细菌和硫还原细菌等。藻类是地球最主要的初级生产者之一，固氮菌将空气中的氮转化为生物体可吸收的营养物质。没有微生物，土壤生态系统的平衡将会被打破，人类生命的延续将会受到威胁。

第二，土壤微生物种类繁多，蕴含着丰富的菌种资源和代谢转化途径。土壤微生物为污染物的降解提供了丰富的代谢途径，使得各种有毒有害污染物的降解、转化成为可能，有助于保障人类的生存环境质量；土壤中的放线菌等微生物是许多抗生素的菌种来源，对保障人类健康具有重大意义。

第三，土壤微生物的某些代谢产物可以对人体健康造成危害。由于微生物种类和代谢具有多样性，使得进入土壤的每种物质几乎都要受到微生物的作用，产生复杂多样的中间和终末代谢产物。有些代谢物，虽属于普通且易被其他生物所利用的物质，但在特定条件下可能大量积累，以致造成对环境的污染。

第四，土壤中的一些土著微生物和外来微生物的致病性也不容忽视。尽管土壤中的致病微生物数量不多，但隐藏着大量的条件致病微生物，在一定条件下会引起疾病。同时土壤在接纳和自然净化环境污染物的过程中，还经常受到外来病原微生物的污染，并在疾病的传播中起一定作用。作为各种自然环境介质的交汇带,土壤中的病原微生物可以通过污染农作物(食物)、地表和地下水源(饮水)、空气(吸入扬尘)和皮肤接触等途径侵入人体,造成健康损害。

卫生微生物学研究土壤微生物,应兼顾其有利及有害的影响,既要阐明其保护环境、促进健康的作用与机制,也要防止其产生有害产物、传播疾病。

第三节 土壤微生物的检测与卫生标准

土壤微生物的检测对评价土壤污染状况和人群的健康风险具有重要作用,土壤样品采集必须具有代表性。在传统分析方法的基础上,新的快速检测技术的应用越来越受到关注。

一、土壤卫生微生物检测

土壤卫生微生物学检测的目的在于测定土壤污染的性质和污染程度,为改善环境卫生、规划城区建设提供卫生学依据。与大气和水相比,土壤有其自身特点:土壤固相成分流动性通常较小,外来污染物一旦进入土壤,污染物移动相对较慢,混合也不均匀,且主要集中于排放地带。因此,在开展土壤微生物学检测时,制备混合样品很重要,且应由多个原始样品组成。取样点应靠近污染源。土壤采集时间与微生物的数量变化有很大关系,常随季节而变化。非特殊研究,避免雨季采土样。

(一)样品采集

土壤监测单元的划分、监测点的布设及样品的采集可以参照《土壤环境监测技术规范》(HJ/T 166—2004)和《农田土壤环境质量监测技术规范》(NY/T 395—2012)进行。

以农田土壤为例,按土壤接纳污染物的途径结合土壤类型和作物类型划分监测单元,对灌溉水污染的土壤,应在纳污灌溉水两侧按水流方向进行带状布点,布点数量设置遵循的一般原则,即以最少点数达到目的为最好,精度要求越高,区域环境条件越复杂,污染越严重,布点数量应越多;反之,布点数量应越少。无论何种情况,每个监测单元最少应设 3 个采样点。对照监测点应设置在与污染区土壤类型、耕作制度相同且未受污染的区域。

每个采样点样品为土壤混合样,采用对角线法(设 5 个分点)、梅花点法(设 5 个分点)、棋盘法(设 10～20 个分点)或蛇形法(设 15 个分点)等方法进行采样。

取样时先除去地表枯枝落叶,再用已灭菌的刀或铲去除 1cm 左右的土壤表层,然后用烧灼过的勺或铲取土样。各分点采样约 200～300g,装于灭菌容器内。标明采样地点、深度、日期及编号。样品采出后由于改变了原来的自然条件,可能引起样品中某些微生物的消长,故应尽快检验。

(二)样品的稀释

将分点样品在无菌搪瓷盘中混合,用无菌镊子剔除杂物,摊成薄层,以四分法取样,重复多次,取 50～100g 置灭菌乳钵内研磨均匀,无菌称取 10g 置于灭菌三角瓶中,加入灭菌水至 100ml,充分振摇混匀,该原液 1ml 含相当于土样 0.1g。取原液 10ml,加入 90ml 灭菌水中,混匀成 10^{-1} 稀释液,然后进一步作 10 倍系列稀释。根据污染情况,采用几个稀释度进行检验。

(三)检验项目与检验方法

1. 菌落总数的测定 采用常规倾注培养计数,方法同水菌落总数测定。此项检测的卫生学意义有限。

2. 大肠菌群的检验 取原液、10^{-1}、10^{-2}、10^{-3} 稀释液各 1ml,分别注入装有 10ml 乳糖发酵管的培养基中,按水的大肠菌群检测法(发酵法)进行,依据证实有大肠菌群存在的阳性管数查大肠菌群最可能数（MPN）表,得每1 000g土壤中大肠菌群数,并计算大肠菌群值。

大肠菌群值是指能检出一个大肠菌群的细菌所需的最少土样量,以g表示,大肠菌群值与大肠菌群数之间的关系如下:

$$大肠菌群值 = \frac{1\ 000}{大肠菌群数}$$

检测大肠菌群可用来评价土壤是否被人或温血动物的粪便污染,并提示有无被肠道致病微生物污染的可能。大肠菌群数越大,表示被粪便污染越严重;大肠菌群值越大,表示土壤越干净。发酵法检验时如培养温度为37℃,则检出的被称为"总大肠菌群";如培养温度为44.5℃,则检出的被称为"粪大肠菌群"或"耐热大肠菌群"。

3. 产气荚膜梭菌的检验　产气荚膜梭菌是粗大的革兰氏阳性厌氧杆菌,可产生芽胞,位于菌体中部或近端。在特定的选择性培养基(如胰胨-亚硫酸盐-环丝氨酸琼脂基础培养基,即TSC培养基;亚硫酸盐-多黏菌素-磺胺嘧啶琼脂培养基,即SPS培养基)上,细菌菌落呈现黑色(生成了黑色的硫化亚铁)。该菌能够凝固酪蛋白,分解乳糖产酸产气,液化明胶,无动力,可还原硝酸盐。据上述特性对土壤中可能存在的产气荚膜梭菌进行定性检验。此外,针对产气荚膜梭菌特有的16S rRNA序列和肠毒素基因(CPE),还可以采用PCR或实时荧光定量PCR技术进行检测。

目前对产气荚膜梭菌的定量检测主要有平皿计数法、滤膜法和最可能数(MPN)法,平皿计数法与滤膜法应用更多。这几种方法采用的均是选择性培养基,样品经系列稀释后注入培养皿(平皿计数法)、试管中(MPN法),或膜过滤后贴于选择性培养基上进行培养,再经生化反应确认,最后计算1 000g土壤中的产气荚膜梭菌数。如要定量检测样品中产气荚膜梭菌的芽胞数,则样品稀释液需要置60℃水浴15分钟,以杀死繁殖体。

产气荚膜梭菌值是指能检出一个产气荚膜梭菌的最少土样量,以g表示,产气荚膜梭菌值与产气荚膜梭菌数(CFU/1 000g土壤,或MPN/1 000g土壤)之间的关系如下:

$$产气荚膜梭菌值 = \frac{1\ 000}{产气荚膜梭菌数}$$

结合大肠菌群值,可辅助判断土壤被粪便污染的时间。由于产气荚膜梭菌存活时间较长,若发现大量产气荚膜梭菌而大肠菌群量很少时,表示土壤非新近被粪便污染;反之,则表示新近的污染。

4. 土壤中致病菌和病毒的检测　土壤中致病菌和病毒的数量少,其他杂菌较多,检出比较困难。若需要检验,应采取加大检样量、浓缩样品以及选择性增菌等措施,以提高检出的阳性率。在传统检测方法之外,目前快速检验方法和分子生物学技术越来越普遍地应用于土壤卫生微生物的检验。

二、土壤微生物的卫生标准

我国现已制定系列土壤环境质量标准,包括《土壤环境质量　农用地土壤污染风险管控标准(试行)》(GB 15618—2018)、《土壤环境质量　建设用地土壤污染风险管控标准(试行)》(GB 36600—2018)、《温室蔬菜产地环境质量评价标准》(HJ 333—2006)和《食用农产品产地环境质量评价标准》(HJ/T 332—2006),主要涉及土壤的理化指标,如酸碱度、重金属、农药和化学污染物等,尚无土壤环境质量的微生物卫生标准。

第四节　土壤微生物污染的预防与控制

土壤微生物污染产生的途径复杂，对不同污染来源必须采取针对性预防与控制措施，并采用相应的国家标准评价控制措施的成效。

一、土壤微生物污染的预防

对土壤微生物污染的减量化、无害化和资源化是重要的预防控制措施。人畜粪便、动物尸体、污水、污泥、垃圾和医院废弃物，是土壤致病微生物污染的主要来源。在减少废物产生的同时，排放前必须进行无害化处理，保障资源再利用时的安全性。如城市粪便和生活污水直接由下水道进入化粪池或污水处理厂，集中进行处理和利用，2024年我国市、县级污水处理厂已有4 706座，年产生干污泥量达1 575万吨，主要的处置方式为土地利用（土地改良、园林绿化等）、填埋、焚烧与建材利用；农村人畜粪便经沼气发酵或高温堆肥处理后再利用；对病畜尸体采用焚烧或深埋的方式处理；垃圾（经分类、分拣回收后）、污泥可卫生填埋、沼气发酵、高温堆肥或焚烧；医院污水、污泥含有许多致病微生物，应经专门消毒处理。若利用生活或工业污水灌溉，则应符合《农田灌溉水质标准》的要求，含有特殊化学毒物的污水，应经过特殊处理，因为某些化学毒物会影响土壤中的正常微生物种群的生长，影响土壤的自净功能。

二、土壤微生物污染的控制

污泥、粪便、污水的处理方法已经较为成熟，建立和完善其无害化的控制标准、体系至关重要。我国污泥处置的标准涉及国家标准与行业标准，其中生物学指标包括蠕（蛔）虫卵死亡率、粪大肠菌群值及细菌总数（表7-1）。

表7-1　我国污泥处理的国家标准及生物学指标

标准名称	适用对象	蠕（蛔）虫卵死亡率/%	粪大肠菌群值	细菌总数/（MPN/kg干污泥）
农用污泥污染物控制标准（GB 4284—2018）	城镇污水处理厂污泥在耕地、园地和牧草地时污染物控制	≥95	≥0.01	—
城镇污水处理厂污染物排放标准（GB 18918—2002）	城镇污水处理厂污泥处置（控制）的管理	>95	>0.01	—
城镇污水处理厂污泥泥质（GB/T 24188—2009）	城镇污水处理厂的污泥控制指标	—	>0.01	<10^8
城镇污水处理厂污泥处置 混合填埋用泥质（GB/T 23485—2009）	城镇污水处理厂污泥处置和污泥与生活垃圾生物混合填埋	>95	>0.01	—
城镇污水处理厂污泥处置 园林绿化用泥质（GB/T 23486—2009）	城镇污水处理厂污泥处置和污泥园林绿化利用	>95	>0.01	—
城镇污水处理厂污泥处置 土地改良用泥质（GB/T 24600—2009）	城镇污水处理厂污泥处置和污泥土地改良利用	>95	>0.01	<10^8

注："—"表示标准中没有该项指标。

此外,GB/T 23485—2009、GB/T 23486—2009 还规定污泥用作垃圾填埋场终场覆盖土添加料以及园林绿化与人群接触场合时,不得检出传染性病原菌。

我国《粪便无害化卫生要求》(GB 7959—2012)规定了好氧发酵(高温堆肥)、厌氧与兼性厌氧消化、密封贮存和脱水干燥粪尿分级处理等 4 种处理方法的卫生要求,明确规定未经无害化处理的粪便不得用于农业施肥或直接排放。以好氧发酵(高温堆肥)为例,其卫生要求见表 7-2。

表 7-2　好氧发酵(高温堆肥)的卫生要求

项目		卫生要求
温度与持续时间	人工	堆温≥50℃,至少持续 10 天
		堆温≥60℃,至少持续 5 天
	机械	堆温≥50℃,至少持续 2 天
蛔虫卵死亡率		≥95%
粪大肠菌值		≥10^{-2}
沙门菌		不得检出

对农田灌溉用水而言,《农田灌溉水质标准》(GB 5084—2021)设置的生物性控制指标为粪大肠菌群数、蛔虫卵数,见表 7-3。

表 7-3　农田灌溉用水的生物学指标

项目	作物种类			
	水作	旱作	蔬菜 A[*]	蔬菜 B[**]
粪大肠菌群数/(MPN/L)	≤40 000	≤40 000	≤20 000	≤10 000
蛔虫卵数/(个/10L)	≤20	≤20	≤20	≤10

注:[*]蔬菜 A 指加工、烹调及去皮蔬菜;
　　[**]蔬菜 B 指生食类蔬菜、瓜类和草本水果。

满足标准的灌溉用水、污泥、粪肥可以施用于土壤。同时结合有效的监测、监督,可以有效控制土壤的微生物污染。

第五节　土壤微生物的应用及研究前景

目前已研究过的土壤微生物只是其总量中的一小部分,尚有广阔的未知领域亟待开拓。土壤微生物的研究成果在农业、工业和环境保护领域大有可为。

一、应用

（一）农业

土壤微生物研究揭示了微生物对土壤肥力、防治作物病虫害的机制,对促进农业生产有着极其重要的意义。分离自土壤、具有特定生物学功能的微生物经工业化生产制成微生物肥料,如固氮菌肥料、根瘤菌肥料、磷细菌肥料、硅酸盐细菌肥料等,能极大地提高土壤肥力。土壤微生物的研究也为微生物农药生产提供了大量菌种资源,如生产农用杀虫剂浏阳霉素和杀菌剂井冈霉素、宁南霉素、阿司米星的菌种分别是灰色链霉菌、吸水链霉菌、诺尔斯链霉菌、不吸水链霉菌,这些菌种是从湖南浏阳、江西井冈山、四川宁南、福建武夷山土壤中分离得到。

（二）工业

食品、医药等工业领域的许多重要产品的生产菌种都来自土壤微生物。例如在食品工业中,从土壤中筛选得到的黑曲霉、芽胞杆菌分别用于生产葡萄糖淀粉酶、环糊精葡萄糖基转移酶等。在医药工业中,土壤微生物为药物制造提供丰富的菌种资源,如抗肿瘤药物平阳霉素的生产菌株平阳链霉菌分离自浙江平阳土壤,柔红霉素的生产菌株天蓝淡红链霉菌分离自河北正定土壤,链黑菌素生产菌株柔毛链霉菌分离自广东广州土壤,抗菌药物麦迪霉素的生产菌株生米卡链霉菌分离自四川土壤,制霉菌素的生产菌株诺尔斯链霉菌分离自广东土壤。

（三）环境保护

随着人们对土壤微生物在地球化学物质循环中的作用机制认识的不断深入,土壤微生物对各种复杂污染物的降解、转化能力得以不断被发掘,在环境保护领域发挥越来越大的作用。例如生物修复中可以投加经过筛选的特定高效降解菌来达到清除污染物的目的。我国学者从焦化厂多环芳烃污染土壤中筛选出假黄单胞菌、赤红球菌等多株降解菌,可以使土壤中的多环芳烃去除效率提高40%以上。从油田污染土壤中筛选出由假单胞菌、不动杆菌、节杆菌、红球菌等组成的降解菌剂,投加到污染土壤后,可以使石油烃的去除效率提高1倍以上。

二、研究前景

已研究的土壤微生物只是其总量中的一小部分,还有大量未知的土壤微生物种类、功能尚待探明,其研究前景十分广阔。

（一）微生物资源的开发利用

土壤中微生物种类齐全、数量多、代谢潜力大,它们是自然界最丰富的微生物库和基因库。因此人类未来将向收集、认识和开发新的微生物资源进军,以满足农业、林业、工业、医学和药学等领域的基础研究和产业应用不断增长的需求。其中一个热点问题就是:目前未培养微生物(uncultured microorganism)资源的利用,即开发利用在总数占绝大多数、至今尚不能在实验室里培养的微生物。通过发展新的富集培养和分离策略,如天然环境原位培养、群体培养、共培养和非培养法辅助分离等方法,开展对未培养微生物的系统研究,最终找到能够培养这些微生物的方法,否则就不可能深入了解这些微生物的生理功能和活动方式,导致充分开发利用它们也缺乏基础。

（二）创建和丰富新的环境生物技术

环境生物技术是现代生物技术与环境工程技术相结合的产物,用于对环境进行监控、治理或修复,以及清洁生产、污染物资源化和生物材料与能源开发等。土壤微生物是环境生物技术重要的依托资源和工具,例如,土壤污染环境的生物修复,系采用工程化手段,如生物刺激、生物强化、诱导微生物降解菌群的产生和扩增等,加速环境生物修复的进程,从而使污染生态环境修复为正常生态环境。又如环保型微生物制剂的开发应用,包括微生物降解剂、微生物农药、微生物肥料、微生物表面活性剂和微生物除臭剂等,很多都是由土壤微生物移植改进而来,且方兴未艾,前景光明。

（三）土壤微生物群落与生态学研究

目前人们对土壤微生物的认识主要基于分离、纯培养的单一微生物物种,而对土壤微生物群落作为整体的功能及其在生态圈中的作用规律的认识还需要深入。由于土壤微生物种类极为复杂、功能非常丰富、丰度差异巨大,使传统研究手段难以满足需要,土壤宏基因组学(soil metagenomics)与高通量测序(high-throughput sequencing)技术将在这一领域发挥重要作用,结合微生物组学

（microbiomics）的大数据分析，可以获取土壤微生物群落结构、遗传多样性、生态学功能的丰富信息。

（四）土壤微生物卫生标准的制定

目前我国和世界上多数国家尚未制定土壤微生物卫生标准，其原因比较复杂。首先是相关基础研究薄弱，如致病微生物在土壤中的种类、数量、分布、消长规律及其与人群健康之间的关系尚需进一步阐明。其次，一些土著微生物在参与生物地球化学循环的同时，可以产生、累积一些有害产物，危害人类健康，因此需要平衡有利、有害作用，筛选出有代表性的指示微生物。再则，受土壤性质的制约和自净作用影响，土源性微生物传染病或感染性疾病不像空气传播和水源传播的传染病来势凶猛、波及范围广，因此人类对此重视不够，同时土壤有害微生物的选择性控制技术尚需发展完善。因此，从目前来看，制定适合我国国情的土壤微生物卫生标准还有相当一段路要走。土壤微生物学、环境微生物学和预防医学工作者要加强合作，加强相关的基础研究积累，为将来土壤微生物卫生标准的制定奠定坚实的基础。

（黄　正）

思考题

1. 阐述土壤微生物有何卫生学意义。
2. 举例说明病原微生物污染土壤、危害人体的3种途径。
3. 2022年9月我国发布《污泥无害化处理和资源化利用实施方案》，明确城镇生活污水处理厂的"污泥作为肥料或土壤改良剂时，应严格执行相关国家、行业和地方标准"。请举例说明相关的国家标准，并阐述其中设置生物学指标的意义。

第八章
空气微生物

学习目标

掌握：微生物气溶胶的概念；空气微生物传播方式及气溶胶中微生物存活特点；空气微生物采样方法及原理、检测方法及卫生标准。

熟悉：空气微生物生境特性；空气微生物预防与控制措施。

了解：空气微生物的来源、种类、分布及其卫生学意义；微生物气溶胶研究的内容和发展前景。

空气微生物（airborne microorganism），即存在于空气中的微生物。空气是人类赖以生存的基本环境，也是微生物扩散的重要媒介。19世纪初期，无菌材料在空气中被微生物污染而发生发酵和腐化的科学实验证实了空气微生物的存在。空气中存在的微生物与动植物疾病及人类健康关系密切，主要表现在病原微生物附着于尘埃粒子、飞沫上或形成气溶胶随空气四处流动，是造成动植物重大传染病流行的主要原因，某些重大公共卫生事件的发生和发展与空气微生物传播有关。空气微生物也会造成粮食、食品或化妆品等的二次污染，从而影响现代工农业生产。因此，学习和研究空气微生物具有重要的卫生学意义。

第一节　空气生境特征

在人类生活的地球周围，包围着一层很厚的空气，被称为"大气圈"。依据气温的垂直变化和空气电离状况，大气圈通常分为3层：从低到高依次为对流层、平流层及电离层。对流层作为大气圈中最为贴近地表且密度最大的一层，其高度随季节更迭而在8～15km间波动，约占据了大气总量的95%，并且由于太阳辐射和大气环流影响可形成各种气象现象。对流层的温度随着距地面高度的增加而逐渐降低，形成垂直温度梯度，强烈的对流活动使空气得以充分混合，是空气微生物生存和扩散的主要场所。人类生活在对流层的底部，生物机体与外界环境不断地进行着气体交换、热量传递与能量流动，这些过程对于维系机体正常的生理功能至关重要。因此，对流层不仅与人类的健康状况息息相关，更是空气微生物学研究的重点区域。

平流层位于对流层之上，其上界延伸至50～55km的高空，该层空气稀薄，水汽很少。尤其是平流层中大约20～30km的高度，存在一个厚度约10km的臭氧层，吸收了99%以上的短波紫外线，保护地球上的生物不受这些杀伤力较强的射线损害，从而保护人类活动。

微生物在空气中的生境包括日照、气温、气流及其组成、水分和气压等影响微生物活力的参数及特征。

一、营养

空气中缺乏微生物生长繁殖所需的营养物质。自然状态的空气是一种无色、无臭、无味的混合气体，其化学组成比较稳定，其中氮、氧、氩和二氧化碳的体积分数分别是78.09%、20.95%、0.93%

和 0.027%,上述四种成分占空气总容量的 99.997%,其余是微量的氖、氦、氪、氢和氙等稀有气体。空气中氮气是固氮微生物所需氮源的天然储备库,二氧化碳则是光能自养微生物和化能自养微生物生长的基本碳源,空气中病原微生物等异养型微生物所需营养主要来自其所附着的载体成分,因此,在干净、清洁的空气环境中微生物数量少且难以繁殖。

二、温度

空气温度是表示空气分子热运动激烈程度的物理量,简称气温。气温差异是造成自然生态和人类生存环境差异的主要因素之一,也是影响空气微生物分布和活动的重要生境因素。

自然环境中,气温因不同季节、时间、地理位置和空间跨度等而存在较大差异,同时又受其他气象条件的影响。某地实际气温是太阳辐射变化和大气运动共同作用的结果。适宜的气温是空气微生物存活的重要影响因素之一。一般情况下,温暖的气温利于空气中微生物生存。但是,受复杂气象条件影响,空气微生物分布与气温的关系尚没有明确结论。

三、酸碱度

传统意义上,pH 作为用于量化溶液酸碱性强弱的指标,在环境科学领域,因大气污染与酸雨现象的研究,提出了空气酸碱度的概念,同样采用 pH 作为度量标准。在正常的室内环境中,空气 pH 通常维持在 5.5~6.5,呈弱酸性并受多种因素的影响。

为了准确测定空气酸碱度,通常采取采集空气样品并进行曝气处理的方法,使空气中的可溶性物质溶解于水中,进而引发水样中氢离子(H^+)与氢氧根离子(OH^-)相对浓度的变化,从而显示出特定的 pH。空气酸碱度作为衡量空气酸碱性的综合指标,其实质在于反映空气中所含成酸物质或成碱物质数量的多少,例如,在厕所上方,由于氨气(NH_3)等碱性气体的富集,空气往往呈现出中性偏碱的特性;而在燃煤厨房中,由于二氧化硫(SO_2)等酸性气体的排放,空气则可能表现出较强的酸性。在自然环境下,当大气水蒸气含量较高、湿度增大时,空气中的各种成分与水蒸气中水分子相互作用,改变这些物质的解离状态,进而对空气的理化性质产生影响,尤为重要的是,这种变化会直接影响到空气中浮游微生物的生存环境,因此空气中微生物的生存与空气酸碱度有关。

四、相对湿度

适宜的空气湿度是微生物生长繁殖不可或缺的环境要素之一,各类微生物对湿度的适应性不同。具体而言,有荚膜的细菌、细菌的芽胞、霉菌的孢子,比较耐受干燥。相比之下,多数细菌、酵母菌以及部分霉菌,如青霉、毛霉等多属于湿生型(要求最低相对湿度大于 90%);多数霉菌属于中生型(最低相对湿度维持在 80%~90%);部分曲霉(如灰绿曲霉、白曲霉和杂色曲霉等)则属于干生型(最低相对湿度小于 80%)。

一般情况下,空气中没有充足的水分满足湿生型甚至中生型微生物生存要求。由于不同区域的气象条件差异显著,空气中水蒸气的含量及相对湿度呈现出较大的波动范围。一般而言,阴霾、潮湿的空气中往往含有更为丰富的微生物种类,而干燥空气中相对较少。

五、日光辐射

日光辐射是由不同波长的电磁辐射波构成的复杂光谱体系,其中光辐射波长对于微生物杀灭具有重要意义。波长范围在 240~280nm 的光辐射对大多数微生物具有显著的杀灭作用,而少数微生物,例如烟草花叶病毒和劳斯肉瘤病毒,其最大杀灭作用波长为 230nm。那些抵抗力较弱的病原微生物,在受到空气稀释、日光照射和干燥环境的综合作用下,迅速死亡。自然条件下经干燥及日光照射,大部分微生物可被杀死。

尽管太阳发出的辐射相对稳定,但当其穿透大气层到达对流层底层时,日光辐射强度和光谱会受到时间、季节、地理位置及气象条件等多种因素的影响,进而对空气中微生物生存产生不同的效应。例如,在同一季节、同一污染区,夜晚时空气中细菌的污染浓度往往比白天阳光充足时高出10倍。此外,不同种类的微生物气溶胶对日光辐射的敏感性也不一样。理论上,大粒子中的微生物比小粒子中的抗辐射能力强,主要因为大粒子的相对辐射面积小,且外层微生物和基质能够为内部微生物提供一定的保护作用。

六、空气流动及污染

空气微生物主要以气溶胶形式存在于液态或固态微粒悬浮体系中,这一特性使得空气流动及环境污染状况成为影响空气微生物分布的重要因素。空气因其固有的流动性,能够携带源自土壤、水体、各种腐烂的有机质以及人和动植物体表面的微生物,通过气流运动传播至大气环境中。人类与动物的活动进一步加剧了微生物向空气中扩散,尽管空气中微生物数量较少且暂时可变,但空气的高速流动与广泛传播,导致的危害和影响面较大,是微生物传播的重要媒介。

此外,空气污染物的存在对空气微生物的分布也产生影响。一般而言,空气中污染物浓度越高,污染程度越严重,空气微生物种类会越多。例如,空气中粉尘颗粒的增加,不仅为微生物提供了附着载体,还能造成灰霾天气,进而减弱阳光照射强度,为空气微生物的存活与繁殖创造了更为有利的环境条件。

第二节　空气微生物的来源、种类、分布及其卫生学意义

空气中的微生物来源广泛,种类丰富,分布特征显著,对人类和动植物的生存、疫病传播及生态环境平衡具有深远的影响。

一、空气微生物的来源

自然界的土壤、水体、动植物、人类生活及各种生产活动等都是大气微生物的来源。

（一）水体、土壤及其污染物

空气微生物主要来源于地球表面,其中土壤、各种水体(江河、湖泊、水库、海洋)以及腐烂的生物体和污染物均是微生物的丰富储存库。通过气流的作用,土壤中的微粒及附着其上的微生物得以飞扬,水体中的泡沫携带微生物飞溅至空气中,实现微生物的广泛传播。

（二）植物

作为微生物的另一重要来源,植物茎叶、果实表面为某些细菌和真菌提供了良好的栖息地,细菌、真菌(尤其是酵母)、地衣和某些藻类等常见于好气的植物表面;植物叶际和叶面主要为各种细菌和真菌种群所占据;花是附生微生物的短期生境,从受精到果实成熟,环境条件发生了改变,微生物群落也会发生演替。不同种类的植物果实有特定的微生物群落组成,对局部空气微生物种群结构产生影响。

（三）动物

畜禽、鸟类和野生动物作为一些病原微生物的宿主或传染源,易对环境造成污染,引发传染病的流行。其中,很多是通过呼吸道传播给人类,如肺炭疽等人畜共患病。当前,全球范围内推广的"同一健康"(one health)理念强调人类健康、动物健康和环境健康的统一。现代集约化畜禽生产中,提高畜禽饲养密度导致大量微生物在单位体积内积聚,增加了病原体变异的风险,且环境中病原微生物气溶胶能够通过空气远距离传播,从而促进跨物种传播,对人类健康构成严重威胁。

（四）人体及生活活动

人体及日常活动,如说话、穿衣、铺床、清洁及人员走动等均可向空气中排放微生物气溶胶,从而散播大量微生物。在安静状态下,人体每分钟可向空气中排放 500～1 500 个细菌,活动则高达数千至数万个。成年人唾液中可培养的菌落数达 $6×10^9$CFU/ml,咳嗽或喷嚏时每次可排放 10^4～10^6 个带菌粒子。室内空气微生物组成受人的活动及呼吸道排出的微生物种类和数量的影响。患者的飞沫、皮屑、痰液、脓汁和粪便等携带大量病原微生物,可通过多种方式造成严重空气污染。

（五）生产活动

人类生活和生产过程同样是空气微生物的重要来源。局部或区域性活动,如工农业生产、畜牧养殖业、市政建设和设施运转等,均有利于微生物向空气中释放和传播。特定生产性活动,如污水处理、矿山开采、水泥制造、火（水）力发电、食品加工、发酵工程、纺织制革、机械收割等,以及基础工程建设中的给水排水、疏通沟渠、清除垃圾和掩埋污物等,均可向空气中排放微生物。

（六）其他来源

某些特殊活动和设备的使用也会向空气中散播微生物。例如,医疗操作中高速牙钻修补或超声波清洁牙石时,可产生微生物气溶胶;科学研究试验中的搅拌、均质或离心等操作会将实验材料中的病原体以微滴或气溶胶的形式送入空气中;人类使用地毯、空调设备、空气加湿器或饲养宠物等日常行为,也是空气微生物的重要来源。

二、空气微生物的种类

鉴于其独特的生境,空气中并不存在固定的微生物群落结构。然而,某些微生物种类,如细菌的芽胞和真菌孢子,因其抵抗力较强,能够在大气中存活一定的时间。

通常情况下,空气中并不含有病原微生物。但在患者、病畜附近,由传染源排出的病原体散布在空气中,特别是那些与呼吸道传染病相关的病原体所形成的微生物气溶胶。例如,在流行性感冒暴发的地区,空气中可能含有大量流感病毒,这些病毒经空气飞沫传播,迅速在易感人群中引发疫情。此外,某些耐干燥的无芽胞细菌,如葡萄球菌、分枝杆菌等,亦能在空气中存活,并通过患者的分泌物、排泄物排出体外。干燥后病菌也随附着的载体飞扬,散布在空气中。尽管许多病原菌在空气中停留时间短暂,易于被日光辐射杀死,但在阴暗潮湿的环境中,一些耐干燥的病原菌则可能长久存活。

（一）细菌

在室内空气微生物中,细菌占绝大多数,细菌总数是室内空气质量判定的关键微生物指标。空气中常见的优势菌属包括芽胞杆菌属、微球菌属、葡萄球菌属和假单胞菌属等,其中以球菌最多,其次为芽胞杆菌和无芽胞杆菌。

通过空气传播的致病性细菌主要包括结核分枝杆菌、链球菌属中的溶血性链球菌、肺炎链球菌和奈瑟菌属中的脑膜炎奈瑟菌、百日咳鲍特菌、白喉棒状杆菌、嗜肺军团菌和炭疽芽胞杆菌等。

1. 结核分枝杆菌　作为结核病的病原菌,主要通过肺结核患者咳嗽、打喷嚏、说话或唱歌时产生的飞沫释放到空气中,健康人吸入这些飞沫后可能会感染。该菌对外界环境具有较强的抵抗力,最适生长温度为 37℃,低于 30℃不生长。结核分枝杆菌细胞壁中含有脂质,可防止菌体水分丢失,且耐酸碱,因此对干燥的抵抗力特别强,能在空气尘埃上保持传染性 8～10 天,对空气酸碱度变化也有较强抵抗力。然而结核分枝杆菌对紫外线敏感,直接日光照射数分钟至数小时（患者痰中结核分枝杆菌需要 2～7 小时）即可被杀死。因此控制空气中结核分枝杆菌的传播是结核病防控的关键措施。

2. 链球菌属　该属中乙型溶血性链球菌引起的疾病占到人类链球菌感染的 90%,其次为肺炎链球菌。该菌在干燥尘埃中可生存数月,但均对湿热的抵抗力不强。主要通过空气飞沫传播,引发扁桃体炎、咽炎、咽峡炎、大叶性肺炎和支气管炎等呼吸道感染。

3. **脑膜炎奈瑟菌** 作为流行性脑脊髓膜炎的病原体,对理化因素的抵抗力不强,但人类是其唯一自然宿主,流行期间,正常人群带菌率达70%以上,且主要通过飞沫传播。

4. **百日咳鲍特菌和白喉棒状杆菌** 同样以人类为唯一自然宿主,通过空气飞沫传播,主要侵犯婴幼儿呼吸道,引起百日咳和白喉。目前,采用百白破三联疫苗进行预防。

5. **嗜肺军团菌** 在自然界潮湿、温暖环境可长期存活(例如,在蒸馏水中可存活139天,自来水中可存活369天)。人工供水系统,包括淋浴器、矿泉池、喷泉以及空调设备的冷却水塔,为嗜肺军团菌繁殖提供了生存环境,嗜肺军团菌可随冷风吹出并浮游在空气中,人体吸入后会出现上呼吸道感染及发热症状,严重者可导致呼吸衰竭和肾衰竭。因此防止军团菌对空气和水源污染是预防军团菌肺炎扩散的重要措施。

6. **炭疽芽胞杆菌** 以芽胞的形式广泛存在于土壤、水和尘埃中,可通过吸入含有大量芽胞的尘埃导致肺炭疽,若不及时救治,可致患者死亡。

(二)真菌

真菌孢子在空气微生物中占主体地位,其种类因地而异,其中枝孢菌、曲霉属、链格孢属和青霉属等最常见。空气中的真菌不仅能引发超敏反应,还可导致全身性真菌病。

1. **枝孢菌** 其孢子分布广泛,可引起哮喘患者发作,是类似呼吸系统疾病患者的重要过敏原。长期暴露于枝孢菌的孢子中可能会导致免疫系统退化,并引发鼻窦炎和肺部感染。

2. **曲霉属** 包括多种能产生真菌毒素的霉菌,如米曲霉、黑曲霉、烟曲霉和黄曲霉等,广泛分布在谷物、空气、土壤和各种有机物品上,是引起多种物质霉腐的主要微生物之一。在临床上曲霉能产生对人体有致癌性的毒素,如黄曲霉产生的毒素目前研究结果表明与肝癌的发生存在很强的关联性。感染曲霉也可引起慢性霉菌病,如多种呼吸道疾病、鼻窦炎、眼眶感染。另外吸入甘蔗渣浆和稻草中的曲霉孢子而出现哮喘和肺炎症状,临床上被称为"蔗尘肺"和"农民肺"。此外皮肤烧伤后被孢子污染可引起皮肤感染。

3. **链格孢属** 在自然界广泛存在,多数种类兼性寄生在植物上,引起多种经济植物病害,也是实验室常见的污染菌。部分链格孢菌种能侵染人、畜,引起皮癣、哮喘和过敏等疾病。

4. **青霉属** 青霉属是自然界中一个常见的真菌属,其分生孢子一般呈蓝绿色,成熟后随风飞散。能产生多种抗菌、抗氧化等生物活性物质(如青霉素)。然而这些青霉菌同样能产生橘青霉素、展青霉素、赭曲霉毒素A等对人体有害的真菌毒素。

(三)病毒及其他微生物

可经空气传播的致病性病毒有呼吸道病毒、水痘-带状疱疹病毒及部分肠病毒。此外,还有肺炎支原体和引起Q热的贝纳柯克斯体($C. burnetii$)等微生物。

1. **呼吸道病毒** 主要通过飞沫传播,包括流感病毒、新型冠状病毒、鼻病毒、麻疹病毒、腮腺炎病毒、腺病毒、风疹病毒等多种病毒。这些病毒对干燥、日光、紫外线抵抗力均较弱,在空气中只能存活几天到十几天。气温、空气湿度、光照及紫外辐射和空气污染状况等生境特征均会影响空气中呼吸道病毒的浓度,通过通风和调节空气湿度等措施,可有效防控呼吸道病毒的传播。

2. **水痘-带状疱疹病毒** 主要通过空气飞沫或接触感染进入机体,原发感染儿童引起水痘,由于老年人免疫力下降复发引起带状疱疹。该病毒在外界环境中生存力很弱,空气中的存活时间较短,一般30分钟,不耐热,易被酸和乙醚等消毒剂灭活。适当隔离、清洁空气是利于防控水痘-带状疱疹病毒传播的有效措施。

三、空气微生物的分布

空气中的微生物分布呈现出显著的非均匀性,其种类、数量以及尘埃粒度大小受到多种因素的共同影响,包括但不限于地理位置、海拔、人口密度、生态环境、气象条件、土壤类型以及植被覆盖等。

(一)垂直分布

在对流层下层,空气中微生物数量较多,但随着海拔的升高,微生物的数量出现逐渐减少的趋势,直至大气上层几乎没有检测到微生物。具体而言,微生物在空气中的浓度与距地面的高度呈对数下降的关系。

(二)水平分布

在不同地区和场所的空气中,微生物的种群构成和数量存在差异。空气微生物数量受环境因素影响显著,直接取决于空气中尘埃的浓度、地面微生物的多少及气象条件。一般而言,在干燥寒冷的北方地区,空气微生物数量相对较少,而在潮湿温暖的南方地区,空气中则含有大量微生物。此外在人口密集的公共场所,如影剧院、集体宿舍内空气中均含有大量微生物,而海洋或高山以及冰雪覆盖的地面上空则较少。大型工业城市上空微生物最多,乡村次之。有研究表明,城市环境空气微生物群落以细菌为主,且革兰氏阴性菌占主导地位。不同地区之间的空气微生物群落结构存在显著差异,这种差异与空气质量密切相关。空气污染会改变微生物的种类和数量,而不同城市间空气微生物群落受人口密度、气候条件及建筑物设施结构等多种因素的影响。动物作为微生物的重要携带者,携带及排出微生物的数量远大于人类,因此动物养殖场上空的空气微生物数量通常较高。正常情况下,空气微生物日平均浓度在 $1\,000\sim1\,500\mathrm{CFU/m^3}$ 之间被视为正常水平。

(三)时间分布

空气中微生物分布还会受到时间变化的影响。随着季节的更迭、生态环境的演变、气象条件的变化以及空气微生物来源的转换,空气微生物种类、尘埃粒度和数量都会发生相应的变化。在夏季,由于气候湿热,生物繁殖旺盛,空气中微生物数量通常多于冬季;而春季温暖,秋季干燥,因此春季空气中微生物数量往往多于秋季。降雨过程可净化空气,使携带的微生物粒子沉降下来,但经一段时间湿润后,空气微生物污染会变得更加严重。在季风性气候地区,空气微生物分布会随风速和风向的变化而发生变化。此外,一天的不同时间段的空气微生物数量也与当时日光辐射有关。早晚日光照射强度低,空气微生物数量相对较多;而在中午日光照射强度较高时,微生物数量相对较低。

在不同的大气污染季节及时间段中,空气成分变化会对微生物分布产生影响。研究表明,空气微生物分布与氮氧化物浓度之间存在关联性。例如空气中葡萄球菌浓度与一氧化氮浓度成反比,而与二氧化氮浓度成正比。因此,在空气污染较重的时间段,其微生物分布数量也较多。

四、空气微生物的卫生学意义

空气中存在的微生物,在一定条件下借空气快速传播,对人类健康、生态和工农业生产造成重要影响。

(一)防控病原体传播

空气中的病原微生物或其芽胞,可引起许多呼吸道传染病的传播,也可以通过手术切口与烧伤创面导致继发感染等,因此,强化空气环境的监控与空间消毒措施,对于阻断病原体的空气传播途径、降低感染风险具有至关重要的作用。

(二)减少空气微生物引发的变态反应

空气中的微生物,特别是某些真菌,是诱发花粉症、过敏性鼻炎、支气管哮喘及过敏性间质性肺炎等变态反应的关键因素。因此减少空气真菌来源,有效控制过敏性霉菌的生长及其孢子在空气中的扩散,对于减轻人群变态反应发生、提升公众健康水平具有重要意义。

(三)避免食品药品腐败变质或引起食物中毒

空气微生物,特别是非致病性微生物,能污染食品和药品,使其发霉、腐败和变质,甚至产生有害的真菌毒素。食品的霉变严重影响食品安全,而药品的变质不仅导致药效丧失,更可能引发使用者全身性感染。因此,食品和药品生产车间的空气洁净度必须严格符合相关规定标准,以保障产品质量和消费者安全。

(四)防止植物病害的传播

许多植物疫病,如小麦叶锈病、稻瘟病、小麦白粉病、玉米大(小)斑病、苹果黑星病和黄瓜霜霉病等,均可通过空气传播。例如,空气中的小麦叶锈病孢子可随风飘散数千里,导致大片麦田受害。因此,加强植物疫病的监测与防控,特别是阻断其空气传播途径,对于保护农业生产安全具有重要意义。

(五)控制大气环境污染,利于工业生产

在制药、发酵及电子元件生产过程中,若遭受空气微生物污染可导致产品报废,造成巨大的经济损失,因此,这些工业生产对空气净化有明确要求,以确保产品质量和生产效率。

(六)利于生物战剂危害的防护

生物战剂,即利用致病微生物的烈性传播及其毒素可对人、畜和植被造成危害的战剂,主要以空气微生物气溶胶的形式释放。在战争及恐怖活动中,敌人若释放生物战剂气溶胶,对人群生命与健康会造成重大威胁。因此,加强经空气气溶胶传播的生物危害因子预防和控制对于维护国家及区域安全,保障人民生命健康具有深远意义。

第三节　空气微生物的检测和卫生标准

鉴于空气流动性和显著的稀释效应,其内含的空气微生物浓度较低,同时伴随大量混杂的颗粒物,这些微生物与各种颗粒物结合,形成微生物气溶胶,在空气中悬浮并经受不同气象条件(如辐射、干燥等)的作用。其中能够存活的微生物展现出较强的环境耐受力。因此,为了有效监测空气中的微生物状况,必须精心选择适宜的空气微生物采集设备,旨在精准捕获那些携带有微生物的微粒,以确保检测结果的准确性和可靠性。

一、空气微生物采集

在生物气溶胶采样过程中,如何保持微生物活性是关键问题。微生物在携带粒子的收集和沉降过程中,会由于机械压力和脱水而失活,因此,所检测到的微生物浓度在很大程度上依赖于所采用的采样技术和分析方法。

空气微生物采样方法的选择应根据所用采样器的使用要求来确定。鉴于采样器种类很多,需要根据各种采样器的特性灵活选用。例如,在静止气流中采样时,采样器的采样头一般朝上,而在有气流状态下,采样头则应朝气流方向。由于室内大多数处于无定向乱流状态,可不考虑气流方向的影响。采样量和测定点数可根据室内清洁情况而定。目前,国内外已开发出多种空气微生物采样器,如惯性撞击类、过滤阻留类、静电沉降类等。这些采样器的校准应符合《空气微生物采样器校准规范》(JJF 1826—2020)的要求。

（一）自然沉降法

自然沉降法（natural sedimentation method）是一种将无菌的营养琼脂平板暴露在空气中一定时间，所测区域的空气中微生物及其气溶胶粒子由于重力作用自然沉降到平板上，经实验室培养后得到菌落数的方法，也称沉降平板法。本法虽然古老且稳定性差，但由于其所需设备简单、操作便捷，能对空气污染情况做初步了解，因此仍被广泛应用于空气微生物初步采集和检测。采样布点应符合《公共场所卫生检验方法　第 3 部分：空气微生物》（GB/T 18204.3—2013）的规定要求，即一般室内空气采样面积小于 50m²，设置 3 个采样点，50m² 以上居室或公共场所布设 5 个采样点，遵循均匀布点原则，室内 3 个采样点的设置在室内对角线四等分的 3 个等分点上，5 个采样点的应按梅花布点。采样点距离地面高度 1.2～1.5m，距离墙壁不小于 1m。采样点应避开通风口、通风道等。

采样方法为将直径 9cm 的营养琼脂平板置于采样点处，在同一时间打开皿盖，暴露 5 分钟。采样时关闭门窗 15～30 分钟，记录室内人员数量、温湿度与天气状况等。

自然沉降法的不足之处是①由于地心引力较弱，在短时间内很难采集到小的微生物颗粒，特别是对呼吸道感染有重要意义的 1～5μm 微粒，在空气中沉降速度慢、悬浮时间长，采样效率低；②容易受到外界气流影响。因此，本法难以定量浓度，只能大概反映空气中大颗粒微生物的情况。

（二）惯性撞击式采样法

惯性撞击式采样法是微生物采样应用最广泛、品种最多的一类采样法，简称"撞击法"（impaction method）。该法利用各种抽气装置，以每分钟恒定气流量，使空气通过狭小喷嘴，以便空气和悬浮于其中的微生物粒子形成高速气流。在离开喷嘴时气流射向采集面，气体沿采集面拐弯而去，而颗粒则按惯性继续直线前进，撞击并黏附于采集面上，从而被捕获。这类采样法能进行空气微生物的定量测定。按气流运动形式不同，惯性撞击式采样法可分为直线气流惯性撞击法和曲线气流惯性撞击法。

1. **直线气流式**　直线气流式采样器分为液体和固体两类。

（1）全玻璃液体撞击式采样器（all-glass liquid impinger）：是利用喷射气流的方式将空气中微生物粒子收集在小体积液体中。优点是①适于高浓度的空气微生物采样。当微生物浓度较高时，液体可以稀释，同时菌团粒子在冲击中可被打碎成单个菌体，精度和准确性高。②采集后的样品可接种不同的培养基培养计数，并分别分析。③采样时因气流冲击和采样液搅动，可将粒子中的微生物释放并均匀分布于采样液，从而能测出空气中活微生物数量，而固体撞击采样器只能反映空气中含活菌粒子数。④采样液有保护作用，对抵抗力弱的微生物（如病毒、立克次体）也能采集。⑤捕获率高，尤其是对于小颗粒。⑥采样器一般由玻璃制成，利于消毒灭菌处理，使用方便、价格低廉、可反复使用。但是也存在以下缺点：①采气量小，当空中微生物浓度低时，无法检测到；②工作时需要多个采样器，且携带不便、易破碎、易污染，不适于多点、多次采样；③在 5℃ 以下喷嘴易冻结，低温下采样液易结冰，因此不适于低温和长时间采样。

（2）固体撞击式采样器（solid impactor）：固体撞击式采样器的采集面为固体表面，如营养琼脂或涂覆有一薄层黏性介质的固体表面，旨在有效捕获空气中的微生物粒子。这类采样器有单级撞击型和多级撞击型两种。单级撞击式采样器将空气中不同大小的含菌粒子撞击于一个采集面上，只能测定空气中微生物的总体浓度。多级撞击式采样器将空气中不同大小的含菌粒子采集于不同采集面上，从而在测定空气中微生物浓度的同时，还能了解粒子大小分布情况，然而该采集器结构比较复杂,采样耗费较大。

JWL 型空气微生物采样器,是我国自行研发的一种单级固体撞击式采样器,它由采样头、流量计、抽气泵和电源电路 4 部分组成(图 8-1)。撞击板上有一狭缝式喷嘴,其下放置盛有采样介质并能高速转动的平板。

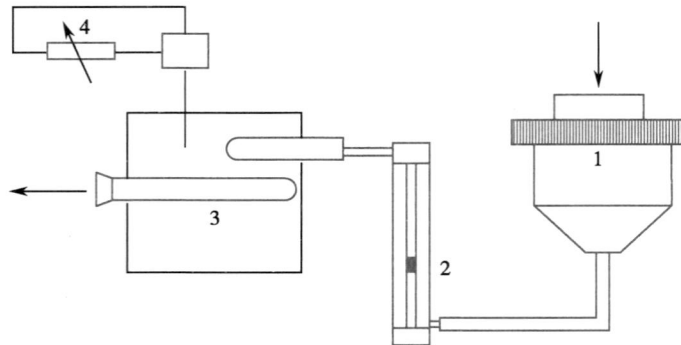

1. 采样头;2. 流量计;3. 抽气泵;4. 可调电路。

图 8-1　JWL 型采样器结构示意图

这种采样器对 $1\sim5\mu m$ 微生物颗粒捕获率较高,采样使用的塑料培养皿能高温灭菌,密封性能好,培养基用量少。但是对 $5\sim20\mu m$ 微生物大颗粒捕获率仍显不足,菌落有时会相互融合,采样时会产生静电,影响捕获效率。

使用 JWL 型空气微生物采样器时应注意:①塑料培养皿的处理方法是洗净后再高温灭菌,但不能超过 121℃,否则易变形;②为保证撞击距离,培养基要严格定量,每个培养皿加入 4.5ml,并保持水平;③采样流量可调节,以 25L/min 为宜,采样时间最长为 15 分钟。

作为一种典型的多级撞击式采样器,安德森(Andersen)采样器于 1958 年首次报道。它是一种六级筛板式空气微生物采样器,目前已在包括我国在内的多个国家生产。整体仪器由采样头、抽气泵、流量计、橡胶连接管和采样培养皿组成。其工作原理是将悬浮于空气中的微生物粒子,采集到琼脂平板介质上,然后进行培养和进一步生物分析(图 8-2)。为确保采样结果的准确性,仪器使用前要进行流量校正。细菌检测用营养琼脂平板,真菌检测用沙氏葡萄糖琼脂平板,溶血性链球菌检测用血营养琼脂平板。

Andersen 采样器的采样头由 6 个带有微孔的金属撞击圆盘组成,盘下放置盛有培养基的培养皿(该培养皿不能转动),每个圆盘有 400 个环形排列小孔,由上到下孔径逐级减小(图 8-3)。气流速度由此逐级增大,将粒子逐级撞击在培养皿上。标准流量为 28.3L/min。它不仅能测定空气中活性粒子数量,且能测定其菌粒大小分布。

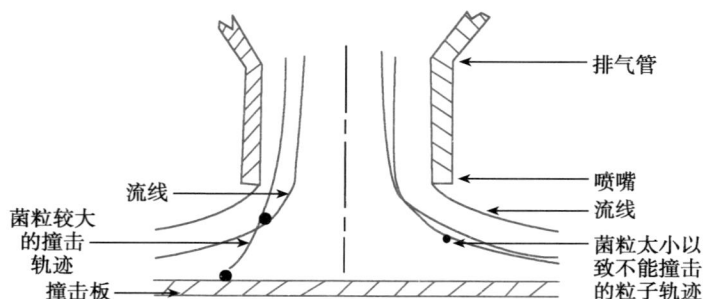

图 8-2　Andersen 采样器工作原理示意图

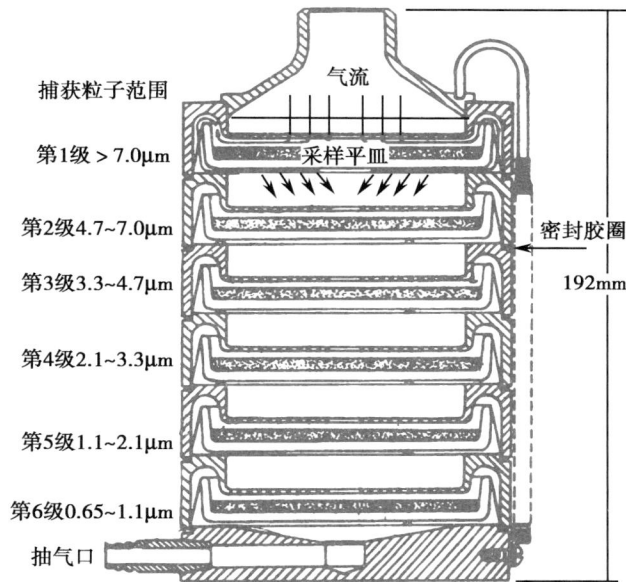

图 8-3　Andersen 采样器采样头示意图

Andersen 采样器有很多优点：①采集粒径谱范围广，一般在 0.2～20μm；②采样效率高，容易在呼吸道沉着的粒子逃逸少；③微生物存活率高；④可同时测定微生物不同大小粒子的分布；⑤敏感性高，操作简便。该仪器在 1963 年第一届国际空气微生物学大会上被推荐为标准采样器。但其自身也存在缺点：①由于壁损失、粒子从采集面滑脱和粒子被打碎等导致采样结果误差；②每次采样的手续复杂，所需营养琼脂平板也比较多。

Andersen 采样器使用注意事项：①采样器流量为 28.3L/min，可用转子流量计进行校正；②注意各节的密封度；③撞击距离对采样有影响。培养皿中培养基厚度影响采样距离，以加 27ml 培养基较为合适，此时撞击距离为 2.5mm 左右；④采样器的消毒可用乙醇擦拭，也可用高压蒸汽灭菌或环氧乙烷熏蒸；⑤微生物浓度过高时，颗粒重叠，会产生误差，最多的一节菌落数以 50～250CFU为宜。

2．曲线气流式　离心撞击式采样器（centrifugal sampler）是利用气体在旋转路径中运动时所产生的离心力，使粒子获得一定动量，并使其因惯性而偏离气体流线，撞击沉积在附近的采集面上。这类采样器由采样头、电源和时间控制三部分组成。它形如大手电筒（图 8-4），采用直流电源。启动时，涡壳内叶轮高速旋转，因有角度使气体产生气压差，把至少 40cm 内的空气吸进采样器内，空气中带菌粒子在离心力作用

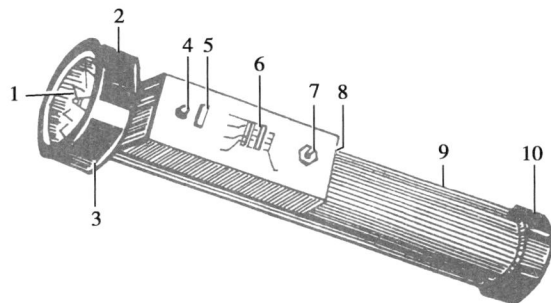

1.叶片；2.培养基塑料条插口；3.涡壳；4.电源指示灯；5.电源开关；6.定时选择开关；7.启动钮；8.交流稳压电源插孔；9.电池筒；10.螺帽。

图 8-4　LWC-1 型离心式空气采样器

下，撞击到周围特制的琼脂培养基条上。之后，空气呈螺旋状离开涡壳流往外部。空气经定时定量地采集后，取出特制的培养基条，经过恒温定时培养，形成菌落。由于离心撞击式采样器结构简单、体积小、重量轻、噪声低、使用方便灵活以及对空气微生物粒子捕获率较高而在全球领域得到普遍

应用。另外,离心撞击式采样器不仅可采集到空气中的细菌,还可采集到真菌、病毒(如 T3 噬菌体)及霉菌毒素。

离心撞击式采样器也存在较多缺点:①无法判断其采气量和有效采气量;②有效采气量不恒定;③对于呼吸道感染有重要意义的粒径小于 5μm 的微生物粒子,捕获效率低;④部分细菌粒子会黏附于抽气叶轮的叶片表面,而导致结果误差;⑤采样片及其外套的灭菌技术存在挑战与不足。

撞击法采样布点应遵循《公共场所卫生检验方法　第 3 部分:空气微生物》(GB/T 18204.3—2013)的具体规定。室内面积小于 50m² 设置 1 个采样点,在室内中央布点;50~200m² 设置 2 个采样点,在室内对称点布点;200m² 以上设置 3~5 个采样点,其中 3 个采样点的应在室内对角线四等分的 3 个等分点上布点,5 个采样点的按梅花布点。此外,采样点距离地面高度 1.2~1.5m 之间,且距离墙壁不小于 1m,同时应避免设置在通风口、通风道等气流干扰区域附近。

（三）过滤阻留式采样法

过滤阻留采样是一种通过抽气装置驱动空气流经特定滤材,从而实现微生物粒子在滤材上阻留,以供后续分析的方法。此采样技术的优势是能在各种温度条件下采样,且采集效率高。但过滤式采样器也存在若干局限性,包括:不耐干燥的微生物被气流吹干致死,以及滤膜孔径易堵塞,进而难以维持恒定的采气量。根据所采用的过滤方式差异,过滤采样器分为深层过滤和膜过滤两种。深层过滤采样器通常由纤维型或颗粒型介质制成,采样效率高,但滤材不能直接培养,这在一定程度上限制了其采样结果的准确性;相比之下,膜式过滤采样器则采用不溶性滤膜和可溶性滤膜作为过滤介质,其中不溶性滤膜(如硝酸纤维素酯、醋酸纤维素酯或其混合物)可直接贴在培养基表面培养,而可溶性滤膜(味精滤膜和明胶滤膜等)采样后溶入水中,以便进行后续的分析处理。

（四）静电沉着采样法

静电沉着采样器是利用高压静电场,通过使空气中微生物粒子带上一定量电荷,并随后被带相反电荷的采集面所吸引和沉积,从而实现空气中微生物的有效采集。该设备的基本结构包括高压电源、放电电极、采集电极(即沉积面)和抽气系统。其中,具有代表性的包括大容量静电沉降采样器和小型圆管式静电沉着采样器。

静电沉积采样技术的特点主要体现在以下几个方面:①空气标本采集容量大;②浓缩空气倍数高;③对小粒子的捕获效率高,能够有效捕捉空气中的微小病原体;④实用性强,适用于微生物浓度极低环境下的采样,以及致病微生物的采集。然而,该技术亦存在一些不足之处:①在电极放电过程中会伴随紫外线、臭氧和一氧化氮的产生,这些物质对微生物的存活不利;②当空气相对湿度大于 85% 时,易发生漏电现象,导致采样效率降低;③设备体积大、结构复杂,给使用、维护以及消毒工作带来不便。

在选择静电沉积采样器时,应综合考虑以下因素:①采样器的灵敏度和采样效率,以确保能够准确、高效地捕捉目标微生物;②可重复性,以保证采样结果的稳定性和可靠性;③使用的便捷性,以简化操作流程;④对微生物存活的影响,以维护样本的生物学特性;⑤粒子大小的区分能力,以满足不同粒径微生物粒子的采集需求;⑥设备的价格符合预算限制等。

二、空气微生物的检测

样品采集后,空气微生物的检测工作必须遵循相关行业标准与分析规范系统地进行分析和鉴定。在采样和送样过程中,必须严格执行防污染措施,并确保采样后尽快进行相应指标的检测,通常送检时间不宜超过 6 小时，以维持样本的原始特性与检测准确性。若样品在 0～4℃冷藏条件下保存，送检时间可适当延长但不得超过 24 小时，以平衡样品保存与检测时效的需求。

定性检测手段涵盖了形态学检测（菌体形态、染色、超微结构等）、免疫学检测（放射免疫分析、免疫荧光技术、酶联免疫吸附试验）以及核酸检测（PCR、核酸杂交）等，这些技术为微生物的准确识别与分类提供了有力支持。

定量检测方面，则采用了干重法、活菌计数法（具体包括平板计数法、表面涂布计数法、最大可能数法、滤膜过滤法）和浊度法等，以精确评估空气中微生物的数量级与分布特征。

检测内容与方法的依据主要来源于一系列国家标准与行业规范，如《公共场所集中空调通风系统卫生规范》（WS 10013—2023）、《医药工业洁净室（区）浮游菌的测试方法》（GB/T 16293—2010）、《医药工业洁净室（区）沉降菌的测试方法》（GB/T 16294—2010）、《公共场所卫生检验方法　第 3 部分：空气微生物》（GB/T 18204.3—2013）、《室内空气质量标准》（GB/T 18883—2022）等。在洁净室综合性能验收实践中，通常 30 万级水平时仅检测沉降菌，而对其他洁净度级别的环境则采用浮游菌检测法。

公共场所空气微生物检验项目主要聚焦于细菌总数、真菌总数、乙型溶血性链球菌和嗜肺军团菌等关键指标的检测，以全面评估空气微生物污染状况与潜在健康风险。

（一）细菌总数测定

采用撞击法或自然沉降法进行空气样本的采集，随后利用营养琼脂培养基进行培养和计数分析。将接种样本后的营养琼脂培养皿置 35～37℃恒温培养箱中，培养 48 小时。对于自然沉降法采集的样本，需逐一计数每块平板上的菌落数，计算所有采样点的平均菌落数，并以每培养皿菌落形成单位（CFU/皿）表示。对于撞击式采样器采集的样本，需要记录采样结果，并根据稀释比与采气体积，换算成单位体积内菌落形成单位数（CFU/m³）。最终，某区域空气中细菌总数测定结果，取该区域全部采样点中细菌总数最大值进行报告。

（二）真菌总数测定

同样采用撞击法或自然沉降法进行空气样本的采集，使用沙氏琼脂培养基进行计数和分析。将采集真菌后的沙氏琼脂培养基培养皿置于 28℃恒温培养箱中，进行为期 5 天的逐日观察，并在第 5 天记录平板上的菌落数。若真菌数量过多，可提前至第 3 天进行计数，并记录相应的培养时间。结果的记录方式同"细菌总数测定"。

（三）乙型溶血性链球菌测定

采用撞击式采样器进行空气样本的采样，并利用血琼脂培养基进行计数分析。将采集样本后的血琼脂平板置 37℃的恒温培养箱中培养 24 小时，在血琼脂平板上出现灰白色、表面凸起、直径0.5～0.7mm 的细小菌落。菌落透明或半透明，表面光滑有乳光。经革兰氏染色、镜下观察为革兰氏阳性无芽胞球菌，圆形或卵圆形，呈链状排列，受培养与操作条件影响，链的长度在四至几十个细胞之间，菌落周围有明显的 2～4mm 界限分明、完全透明的无色溶血环。链激酶和杆菌肽敏感试验阳性。记录菌落数量，并根据稀释比与采气体积，将其换算成单位体积菌落形成单位数（CFU/m³）。最终，一个区域空气中乙型溶血性链球菌测定结果，取该区域全部采样点中乙型溶血性链球菌测定值中的最大值报告。

（四）嗜肺军团菌测定

采用液体冲击式微生物气溶胶采样器进行空气样本的采集，并利用培养法定性测定。要求采样流量控制在 7～15L/min，对于 0.5μm 以上粒子的捕集效率应大于 90%。将采集到的样本接种至 GVPC 液体选择性培养基和酵母提取液中培养,若两种采样吸收液中至少有一种吸收液培养出嗜肺军团菌,即判定该采样点嗜肺军团菌阳性。若某一区域中任意一个采样点判定为嗜肺军团菌阳性,则该区域空气中嗜肺军团菌测定结果为阳性。具体采样及检测方法可参照国家标准 GB/T 18204.3—2013 中的相关规定执行。

三、空气微生物卫生标准

鉴于空气中病毒含量较低、变异迅速,且缺少理想的指示病毒,加之病毒测定技术要求高,一般实验室难以实施。因此,在空气微生物卫生标准的制定中,常以细菌作为卫生指示微生物,这些指示微生物包括细菌总数、真菌总数、溶血性链球菌和嗜肺军团菌等,通常以 CFU/m³ 或 CFU/皿进行量化表示。值得注意的是,不同区域及不同等级空气洁净程度对微生物指标的要求存在显著差异。

(一)细菌总数的卫生标准

关于空气中细菌含量的卫生标准,全球各国尚未形成统一规定。例如,日本在评价室内空气清洁度时将空气分为四个等级:菌落数小于 30CFU/皿的为清洁空气,31~75CFU/皿为普通空气,76~300CFU/皿为轻度污染空气,大于 300CFU/皿者为严重污染空气。在我国,相关标准如《公共场所卫生管理规范》(GB 37487—2019)和《公共场所集中空调通风系统卫生规范》(WS 10013—2023)对集中空调通风系统送风质量提出了明确要求:采用撞击法采样时,细菌总数和真菌总数均不超过 500CFU/m³,同时乙型溶血性链球菌和嗜肺军团菌(非常规要求指标,仅在必要时检测)不应检出。此外《公共场所卫生指标及限值要求》(GB 37488—2019)进一步规定:对于需要提供睡眠、休息环境的公共场所,室内空气细菌总数不应超过 1 500CFU/m³ 或 20CFU/皿;而其他场所室内空气细菌总数不应超过 4 000CFU/m³ 或 40CFU/皿。

医院作为特殊生境,微生物污染源与感染人群高度集中,控制空气微生物浓度限值的重要性尤为突出。医院内部各个部门及科室对空气洁净度的要求各不相同。因此在制定标准时,需根据医院各部门的实际情况,分别设立空气微生物标准。例如,《医院消毒卫生标准》(GB 15982—2012)对不同环境中空气平均菌落总数设定了上限值;《医院洁净手术部建筑技术规范》(GB 50333—2013)则对各级别洁净手术室及辅助用房空气细菌最大平均浓度做出了具体规定。对于 I 类环境(洁净场所),空气平均菌落数不超过 150CFU/m³。世界卫生组织(WHO)也推荐了医院各部门的空气微生物卫生标准,具体参见表 8-1。

表 8-1　WHO 推荐的医院各部门空气细菌标准

级别	菌落总数/(CFU/m³)	适用范围
I 级区	<10	器官移植、心血管、矫形等外科手术室保护性隔离等,灌注或配制注射液实验室
II 级区	<200	无菌或手术室、供应室、婴儿室、术后恢复室、早产儿监护室、产房、石膏室(如在手术区内)、重症监护病房
III 级区	200~500	一般病房、治疗室、放射室、衣帽室、小手术室、按摩室、洗浴室

(二)溶血性链球菌的卫生标准

溶血性链球菌广泛分布于自然界,其在空气中具有较强的存活能力,因此相较于其他致病菌展现出更强的抵抗力。尤为值得注意的是,即便溶血性链球菌在痰液及其他体液干燥后,仍能生存数周。通常链球菌在长期无人居住的室内很少检出,而在人员密集且流动性大的场所,如候车室、教室、候诊室、影剧院等以及密闭的空调房间内,检出率显著升高,且数量众多。这一特性使其成为评估一般致病菌的抵抗力和空气微生物污染的重要参考指标。鉴于溶血性链球菌的上述特性及其对室内空气质量评估的参考价值,《公共场所集中空调通风系统卫生规范》(WS 10013—2023)明确规定,集中空调通风系统送出的空气中不得检出乙型溶血性链球菌。

第四节　空气微生物污染预防与控制

一、空气微生物污染概述

空气微生物污染状况与其他类型的污染紧密相关,其复杂性在于空气中可能包含多种污染物,包括物理性(如粉尘等)、化学性(如一氧化碳等)以及生物性污染物。这些污染物的种类、数量、污染程度和范围,深受微生物在空气中的传播方式以及微生物气溶胶特性的影响。

(一)空气微生物传播方式

附着于空气微粒上的微生物,在空气流动、人类生产和生活活动等因素的推动下,四处飘浮且能长距离传播。微生物经空气传播(airborne transmission)是呼吸系统传染病的主要传播途径,其中涉及的媒介主要包括飞沫、飞沫核与尘埃。

1. 飞沫传播(droplet transmission)　人与动物通过深呼吸、咳嗽、喷嚏及发声等活动,将上呼吸道内的分泌物液体爆破成微滴,称为飞沫(droplet)。飞沫作为微生物载体,携带大量唾液、分泌物及痰液中的微生物进入空气中,随后扩散至更广泛的区域。尤其是打喷嚏的播散作用最为强烈,一个喷嚏喷射的距离可达 2 米,可产生粒径 0.1μm 至数百微米不等的飞沫 10 万个以上,多者可喷射出粒径在 0.5~1 000μm 的飞沫 100 万个以上。人类说话 5 分钟排出的飞沫数量相当于一次咳嗽排出的飞沫数量。

大颗粒飞沫(直径大于 100μm)因重力作用迅速沉降落到物体表面与地面上,而微小颗粒能在空气中短暂停留,主要局限于传染源周围。粒径小于 15μm 的浮游粒子能在空气中自由悬浮数秒至数小时,且飞沫越小,在空气中悬浮的时间越长。但总体来说,飞沫粒径细小的液滴占多数,其中粒径小于 3μm 的占 50%~90%,这些飞沫中的微生物具有极高的呼吸道传播能力与生物学意义。因此,飞沫传播主要影响传染源周围的密切接触者,尤其是在拥挤的公共场所(如车站、学校、临时工棚、监狱等)更为常见。对环境抵抗力较弱的病原体,如流感病毒、脑膜炎奈瑟菌、百日咳鲍特菌等常经此方式传播。

2. 飞沫核传播(droplet nuclei transmission)　较小的飞沫在与空气摩擦或蒸发过程中很快失去水分,形成由唾液中的黏液素、蛋白质、盐类及所载微生物组成的飞沫核(droplet nuclei)。这种飞沫核通常比飞沫小(最常见为 1~2μm),对环境抵抗力强,能在空气中长时间悬浮并随风飘移。由于其粒径小,飞沫核及其携带的微生物能被吸入肺部深处,因此传染性更强。飞沫核可以气溶胶的形式远距离传播,并在空气中长时间存活,一些耐干燥的病原体(如白喉棒状杆菌、结核分枝杆菌等)通过此方式传播。

3. 尘埃传播(dust transmission)　尘埃(dust)是指空气中悬浮的灰尘等颗粒,含有病原体的大颗粒飞沫或分泌物落在地面干燥后,随空气流动而飘浮或与空气中的载体结合后干燥即形成具有生物学意义的尘埃。尘埃形成和来源不同。人类生活和居住环境中,尘埃主要来自纺织物(被褥、手帕、衣帽、鞋袜等)、不断脱落的皮屑和头发、生活活动(扫地、拂尘、整理衣被、烹饪等)以及大小便等,畜禽养殖圈及上空中尘埃大多来源于尘土、稻草、秸秆、垫料、动物皮毛和干燥后的粪便等。尘埃数量受来源、空气流动性、环境卫生状况及生产和生活活动等多种因素影响。在室内环境下,每立方米空气中大于 $0.5\mu m$ 的尘埃粒子数大约为 4 000 万～5 000 万。不同大小和组成的尘埃在环境中受各种因素影响会有不同归宿,密度较大的颗粒尘埃因地心引力作用而可能迅速下沉,但直径为 $1\mu m$ 或小于 $1\mu m$ 的小颗粒尘埃可长期悬浮于空气中,成为空气微生物的重要载体。

养殖场、医院、废品收购站和垃圾处理厂等周围空气中的尘埃中常携带致病微生物,通过空气流动引起疾病传播。某些研究已在结核病医院尘埃中分离出结核分枝杆菌,在乙型肝炎病房的空气尘埃中也查出过乙型肝炎表面抗原。近年来,全球性森林砍伐、采矿、过度放牧以及河流枯竭使全球的沙尘暴灾害愈演愈烈,形成的尘埃有可能成为传染性疾病传播的重要媒介。

综上所述,飞沫、飞沫核及尘埃作为病原微生物的附着介质,通过呼吸进入人体从而致病。然而,受气象条件等多种因素的影响,微生物在空气中容易死亡,仅少数抵抗力较强的微生物能存活。因此,病原微生物对外界环境的抵抗力差异导致其传播方式和强度不同。抵抗力低的微生物主要通过飞沫传播;抵抗力中等的微生物,如白喉棒状杆菌可通过飞沫和飞沫核传播;而抵抗力强的微生物,如结核分枝杆菌,则常通过尘埃、飞沫和飞沫核传播。

(二)微生物气溶胶

1. 概念　以固体或液体微小颗粒分散于气体中的分散体系被称为气溶胶(aerosol)。气体中的这些固体或液体微小颗粒(如尘埃、飞沫、飞沫核)及其中的微生物被称为分散相,粒径介于 $0.1\sim10\mu m$ 之间。当微粒上附着各种微生物时,就形成了微生物气溶胶(microbial aerosol)。包括分散相的微生物粒子和连续相的分散介质(空气),是双相的。

2. 微生物气溶胶的感染性　微生物气溶胶分布广泛,数量众多,且与人类健康关系十分密切。它们不仅常存在于大气底层,也可见于高空、远海和陆地各个角落,能在空气中长时间飘浮。部分微生物,尤其是真菌孢子等抵抗力强的病原体,能够通过空气传播数千公里。微生物气溶胶的感染性与其粒子直径密切相关,粒径大于 $10\mu m$ 的颗粒一般被阻留在鼻腔内;$5\sim10\mu m$ 的微粒可到达支气管,并随纤毛运动和痰一块排出;而小于 $5\mu m$ 的颗粒则能进入细支气管和肺泡。气溶胶粒子越小,进入的部位就越深:小于 $1\mu m$ 时,其在肺泡内沉积率最高;小于 $0.4\mu m$ 的粒子能较自由地进出肺泡并可随呼气排出体外,沉积较少。

3. 微生物气溶胶的特点　空气中的微生物以气溶胶形式存在,兼具一般气溶胶的物理性质(如沉降、凝聚、惯性撞击及带电等),也有一般气溶胶所没有的生物学特点(如存活、衰亡等)。微生物的结构是其在空气中存活能力的决定因素。例如,革兰氏阳性菌的存活能力大于革兰氏阴性菌,芽胞比繁殖体存活力强,且稳定期的微生物存活能力大于对数生长期的微生物。然而,部分非芽胞菌(如黄杆菌属和耐辐射微球菌)在空气中的存活力与枯草芽胞杆菌相当。病毒存活力较弱,但在特定条件下(如相对湿度75%时),轮状病毒气溶胶半数存活时间可长达40小时,72小时存活率为45%,220小时依然有3%存活。这表明轮状病毒具有跨时空传播的能力。此外,空气环境参数(如相对湿度)和气象条件也是影响气溶胶中微生物存活的重要因素。光强度与气溶胶微生物衰亡率成正比,在低湿度条件下,氧气对革兰氏阴性菌有明显的灭活作用,但在高湿度时可提高其存活力,然而,氧气对病毒无作用。

微生物气溶胶中的微生物数量在一般情况下随时间推移而有规律地衰减。主要包括:①物理衰减(physical decay):气溶胶微粒从空气中脱离出来后的衰亡,受空气环境因素(如温度)的影响,低温时有助于微生物存活且衰亡率低;②生物衰减(biological decay):空气微生物在悬浮过程中的自身衰亡。空气气溶胶微生物数量等于微生物输入量减去物理衰减量及生物衰减量。

（三）感染性呼吸道颗粒

关于病原体通过空气传播的理解，在科学界、不同学术组织和公众之间存在差异性，这种差异涉及微生物及其载体形成的粒子大小、在空气中的存续时间、传播范围、分散方式和其他特性。此类情况可能导致公众对病原体如何在人群中传播的机制产生误解，进而对相关疾病防控策略的制定与实施构成挑战。2024 年 4 月，世界卫生组织发布了《关于通过空气传播的病原体的拟议术语的全球技术磋商报告》（Global technical consultation report on proposed terminology for pathogens that transmit through the air），该报告阐述了通过空气传播（transmission through the air）病原体的专家共识，并明确指出经空气传播的病原体传播模式包括两种：空气传播 / 吸入（airborne transmission/inhalation）和直接沉积。此共识将飞沫及飞沫核统称为感染性呼吸道颗粒（infectious respiratory particle，IRP）。IRP 尺寸范围广泛，直径从亚微米到毫米不等，且小颗粒数量远远多于大颗粒，相较于传统的气溶胶（较小颗粒）和飞沫（较大颗粒）的描述，更加符合真实场景。空气传播 / 吸入模式适用于传染源将 IRP 排出到空气中并被他人吸入的情形，传播距离受各种生境因素（如空气气流、湿度、温度、通风条件等）的影响。理论上，IRP 可以通过人体呼吸道的任意部位进入人体，但不同病原体具有不同的首选部位。直接沉积（direct deposition）是指传染源释放 IRP 至空气中后，直接在附近个体的口、鼻或眼部沉积，进而侵入呼吸系统并可能引起感染。

感染性呼吸道颗粒（IRP）概念的提出，为涵盖所有颗粒尺寸的术语提供了统一框架，不再拘泥于空气微生物及其载体粒径大小的界限，确认了颗粒大小是一个连续变化的范围。因此，在应对空气微生物感染与传播风险时，人们可以根据病原体来源、环境条件和宿主相关因素，灵活选择预防和控制措施，这将对预防空气微生物污染及传播具有深远影响。

二、空气微生物污染的预防

空气微生物与人类、动物和环境健康息息相关。不同环境下，空气微生物的来源和分布规律各异。根据生境特点、微生物来源、特征及传播途径，采取针对性措施对于感染、传染病、过敏性疾病等的预防和防控具有重要意义。

1. 大时空尺度下空气微生物污染　大气流动性强，微生物生境复杂多变，污染来源广泛。在大时空背景下，预防空气微生物污染应关注以下方面：强化生态环境保护及基础设施建设，降低尘埃粒子飘浮和沙尘暴发生的概率；增加植被和森林覆盖率以调节空气生境，减少气溶胶的迁移；规范动物饲养和屠宰加工流程，减少致病微生物向空气及环境中排放；有效管理人类生产及工业活动，减少气溶胶形成和微生物释放；加强居民生活引导和卫生教育，提升公众的生活行为及卫生素养，避免自身活动导致微生物向空气中排放；严格遵守《国际卫生条例（2005）》和环境卫生监管要求，强化国境口岸和公共场所空气微生物监测，构建空气微生物污染预警机制等。

2. 特定环境空气微生物污染　对于一些特定的室内环境（如居家环境、医院科室、实验室、生产车间等），空气微生物污染具有不同的来源，应采取相应措施进行预防。以居室空气为例，养成健康生活习惯，约束微生物产生和排放行为；定期清理家居环境，保持空调系统、新风系统和地毯的清洁，以维持室内整洁；规范宠物饲养等，对于预防家庭室内空气微生物污染至关重要。

三、空气微生物污染的控制

鉴于环境污染和大气生境的特殊性，空气微生物污染的控制面临一定挑战。对于被微生物污染的大气环境,土地绿化被视为一种有效的控制策略。然而,相较于外部环境,室内或某局部区域内空气微生物的控制更具有必要性,如医院手术室、疫区及室内公共场所等的卫生控制。尽管在医院手术室内高度洁净的环境中,也无法完全消除微生物的存在,但可通过控制微生物数量,将其维持在不足以引发感染的范围内。

（一）综合性控制措施

1. 污染源控制　经常实施防尘、除尘处理,如吸尘、扫拖和洒水等,以减少微生物的传播。患者应穿着具有病菌隔离功能的手术服或隔离服,并尽可能减少活动次数,以减少微生物的释放。必要时,可采取空气净化和消毒措施。家用和商用空气消毒的目标不同,家庭环境应保持适度的清洁,避免过度消毒导致人体免疫力下降;而公共场所由于环境复杂,建议实施动态消毒策略。

2. 个人防护　在通风不良、人口密集的公共场所或接触呼吸道传染病人时要佩戴符合标准的口罩,一旦潮湿立即更换,以防止微生物穿透。

（二）物理控制方法

1. 自然通风　通过开窗通风以排出空气中的微生物,虽然简单易行,但效率相对不高,尤其是单侧开窗且缺乏空气对流时。因此,可结合空调系统进行通风以提高效果。

2. 过滤层流通风　利用高效过滤器对外界空气进行滤过,过滤介质多为打褶的醋酸纤维,能有效截留去除直径小于 $0.3\mu m$ 的粒子。根据过滤效率的不同,滤器分为超高效（对 $\leqslant 0.3\mu m$ 粒子的过滤率为 99.99%）、高效（对 $\leqslant 0.5\mu m$ 粒子的过滤率为 99.97%）、中效和低效等级。过滤层流通风适用于手术室、洁净病房和微生物实验超净工作室等场所。

3. 紫外线照射　紫外线照射法对于减少空气中活体微生物有显著效果。波长为 $200\sim280nm$ 的紫外线具有杀菌作用,被用于空气消毒已有多年历史。尤其是波长为 $250\sim260nm$ 时杀菌效果最好。然而,紫外线穿透力很弱,必须直接照射携带微生物的颗粒才能发挥杀菌作用,因此,使用时应合理布置,定期检测灯管照射强度,并注意人体防护。室内空气消毒时,常采用悬吊式紫外线灯,距地面约 2.5m,无菌室、无菌箱或医院手术室均可用紫外杀菌灯进行消毒。

4. 负离子发生器　利用带负电荷的负离子与空气中飘尘粒子结合,形成带负电的粒子,随后被带正电的离子发生器或地面、墙壁等中性表面吸附而除菌。

（三）化学方法

某些化学物质被气化或喷洒到空气中,能有效地降低微生物数量。作为空气杀菌剂,化学药剂应具有以下特征:①高度杀菌力;②容易分散成气溶胶,并保持较长时间的杀菌特性;③常温常湿下有效;④常用浓度对人畜无毒,无刺激性;⑤不具有染色、褪色性或其他危害。

目前,医院中常用的化学消毒剂有 0.2% 过氧乙酸、3% 过氧化氢等,短期净化的效果较好。

第五节　空气微生物应用和研究前景

空气污染及其诱发的疾病已成为全球瞩目的重大公共卫生议题。空气微生物常以空气污染物、颗粒物为载体,形成气溶胶向各种生境中扩散,同时经过呼吸道进入人体,对人类生活和社会发展的诸多领域产生深远的影响。因此,空气微生物学不仅是微生物学领域中至关重要的一环,还在环境科学、生物医学、微电子学、农牧林业,以及公共事业、军事等领域都占据核心地位。

一、空气微生物的应用

空气微生物不仅关注空气中微生物的存在,而且深入研究这些微生物与空气生境的相互作用及环境效应,其在健康维护、环境保护及工农业生产等领域有广泛的应用潜力。

1. 疾病预防和控制　诸多重要的感染性、传染性疾病及过敏性疾病等的发生和发展都与空气微生物有关。空气中的致病微生物、致敏性霉菌及孢子等附着于载体上,随空气流动迅速传播,通过呼吸道进入人体或直接与创面接触引起各种疾病或感染。空气致病微生物的污染是造成传染病流行和暴发的关键因素之一,特别是在不明病原体出现或在局部空间感染情况下,对空气中病原微生物的精确辨识和解析,对于重大疫病的防控与预测预警具有重大意义。综上所述,空气微生物学的研究有助于揭示空气中病原微生物的种类、传播途径和规律,为疾病预防和控制提供科学依据。

2. 空气质量评价和环境保护　微生物是评价空气质量的重要指标之一,尤其是当大气中微细颗粒物上附着致病微生物时,空气微生物与颗粒物将对环境健康和人类健康产生叠加影响。因此,在空气质量监测和评价中,应综合考虑理化指标和生物学指标。空气微生物研究有助于制定空气质量标准或发现新的空气质量指示微生物,评估空气污染物对生态环境和人类健康的整体影响,为环境保护政策的制定提供有力支撑。

3. 工农业生产和食品药品安全　在工农业生产方面,特别是对于精细化工业和电子元器件生产,生产车间洁净度及微生物指标与产品质量有关。空气微生物研究有助于了解生产车间空气微生物的种类、数量及结构特征,为工艺流程优化提供重要参考。同时,空气微生物的监测利于防止产品腐败变质,并服务于食品和药品生产及相关产品的保质期制订。

4. 生物危害及预防　在实验室操作失误、恐怖活动或战争等异常情况下,经空气流动、快速传播的致病微生物及其毒素可形成危害人类生命和公共安全的气溶胶。重要病原体气溶胶传播规律在其生物危害评估和控制方面具有广阔的应用前景。

二、空气微生物的研究前景

近年来,随着分子生物学和生物技术的飞速发展,国内外科研人员利用高通量测序技术、生物信息技术等手段,对空气中微生物的种类、数量、分布特征、群落结构及多样性等进行了深入探索。然而,随着城市化进程的加速和环境污染的加剧,空气微生物研究也面临许多挑战。未来需要进一步揭示空气微生物的生态学特征和传播规律,探索空气质量与空气微生物群落之间的关联机制,开发更加高效、灵敏的检验和监测技术,加强国际合作,推动大时空背景下空气污染治理和空气传播重大疾病流行的预警工作。

（一）空气微生物检验与监测技术

空气微生物污染检验、监测与控制是公共卫生与预防医学领域的重要课题和职责。目前,空气微生物已作为公共场所、医院环境、室内居所等生境中重要的质量指标。我国部分省区在进行空气质量预测预报中已将空气微生物含量等级标准纳入其中。然而,由于空气微生物生境的特殊性,我国空气微生物的研究多局限于某一局部区域或特殊场所的调查分析,即在一定时间内对某种场所进行空气微生物采样,了解不同的特定区域空气微生物污染状况和分布规律,并运用这些规律进行污染控制或指导人类生产活动。随着环境微生物的变异和大气环流的作用,有必要深入开展大空间尺度条件下疾病防控的空气微生物监测控制技术研究和应用。

1. 结合各类微生物载体及气溶胶传播强化疾病风险监控与预测　空气微生物污染不仅是引发

各种呼吸道传染病的根源,同时也是导致哮喘及过敏性炎症的重要原因。因此,为有效预防重要传染病的发生,降低急、慢性疾病的发生风险及维护人类健康,必须对人类活动场所的空气微生物指标进行高效监测与控制。

2. 针对性开展空气卫生指示微生物及公共卫生风险因子监控　进一步研究和发现新的空气卫生指示微生物。早期空气微生物监测主要聚焦于细菌,因其为单细胞生物、生长繁殖速度快、培养时间短且培养方法简便,易于计数。随着认识和研究范围的不断扩大,空气微生物监测和控制范围不断拓展且针对性日益增强。从病原体角度来看,涵盖细菌、真菌、病毒和毒素等。菌落总数、溶血性链球菌及卫生检疫关注的公共卫生风险因子(如病原体、生物危害因子等)成为主要的监测和控制对象。

3. 多学科交叉的空气微生物监测与控制技术向快速、简便、集成化方向发展　发展迅猛且应用前景广阔的空气微生物技术包括空气微生物采样方法革新和采样器技术集成、新型培养和检测方法及采样-快速检测一体化、空气消毒控制技术及评价系统的建立等。任何空气微生物采样均需要确保标本尽可能反映原始状态。为此发展复合式空气微生物采样装置和大流量空气微生物采样装置,使用小活性粒子空气微生物采样技术和复合式空气微生物采样技术等提高采样质量势在必行。目前基于负压和冷阱富集的空气微生物采样器和空气微生物现场采样及检测设备已经问世。

快速自动化是空气微生物采样的理想目标。实时持续监测成为未来空气微生物研究的发展趋势。基于此,现场采集-快速检测生物传感技术快速发展。例如富集空气中微生物的微流控芯片技术,该芯片采用模塑法以光学透明的聚二甲基硅氧烷等为材料,内含样品富集通道及气体通道,可实现对空气样品中细菌、真菌、病毒等生物颗粒的收集,并能将富集的样品与 PCR 微流控芯片和微流控免疫芯片结合进行基因分析或免疫分析,实现对空气中微生物含量与种类的快速检测。

（二）空气微生物群落结构和多样性解析技术

当空气颗粒污染物 $PM_{2.5}$、PM_{10} 等作为空气致病微生物载体时,会对人体产生物理性、化学性和生物性的综合伤害。因此,综合空气质量等级、颗粒物组成、空气中微生物群落结构及其潜在致病性的研究具有重要的应用前景。

空气微生物的来源及种类繁多,包括非致病性微生物在内的空气微生物的生物有效性与其群落结构特征、浓度时空变化规律及粒径分布特征等密切相关。例如,空气细菌能污染食品并引发食物中毒;空气真菌可导致植物病害及人类真菌性皮肤病;空气中真菌孢子浓度高时能影响人类肺功能并增加呼吸系统疾病的患病风险。通常情况下,空气微生物粒径越小,越容易进入人体内部并造成更大的伤害。空气微生物群落(air microbial community)结构的变化不仅能标记环境变化,还能揭示生活人群暴露于微生物的程度和水平。然而,由于其结构复杂且物种多样性极高,传统的纯种分离、培养和生化特性研究耗时费力且存在方法学局限。

目前,分子生物学手段的应用日益广泛。变性梯度凝胶电泳(denaturing gradient gel electrophoresis, DGGE)、荧光原位杂交(fluorescence in situ hybridization, FISH)已成为微生物群落结构分析的成熟方法。随着 DNA 测序和宏基因组学在微生物多样性研究中的广泛应用,空气微生物的群落结构逐渐被揭示。高通量测序目前作为研究微生物多样性的主要测序手段,克服了空气微生物 DNA 含量低的问题,并能从空气颗粒物样品中提取、纯化 DNA 进行测序及宏基因组学研究。

（三）基于空气微生物的空间洁净技术发展

工农业生产和社会发展的诸多领域都要求空气除尘和消毒以确保空气洁净度。洁净技术就是一门以防止生产与研究工作受环境因素的干扰、保护产品或研究对象不受有害物质污染为核心内容的新兴技术。洁净技术广泛应用于医疗、食品、制药、包装等行业。生物医学洁净技术的主要任务就是防止微生物气溶胶引起污染或感染（如医院手术室的洁净技术用于防止创面感染）。同时，医院空气消毒可有效控制各科室及病区之间空气流动而导致的二次污染，降低病患与陪护人员、病患与医护人员之间的二次交叉感染风险。食品、药品、化妆品制造及包装加工厂的空气消毒主要是为了预防在生产、冷却、灌装及内包装过程中被空气中的微生物二次污染，从而保障产品质量安全。尤其在规定灭菌的药品生产及包装车间，净化车间在预防药物不良反应（如残留微生物菌体导致的过敏反应）中发挥着重要作用。此外，为了确保实验动物正常地生长，实验动物房必须严格按照规定调节室内温度和湿度，提供新鲜空气并排出有害气体、病原微生物和尘粒，以满足动物福利和实验的基本要求。现代洁净室技术已经是一项专门的技术。不仅是生物医学、食品研究和洁净生产方面，精密电子器件和通信设备的研发和生产等同样要求在规定洁净度的洁净室中完成。

洁净技术研究和发展的关键技术包括空气流向的控制、高效空气过滤及催化材料的应用以及洁净度评价。例如，纳米光催化材料的应用。洁净技术的应用体现了空气微生物控制的核心要求，结合空气生境特征和监测评价体系，可更好地推动洁净技术的发展。

综上所述，尽管空气微生物的研究取得了一定进展与成就，但还远远不能满足实际需求，特别是在气候变暖、空气污染加剧的背景下，人们对空气微生物群落结构、组成演变，以及这些变化对人类健康潜在影响的关注程度显著提升。未来空气微生物学领域将迎来更为广泛且深入的研究探索，特别是在以下几个方面：特异性微生物采样器的创新研发、各类环境空气微生物卫生标准的科学制定、微生物洁净技术的优化应用、空气微生物现场高效采集及快速鉴定技术的突破、微生物气溶胶感染途径及机制的深入剖析、空气微生物分子诊断技术的革新发展，以及病毒传播机制、感染途径及高效监测技术的深化研究。这些关键领域预计将吸引更多的科研力量投入，推动相关研究与应用的快速发展与广泛实践。

（李　磊）

思考题

1. 简述空气微生物的卫生学意义。
2. 简述空气中主要的卫生指示微生物。
3. 简述空气微生物气溶胶及研究意义。
4. 试述空气微生物撞击法和自然沉降法采样的主要异同点。
5. 试述空气微生物污染的防控策略。

学习目标

掌握：公共场所、公共用品用具的概念；公共场所的生境特征。

熟悉：公共场所空气和公共用品用具的卫生微生物学检测与卫生标准；公共场所微生物的
来源、种类、分布及其卫生学意义。

了解：公共场所微生物污染的预防与控制。

公共场所（public place）是指人群聚集的场所，是为满足人们的各种生活需求，由人工建成的供公众进行工作、学习、休息、娱乐、体育活动、参观和旅游等活动的空间。随着社会经济发展和人们物质文化生活水平的提高，人民群众社会化生活需求日益增多，公共场所已成为人们日常生活的重要组成部分，其卫生状况直接影响人群健康。同时，公众健康意识越来越强，对各类公共活动场所卫生条件的要求也越来越高。为保障公共场所卫生条件、预防疾病，国务院颁布了《公共场所卫生管理条例》（2019 年修订），根据该管理条例，卫生监督部门对规定的公共场所空气质量、顾客用具和卫生设施等进行检查。通过对公共场所微生物的日常监测，了解其微生物污染来源、种类、污染水平以及各类污染的变化规律，为评价、管理和改善公共场所卫生质量，保护公众身体健康提供科学依据。

第一节　公共场所的分类和生境特征

国务院最早于 1987 年 4 月发布实施《公共场所卫生管理条例》，并进行了数次修订。依据该条例，将公共场所分为 7 类共计 28 种：①宾馆、饭馆、旅店、招待所、车马店、咖啡馆、酒吧、茶座；②公共浴室、理发店、美容店；③影剧院、录像厅（室）、游艺厅（室）、舞厅、音乐厅；④体育场（馆）、游泳场（馆）、公园；⑤展览馆、博物馆、美术馆、图书馆；⑥商场（店）、书店；⑦候诊室、候车（机、船）室、公共交通工具。

随着社会的发展和经济建设的需要，许多新兴的公共场所应运而生，如地铁、轻轨等轨道交通设施，证券交易所、期货交易所、金融营业厅等营业场所，桑拿、按摩、沐足、婚纱影楼等公共娱乐场所，此外，老年活动中心、儿童活动中心和网吧等也属于公共场所。

公共场所的数量越来越多，类型不断细分，不同公共场所具有不同功能，环境条件各异，形成了多样化的生境特征，决定了微生物的存在状况，从而影响在公共空间活动的人群健康。公共场所的生境特征如下：

一、人群密集，人员流动性大

公共场所在一定的时间和空间内人群高度密集，使病原微生物的传播容易实现，一旦有传染源存在，非常有利于致病因子的传播，病原微生物可能在短时间内被大量的流动人群带向四面八方，甚至造成疾病的暴发与流行。

二、公共设施及物品供公众重复使用,易造成污染

公共设施及物品如不消毒或消毒不彻底,可通过这些公用设施和物品传播病原体,给疾病传播提供了机会,给使用者的健康带来潜在的危害。

三、人群构成复杂

人群中健康与非健康个体混杂,尤其是携带病原菌的个体,易通过密切接触造成疾病传播,特别是传染病在人群中的传播。

四、不同公共场所特色各异,管理较困难,监管实施难度大

不同类型公共场所卫生设施、卫生条件相差较大,如某些公共浴池、美容美发店等,设施简陋,消毒不严,易存在微生物污染。

第二节　公共场所微生物来源、种类、分布及卫生学意义

一、公共场所微生物的来源

(一)自然来源的微生物

自然环境中存在大量微生物,可能通过各种方式进入公共场所。自然界中微生物含量最多的为土壤,土壤中含有各种各样的微生物,这些微生物可随灰尘、落叶和枯草等被气流卷入空气中,附着于灰尘微粒上。因此,室外空气中微生物的组成与土壤中微生物组成相似,主要为细菌、放线菌、酵母菌和真菌等。

(二)人为来源的微生物

公共场所人群密度大,活动频繁,既有地面扬尘,又有大量的呼出气体,还有不少人体脱落物,因此空气中可能含有各种各样的病原微生物,如结核分枝杆菌、白喉杆菌、溶血性链球菌、流感病毒和麻疹病毒等。作为空气污染指示菌的链球菌,其检出率与室内人群密度、空气污染程度及细菌总数呈正相关。研究表明,公共场所室内空气中真菌及其产生的毒素也可致病,如空调病的病因可能主要是真菌及其毒素。此外,公共场所中公共用品反复使用而被病原微生物污染,也是公共场所人为污染来源的一个重要方面,这种污染常导致使用者的感染或人与人之间的交叉感染。

二、公共场所微生物的种类、分布及其卫生学意义

(一)空气微生物

公共场所空气中的微生物源于人类生产生活所造成的污染,以及土壤或水中的微生物污染。空气微生物种类繁多,以细菌为主。室内空气中的微生物数量通常比室外更多。空气微生物是呼吸道病原体传播的重要来源。

(二)公共卫生用品微生物

公共用品用具(public-use articles)是指在公共场所中一类专门供给客人反复使用和从业人员专门用于直接为顾客服务的各种用品用具、设备和设施的总称。公共用品既是致病微生物的载体,也是某些传染病的传播途径。

1. 种类　不同公共场所公共用品用具受微生物污染的种类不同,常见的致病性微生物有粪大

肠菌群、葡萄球菌(主要为金黄色葡萄球菌)、溶血性链球菌、铜绿假单胞菌、霉菌(青霉属和曲霉属)、乙型肝炎病毒和寄生虫卵等。

2. 分布 各种类型公共场所的不同公共用品均有不同程度的微生物污染,主要问题是细菌总数和大肠菌群超标,真菌污染以及与人体密切接触的公共用品表面乙型肝炎病毒(HBV)污染。

3. 卫生学意义 公共场所公共用品微生物的污染,特别是病原微生物污染程度直接关系到人群的健康水平。由于公共用品种类繁多,病原微生物复杂,给管理和研究带来许多困难。公共用品被污染的途径通常是生活接触,主要引发消化系统疾病,尤其是肠道传染病的发生与流行,此外,也可发生皮肤的细菌感染、真菌感染,甚至乙型肝炎病毒感染。

第三节 公共场所微生物的检测与卫生标准

依照《公共场所卫生管理条例》的要求,公共场所的空气、微小气候(湿度、温度、风速)、水质、采光、照明、噪声、顾客用具和卫生设施应符合国家卫生标准和要求。根据国家卫生健康委员会发布的《公共场所卫生指标及限值要求》(GB 37488—2019),应对公共场所物理因素、室内空气质量、生活饮用水、游泳池水、沐浴用水、集中空调通风系统和公共用品用具进行检测并制定了卫生要求标准。

一、空气卫生微生物检测

通常以空气中细菌总数和溶血性链球菌来表征清洁程度和潜在的致病性。在公共场所中,由于溶血性链球菌存在的数量较少,用现有方法检测不易确定其准确数量,故目前仅用空气细菌总数这一指标。细菌总数检测依据《公共场所卫生检验方法 第3部分:空气微生物》(GB/T 18204.3—2013)中的具体规定执行。采用自然沉降法或撞击法采样,采用营养琼脂培养基培养计数的方法测定公共场所空气中的细菌总数。具体检测方法参见本教材"第八章"内容。

二、公共用品用具微生物检测

公共用品种类很多,本章仅就常用的一些公共用品采样及检验方法简单介绍。公共用品用具微生物检测依据《公共场所卫生检验方法 第4部分:公共用品用具微生物》(GB/T 18204.4—2013)执行。

(一)采样

随机抽取清洗消毒后待使用的公共用品用具采样。采样必须在无菌操作下进行,采样用具(如采样器、试管、广口瓶和剪刀等)必须灭菌;所用试剂和材料均为无菌状态,操作过程中避免人为污染。采样常用方法有:

1. 涂抹法 将无菌棉拭子蘸取灭菌生理盐水(管内10ml)后涂抹用品用具,然后将拭子放入生理盐水管中,及时送检培养。操作时应避免人为污染。

2. 戳印法 将溶化并冷却至50～55℃的营养琼脂培养基倾注入已灭菌的特制戳印培养皿内(使培养基平面比皿边缘高2～3mm),每皿约10ml,待凝固后盖上皿盖(皿盖与培养基之间有一定的空隙),翻转培养皿在4℃下保存备用。将被检物(被罩、枕巾等)放平,再将皿盖打开,放在被检物品表面上用手轻按压3～4秒,取下培养皿,盖上皿盖,送37℃恒温箱内培养24小时计算菌落数。

3. 无菌滤纸斑贴法 用灭菌生理盐水湿润5cm×5cm大肠菌群快速测定纸片两张,分别粘贴在茶具、毛巾、床上卧具规定部位和面积范围内,约30秒后取下,置于无菌塑料袋内。

（二）采样数量

采集公共卫生用品用具样品的数量，以不超过各类物品投入使用总数的 5% 计算。对各类公共卫生用品用具投入使用总数不超过 10 件的单位，各类物品的采样数量应在 1 件以上。

（三）采样部位与采样面积

1. 杯具　用灭菌生理盐水湿润灭菌棉拭子，在茶具内、外缘高 1～5cm 处（口唇接触处）涂抹一圈，采样总面积约 50cm^2。

2. 棉织品

（1）毛巾、枕巾（套）、浴巾：应在毛巾、枕巾（套）、浴巾对折后两面的中央 5cm×5cm 面积上分别均匀涂抹 5 次，每 25cm^2 采样面积为 1 份样品，每件用品共采集 2 份样品。

（2）床单、被罩：应分别在床单、被罩的两端中间 5cm×5cm 面积范围内分别均匀涂抹 5 次，每 25cm^2 采样面积为 1 份样品，每件用品共采集 2 份样品。

3. 洁具

（1）浴盆：在盆内一侧壁 1/2 高度处及盆底中央 5cm×5cm 范围内分别涂抹采样，每 25cm^2 采样面积为 1 份样品，每件用具共采集 2 份样品。

（2）脸（脚）盆：在盆内 1/2 高度相对两侧壁 5cm×5cm 范围内分别涂抹采样，每 25cm^2 采样面积为 1 份样品，每件用具共采集 2 份样品。

（3）坐便器：应在座垫圈前部弯曲处选择 2 个 5cm×5cm 范围内分别涂抹采样，每 25cm^2 采样面积为 1 份样品，每件用具共采集 2 份样品。

（4）按摩床（椅）：在床（椅）面中部选择 2 个 5cm×5cm 范围内分别涂抹采样，每 25cm^2 采样面积为 1 份样品，每件用具共采集 2 份样品。

4. 鞋类　应在每只鞋内与脚趾接触处 5cm×5cm 面积范围内分别均匀涂抹 5 次，1 双鞋为 1 份样品，采样总面积为 50cm^2。

5. 购物车（筐）　在车（筐）把手处选择 2 个 5cm×5cm 面积范围内分别均匀涂抹 5 次，1 件物品为 1 份样品，采样总面积为 50cm^2。

6. 美容美发美甲用品

（1）理发推子：应在推子的前部上下均匀各涂抹 3 次，采样面积达到 25cm^2 为 1 份样品。

（2）理发刀、剪：应在使用的刀、剪刀的两侧面各涂抹 1 次采样，采样面积达到 25cm^2 为 1 份样品。

（3）美容美发用品：与人体接触处涂抹采样，采样面积达到 25cm^2 为 1 份样品。

7. 其他用品　在用品与人体接触处选择 2 个 5cm×5cm 面积范围内分别采样，每 25cm^2 采样面积为 1 份样品，每件用品共采集 2 份样品。

（四）送检

采样前或采样后应立即贴上标签，每件样品必须标记清楚（如名称、来源、数量、采样地点、采样人及采样年月日）。样品（特别是微生物样品）应尽快送实验室。为防止运输过程中样品的损失或污染，存放样品的器具必须密封性好，小心运送。送检时，必须认真填写申请单，以供检验人员参考。

（五）监测项目和检验方法

1. 监测项目　公共场所公共用品用具的监测项目主要包括细菌总数、真菌总数、大肠菌群、金黄色葡萄球菌、乙型溶血性链球菌。

2. 检验方法

（1）菌落总数：采用涂抹法采样，样品经过处理后，在营养琼脂培养基上经 36℃±1℃ 培养 48 小时得到细菌总数。

（2）真菌总数：采用涂抹法采样，样品经过处理后，在沙氏琼脂培养基上经 28℃±1℃ 培养 5 天得到真菌总数。

（3）大肠菌群：采用涂抹法采样，样品经过处理后，在乳糖胆盐发酵培养基中经 36℃±1℃ 培养检测大肠菌群。大肠菌群检验，除用上述涂抹法外，还可用纸片法，即用灭菌生理盐水湿润 5cm×5cm 大肠菌群快速测定纸片 2 张，分别贴在茶杯内、外缘口唇接触处，约 30 秒后取下，置于无菌塑料袋内。纸片法采样后，将纸片置于 36℃±1℃ 培养箱内培养 16～18 小时，若纸片保持紫蓝色不变，为大肠菌群阴性；纸片变黄，并在黄色背景上呈现红色斑点或片状红晕，均报告检出大肠菌群。

（4）金黄色葡萄球菌：采用涂抹法采样，7.5% 氯化钠肉汤增菌培养，采用 Baird-Parker 琼脂平板或血平板分离培养以及血浆凝固酶试验鉴定的方法测定金黄色葡萄球菌。

（5）乙型溶血性链球菌：采用涂抹法采样，改良胰蛋白胨大豆肉汤增菌，血琼脂平板分离纯化培养物并使用生化鉴定等方法检测公共用品用具中的乙型溶血性链球菌。

（六）现场采样操作的质量控制

每次监测前应对现场监测人员进行工作培训，其内容包括监测目的，计划安排，监测技术的具体指导和要求，记录填写以及工作责任感等，以确保工作质量。现场采样前，必须详细阅读仪器的使用说明，熟悉仪器性能及适用范围，能正确使用检测仪器。每台仪器应按计量规定定期进行检定，修理后的仪器应重新进行计量检定。每次连续监测前应对仪器进行常规检查。采样器的流量于每次采样之前进行流量校正，校正流量时必须使用现场采样的吸收管。微生物采样必须在无菌条件下操作。

三、公共场所集中空调通风系统微生物检测

城市公共场所越来越多地采用了集中空调通风系统，对于改善公共场所空气质量具有积极意义，但是如果集中空调通风系统设计不当、运行管理不善、清洗消毒不及时等，则会导致空气污染物的形成且加重其污染程度，使室内空气质量下降，可能引发呼吸道传染病传播。研究资料表明，空调通风系统长期运行、清洁不当已经成为公共场所室内空气污染的重要原因。

为了加强公共场所集中空调通风系统卫生管理，预防空气传播性疾病在公共场所传播，保证输送空气的卫生质量，保障公众健康，国家疾病预防控制局 2023 年发布《公共场所集中空调通风系统卫生规范》（WS 10013—2023）、《公共场所集中空调通风系统卫生学评价规范》（WS/T 10004—2023）和《公共场所集中空调通风系统清洗消毒规范》（WS/T 10005—2023），均于 2024 年 5 月 1 日起正式实施。依照《公共场所集中空调通风系统卫生规范》，明确规定集中空调通风系统每年开展检测不应少于一次，同时推荐运行期间每月对冷却水、冷凝水及加湿水开展卫生检测；集中空调通风系统初次启用或者停用半年及以上再次使用时，应开展卫生质量检测。

（一）送风中微生物检验

一般设在距送风口下风方向 15～20cm 处采样，送风检测应设置 3～5 个代表性风口。分别用仪器法采集集中空调通风系统送风中的细菌和真菌，用不同的培养方法进行培养，计数所形成的菌落数，以每立方米空气中菌落形成单位（CFU/m³）报告。

（二）空气净化消毒装置微生物净化消毒效果检验

通过测定一定状态下空气中微生物数量在空气净化消毒装置前后的变化来计算净化或消毒效

率,从而评价空气净化消毒装置的净化消毒效果。消除率均≥50% 为净化合格,≥90% 者为消毒合格。阴性对照组应无菌生长,净化消毒前的菌量在 500～2 500CFU/m³。

（三）风管内表面微生物检验

在清洗后确定检测的每套集中空调通风系统的主风管中(如送风管、回风管和新风管)至少选择 6 个代表性采样点。每一点采样面积应为 50cm²。空调风管内表面积尘较多时用刮拭法采样,积尘较少不适宜刮拭法采样时用擦拭法采样,整个采样过程应无菌操作。为避免人工采样对采样环境的影响,宜采用机器人采样。风管内细菌和真菌培养与计数方法同送风中微生物检验。

四、公共场所卫生微生物学标准

从 1987 年起国务院和卫生部先后颁布了《公共场所卫生管理条例》《公共场所卫生管理条例实施细则》《公共场所卫生用品标准(WS205—2001)》《公共场所卫生检验方法(GB/T 18204—2013)》和《公共场所卫生指标及限值要求》等多项国家卫生标准与法规,并进行了多次修订,使之逐步完善和更具操作性,对公共场所物理因素、室内空气质量、生活饮用水、游泳池水、沐浴用水、集中空调通风系统和公共用品用具等都制定了相应的卫生要求。

公共用品用具应符合表 9-1 的要求,棉织品的 pH 应在 6.5～8.5 之间。

公共场所集中空调通风系统应符合《公共场所集中空调通风系统卫生规范》(WS 10013—2023)的要求。

表9-1 公共场所公共用品用具卫生要求(GB 37488—2019)

公共用品用具	外观	菌落总数	大肠菌群[a]	金黄色葡萄球菌[a]	真菌总数
杯具	表面光洁、无污渍、无水渍、无异味、无破损	≤5CFU/cm²	不得检出	—	—
棉织品	清洁整齐、无污渍、无破损、无毛发、无异味	≤200CFU/25cm²	不得检出	不得检出	—
洁具	表面光洁、无污渍、无异味	≤300CFU/25cm²	不得检出	—	—
鞋类	表面清洁、无破损、无污渍、无异味	≤300CFU/25cm²	—	—	≤50CFU/50cm²
美容美发工具	表面清洁、无异味	≤200CFU/25cm²	不得检出	不得检出	—
修脚工具	表面清洁、无异味	≤200CFU/25cm²	不得检出	不得检出	≤50CFU/50cm²
其他用品用具	表面清洁、无污渍、无破损、无异味	≤300CFU/25cm²	不得检出	—	—

注：[a]大肠菌群、金黄色葡萄球菌在与检验方法相对应的采样面积内该指标不得检出。

第四节 公共场所微生物污染的预防与控制

一个地区公共场所卫生状况的好坏,直接影响当地人群健康水平,同时也反映了一个地区、一个国家的文明程度。随着社会经济发展和人民物质文化生活水平的提高,各类公共场所大量涌现,随之而来的是各种各样新的公共场所卫生问题。为了创造良好的公共卫生条件,要重视公共场所微生物污染的预防与控制,保障人类健康。

一、公共场所的预防性卫生监督

公共场所活动已成为人们的日常需要。由于公共场所使用频率高，人群流动性大，工具用品反复使用、接触等特点，其中存在的微生物对使用者的健康可能造成危害。为进一步提高公共场所卫生质量，任何一家公共场所在开业前的卫生审查中应对经营场所的卫生状况、消毒设施、卫生制度、预防性健康检查以及卫生知识培训进行全面的审查，严格执行《公共场所卫生管理条例》和《公共场所卫生指标及限值要求》，把防止疾病传播作为卫生工作的首要目标，强化卫生监督。

二、坚持经常性的公共场所及其用品消毒

消毒是将公共场所内及其公用物品上所污染的微生物杀灭或消除的主要手段，任何一个公共场所均应将消毒列为工作之首，做好预防性卫生检验与预防性消毒，真正做到防患于未然。公共场所及其用品消毒主要包括空气消毒、公共用具消毒和游泳池水消毒等。

（一）空气消毒

空气消毒可采用自然对流通风法，分不同情况进行有组织的、定时的通风换气，可以达到净化空气的目的，其中开窗通风是一种自然清除室内微生物的简单有效方法。机械通风时，湍流式通风一般采用中效滤器，对微生物阻留率可达 40%～90%；而层流式通风送风量大，选用高效或超高效滤器。这类通风设备的运转费用较高，但对微生物阻留率可高达 99% 以上。紫外线照射是空气消毒的常用方法，一般紫外线灯功率平均每立方米不少于 1W，室内每 $10m^2$ 面积即安装 30W 紫外线灯管 1 支，照射时间为 40～120 分钟，可使空气中的自然菌减少 90% 以上。在呼吸道传染病流行时，或微生物污染严重的场所，可选用化学消毒剂进行消毒处理。

（二）公共用具消毒

1. 茶具　首选消毒方法是热力消毒，煮沸 20～30 分钟，或流通蒸汽 15～20 分钟。也可选用红外线消毒和微波加热消毒。无上述条件时，可用消毒剂处理，但消毒后一定要净水冲洗。例如 0.03%～0.05% 含氯消毒剂，作用 20～30 分钟或 0.04% 过氧乙酸浸泡 20 分钟；或 0.005%～0.02% 碘伏，0.005% 戊二醛浸泡 5～10 分钟。

2. 理发工具　对理发刀剪等工具，可用高效无臭氧紫外线消毒箱，亦可用 0.5% 碘伏棉球擦拭，同时用 0.5% 碘伏洗消剂涂刷被刮部位，这样刀剪、皮肤和胡须刷等全部达到消毒目的，也可用 0.5% 戊二醛擦拭。对胡须刷，可用胡须刷蘸取碘伏涂擦刮脸部位，胡须刷可重复使用，或用一次性胡须刷。

3. 毛巾（浴巾、面巾）　清洗后用流通蒸汽消毒 20～30 分钟，也可用消毒洗衣粉浸泡消毒。

4. 拖鞋　可用 0.2% 过氧乙酸浸泡 10 分钟，尤其对真菌效果更佳。也可用消毒洗衣粉浸泡，既可达到杀菌作用又可把拖鞋清洗干净。

5. 床上用品（被罩、床单、枕巾等）　可用消毒洗衣粉，既能清洁，也可达到消毒目的。

6. 卫生间（浴缸、洗脸池、坐便器等）　可用消毒洗衣粉或含氯消毒剂（0.03%～0.05%）擦拭后，用水冲洗。

（三）游泳池水消毒

定期换水，及时补充新鲜水，尽量缩短换水周期。使用含氯消毒剂如漂白粉精和液氯等时，应严格掌握余氯量，使之保持在 0.3～0.5mg/L。要连续消毒，有条件可采用二氧化氯消毒。

三、加强对从业人员的健康检查

公共场所从业人员的健康检查是保护顾客、旅客以及广大群众健康的重要措施之一,对预防和控制疾病、保护人群健康有极重要的意义。

四、加强健康教育,提高全民卫生意识

利用各种媒体和机会对全民进行卫生常识、疾病预防和健康维护的教育活动,让公众认识疾病发生的原因,了解基本的预防措施。实践证明,这是预防疾病,保障健康行之有效的措施。

五、加强公共卫生投资,改善公共卫生设施

公共场所卫生关系到每一个公民的健康与人身安全,事关一个国家和地区的文明程度。尽管近年来在大、中型场所的公共设施有所改善,但在一些小型旅店、文化娱乐场所、公共浴池和美容美发店等,其设施简陋、消毒不严、污染严重。因此,应加大公共设施的投资力度,改善公共场所环境,为广大群众娱乐健身创造一个良好的环境。

第五节　公共场所卫生微生物应用与研究前景

一、公共场所卫生相关法律法规与标准的制定和完善

随着我们国家社会发展和人们生活方式的多样化,公共场所也在变化。与此相适应,2011年卫生部对《公共场所卫生管理条例实施细则》进行了修订,修订以后的细则规定,公共场所卫生监督范围由省、自治区、直辖市卫生行政部门确定和公布。这种情况下,各个省可以根据自身情况来确定其公共场所卫生监督范围,如四川、山东等省都重新界定了卫生监督的公共场所,将网吧等新型的公共场所纳入了卫生监督范围。

二、公共场所卫生微生物的检验检测技术进展

公共场所卫生检验检测是卫生执法的重要依据,其任务繁重;而环境多样性使样品处理复杂,干扰因素多,因此对检验检测技术的简便性、有效性和快速性都有较高的要求,迫切需要使用先进的技术方法,如实时荧光PCR、蛋白质芯片等。与简便的样品处理技术结合,建立标准化的高效检测技术。例如,公共场所集中空调通风系统中嗜肺军团菌的检验,传统的细菌培养法作为检测的"金标准",具有良好的敏感性和特异性,但军团菌培养的营养要求特殊,培养难度大,时间长,标本中其他微生物能抑制其生长;而研究发现,将传统的培养方法与荧光PCR技术结合起来,可使操作高效、快速、简单,且具有较高灵敏度和特异性,可进一步研究建立高效的标准检验方法。

三、公共场所卫生的监管不断完善

卫生监管是控制公共场所微生物污染的关键措施。伴随着我国城市建设不断加快,各种不同类型的公共场所越来越多,卫生监督方法也不断充实和丰富完善。公共场所实施量化分级管理制度,建立符合社会发展新形势要求的公共场所卫生监督管理模式,以激励机制,最大限度调动场所经营者的积极性,提高自身管理水平,进而提高公共场所卫生监督管理水平和效能。有研究运用危

害分析及关键控制点（hazard analysis and critical control point，HACCP）原理开展公共商场卫生监督，公共商场卫生相关指标明显改善，值得推广。而通过公共场所卫生监督信息公示，可切实提高被公示单位的自身卫生管理能力、卫生意识，是一种有效的卫生监督手段。随着工作的不断深入，卫生行政部门对公共场所卫生监督实行的分级管理制度、信息公示制度将日趋完善。

（邱景富）

思考题

1. 为何说公共场所有利于病原微生物的传播？
2. 为何需要对公共场所进行微生物监测？
3. 公共场所卫生微生物学监督的主要项目有哪些，为何要设立这些项目？
4. 预防公共场所微生物污染的主要措施有哪些？
5. 消毒工作在保障公共场所卫生状况中有何作用？

第十章
医院环境微生物

学习目标

掌握：医院环境的生境特征和医院感染的微生物特点；医院环境微生物污染的预防和控制措施。

熟悉：医院环境微生物的主要来源、种类、分布及卫生学意义。

了解：医院环境微生物检测的内容和相关卫生标准及规范；引起医院感染微生物的变迁特点及主要研究发展方向。

医院作为医疗服务机构，其专业性、复杂性及高风险性的特点使医院管理者时刻都要面对医疗质量和患者安全的考量。医院感染（nosocomial infection）又称医疗保健相关性感染（healthcare associated infection，HAI），已成为全球性公共卫生问题。据世界卫生组织（WHO）报告，全球每年有大约15%的住院患者在住院期间发生医院感染。发达国家患者的医院感染发病率为5%～10%，而一些发展中国家可高达25%。我国医院感染事故也屡见报道。医院感染的发病率在不同类型的医院、病区和临床科室之间差别较大，与易感人群的年龄、免疫力、基础性疾病及诊疗手段等因素密切相关。

医院环境中的微生物是患者和医务人员发生医院感染的重要原因，医院环境微生物包括细菌、真菌、病毒等，多为正常菌群或条件致病性微生物，且呈现多重抗药性。医院环境微生物学是探讨与医院感染相关的一切卫生微生物问题，包括医院环境的生境特征，医院环境微生物特点、来源、种类和分布，医院环境中常用消毒灭菌方法及其效果检测方法，医院环境微生物卫生检测方法，发生医院感染暴发时的样本采集方法，以及针对医院感染高风险部门（重症监护病房、新生儿病房）、高风险人群（免疫力低下人群、接受侵袭性操作患者）、常见感染部位（手术部位）及细菌抗药性监测、血液透析相关感染等开展的目标性监测。研究医院环境微生物对预防和控制医院感染的发生具有重要作用。

第一节　医院环境生境特征

医院作为提供门诊、住院、急救和康复等医疗服务的特殊环境，对微生物的生存、传播和感染的影响具有特殊性。医院（尤其是综合性医院）患者密集、病种构成复杂，病原体种类繁多、密度大且常具有抗药性，可经医护人员手、医疗器械、护理用具等传播。医院环境常具有以下生境特征：

一、医院是各类患者高度聚集的场所

医院是多功能场所，涵盖了从直接医疗服务到教学科研、公共卫生、社会服务等多个领域，各类患者高度聚集，易发生交叉感染。其中大型综合性医院以其规模大、医疗水平高和医疗设施齐全为特点，常聚集各类疾病人群；专科医院以其规模小、功能专、技术精为特点，也聚集了某些特殊人群、特定病种或有特殊服务需求的就诊者，如婴幼儿、孕产妇、老年患者、各类肿瘤患者、心脑血管

疾病患者、传染病患者,还有整形者、针灸者等。临时搭建的帐篷医院、方舱医院主要用于应对突发公共卫生事件、自然灾害或战争等紧急情况。医务人员及患者间存在交叉感染风险,医院不同部门感染风险暴露情况不同,可根据是否有患者居住及其血液、体液等潜在感染的危害程度进行感染风险区域划分。感染低风险区域一般指无患者居住或患者只作短暂停留的行政管理部门、图书资料室、会议室、病案室等;感染中风险区域是指普通患者居住,有潜在体液、血液、排泄物、分泌物污染风险的区域,如普通住院病房、门诊科室等;感染高风险区域是指有感染或定植患者,以及高度易感者同时居住的区域,包括感染科、手术室、重症监护病房(intensive care unit, ICU)、移植病房、烧伤病房、早产儿室等。

二、医院环境微生物群落构成复杂、多样性高、分布广

医院环境中存在细菌、真菌、病毒等多种微生物。由于就诊者多为免疫力受损人群,除了致病性微生物外,某些机体正常定植菌群或抗药性微生物也可导致医院感染的发生。这些微生物可分布或定植于医院的各种环境中,包括空气、水、使用中的消毒液、污染的医疗器械、血液制品、生活用品及其他公用设施表面等。

医院环境微生物群落构成复杂,具有多样性,某些微生物甚至可在环境中长期定植。在医院纺织品储藏室气溶胶中发现葡萄球菌、丙酸杆菌、棒状杆菌、乳杆菌和链球菌属等,其中葡萄球菌可长期定植,具有较高丰度。在ICU地板、医疗器械、工作场所的环境表面发现丙酸杆菌、葡萄球菌属、假单胞菌属等不同种属细菌,以医疗器械中的微生物多样性最高。在医院呼吸科病房和ICU环境表面检测到凝固酶阴性葡萄球菌、肺炎克雷伯菌、无色杆菌、金黄色葡萄球菌、铜绿假单胞菌等多种细菌,其中地板和门把手表面的微生物多样性最高。在医院床垫、电脑键盘等表面检测到多重抗药菌。在某肺科医院门诊、呼吸科病房、办公楼内环境水样中发现军团菌、分枝杆菌和鸟分枝杆菌等。

三、医院患者对病原微生物的抵抗力普遍较低

医院聚集了较多免疫力低下的高危人群,如老年人,婴幼儿(特别是胎龄小、低出生体重胎儿),基础性疾病患者,长期应用抗菌药物、免疫抑制剂、激素及化疗药物的患者,营养不良、昏迷、长期卧床、透析患者以及烧伤、创伤患者等。这些人群免疫防御功能较弱,易发生医院感染。移植技术的进步提高了实体器官移植和造血干细胞移植患者的存活率,但医院相关性感染(住院时间延长)和机会性感染(免疫抑制剂导致的免疫抑制状态)仍然是患病和死亡的主要原因。

四、侵入性诊疗手段在医院中应用普遍

随着医疗科技水平的进步,高、精、尖的医疗器械不断被研制,侵入性诊疗手段因其便捷、直观、快速和微创等优点在临床上被广泛应用。常见的有泌尿道插管、动静脉插管、有创人工呼吸机、内镜、气管切开、血液透析、心脏起搏器、异物植入、静脉穿刺、引流、肠外营养、备皮、胃肠道置管及胸腹腔穿刺等,这些操作与皮肤、黏膜及无菌组织器官相接触,甚至造成损伤,易使某些机会致病菌入侵,导致医院相关性感染的发生。血管导管相关血流感染(catheter-associated bloodstream infection, CRBSI)是中心静脉置管最常见的并发症。美国的国家医疗卫生安全网统计数据显示,在血液透析患者中,77%的感染来源于中心静脉相关血流感染。使用有创呼吸机发生的呼吸机相关肺炎经常被报道。口腔科用牙科手钻、根管治疗器械、拔牙器械和手术治疗器械等,常由于消毒不

严格，经由患者伤口、血液及破损黏膜引起交叉感染，如乙型肝炎、丙型肝炎等；药液污染可导致慢性支气管炎、哮喘患者吸入雾化药液后发生严重肺部感染；透析液污染可致透析患者经腹膜感染。

五、抗菌药物和消毒灭菌措施应用普遍

（一）抗菌药物普遍应用

抗菌药物主要应用于感染性疾病的治疗和围手术期的预防性用药。合理使用抗菌药物是提高疗效、降低不良反应发生率以及减少或延缓细菌耐药性发生的关键。抗菌药物是治疗感染性疾病的特效药物，其疗效取决于对感染性疾病的正确诊断及对致病微生物敏感的抗菌药物的选择。围手术期合理使用抗菌药物可预防手术部位感染和术后全身感染，提高患者安全和手术成功率。手术部位感染是医院相关性感染中最常见的不良事件，抗菌药物通过在手术前预防性使用，可以显著降低手术部位感染的风险。为了提高疗效或扩大抗菌范围，临床滥用和不规范使用抗菌药物的问题普遍存在，包括用法用量不当、无指征用药、药物不合理联用以及用药时间不当等。抗菌药物不合理使用的后果是多方面的，包括增加细菌耐药性、发生不良反应、破坏人体正常菌群平衡、增加额外的医疗成本、造成医疗资源浪费等。

（二）消毒灭菌措施广泛应用

医院消毒灭菌措施主要包括高压蒸汽灭菌、紫外线消毒和化学消毒灭菌等。高压蒸汽灭菌常用于器械包、手术包、产包及无菌治疗巾等。高压蒸汽灭菌时若物品摆放过密，使蒸汽流通不畅，可造成灭菌不彻底，若对高压灭菌装置灭菌效果监测不及时，可导致灭菌失败。紫外线常用于室内空气消毒，若紫外线灯管超期使用，未及时更换，往往导致灭菌失败而不能达到消毒效果。化学消毒灭菌方法在医院应用最为普遍，是确保医院环境和设备安全的重要手段。医院常用的化学消毒剂种类繁多，主要包括含氯消毒剂、过氧化物消毒剂、醛类消毒剂、碘伏消毒剂、酚类消毒剂等，使用方法有喷洒、浸泡、擦拭和冲洗。必须根据使用目的考虑待消毒灭菌物品的性质、化学消毒剂的特性及其使用条件，选择合适的化学消毒剂和使用方法，以达到消毒或灭菌水平。大多数情况下，有效清洁是消毒和灭菌程序的基础，可以物理去除微生物，防止有机质破坏消毒剂的活性，并确保后续消毒过程中的表面充分接触。值得注意的是，用于浸泡器械的消毒液在使用过程中若不能及时更换或发生污染，也可导致消毒或灭菌的失败。

第二节　医院环境微生物的特点、来源、种类、分布及卫生学意义

医院环境中的微生物是导致医院感染发生的直接原因，机体与外界相通部位均存在微生物，医院外环境中亦广泛存在各种微生物。医院感染微生物来源于患者自身、他人及医院外环境中的微生物，包括细菌、真菌、病毒、衣原体、支原体、立克次体、螺旋体和原虫等，其中细菌最为多见，其次为真菌和病毒。了解现代医院感染微生物的流行特征及变迁规律，对制定相应的预防、控制措施，降低医院感染发病率具有重要意义。

一、医院感染微生物的特点

随着医院诊疗技术的发展，尤其是侵入性诊疗手段的普遍应用，医院生境特点不断发生改变，这使得医院感染的常见微生物种类也随之改变，在其他感染中罕见的微生物，如机体内的正常菌群

或机会致病菌、环境中定植菌或暂居菌,却可能成为医院感染常见致病微生物,且抗药菌株多见,抗药率呈逐年上升趋势。医院感染微生物的特点如下。

（一）多为正常菌群或条件致病微生物

人体皮肤和外界相通的腔道黏膜长期存在着正常微生物群,形成了防御微生物繁殖和侵袭的正常机制,甚至能抵抗外来微生物的侵入和定植。当宿主免疫功能低下,或正常解剖结构的抗感染防御屏障受损,滥用抗菌药物,微生态平衡被破坏时,医院环境中这些致病力弱的正常菌群或非致病菌可能转化为机会致病菌,移行至非正常寄居部位。因此医院感染大多是由毒力较低的条件致病性微生物引起,其种类繁多,且呈不断增长之势。目前,医院感染90%为机会致病菌引起,主要包括铜绿假单胞菌、克雷伯菌、大肠埃希菌、不动杆菌和凝固酶阴性葡萄球菌等。医院中治疗性和预防性抗菌药物的大量使用,使机体敏感菌群被抑制,非敏感微生物或抗药性菌株则相对优势生长,导致机体正常菌群种类和比例失调,从而引起自身感染,如长期使用广谱抗生素引起肠道内正常菌群紊乱,而导致的白念珠菌性肠炎。此外,侵入性操作可使机体正常定植菌或机会致病菌移行至机体其他部位或无菌部位,从而引发感染。尿道插管时未严格消毒或留置导管时间过长,可引起尿道和膀胱的感染。气管插管、吸痰或支气管镜检查等侵入性操作使口腔定植菌或可通过飞沫传播的病原体进入下呼吸道,从而引发肺炎。

（二）非发酵革兰氏阴性杆菌和真菌感染呈上升趋势

非发酵革兰氏阴性杆菌主要包括假单胞菌属、不动杆菌属、产碱杆菌属、莫拉菌属和黄杆菌属等,多为机会致病菌。非发酵革兰氏阴性杆菌从住院患者的痰、尿、血液和体液样本中的分离率较高。全国细菌耐药监测网（China Antimicrobial Resistance Surveillance System, CARSS）对全国1 000余家医院院内感染细菌的分布及抗药性监测数据分析显示：从2014—2019年,由非发酵革兰氏阴性菌引起的医院感染占比为18.8%。

医疗机构日益改变的诊疗模式,免疫抑制药物、恶性肿瘤治疗、化疗药物、骨髓移植、干细胞移植和器官移植的进展,导致免疫功能不全患者增多,而胃肠外营养、广谱抗生素和机械通气,为罹患重大疾病患者提供了生存机会,患者对低毒性的或不致病的真菌呈现高度易感,且难以诊断和治疗。临床上常见的致病性真菌包括念珠菌、隐球菌和曲霉菌等,念珠菌属中的念珠菌一直是临床上常见病原体,但非白念珠菌（non-albicans Candida, NAC）感染逐渐增加,且抗药性有上升趋势。医疗保健相关的曲霉病主要发生在造血干细胞移植患者、器官移植患者,从污染的空气中吸入曲霉分生孢子为主要感染方式,医院通风系统故障可增加侵袭性曲霉感染风险。

（三）抗药菌株多见且呈交叉抗药或多重抗药甚至泛抗药

由于细菌在医院环境内长期暴露于各类抗菌药物,医院内抗药菌检出率相比社区要高很多,尤其是多重抗药菌株。在广泛使用抗生素的重症监护病房是产生和传播抗药菌的重要场所,患者与医护人员频繁接触增加了不同抗药菌株的交叉感染风险。医院流行的抗药菌株呈现单抗药、多重抗药、广泛抗药和泛抗药。单抗药（single-drug resistance, SDR）是指细菌针对一种抗菌药物抗药。多重抗药（multi-drug resistance, MDR）是指细菌同时对多种作用机制不同或结构各异的抗菌药物具有抗药性。广泛抗药（extensively drug resistance, XDR）是指细菌对临床常用抗菌药物几乎全部抗药。泛抗药（pan-drug resistance, PDR）是指细菌对所有分类的临床常用抗菌药物全部抗药。抗生素绝大多数是由微生物合成,生产用微生物菌种具有天然抗药性,可抵抗自身合成的这种化合物的抑制和杀灭作用。临床分离菌株的抗药性可能与其天然抗药性有关,也可能是由正常敏感菌株染色体变异或通过基因（如质粒、转座子等）转移而获得,又称获得性抗药。在革兰氏阴性杆菌不同属、种或不同菌株间可发生抗药基因传递,这种抗药基因转移还可从社区传递至医院内,从而导致抗药菌株家族的不断扩大。在临床上,对一些重要抗药菌株开展目标监测是至关重要的,如抗甲氧西林金黄色葡萄球菌(methicillin resistant *Staphylococcus aureus*,MRSA)、抗万古霉素肠球菌(VRE),以及抗第三代头孢的革兰氏阴性菌等。碳青霉烯类抗生素是治疗多重抗药肠杆菌科细菌感染的最有效药物,但近年来抗碳青霉烯类肠杆菌(carbapenem resistant *Enterobacteriaceae*,CRE)的检出率呈逐年上升的趋势。CRE菌株感染增多可导致死亡率上升,26%~44%的死亡率与CRE的感染相关。中国细菌耐药监测网2015—2021年报道结果显示肠杆菌属细菌对多种抗菌药物抗药率增加,尤其是对碳青霉烯类抗菌药物(如亚胺培南、美罗培南和厄他培南)的抗药率呈逐年增长趋势,抗碳青霉烯类阴沟肠杆菌检出率从2016年7.1%上升至2021年的12.1%。

念珠菌属(*Candida*)是医院感染的重要真菌,尤其是白念珠菌(*C. albicans*),可侵犯人体皮肤、黏膜和内脏等多个部位,表现为急性、亚急性或慢性炎症。白念珠菌在医院感染中占有重要地位,常见于重症监护病房、内科、外科及肿瘤病区等高危区域。尽管新的抗真菌药物被不断研制,但真菌抗药性的快速增长仍然是一个严峻的问题。由于唑类抗真菌药物疗效好,不良反应率低,在临床上被广泛应用,但长时间大剂量使用,真菌对其抗药率亦逐年上升。中国侵袭性真菌耐药监测网(CHIF-NET)对ICU在2010—2014年侵袭性酵母的唑类药物抗药监测结果显示,白念珠菌对氟康唑和伏立康唑均敏感,而热带念珠菌耐药率从12.2%升至23.1%,光滑念珠菌对氟康唑抗药率也显著升高。因此,对于非白念珠菌对唑类药物抗药性上升趋势需要持续关注和监测。

(四)病原体在医院外环境中抵抗力和适应性较强

医院环境经常使用化学消毒剂、紫外线灯进行消毒灭菌,但这些方法并不能完全杀灭所有病原体。一些具有较强抵抗力的微生物能在消毒液和生理盐水中存活甚至繁殖。从医院环境中经常分离到的抵抗力较强的微生物有铜绿假单胞菌、龟分枝杆菌、肺炎克雷伯菌和鲍曼不动杆菌等。铜绿假单胞菌不仅能在消毒液、生理盐水和蒸馏水中存活甚至能够少量繁殖,对常用消毒剂产生抗性。此外,医院环境中病原体适应性一般较强,某些细菌除获得耐药性外,还能获得侵袭力甚至毒力基因,从而增强其毒力,不仅侵袭免疫力低下患者,甚至感染抵抗力未受损的人群。例如,大肠埃希菌能黏附在泌尿道黏膜上皮细胞上,引起尿道感染;表皮葡萄球菌具有黏附于塑料表面的能力,使用被该菌污染了的塑料类静脉导管可发生心脏术后感染。

二、医院环境微生物的来源

医院环境微生物分布广泛,医院感染病原体可来源于自身或他人机体正常定植的微生物群和医院外环境中存活的微生物,后者可经由呼吸道、消化道、血液和体液等途径接触传播,或经胎盘、产道、哺乳等途径传播。根据感染的病原体来源的差异,医院感染通常分为内源性和外源性感染,内源性感染又被称为自身感染,常呈散发,病原体主要来自体内,患者自身免疫力降低时,对体内固有微生物菌群易感;外源性感染又称交叉感染,偶有暴发,病原体主要来自患者体外。发生医院感染的来源如下。

(一)来自机体自身定植的微生物群

机体与外界相通的所有部位都有微生物群,如肠道、皮肤、口腔、鼻咽部和泌尿生殖道等,其中大部分为天然固有微生物群。当机体天然免疫受损后,其对自身微生物易感,如烧伤、创伤患者等。临床广泛应用的某些侵袭性诊疗手段,可使患者体内或体表正常微生物群移行至无菌部位或其他部位,如支气管镜检查可将定植在上呼吸道的机会致病菌带入下呼吸道,经直接接触或损伤的黏膜入侵下呼吸道而引发感染；表皮微生物群可经手术切口进入到腹腔或血液中导致感染。此外，机体某个部位的微生物群中各菌种间的比例发生改变，也可以引起内源性感染。当大量使用广谱抗生素时，机体正常微生物群平衡遭受破坏，体内抗性微生物替代敏感菌群，如白念珠菌和抗药细菌菌株可能成为优势菌群。免疫抑制剂、激素、化疗药物和杀白细胞药物等的大量应用，使机体免疫力受到严重抑制甚至破坏，原本为机体自身正常菌群或机会致病菌的微生物，可能成为医院感染病原的重要来源。因此，临床上应尽量控制这些药物的大量长期使用，并在必要时停用以恢复部分免疫功能。同时，合理应用抗菌药物，避免盲目使用大量广谱抗菌药物，也是降低耐药率和感染风险的重要措施。

（二）从其他微生物携带者获得的微生物群

医院中其他患者、医护人员、探视者和陪护者等皆可看作微生物携带者，同时也是被感染者，可通过直接接触或间接接触传播病原体。近年来，医护人员发生医院感染事件频发，如感染科、口腔科和移植科室等医护人员，因职业暴露易罹患各类传染病，如麻疹、水痘、腮腺炎、肝炎和结核等。某些儿童常由于不同病种同处一室，导致不同微生物种或不同微生物型别的交叉感染，如肠道病毒71型、柯萨奇病毒和埃可病毒的交叉感染。MRSA和广泛或多重抗药的不动杆菌感染者或携带者，已成为重症监护病房中患者的重要传染源，常因医护人员鼻腔、手部等携带此类病原体，因此通过对不同病房患者的检查与治疗活动造成病原体的播散。

（三）经污染的医院外环境获得的微生物群

患者的血液、体液、分泌物和排泄物中常含有各种病原体，这些病原体可污染医院外环境，如空气、水、医疗用具、仪器设备及其他物品等，其中高频接触的环境表面易成为病原体的暂存地，如床栏、床边桌、呼叫按钮、监护仪、微泵、床帘、门把手、计算机等。一些清洁设施也常被微生物污染，曾从医院水龙头、水池和拖布等分离到多种革兰氏阴性菌，在合适的温湿度环境下这些微生物可存活较长时间。铜绿假单胞菌在潮湿环境可存活超过16个月，在干燥地板上也可存活5周以上，增加了医院感染的风险。此外，医院中央空调系统也是某些微生物存活及滋生的重要场所，如军团菌可以通过空调系统传播并导致医院感染。

三、医院环境微生物的种类

医院环境中的微生物种类繁多，现代诊疗技术手段的改变，使医院感染的常见微生物种类也发生了变迁。革兰氏阳性球菌减少，革兰氏阴性杆菌比例上升，且作为机会致病菌的非发酵型革兰氏阴性杆菌所占比例较大，真菌和病毒引起的医院感染也呈上升趋势。

（一）细菌类

1. 葡萄球菌属　致病性金黄色葡萄球菌一直是医院感染防御的重要病原菌，而MRSA具有较强的致病力和多重抗药性，临床感染病死率高，治疗困难，是医院及社区感染中的主要致病菌之一，其传播的相关因素包括定植、宿主防御受损以及皮肤接触等。除了MRSA外，其他凝固酶阴性葡萄球菌（如表皮葡萄球菌）也已上升为重要医院感染病原菌，这些细菌常作为机会致病菌入侵体内，导致医院感染，其广泛抗药性亦引起足够重视。

（1）MRSA：MRSA是一种对多种甲氧西林类抗生素具有多重抗药性的金黄色葡萄球菌，主要通过其特有的 *mecA* 基因编码的青霉素结合蛋白PBP2a来实现抗药性。这种抗药机制导致了MRSA对甲氧西林类抗生素的低亲和力，从而使其能够抵抗这些药物的作用。MRSA在医院婴儿室、重症监护病房及烧伤病房等常引起严重感染，一些慢性感染和吸毒人群携带的MRSA株，可经由社区感染传入医院内。

对于 MRSA 的检测方法主要包括药物敏感试验、自动细菌生化分析仪鉴定及分子生物学方法。应用 PCR 或 DNA 探针技术可对 *mecA*（MRSA 特有抗药基因）进行快速检测，避免 MRSA 流行株的表型异质性对结果判断的影响，该方法为目前公认的 MRSA 检测"金标准"。

对 MRSA 在医院内流行采取的控制措施包括：①严格筛查带菌者，及时隔离 MRSA 感染患者；②对临床分离株进行药敏试验，指导临床合理应用抗生素；③加强对新型抗生素的抗药菌株监测，尤其是近年来出现的对万古霉素完全抗药的抗万古霉素金黄色葡萄球菌（vancomycin resistant *S.aureus*，VRSA）的监测。

（2）凝固酶阴性葡萄球菌：凝固酶阴性葡萄球菌（coagulase negative *Staphylococcus*，CNS）是一类重要的医院感染病原体，主要包括表皮葡萄球菌、腐生葡萄球菌、白色葡萄球菌及新种 CNS，分布于鼻腔、阴道等部位。近年来，由金黄色葡萄球菌引起的医院感染发病率有所下降，而由各种 CNS 引起的医院感染发病率却显著增加。CNS 引起的医院感染包括菌血症、败血症、皮肤感染、心内膜炎、尿路感染和呼吸道感染等，主要与侵袭性操作相关，如留置导尿管、心瓣膜修复、安装起搏器和矫形手术等。CNS 是新生儿 ICU 及免疫力低下患者感染的病原。表皮葡萄球菌抗药性菌株日益增多，且呈多重抗药，可在生物材料表面形成生物被膜（bacterial biofilm，BF），是导管相关性感染的重要病原。

2. **非发酵革兰氏阴性菌**　非发酵革兰氏阴性杆菌是指一群在厌氧条件下不能利用糖的革兰氏阴性、无芽胞杆菌，需氧或兼性厌氧，生化特征相近，在分类学上分别属于不同属和种的细菌。主要包括假单胞菌属和不动杆菌属。非发酵革兰氏阴性菌引起的感染主要分布于呼吸科、烧伤、ICU 和神经内科病房，感染部位以呼吸道最多，其次为创面分泌物和引流液。分离菌株以铜绿假单胞菌、不动杆菌等多见，抗抗生素率高，且多重抗药现象严重。

（1）假单胞菌属：假单胞菌属在自然界分布广泛，种类多，大多为机会致病菌，以铜绿假单胞菌最为多见，其次为嗜麦芽窄食单胞菌、荧光假单胞菌、恶臭假单胞菌等。铜绿假单胞菌是医院感染最常见病原菌之一，对外界抵抗力较强，在潮湿环境中长期生存，如医院水龙头、瓶装药液及洗剂、消毒液、刷子、液体肥皂、抗菌油膏、水槽、生理盐水和蒸馏水等都有分布。该菌对干燥、紫外线有抵抗力，对热抵抗力不强。铜绿假单胞菌致病力强，可产生多种酶和毒素，如卵磷脂酶、胶原酶、内毒素和溶血素，菌细胞的黏液层可抵抗吞噬。铜绿假单胞菌可黏附在生物材料和植入的各种导管及牙龈、支气管、尿道等人体组织表面形成生物被膜，近年由其导致的生物被膜相关感染不断上升。该菌广泛耐药性严重，易呈慢性感染，反复发作，治疗难度大。

铜绿假单胞菌在 ICU、血液科和神经内科病房等病房的患者中易感，特别是术后、介入治疗、烧伤创面感染、患有慢性疾病和免疫功能低下的人群中较为常见。铜绿假单胞菌可引起多种严重感染，包括肺炎、心内膜炎、脑膜炎、骨髓炎、中耳炎和尿路感染等，严重的可导致败血症。曾从白内障手术后集体感染的患者眼分泌物中分离到铜绿假单胞菌，原因是手术器械未严格消毒。

对铜绿假单胞菌的流行病学分型方法有血清学分型、噬菌体分型、质粒指纹图谱分析和脉冲场凝胶电泳分析。控制原则是①对高危患者处理措施要规范；②慎用广谱抗生素；③常规监测麻醉、复苏装置、各种溶液及潮湿物质的微生物污染；④对污染物品尽可能选用热力灭菌；⑤对泛抗药患者要隔离，特别是烧伤患者；⑥重视医务人员手卫生。

（2）不动杆菌属：不动杆菌属细菌广泛存在于自然界，为机会致病菌，包括醋酸钙不动杆菌、洛菲不动杆菌、溶血不动杆菌、鲍曼不动杆菌、琼氏不动杆菌和约翰逊不动杆菌。多数菌株有荚膜，专性需氧,营养要求不高。不动杆菌属细菌常引起呼吸道、消化道及泌尿生殖道感染。在非发酵革兰氏阴性菌引发的医院感染中,其分离率仅次于铜绿假单胞菌。近年由鲍曼不动杆菌引起医院感染的发生率较高,且抗药率逐年升高,特别是泛抗药性鲍曼不动杆菌的出现呈上升趋势。对碳青霉烯类药物抗药率为 53.4%,较 2021 年下降 0.9 个百分点。不同地区医院、不同科室分离的鲍曼不动杆菌对抗菌药物的抗药率相差较大,出现较多多重抗药和泛抗药菌株。泛抗药鲍曼不动杆菌菌株对当前临床常规使用的抗生素均抗药,一旦感染,则缺乏有效的抗菌药物治疗,该现象已成为当今临床抗感染治疗的一大难题。

鲍曼不动杆菌的抗原性复杂,可分为 34 个血清型,为了更好地理解鲍曼不动杆菌的流行病学特征及其抗药性变化,现有多种分子生物学技术包括脉冲场凝胶电泳(PFGE)技术、重复片段引物 PCR(ERIC-PCR)和随机扩增多态性 DNA(RAPD)技术等被广泛应用于鲍曼不动杆菌的基因分型研究中。对其控制措施包括严格的感染控制、手卫生、无菌操作以及空气环境消毒等,以降低鲍曼不动杆菌的传播和感染发生率。

3. 肠杆菌科细菌　肠杆菌科细菌是医院感染的重要病原体,包括大肠埃希菌、肺炎克雷伯菌及阴沟肠杆菌等。这些细菌在人体内通常作为正常菌群成员存在,但在特定条件下可成为机会致病菌,引起多种医院感染,其抗药率也逐年上升。2014 年,WHO 发布全球性抗药监测报告,其中革兰氏阴性肠杆菌科细菌抗药问题尤为严重。2019 年中国细菌耐药监测网对三级医院细菌抗药监测数据也显示,肠杆菌科细菌占所有分离菌株的 43.1%,其中大肠埃希菌、肺炎克雷伯菌和阴沟肠杆菌最为常见。

(1)埃希菌属:埃希菌属是一种机会致病菌,引起的感染以腹泻、尿路感染和菌血症多见,也可引起伤口、呼吸道感染等。新生儿由于免疫系统发育不全,易感染大肠埃希菌,这种感染多由产妇和医护人员传播给婴儿,且在婴幼儿间交叉感染较快。大肠埃希菌引起新生儿败血症比例较高,因该菌具有黏附性因子和溶血因子,也是引起成人尿路感染的常见病原菌。

此外,大肠埃希菌也存在大量抗药菌株,且呈多抗药状态。2022 年《全国细菌耐药监测报告》中大肠埃希菌对第三代头孢菌素(头孢曲松钠或头孢噻肟钠)耐药率为 48.6%;对喹诺酮类药物(左氧氟沙星或环丙沙星)抗药率为 50.0%;对碳青霉烯类药物抗药率为 1.5%,较 2021 年均有下降。

(2)克雷伯菌属:克雷伯菌属为 ICU 感染的重要病原菌,新生儿和老年患者普遍易感。感染部位广泛,感染的危险因素主要与抗生素使用、年龄、基础性疾病(糖尿病、恶性肿瘤)、肾病血液透析和侵入性操作等有关。该菌可引起新生儿菌血症,但体温无明显升高,难以被发现,可引起老年患者肺炎,形成脓肿及坏死,还可引起泌尿系统感染。医院感染的克雷伯菌主要来源于肠道、环境、麻醉装置及医务人员手部等。肺炎克雷伯菌具有荚膜,抵抗力强,存在大量抗药菌株。2022 年《全国细菌耐药监测报告》中肺炎克雷伯菌对碳青霉烯类药物(亚胺培南、美罗培南或厄他培南任一药物)抗药率为 10.0%,对第三代头孢菌素(头孢曲松钠或头孢噻肟钠)抗药率为 27.7%,较 2021 年均有下降。

4. 非典型分枝杆菌属　非典型分枝杆菌(atypical mycobacteria)是指除结核分枝杆菌和麻风分枝杆菌外的其他分枝杆菌,为机会致病菌,其中速生菌群包括鸟分枝杆菌复合群、龟分枝杆菌、脓肿分枝杆菌和偶发分枝杆菌等,近年常有与其相关的医院感染报道。

(1)龟分枝杆菌和脓肿分枝杆菌:龟分枝杆菌原有两个亚种,即龟分枝杆菌亚种和脓肿分枝杆菌亚种,现已成为两个独立的种。这种细菌在自然界分布广泛,特别是水和土壤,在临床使用后的内镜冲洗液中经常被分离到。引起医院感染的龟分枝杆菌和脓肿分枝杆菌,其中90%的菌株可引起肺部慢性感染,还可引起外伤感染、中耳炎和皮肤软组织感染,特别是术后易继发感染。

（2）鸟分枝杆菌复合群:鸟分枝杆菌复合群(*Mycobacterium avium* complex,MAC)包括鸟分枝杆菌和胞内分枝杆菌。MAC为机会致病菌,常从患者痰、粪便中分离出。该菌存在于医院外环境,经由呼吸道、消化道进入人体,对抗结核药物均抗药或不敏感,易导致老年男性肺部感染和儿童颈部淋巴结炎。近年发现,HIV感染者或AIDS患者感染该菌的比率增高。

（3）偶发分枝杆菌:偶发分枝杆菌(*Mycobacterium fortuitum*)为复合菌群,通常从尘埃、土壤、水或正常人的唾液、痰中分离出来,在一般情况下致病力较弱,为机会致病菌,只有当局部或全身抵抗力降低时才会引起感染,可导致人的局部感染和肺部病变。偶发分枝杆菌对常规抗结核药物均耐受。

（二）真菌类

造成医院感染的真菌多为条件致病真菌,主要包括念珠菌属、霉菌、耶氏肺孢子菌和新型隐球菌等,免疫功能低下、菌群失调患者易于发生此类感染。

1. 念珠菌属　念珠菌属(*Candida*)是一类深部感染真菌,包括白念珠菌、类星形念珠菌、高里念珠菌、热带念珠菌、克柔念珠菌、近平滑念珠菌和念珠状链杆菌,其中以白念珠菌多见,而热带念珠菌和克柔念珠菌的感染也在增加。白念珠菌广泛分布于自然界,为机体正常菌群成员,可栖居于口腔、上呼吸道、阴道及肠道等部位。当机体抵抗力低下或菌群失调时可致感染,该菌引起皮肤、黏膜及内脏念珠菌病,如新生儿鹅口疮、阴道炎、支气管炎、肺炎和脑膜炎等。在ICU使用尿道插管的患者易于发生尿路感染,病原体以白念珠菌最为多见,且白念珠菌尿路感染发生率可高达50%以上。

2. 霉菌　霉菌在自然界分布广,以曲霉菌、毛霉菌多见,为条件致病性真菌,多因机体免疫力下降继发感染。常见感染的曲霉有烟曲霉、黑曲霉和黄曲霉等,多原发于耳、眼和肺部,继发于肿瘤、结核等患者,以肺部曲霉菌病最为多见。毛霉感染常侵害血管壁,引起血栓、组织坏死,多继发于糖尿病或其他慢性消耗性疾病。近年来侵袭性肺曲霉菌感染发病率逐渐升高,且许多国家也报道了新冠病毒感染(COVID-19)合并肺曲霉病和毛霉菌肺部感染的病例,研究表明,严重急性呼吸系统综合征对气道上皮细胞造成直接损伤,使曲霉菌得以入侵。

3. 耶氏肺孢子菌　耶氏肺孢子菌也称肺囊菌,过去曾被归属原虫,现证实为真菌。该菌广泛分布于自然界,当机体免疫力低下,特别是免疫缺陷及免疫抑制患者易感,可致肺部感染。耶氏肺孢子菌对多种抗真菌药物有抗性,传统抗真菌药物如两性霉素B、氟康唑等对其效果不佳。目前,磺胺类药物如复方磺胺甲噁唑被推荐用于治疗耶氏肺孢子菌感染,可以有效抑制该真菌的生长。

（三）病毒类

许多病毒可引起医院感染,常见感染部位有呼吸道、肠道和血液等,常见感染病毒有乙型肝炎病毒、丙型肝炎病毒及人类免疫缺陷病毒等,还可通过输血、使用其他血液制品以及血液透析等途径感染。此外还有呼吸道合胞病毒、流感病毒、轮状病毒、诺如病毒、巨细胞病毒、单纯疱疹病毒、水痘-带状疱疹病毒和麻疹病毒等,可通过多种途径引起医院感染。

1. 呼吸道合胞病毒　呼吸道合胞病毒(RSV)是具有包膜的RNA病毒,常感染2岁以下儿童毛细支气管,易诱发哮喘,感染高峰在温带地区主要出现在冬季,也有些地区(如香港)感染高峰出现在3—9月。RSV感染潜伏期4~5日,主要经飞沫传播。婴幼儿因下呼吸道感染症状住院治疗,RSV暴发常见于儿科病房,也可发生于老年康养机构。严格执行飞沫传播控制措施,使用有效的消毒剂进行环境消毒是控制这类呼吸道病毒传播和暴发的有效方法。

2. **丙型肝炎病毒**　丙型肝炎病毒(HCV)感染在医院感染中已占有重要地位,尤其在医院手术科室、检验科、血库、血液透析室和牙科等感染率较高。HCV通过输血或血制品、血液透析、单采血浆、肾移植、静脉注射毒品、性传播及垂直传播等途径感染,其中丙型肝炎在血液透析患者的感染率为15%~50%。严格筛选献血者是预防丙型肝炎的重要环节,凡血检测抗-HCV阳性或HCV的RNA阳性者均不能作为献血员。

3. **其他病毒**　在儿童病房易发生水痘、麻疹和流行性腮腺炎交叉感染。轮状病毒和诺如病毒引起的腹泻,多发生于住院婴幼儿和老年患者。巨细胞病毒感染多见于长期住院的肝炎和其他慢性疾病儿童以及器官和骨髓移植患者。口唇疱疹易于经口腔科患者分泌物、血液污染环境和医疗器械等,传播给其他患者和医护人员。柯萨奇病毒B组在新生儿造成暴发流行,病死率极高。例如,某妇婴保健院共接生了244名婴儿,其中49名于出生后3~18天先后出现发热、拒乳、黄疸及心、肝、肾多脏器受损症状,并有15名重患儿死于弥散性血管内凝血(DIC)及多器官功能衰竭。此次暴发的感染源是两名携带柯萨奇B族病毒的产妇,其所产两名婴儿被感染,后在婴儿室内引起了交叉感染。

四、医院环境微生物的卫生学意义

微生物广泛分布于医院外环境中,常见于空气、水、医疗设备、环境、物品表面及医护人员手部。具有重要流行病学意义的微生物可在医院环境中长期定植,并造成患者所在周围环境及物体表面污染。微生物可借助空调通风、淋浴喷头、冲厕等形成微生物气溶胶,因医疗活动而污染内镜、透析机、喷雾器、加湿器和呼吸机等医疗设备或医院环境表面。某些微生物可持续形成黏附性生物膜,且对消毒剂和抗生素具有耐受性的微生物也广泛分布于医院环境中。了解患者周围环境的微生物组成和医院内的病原体传播动态,有助于降低医院内感染发生。在医疗操作实践中,医院环境微生物常可通过各种途径传播或感染,患者、医护人员、探视者及一切医疗活动接触者都具有潜在传播与被感染的风险。医院感染是公共卫生问题和临床感染的双重复杂问题,其管理面临着多重挑战。大量介入性和创伤性诊疗技术,肿瘤放化疗、抗菌药物、糖皮质激素和免疫抑制剂的广泛应用,使得患者更易受到感染。同时,人口老龄化和疾病谱的改变也加剧了这一问题,因为老年人和慢性病患者更容易发生感染。此外,新发传染病不断出现,给医院感染管理带来了巨大压力。通过了解医院环境的微生物群落构成、分布及其传播特征,结合感染部位中病原体鉴定、追踪和抗药情况监测分析,加强医院环境微生物消毒及效果监测,有助于制订更为有效的医院感染防控策略。

第三节　医院环境微生物的检验及卫生标准

医院环境微生物监测是保障患者和医护人员健康的重要措施,也是提高医疗质量的关键因素。通过监测医院环境中的微生物种类、数量和分布,可及时发现并控制感染源,降低感染风险。医院环境微生物监测遵循一定的卫生标准,包括对重点科室常规监测和发生或疑似发生医院感染时的特殊监测。了解适用于医院感染微生物监测的法律法规、检测标准和检测方法,熟悉各类样本采集方法,正确判断病原体分离鉴定结果,并对病原体进行药敏试验和分型检测,指导临床用药和追踪传染源,为预防和控制医院感染提供病原学诊断依据。

一、医院环境微生物监测的卫生标准及检测依据

《医院消毒卫生标准》(GB 15982—2012)与《医疗机构消毒技术规范》(WS/T 367—2012)是医院环境微生物监测的主要依据。《医院消毒卫生标准》(GB 15982—2012)详细规定了医院消毒卫生标准、医院消毒管理要求以及检查方法,详细列出了各类环境空气、物体表面及医护人员手部的细菌菌落总数卫生要求。《医疗机构消毒技术规范》则是根据《中华人民共和国传染病防治法》制定的行业标准,更侧重于消毒技术的具体操作和管理要求,包括清洗与清洁、消毒与灭菌方法,以及效果监测等。

此外,《医疗机构消毒湿巾使用指南》(T/WSJD 63—2024)、《移动式紫外线消毒器卫生要求》(T/WSJD 62—2024)、《紫外线消毒器卫生要求》(GB 28235—2020)、《医务人员手卫生规范》(WS/T 313—2019)、《医院消毒供应中心 第3部分:清洗消毒及灭菌效果监测标准》(WS 310.3—2016)及《医疗机构水污染物排放标准》(GB 18466—2005)等从不同角度对医院环境微生物的监测标准进行了补充。

(一)各类医院环境的空气、物体表面、医护人员手卫生标准

医院环境的空气、物体表面和医护人员手卫生标准涉及多个方面,其采样方法和微生物标准主要依据《医疗机构消毒技术规范》(WS/T 367—2012)、《医院消毒卫生标准》(GB 15982—2012)和《医院感染暴发控制指南》(WS/T 524—2016)等。旨在最大限度地减少医院感染的发生,保障患者和医务人员的安全。各类医院环境区域的细菌菌落总数限值不同,见表10-1。

表 10-1 医院各类科室或区域空气、物体表面、医护人员手菌落总数限值标准

环境类别	医院科室或区域范围	空气*/(CFU/cm^3)	物体表面/(CFU/cm^2)	医护人员手/(CFU/cm^2)
Ⅰ	层流净化手术室、洁净病房	10	5	5
Ⅱ	普通手术室、产房、婴儿室、早产儿室、普通保护性隔离室、供应室无菌区、烧伤病房、重症监护病房	200	5	5
Ⅲ	儿科病房、妇产科检查室、注射室、换药室、治疗室、供应清洁区、急诊室、化验室、各类普通病房等	500	10	10
Ⅳ	感染科及病房	不适用	15	15

注:*空气采样为自然沉降法。

(二)医疗机构污水和污泥消毒后排放卫生标准

消毒后医疗机构污水和污泥的采样方法、微生物指标限值、微生物检验方法及监测频率等依据《医疗机构水污染物排放标准》(GB 18466—2005)规定,对传染病、结核病医疗机构、综合医疗机构及其他医疗机构的水污染物及污泥排放的微生物指标包括:对粪大肠菌群数(MPN/L)、肠道致病菌、肠道病毒、结核分枝杆菌分别规定了其限值,肠道致病菌(沙门菌、志贺菌)、肠道病毒、结核分枝杆菌均不得检出,且结核分枝杆菌仅在传染病院、结核病医院开展监测。

二、医院环境微生物监测方法

(一)医院环境微生物常规监测

消毒灭菌是控制医院环境微生物的必要手段,因此对医院环境微生物的常规监测主要包括医

院环境消毒灭菌效果评价、医院环境卫生监测、各类医疗器材的消毒、灭菌后监测、消毒液污染情况监测等，可用于评价医院消毒灭菌设备是否正常运转、消毒药液是否有效、消毒方法是否合理、消毒效果是否达标等。

1. **医院环境消毒灭菌效果评价**　重点是要对消毒灭菌设备、程序、方法和效果进行监督和评价。

（1）高压蒸汽灭菌效果监测：高压蒸汽灭菌是利用高温高压的水蒸气及其释放的潜热来彻底杀灭细菌和其他微生物的灭菌方法，主要用于耐高温、耐湿的物品如医疗器械、玻璃器皿、橡胶、敷料等的灭菌处理。其灭菌效果的监测方法包括物理监测法、化学监测法、生物监测法和 B-D 试验，同时在灭菌器新安装、移位和大型维修后也需要进行针对性监测。高压蒸汽灭菌效果监测的具体操作方法详见《医院消毒供应中心　第 3 部分：清洗消毒及灭菌效果监测标准》（WS 310.3—2016）。

（2）干热灭菌效果监测：干热灭菌是在干燥环境下利用高温使微生物细胞内的蛋白质凝固变性，从而达到灭菌的方法，主要用于不能耐受湿热蒸汽或高压蒸汽灭菌的物品，如必须保持干燥的化学物品、有刃器械（如刀、剪刀等）、无水的油剂等。其灭菌效果的监测方法包括物理法、化学法和生物法。生物法所用的指示菌株为枯草芽胞杆菌黑色变种（ATCC9372），菌片含菌量为 $5.0×10^5$～$5.0×10^6$ CFU/片。具体方法参见《医疗机构消毒技术规范》（WS/T 367—2012）。干热灭菌效果监测的具体操作方法详见《医院消毒供应中心　第 3 部分：清洗消毒及灭菌效果监测标准》（WS 310.3—2016）。

（3）紫外线消毒效果监测：紫外线消毒灯是利用病原微生物吸收波长在 200～280nm 之间的紫外线能量，使其遗传物质发生突变，导致细胞不再分裂繁殖，从而达到杀灭病原微生物目的的消毒工具。将紫外线灯与石英套管、过滤网等部件组装为紫外线空气消毒器、紫外线水消毒器和紫外线物表消毒器，可实现空气消毒、水消毒和物体表面消毒的目的。紫外线空气消毒器的消毒效果监测方法包括模拟现场试验和现场试验，紫外线水消毒器和紫外线物表消毒器的消毒效果监测方法包括实验室微生物杀灭试验和模拟现场试验/现场试验，具体操作方法见《紫外线消毒器卫生要求》（GB 28235—2020）和《移动式紫外线消毒器卫生要求》（T/WSJD 62—2024）。

2. **医院环境卫生学监测**　医院环境卫生学监测包括对消毒后的空气、物体表面、医务人员手部立即采样进行的监测。对空气的采样方法可根据空间洁净程度选择使用自然沉降法和撞击法。物体表面的采样主要针对消毒后的潜在污染区、污染区，对医务人员手部的采样是在采取手卫生后且在接触患者或从事医疗活动前。若采样时有消毒剂残留，采样液应含有相应中和剂，然后对采样液进行卫生微生物指标菌及致病菌检测。医院环境卫生学监测的具体操作方法和结果判断详见《医疗机构消毒技术规范》（WS/T 367—2012）和《医院消毒卫生标准》（GB 15982—2012）。此外，根据《医务人员手卫生规范》（WS/T 313—2019）规定，手卫生的消毒效果监测方法包括倾注培养法和涂抹培养法两种，其中卫生手消毒的监测细菌菌落总数应≤10CFU/cm^2，外科手消毒的监测细菌菌落总数应≤5CFU/cm^2。

3. **各类医疗器材的消毒、灭菌后监测**　医疗器械在消毒或灭菌处理后，存放有效期内采样。灭菌医疗器材可用破坏性方法取样，如一次性输液（血）器和注射针，不能破坏取样的须在环境洁净度 10 000 级以下的局部洁净度 100 级单向流空气区域内或隔离系统中涂抹采样或洗脱采样，可整件放入采样液的器材（如牙科手机）置于盛有采样液的无菌大试管中，涡旋振荡 30 秒，对洗脱液进行无菌检查；不能整体放入的消毒后医疗器材（如内镜），用无菌冲洗液对消毒灭菌后的内镜管腔壁冲洗，对冲洗液进行无菌或其他微生物指标检测。

4. 使用中消毒液的监测　采集消毒液样本时选择合适的中和剂，并对采样溶液进行菌落计数或其他微生物指标检验。使用中消毒液的细菌污染情况检测方法及结果判断主要依据《医疗机构消毒技术规范》（WS/T 367—2012）和《医院消毒卫生标准》（GB 15982—2012），使用中灭菌用消毒液应无菌生长；使用中皮肤黏膜消毒液染菌量≤10CFU/ml；其他使用中消毒液染菌量≤100CFU/ml。

5. 消毒湿巾清洁消毒手、物表后监测　根据《医疗机构消毒湿巾使用指南》（T/WSJD 63—2024）的规定，消毒湿巾可用于手部、完整皮肤、医疗设施设备表面、诊疗用品表面、一般物体表面及污物的清洁消毒。物表和手部清洁消毒后的微生物监测评价方法，仍按照《医院消毒卫生标准》（GB 15982—2012）的要求执行。

（二）发生或疑似发生医院感染时的特殊监测

采集临床样本及可能引起医院感染的样本，并对其进行病原体分离鉴定及药物敏感性检验，这对明确医院感染是否发生和影响范围至关重要。其中，可能引起医院感染的样本包括医护人员手、各类环境（如空气、水、物体表面）、相关医疗用品（如手术器械、消毒药液等），对其进行病原体分离培养鉴定后，与临床分离株进行同源性检测比较，可确定病原体亲缘关系，从而为切断传播途径，控制传染源提供依据。在病原体分离鉴定方面，现代分子分型技术如多位点序列分型（MLST）、脉冲场凝胶电泳（PFGE）和全基因组测序（WGS）等被广泛应用于病原体的分型和溯源；WGS技术能够检测病原体全基因组序列，获得全部遗传信息，被认为是分辨率最高的病原体分型方法。在药敏试验方面，传统方法包括纸片扩散法、稀释法（如微量肉汤稀释法）等；近年来，自动化拉曼病原药敏快检系统（CAST-R）等新技术也被开发出来，可以缩短检测时间，提高检测效率。

1. 临床样本采集　临床样本采集质量直接关系到检验结果正确与否，对医院感染判断和治疗至关重要，因此必须掌握正确的样本采集方法和送检原则。常见感染部位的样本有口咽分泌物、痰液、中段尿液、留置导尿管尿液、血液、静脉留置导管样本、脓液、伤口、组织样本、无菌体液、粪便、肛周、压疮溃疡部位、烧伤部位、生殖道、眼和耳部样本等。

（1）采集方法及注意事项：①对感染病例应在抗菌药物使用前及时采集样本，对已用抗菌药物者必须停用抗菌药物24～72小时后采样；②混有正常菌群的样本，如痰液、尿液、粪便、切口拭子等不宜置于肉汤培养基中送检；③采集足够量标本；④严格执行无菌操作。

（2）判定不符合要求的标本：①运送培养基不合适，如厌氧微生物样本按需氧样本运送；②运送时间过长；③标本容器标识不清，未贴或贴错标签；④有明显被污染迹象的标本，拭子上样本已干；⑤样本不符合，如痰样本主要是唾液成分；⑥样本使用了固定剂或防腐剂；⑦样本采集量不够等。

2. 病原体分离培养鉴定　按所分离病原种类要求的方法进行。

3. 抗生素敏感试验　抗生素敏感试验（antibiotic sensitivity test, AST）是一种用于评估病原微生物对不同抗菌药物敏感性的重要方法，其结果对于临床合理使用抗生素具有重要意义。常见的抗生素敏感试验方法包括纸片扩散法（K-B法）、肉汤稀释法、琼脂稀释法、浓度梯度法（E-Test）和自动化仪器法。根据《全国临床检验操作规程》（第4版）和美国临床和实验室标准协会（CLSI）指南，将抗菌药物敏感性结果分为定性指标和定量指标。定性指标为抗药（R）、中介（I）和敏感（S），定量指标为最低抑菌浓度（MIC）和最低杀菌浓度（MBC）。

以 K-B 纸片法检测肺炎链球菌药敏试验结果判断标准为例（表 10-2）。

表 10-2　肺炎链球菌药敏试验结果判断标准

分组	抗微生物药物	纸片含量/（μg/片）	抑菌环直径/mm			MIC/（μg/ml）	
			R	I	S	R	S
青霉素类	青霉素	苯唑西林 1	—	—	≥20	—	≤0.06
糖肽类	万古霉素	30	—	—	≥17	—	≤1
大环内酯类	红霉素	15	≤15	16～20	≥21	≥1	≤0.25

注：R，抗药；I，中介；S，敏感；—，不适用。

K-B 纸片扩散法在结果判读时注意观察抑菌圈内是否有菌落生长，根据菌落生长情况将菌株分为 3 类：①高度敏感（highly sensitive，HS）为抑菌圈内有细菌生长；②非高度敏感为抑菌圈内无细菌生长；③完全抗药为没有抑菌圈。

注：异质性抗药为在同一培养皿中存在更高抗生素抗药性水平的亚株。HR 分离株通过常规药敏试验确定为敏感菌，当患者连续大剂量暴露于抗生素后，高水平抗药亚群发展为优势菌，最终导致治疗失败，反复感染甚至死亡。

4. 医院感染暴发时微生物学检验　在医院感染暴发时，微生物检验的样本采集种类是否全面、采集方法是否正确及检验方法是否合理等，直接关系到能否正确判断医院感染，发现传染源，阻止医院感染病例再发生。

（1）样本采集：除临床样本外，可能引起医院感染的样本还包括医护人员手、各类环境（如空气、水、物体表面）、相关医疗用品（如手术器械、消毒药液等）。

（2）病原体分离鉴定：按所分离病原种类要求的方法进行。

（3）病原体同源性检测：采用表型分型和分子分型方法。

第四节　医院环境微生物污染的预防与控制技术

为有效预防和控制医院环境中微生物污染可能导致的医院感染，需要采取综合性防控措施。

一、感染源的隔离防护措施

感染源是指病原体自然生存、繁殖并排出的宿主或场所。对传染病患者尤其是感染多重抗药菌患者、病原微生物携带者进行必要的隔离防护，并对接触其体液（血液、组织液等）、分泌物、排泄物等做好防护，避免在医院环境中传播。

（一）患者之间的隔离防护

将传染病患者、感染特殊病原体的患者分开护理，如应将感染多重抗药菌的患者与普通患者隔离；成人患者与感染的婴幼儿患者隔离；危重患者与普通患者隔离。

（二）患者和医护人员的双向隔离防护

被感染性疾病患者的血液、体液、分泌物以及排泄物污染的物品均被视为有感染性物质，若与非完整皮肤或黏膜接触时必须采取消毒隔离措施。必要时采取双向防护，即防止病原体由患者传播给医护人员，或医护人员传播给患者，可采取手卫生、戴手套、口罩、穿隔离衣、防护服和鞋套等。被污染的医疗仪器设备或物品按使用要求进行消毒或灭菌，处理过程中严防皮肤和黏膜暴露，也要避免通过污染的工作服传播给其他患者或污染环境。

（三）病区的消毒隔离

医院感染控制部门应将病区划分清洁区、潜在污染区和污染区，针对不同分区的特点和技术要求进行隔离防护。对在污染区工作的人员按要求实行严格隔离防护，在非单一病种的病区换用不同隔离衣，并洗手；一次性污染物要焚烧，需重复用的要进行终末消毒；康复者衣物需消毒后方可带回家，探视者离院前要洗手。

（四）换药室的消毒隔离

换药时按清洁伤口、感染伤口、隔离伤口的顺序进行，炭疽、气性坏疽及破伤风等特殊伤口要严格隔离，不得进入换药室。换药时要戴手套，避免被分泌物污染，摘手套后要洗手。

二、不同传播途径传染病的清洁、消毒、隔离预防原则与控制措施

感染者排出的病原体可通过多种途径污染医院环境和医疗设备，开展有效的清洁消毒措施，做好标准防护，针对病原体不同的传播途径采取相应预防措施，可有效降低医院感染发生。

（一）清洁消毒措施

清洁与消毒的预防与控制技术可参照《医疗机构环境表面清洁与消毒管理规范》（WS/T 512—2016）。清洁消毒总体原则：先采用湿式卫生清洁方式清洁，再消毒。根据风险类别和风险等级要求制订标准化操作规程，包括清洁与消毒的工作流程、作业时间和频率、使用的清洁剂与消毒剂名称、配制浓度、作用时间以及更换频率等。具体要求如下。

1. 根据环境表面和污染程度选择适宜的清洁剂　有明确病原体污染的环境表面根据病原体抵抗力选择有效的消毒剂。无明显污染时可采用消毒湿巾清洁与消毒。

2. 清洁病房或诊疗区域时，应有序进行，由上而下，由里到外，由轻污染到重污染　多名患者共同居住的病房，应按单元化清洁。实施清洁与消毒时做好个人防护，工作结束时做好手卫生与人员卫生处理。对高频接触、易污染、难清洁与消毒的物体表面，可采取屏障保护，如塑料薄膜、铝箔等，做到一用一换。

3. 清洁工具应按分区使用，用颜色标记　对精密仪器设备表面清洁消毒时参考仪器设备说明书，选择合适的清洁与消毒产品。

4. 诊疗过程中发生患者体液、血液等污染时，随时对污染点清洁与消毒　环境表面不宜采用高效消毒剂进行日常消毒。使用中的新生儿床和暖箱内表面，以清水擦拭为主。

5. 布巾和地巾在使用后应妥善处置　不应将使用后或被污染的擦拭布巾或地巾重复浸泡在清洁用水以及使用中的清洁剂和消毒剂内。

（二）标准预防措施

针对医院所有患者和医务人员采取的预防感染措施，包括手卫生，根据预期暴露选用合适的手套、隔离衣、口罩、护目镜或防护面屏，以及安全注射。穿戴合适的防护用品处理污染的物品与医疗器械等。

（三）根据疾病传播途径采取的预防措施

在标准预防措施基础上，根据疾病的传播途径（飞沫传播、空气传播、接触传播以及其他途径传播，如虫媒传播），制订相应的隔离与预防措施。

1. 飞沫传播　飞沫传播指通过患者咳嗽、打喷嚏、说话或者支气管镜检查时产生的带有病原体的飞沫核（5μm），在空气中短距离（≤1m）移行到易感人群的口、鼻黏膜或眼结膜等导致的传播，

可采取以下预防措施：

（1）将患者收治在单独房间，或将相同诊断或相同风险的患者收治在同一个房间。

（2）尽量避免转移患者，若必须转移患者，要采取严格防范措施。

（3）近距离接触患者，应佩戴外科口罩。建议患者佩戴外科口罩。

（4）患者使用的医疗设备最好专用。

（5）去除个人防护用品后需进行手卫生。

2. 空气传播　空气传播是由悬浮于空气中远距离传播（＞1m）并长时间保持感染性的飞沫核（≤5μm）导致的传播，如肺结核、麻疹，以及疑似或新发呼吸道传染病等，可采取以下预防措施：

（1）将患者安置在通风良好或空气传播隔离病房（负压病房），保证每小时换气次数，控制气流方向，门窗要关闭，排出室外空气要通过高效空气过滤器。

（2）医务人员进入空气隔离病房，应佩戴呼吸保护设备，如医用防护口罩，并进行密合性检查。

（3）限制患者移动，必须出房间时需佩戴医用防护口罩或外科口罩。

（4）脱卸防护用品后，立即实施手卫生。

3. 接触传播　接触传播除了通过空气或飞沫传播外，经手部和医院环境微生物的接触传播更为常见。可采取以下预防措施：

（1）将患者收治在单人房间，或将相同诊断患者安置在同一病房。

（2）限制患者出入的区域范围，减少与其他患者接触。

（3）尽量保证医疗物品和设备专人专用，如果共用必须在下一个患者使用前进行有效清洁消毒。

（4）尽量减少移动患者，如需移动，要严格执行隔离防护措施。

（5）医务人员进入病房接触患者时，要戴手套，穿隔离衣。接触患者后，要规范脱卸手套和隔离衣，并立即洗手。

（6）尽量不接触污染的物体和设备表面。

（7）工作中，避免手接触脸部、眼睛和口鼻。

4. 虫媒传播　虫媒传播是指通过昆虫媒介（如蚊子、蜱虫等）将病原体从感染源传播给易感宿主的过程。可采取以下预防措施：

（1）将疑似或确诊的虫媒传染病患者安置在隔离病房，减少昆虫媒介接触的机会。

（2）使用物理性屏障如蚊帐、纱窗等，防止昆虫进入病房，减少虫媒接触和传播的风险。

（3）在必要时，使用经批准的杀虫剂对医院周围的环境进行处理，以减少昆虫媒介的数量。

（4）医务人员和患者应采取个人防护措施，如穿长袖衣物、使用驱虫剂等，以降低被昆虫叮咬的风险。

（5）保持医院周围环境的清洁，清除积水和垃圾等可能滋生昆虫的环境，减少昆虫媒介的繁殖。

三、保护易感人群

（一）加强个人防护

增强医护人员个人防护意识，提高防护水平，根据风险评估，采取适宜的防护措施，防止发生职业暴露感染。

（二）预防性服药

对在医院可能遭受感染或职业暴露的医务人员要进行紧急处理,如遭受锐器伤时,进行局部处理和预防性用药,并及时对发生事故的原因进行调查。

（三）预防性接种

医务人员因其经常暴露于感染风险下,特别是透析科室、口腔科的医护人员等,经常有血源性暴露,需加强免疫预防接种。对透析室、内镜室、手术室、产房、婴儿室、供应室、检验科、血库、洗衣房和医疗废弃物暂存处等的职工开展乙型肝炎抗体检查,对没有产生抗体或抗体滴度达不到要求的职工进行免疫接种。在流感高发期间,应对门诊等窗口职工、感染科医护人员接种流感疫苗。

第五节　医院环境微生物的应用及研究前景

随着医疗技术的不断进步,医院环境中的微生物污染监测技术已成为感染控制领域的核心内容。这些技术不仅涉及医院物体表面的清洁消毒效果评估,还包括对医院环境中微生物种类、分布和抗药性的研究。这些技术的应用对于提高感染性疾病的诊断效率、指导临床治疗、减少抗生素滥用以及控制医院内感染的传播具有重要意义。同时,我们也将展望这些技术在未来医院感染控制中的发展前景,特别是在分子生物学技术的应用、异质性抗药菌监测、细菌生物被膜研究以及微生物耐消毒剂作用机制研究等方面。通过这些研究,我们可以更深入地理解医院环境中微生物的分布和感染机制,为医院感染控制提供更为科学和有效的策略。

一、应用

医院环境污染微生物监测技术一直是医院感染控制的重要内容,医院物体表面清洁消毒方式的监测评价受到重视,医院环境微生物控制相关技术应用研究主要在以下几个方面。

（一）医院感染微生物快速检测及分型方法的应用研究

医院感染微生物快速检测及分型鉴定是当前医院环境微生物领域的重要研究方向,旨在提高感染性疾病的诊断效率和准确性,从而指导临床治疗,减少抗生素的滥用,并控制医院内感染的传播。近年来,随着分子生物学、质谱技术、纳米技术等领域的快速发展,多种新型快速检测及分型技术被开发并应用于微生物的快速检测和分型鉴定中。

1. 快速检测技术　传统的微生物检测方法如形态学显微镜检、培养和生化反应等操作繁杂、周期长,已逐渐被分子生物学技术所取代。例如,利用PCR技术可以直接从临床样本中快速识别特定的病原体。

2. 分型鉴定技术　病原微生物的分型鉴定对于理解病原体的传播途径、抗药性变化以及制订有效的医院感染防控方案至关重要。例如,傅里叶变换红外光谱（Fourier transform infrared spectrum, FTIR）技术能够在3小时内快速对医院暴发的革兰氏阴性杆菌进行分型。此外,多位点序列分析技术也被广泛应用于病原体同源性分析中。

（二）侵入诊疗器械消毒灭菌技术的应用研究

侵入诊疗器械的消毒灭菌技术是医疗安全中的一个重要环节,直接关系到患者的安全和医院感染控制的效果。由于内镜类诊疗器械构造精细、材料特殊,管腔多,不适宜高温消毒,只能采用低温消毒或某些化学消毒剂浸泡消毒。在临床实践中,经常存在由于内镜少、使用频率高造成冲洗不彻底、消毒时间不足等问题,故加强内镜消毒与管理对于预防和控制医院感染至关重要。例如肠镜的清洗消毒失败常与管道内膜损坏及沉积物有关,因此应注意肠镜维护、使用频率、洗涤方法以及对其消毒后的生物学监测。

（三）临床分离菌株对抗生素抗药机制的应用研究

探索医院感染微生物抗药机制,对新药研制及控制医院感染具有重要意义,临床分离株耐药性的产生是由抗菌药物、微生物及环境共同作用的结果。一些菌株的抗药性往往涉及多种耐药机制,抗药肠杆菌科细菌抗药机制主要包括产生可使碳青霉烯类抗生素失活的碳青霉烯酶、产生超广谱β-内酰胺酶、高产β-内酰胺酶、减少或缺失外膜孔蛋白、外排泵过度表达。此外,药物作用靶点的修饰,靶位数量增多等也是产生抗药的机制,多种抗药机制的共同作用也使得治疗抗药性微生物的感染越来越困难。

二、研究前景

医院环境微生物研究对于医院感染控制具有重要意义,可揭示微生物在医院环境中的分布及其感染机制。

（一）分子生物学技术在识别医院环境微生物分布中的研究

16S rRNA 在细菌中普遍存在,具有高度保守性和特异性,通过对不同细菌的 16S rRNA 序列比较,可确定它们之间的亲缘关系。基因测序技术可以有效识别医院内物体表面、水体、医疗设备等各种环境中细菌的群落结构,帮助追踪医院环境中细菌分布及传播关系。基于第二代测序平台的 16S rRNA 基因测序技术仍然是微生物研究主流,但第三代测序技术准确度、测序读长及测序通量正不断优化,测序费用也有所下降,不仅可有效提高 16S rRNA 基因测序技术分辨率,还可鉴定菌种水平,提高菌种丰度的预测准确性。16S rRNA 基因测序技术实际应用中存在一些限制,该技术只能分析细菌的群落结构多样性和相对丰度,对样本要求较高,在未纯化的菌落或混合感染样本的直接检测中分辨率低,但与实时荧光定量技术、全基因组测序、宏基因组测序及抗药基因检测技术相结合的 16S rRNA 基因测序技术,在未来对医院环境细菌谱进行定量及高分辨表征,对医院环境病原细菌实现溯源、预防和减少医院感染方面具有重要前景。

（二）异质性抗药菌监测研究

"异质性抗药"(heteroresistance, HR)是指在同一遗传背景下,细菌的不同克隆亚群对抗生素的敏感性各不相同的现象。这种现象被认为是细菌由敏感状态发展至抗药状态的中间阶段,在临床上不易被检出,常导致治疗失败,增加了对公共卫生的潜在风险。在不同细菌种类中,异质性抗药机制和表现形式可能有所不同,其形成和维持涉及多种分子机制,包括基因突变、基因表达水平的改变以及外排泵活性的调节等。肺炎克雷伯菌、金黄色葡萄球菌、铜绿假单胞菌等对多种抗生素存在异质性抗药,考虑到抗药克隆、抗药亚群的抗药水平、发生频率及稳定性等特征,目前尚无检测异质性抗药的标准方法。常用的检测方法有浓度梯度纸条扩散法(E-test)、纸片扩散(Kirby-Bauer,K-B)法药敏试验和菌群谱型分析法(population analysis profiling, PAP)等。浓度梯度纸条扩散法和纸片扩散法是检测致病菌异质性抗药的初筛方法,操作简单,成本低,具有可重复性,但存在较高假阴性率,导致漏检。因此需要建立可进一步提高重复性和准确性的改良方法。菌群谱型分析法(PAP)作为"金标准"的确证试验,成本高、费时费力。已研发了多种新型快速的检测方法,包括全自动微生物鉴定药敏分离系统、微滴数字 PCR、质谱技术、拉曼光谱技术、DNA 分子探针技术等。

（三）细菌生物被膜研究

细菌被膜是由物体表面集聚生长的细菌群落和细胞外基质构成,植入性医用器械表面较多见。

生物被膜相关感染的治疗较难，易慢性化及反复发作。生物被膜形成、抗药机制，以及抑制生物被膜形成、治疗方法研究，对于预防植入性医用器械造成的医院感染仍具有重要意义。细菌生物被膜形成机制受多种因素影响，需要从基因水平加以解释，已有研究表明 MRSA 形成生物被膜主要受某些相关基因调控的影响，这为临床防治生物被膜感染提供了理论指导。通过抗细菌黏附、杀菌等策略研制表面具有抗菌性能的医用高分子材料，在控制植入性医用材料生物被膜形成方面具有较好的发展前景。

（四）微生物耐消毒剂作用机制研究

由于消毒剂在临床应用的普遍性，许多医院环境中的微生物处于选择性压力下，易于产生耐消毒剂的能力。对于微生物耐消毒剂作用近年有研究报道，但机制尚不完全清楚。医院感染微生物携带有耐消毒剂基因，多数消毒机制研究揭示 qac 基因家族能够介导微生物对消毒剂产生抗性，如金黄色葡萄球菌携带 qacA/B 抗药质粒，鲍曼不动杆菌、嗜麦芽窄食单胞菌等部分菌株携带耐季铵盐基因（$qacE\triangle 1$）的比例较高，提示一些常用消毒剂在控制医院感染中可能会失效。为了应对微生物对消毒剂的耐受性，未来需要从分子水平进一步揭示其作用机制，进一步提高消毒措施的合理性。

（甄　清）

思考题

1. 简述医院环境生境特征。
2. 医院环境微生物有哪些来源和传播途径？
3. 简述医院感染微生物的特征。
4. 简述医院环境微生物的检验与卫生标准。
5. 医院环境微生物常规监测包括哪些内容？
6. 有哪些技术可用于预防与控制医院环境微生物污染？

第十一章
极端环境中微生物

学习目标

掌握：各种极端环境微生物相关概念；各种极端环境微生物的来源、种类、分布；极端环境
微生物的卫生学意义。

熟悉：极端环境的生境特征；极端环境微生物的卫生学意义。

了解：极端环境微生物的检测与防控；特殊环境微生物的研究前景。

自然环境中存在一些人类和已知绝大多数生物不能生存的特殊区域，被称为极端环境（extreme environment），该环境中某些物理和化学条件极端特殊，包括极高温、极低温、强酸、强碱、高盐、高压、高辐射、高重金属离子浓度和极低水平的营养素等，常见的极端环境有地热区、极地、酸性或碱性泉、盐湖或超高压的海洋深处等。但通常被认为是生命禁区的这些极端环境中，仍有少数微生物能够存活和繁殖，成为优势微生物种群。这类具有独特的生理和分子（蛋白和酶）适应能力，最适合生活在极端环境中的微生物被称为极端环境微生物或极端微生物（extremophile）。极端微生物主要有嗜热菌（thermophile）、嗜冷菌（psychrophile）、嗜盐菌（halophile）、嗜碱菌（alkaliphile）、嗜酸菌（acidophile）、嗜压菌（barophile）以及抗辐射、耐干燥、抗高浓度金属离子和极端厌氧的微生物等。

极端微生物是自然选择的结果，为了应对极端环境中的强烈限制性因子（胁迫因子）的压力，进化出独特的结构、功能和遗传因子，以适应生存需求。极端微生物因其独特的基因类型、生理机制及特殊代谢产物，在生命起源、系统进化研究，以及在生物医疗、生物能源和生物材料等应用研究领域发挥重要作用，已成为未来微生物学发展的新领域及新资源。研究极端微生物及其生物地球化学作用，对揭示生物圈与地圈协同演化的奥秘，阐明生物多样性形成机制，认识生命极限及其与环境相互作用规律具有重要意义。

第一节　极端环境类型及其生境特征

极端环境广泛分布在全球各地，生存条件恶劣，一般生物难以适应，生物复杂性相对较低，适合阐明地球化学和生物学间的相互作用进程，目前已成为微生物生态、进化和环境适应等研究的重要场所。目前主要研究的极端环境类型有极端温度、极端酸碱度、极端盐度和极端压力等。

一、极端温度生境

（一）高温

高温生境主要有陆地地热喷泉、陆地火山附近、浅海底热泉和深海火山口、堆肥、家庭及工业上使用的热水及冷却水等。世界上比较著名的温泉如俄罗斯堪察加边疆区的温泉（水温 57～90℃）、美国黄石国家公园的温泉（水温 40～93℃）均有嗜热菌被分离出来。黄石国家公园的温泉水温已接近沸点，嗜热菌产生的色素使得温泉成为一道独特的美景。已证明大洋底部温泉喷口 250～300℃

的高温高压条件下有嗜热菌生存。在温度相对较低的温泉中（50～60℃）相较于高温嗜热环境而言，也存在某些嗜热的真菌和藻类。

嗜热微生物生活的环境主要有两类：一类为酸性富硫型，一般分布在活火山附近或海底，为酸性土壤和酸性温泉，因为这些环境溶解氧很少，所以微生物代谢只能在氧化硫成为硫酸的化学反应过程中获得能量；另一类为中性到碱性的淡水温泉或间歇型喷泉，在这些环境中发现了利用氧化硫或硫化物的嗜热细菌以及不形成芽胞的好氧嗜热细菌。此外，燃煤、受阳光照射的土壤、水域以及生物自热类的堆肥、干草、枯叶和粪便等环境也可达到相当高的温度，但持续的时间相对短暂，只对生长繁殖迅速的芽胞杆菌有利。

（二）低温

嗜冷微生物存在的主要自然低温生境有极地、冰川、深海、寒冷水体、高海拔大气层、终年积雪的高山和冷冻土壤等。另外，还有许多人造低温环境，如冷库、冰箱等，生存于其中的嗜冷菌与人类日常生活和健康密切相关。

地球上约 80% 以上的生物圈为永久性低温地区（常年低于 5℃），包括 90% 的两极海洋地区、常年积雪的高山、冰川、极地和高山湖泊、温带湖泊湖底的静水层等。温带土壤、部分海洋和湖泊表层、洞穴等环境温度随季节变化，为非永久性低温地区。根据温度变化程度的大小，可将低温环境分为稳定低温环境和不稳定低温环境，其中生存着大量的嗜冷菌。从稳定低温环境（深海和冰洞）分离的嗜冷菌通常为专性嗜冷菌，从不稳定低温环境中分离的为兼性嗜冷菌，其生长的温度范围较宽，在低温生境下也有较强的生存能力，但难以分离到专性嗜冷菌。

二、极端酸碱度生境

（一）高酸

高酸生境是指 pH 在 5 以下的酸性环境。嗜酸微生物主要分布于酸性矿水、酸性温泉、硫矿山、硫酸池和生物沥滤堆等自然或人工酸性环境。在自然环境中某些湖泊、泥炭土、酸性沼泽属于温和的酸性环境（pH 3～4），极端的酸性环境包括酸性矿水、酸性热泉和酸性土壤等，在这些环境中存在硫或其化合物形成的产酸条件，分布其中的极端嗜酸菌的最适 pH 在 2.5 左右，中性条件下不能生长。

（二）高碱

高碱生境一般指 pH 9 以上的生境，可由地质和气候因素形成，也可由硫酸盐还原或光合作用等生物代谢或食品加工、制革等工业过程形成。因大气中 CO_2 的缓冲作用，由生物代谢和工业因素造成的高碱环境并不稳定。自然界存在的高碱环境有两种类型，一类是存在于美国加利福尼亚州等地区地下水中的高 Ca^{2+} 环境；另一类是碳酸钠型盐碱湖和盐碱沙漠，它们是自然界中主要的高碱环境。耐碱微生物能在 pH 9 以上的生境中生长，而最适酸碱度为中性或接近中性；兼性嗜碱细菌的最适生长 pH≥10，但在中性 pH 条件下亦能生长；专性嗜碱微生物的最适生长 pH＞10，可在 pH 11～12 的条件下生长，但在中性 pH 或 pH＜8.5 的生长条件下不能生长。嗜碱微生物分布广泛，在碱湖、碳酸盐湖、碳酸盐沙漠、昆虫后肠、富含碳酸盐土壤及铝土矿加工厂、水泥厂等一些自然或人为的高碱环境中，甚至在一些中性环境或酸性环境中，均可分离出嗜碱微生物。

三、高盐生境

高盐生境是指含盐浓度在 2% 以上，甚至接近饱和浓度 NaCl 的生境，如海洋、盐湖、盐矿、晒盐场和用盐保藏的腌制食物等。盐湖是盐浓度较高的自然环境，如我国的青海湖、美国犹他州的大盐湖及位于以色列、巴勒斯坦、约旦交界的死海等。死海盐浓度为 30%～33.2%，其盐分为一般海水的 8.6 倍，水域中呈紫红色片状的"云雾"就是嗜盐菌的聚集之地。嗜盐菌能够在盐浓度为 15%～20% 的环境中生长，有的甚至能在 32% 的盐水中生长。在接近饱和的盐浓度环境中，也能分离到少数极端嗜盐菌，如盐杆菌属和盐球菌属中的几个种。

四、高压生境

常压环境中存活的微生物在 200～600atm 的高压环境时，其蛋白质合成、物质能量传递和酶的代谢活性被抑制，可致微生物死亡。在海洋深处以及深油井中分布着嗜压微生物，可在高于 1 000atm 的高压环境中存活，但在常压环境中却不能生存。曾从太平洋靠近菲律宾的马里亚纳海沟 10 897m 深的海底分离到嗜压细菌。深海环境中最常见的为希瓦氏菌属（*Shewanella*）的细菌。从海底分离出的一株深海假单胞菌（*Pseudomonas bathycetes*）在 $1.013×10^8$Pa、3℃下培养，4 个月后开始繁殖，33 天后菌量倍增，一年后达到静止期。深海是高压低温区域，深海微生物嗜压并嗜冷。从深 3 500m、压强 $4.05×10^7$Pa、温度 60～105℃ 的油井中可分离到一种嗜压并嗜热的硫酸盐还原菌。

五、高辐射生境

辐射可分为非电离辐射（包括紫外线、可见光和红外线）和电离辐射（包括 X 射线和 γ 射线）。自然界中广泛分布着抗辐射的微生物，不同微生物的抗辐射能力差别较大，即使同种抗辐射微生物的不同菌株的抗辐射能力也存在差异。能耐受辐射并生存的微生物被称为抗辐射微生物，该类微生物对辐射仅有抗性或耐受性，并不是嗜辐射微生物，即不是"嗜好"。已从放射线照射杀菌的食品、医疗器械或饲料中分离到了多种抗辐射微生物。

第二节　极端环境微生物来源、种类及卫生学意义

新的组学和基因标记研究揭示了极端生境中的微生物群，发现了大量、多样的未能培养的微生物，明确极端条件下古菌通常会占据优势。古菌是一种单细胞原核细胞型微生物，常存在于各种极端环境中，其细胞结构与细菌不同，细胞壁不含二氨基庚二酸、D-氨基酸和胞壁酸，革兰氏阳性古菌的细胞壁含有各种复杂的多聚体，如假肽聚糖或复杂聚多糖等，革兰氏阴性古菌含蛋白质或糖蛋白亚基的表层，细胞膜脂质是非皂化性甘油二醚的磷脂和糖脂的衍生物。

一、嗜热微生物

（一）嗜热微生物的来源及种类

嗜热微生物（thermophilic microorganism）是一类最适生长温度高于 45℃ 的微生物。嗜热微生物可来源于温泉、堆肥、地热区土壤、工厂高温废水排放区、火山及海底火山地、强烈太阳辐射加热的地面以及热水器等环境中。

嗜热微生物的种类多样，按微生物生长的耐热程度不同，微生物可分为 5 个不同类群：

1. 兼性嗜热菌（facultative thermophile）　最高生长温度在 50～65℃ 之间，也能在低于 30℃ 条件下生长；

2. 专性嗜热菌（obligate thermophile）　最适生长温度在 65～70℃，不能在低于 40～42℃ 条件下生长；

3. 极端嗜热菌（extreme thermophile）　最高生长温度高于70℃，最适温度高于65℃，最低温度高于40℃；

4. 超嗜热菌（hyperthermophile）　最适生长温度在80～110℃，最低生长温度在55℃左右。

嗜热微生物主要是细菌和古菌，其次为放线菌和真菌等。嗜热细菌有水栖嗜热菌（*Thermus aquaticus*）、嗜热脂肪芽胞杆菌（*Bacillus stearothermophilus*）、嗜热硫叶菌（*Sulfolobus acidocaldarius*）、异型嗜热菌、热网菌属（*Pyrodictium*）、热盘菌属（*Thermodiscus*）、甲烷嗜热菌（*Methanopyrus*）和热解糖梭菌（*Clostridium thermosaccharolyticum*）等。甲烷嗜热菌（*Methanopyrus*）是所有已知可培养的超嗜热古菌中最古老的菌，其中坎氏甲烷嗜热菌（*Methanopyrus kandleri*）在生长压力为20MPa时最高生长温度为122℃。嗜热放线菌有高温单孢菌（*Thermomonospora*）、嗜热高温放线菌（*Thermoactinomyces thermophilus*）等。嗜热真菌有白地霉（*Geotrichum candidum*）、烟曲霉（*Aspergillus fumigatus*）、微小毛壳菌（*Chaetomium microsporum*）和橙色嗜热子囊菌（*Thermoascus aurantiacus*）等。

（二）嗜热微生物的特点

嗜热微生物种类多样、形态各异，它们可分为自养型和异养型，并且有需氧、兼性厌氧和专性厌氧型之分。美国印第安纳大学的布洛克（Thomas D. Brock，1926—2021）从美国黄石国家公园的热泉中，首次分离到一株水生栖热菌，属于极端嗜热细菌，此菌可在高于80℃的热泉水中生长。20多年后，从该菌中分离纯化的Taq DNA聚合酶成为分子生物学领域最有用的工具酶之一，可用于PCR反应体外扩增DNA。1983年，Barrou等在太平洋海底发现了可在250～300℃高温下生长的微生物。海底高温体系位于浅滩和深海处，由温度大约在400℃以上的热喷气口、热泉、热的沉积物和深海火山口组成。这些高温体系中栖息的嗜热菌有热球菌目（Thermococcales）、甲烷球菌目（Methanococcales）、古生球菌目（Archaeoglobales）和栖热袍菌目（Thermotogales）。至今在深海区仅分离到甲烷嗜热菌属（*Methanothermus*）的细菌，在浅海区可广泛分离到产液菌属（*Aquifex*）的细菌。有证据表明，在冷的海水中有超嗜热微生物存在，尽管它们不能生长繁殖，但能以一种休眠状态存活多年。目前已发现的嗜热菌有140多种，分属于70个菌属。

嗜热微生物的细胞膜组成、嗜热蛋白和嗜热酶、遗传物质结构的稳定性等都与常温微生物不同。嗜热细菌的细胞膜富含饱和脂肪酸，嗜热古菌利用单脂层来构建细胞膜，从而使膜能在高温下保持稳定并具有功能；嗜热菌生产热休克蛋白和热稳定蛋白，一些超嗜热细菌和古菌具有特异性的逆促旋酶，能诱导脱氧核糖核酸形成正性超螺旋，在高温下维持双链螺旋结构，核酸中的GC含量高，也有助于DNA的抗热性；核糖体抗热性高，使得蛋白质合成系统具热稳定性。

已发现的极端嗜热菌大多为古菌，污泥、温泉和深海地热海水中，生活着能产甲烷的嗜热细菌，其所处环境呈高温、高盐、高压，在实验室很难分离和培养。而嗜热真菌通常分布于堆肥、干草堆和碎木堆等高温环境中，有助于有机物降解。耐热菌、兼性嗜热微生物、专性嗜热微生物和极端嗜热微生物主要是细菌（真细菌），而超嗜热微生物大部分是古菌，但真细菌中也有，如海栖热袍菌。

（三）嗜热微生物的卫生学意义

嗜热脂肪芽胞杆菌（*Bacillus stearothermophilus*），栖居于土壤中，芽胞分布于各个气候带，能在65℃生长，在发热的堆积物中迅速繁殖。当食物适当升高温度时，其营养体生长很快，冷却到室温，营养体即失去活性，可在食品罐头中生长，造成"平酸"（flat sour，即产酸不产气）的环境。

由于嗜热菌具有特殊的代谢机制，具有更高热稳定性的酶，可开发应用于食品、化工、制药等方面。嗜热菌研究中最引人注目的成果之一就是将水栖嗜热菌中耐热的Taq DNA聚合酶广泛用于基因工程的研究之中，给基因工程带来革命性的进步。卡里·穆利斯（Kary Mullis）在Taq DNA聚合酶和 PCR 技术领域作出了开创性贡献,因此获得诺贝尔奖。嗜热菌在生物冶金方面的研究和开发主要集中于处理金属硫化矿。嗜热菌在高温条件下具有强大的生物降解能力,具有较强的生物转化功能,使有机物无机化。长白山闪烁杆菌(*Fervidobacterium changbaicum*)的嗜热脂肪酶具有显著的甘油三酯水解活性。海栖热袍菌(*Thermotoga maritima*)的 α-淀粉酶能低成本地促进淀粉转化为可发酵糖。在医药工业中,利用嗜热菌获得了多种抗生素,其中热红菌素及热绿链菌素已实现工业化生产,并在医药领域得到应用。

嗜热菌不仅在基础生物学理论研究方面具有价值,在应用开发方面也有着广阔的前景:①在基因工程领域中,嗜热菌可为基因工程菌的建立提供特异性基因。从嗜热菌中提取的耐高温酶类,也是生物工程不可缺少的重要工具;②在发酵工业中,可以利用嗜热菌的耐高温特性,提高反应温度,增大反应速度,减少中温型杂菌污染的机会;③在污水处理中,利用嗜热菌对废水废料进行厌氧处理,可提高反应速度,杀灭污水污物中的病原微生物;④在生物能源领域中,嗜热菌中的氢化酶具备催化生物质产生氢气的能力,如海栖热袍菌、新阿波罗栖热袍菌(*Thermotoga neopolitana*)和埃氏栖热袍菌(*Thermotoga elfii*)等菌,这为生物质转化为燃料产品提供了资源储备;⑤在采矿业中,利用嗜热菌对某些矿物特殊的浸溶能力,以及对某些金属较强的耐受能力,为矿产资源(如黄铜矿、辉钼矿)提供了重要的开采工具;⑥嗜热菌可用于生物降解塑料的生产,将可再生原料有效地转化为聚羟基烷酸酯(PHA),取代传统的石油基塑料,为解决塑料污染问题提供新方案。

二、嗜冷微生物

(一)嗜冷微生物的种类

在南北两极、高山、冰川、高海拔大气层、海洋深处和土壤等低温环境中生活着一类微生物,称为冷适应微生物,根据其生长的温度特性可分为嗜冷微生物(psychrophile)和耐冷微生物(psychrotroph)两种。嗜冷微生物(psychrophile)是一类必须生活在低温条件下,最高生长温度不超过 20℃,最适生长温度≤15℃,在 0℃及以下可生长繁殖的微生物。耐冷微生物指最高生存温度＞20℃,最适生长温度＞15℃,在 5℃以下有生长能力的微生物,不考虑其最适和最高生长温度,从常冷到不稳定的低温环境中均可分离到。从冰箱内存放的豆制品、猪肉、蔬菜等食品中可分离到产生不良气味的耐冷细菌,可在 5℃以下生长,产生不良气味的原因是细菌在生长过程中,产生了 H_2S、NH_3 和一些挥发性有机酸等代谢产物。

已发现的嗜冷微生物有真细菌、蓝细菌、酵母菌、真菌和藻类及嗜冷古菌,有自养也有异养,有好氧也有厌氧,研究最多的是真细菌。常见的嗜冷微生物有芽胞杆菌属(*Bacillus*)、分枝杆菌属(*Mycobacterium*)、微球菌属(*Micrococcus*)、假单胞菌属(*Pseudomonas*)、黄杆菌属(*Flavobacterium*)、耶尔森菌(*Yersinia*)、产碱杆菌属(*Alcaligenes*)、弧菌属(*Vibrio*)和螺菌属(*Spirillum*)等细菌,链霉菌属、诺卡菌属等放线菌,还有酵母菌、真菌和藻类。

(二)嗜冷微生物和耐冷微生物的特点

通常低温可使细胞膜流动性变差,嗜冷微生物细胞壁厚,细胞膜含有较高的不饱和脂肪酸,且其含量会随温度的降低而增加,因此在低温下细胞膜保持着半流动性;嗜冷菌可产生多种嗜冷同工酶,酶中性氨基酸含量增加,使酶在低温下仍保持活性,使其能在低温下不断从外界环境中吸收营养物质。该菌对温度的变化很敏感,20℃以上很快死亡,因此,其适应的温度范围较窄。嗜冷微生物数量很少,即使在南北两极分离到的微生物中所占的比例也很少。耐冷菌在冷水中、冰箱中可大量存在,能在较宽的温度范围内生长,在许多低温环境中均可分离到。

在适应低温机制上,嗜冷菌和耐冷菌有一定的差异。在存在丰富底物的条件下,嗜冷菌在0℃的生长要超过耐冷菌,其适应低温的机制主要有以下几方面:①嗜冷菌能在温度较低的环境中生存,与其细胞膜对温度变化的适应及特殊的蛋白质有关。嗜冷菌可以通过改变细胞膜脂类的组成来适应低温环境,如增加不饱和脂肪酸含量。②缩短酰基链的长度,增加脂肪酸支链的比例和减少环状脂肪酸的比例等,从而为膜的流动性提供了基础,如嗜冷菌能在2℃转运葡萄糖。③产生相容性溶冻保护溶质、抗冻蛋白和冰核蛋白、胞外聚合物以及生物表面活性剂来应对冷冻。④蛋白质和RNA分子伴侣促进蛋白质和RNA在低温下有效折叠和保持结构上的稳定性。⑤嗜冷菌中的酶在低温下具有很高的活性,保持了嗜冷菌在低温下生命活动的正常进行。⑥嗜冷菌在0℃下具有合成蛋白质和其他分子的能力,合成冷适应蛋白质、冷休克蛋白质、抗冻剂和冰结合蛋白质以及渗透物。⑦冷休克蛋白(cold shock protein,CSP)的产生使得冷休克基因能正常表达。⑧进入休眠状态限制代谢活动。

（三）嗜冷微生物的卫生学意义

嗜冷菌的发现打破了科学家认为在低温下生物降解基本停止或可以忽略的看法,实际上在低温条件下大多数有机物均能被嗜冷微生物降解。嗜冷微生物是冷藏食品和冷藏血浆的大敌。饮水、食品运载工具和冰箱常受嗜冷性致病菌污染,可引起胃肠炎。1982年,美国暴发一起波及三个州的胃肠炎,调查结果表明与饮用牛奶有关,是因为该消毒牛奶的运载工具污染了小肠结肠炎耶尔森菌(*Yersinia enterocolitica*)所致。小肠结肠炎耶尔森菌耐寒力强,在0℃以下仍能生长繁殖,可污染各种蔬菜、水果。食用贮于冰箱的污染食物,可能引发耶氏菌肠炎,其症状与一般肠炎相似,包括腹泻、腹痛、恶心和呕吐等,但症状更重,通常被称为"冰箱病"。冰箱的排气口或蒸发器内,常有霉菌生长繁殖,其孢子或菌丝散布在室内空气中,通过呼吸进入肺部,可引起过敏性肺炎。

在食品加工方面,嗜冷微生物的低温酶具有重要应用价值,其中以脂肪酶和蛋白酶最具潜力。脂酶可应用于许多方面,如作为食品的风味改变酶、去污剂添加物或立体特异性催化剂等。不饱和脂肪酸对人类健康有重要作用,一般从植物种子和鱼油中摄取不饱和脂肪酸,但产量受资源和生产周期限制,采用微生物发酵生产可弥补这一不足。嗜冷菌细胞膜不饱和脂肪酸含量较高,是不饱和脂肪酸的一个新的来源。适冷性β-半乳糖苷酶可用于生产低乳糖牛奶(用于乳糖不耐受个体的乳制品),可以在低温(<10℃)条件下有效水解乳糖,显著节约生产过程所需时间,还将有效降低嗜中温微生物污染风险。致病性嗜冷菌易污染冷藏食品,其中一些菌株还能产生耐热毒素,对人类健康造成威胁,对嗜冷菌的研究有助于更有效地控制这类微生物对食品的污染。

在医药方面,嗜冷微生物的部分生物活性分子具有抗菌活性,是新型抗生素生产的重要微生物资源。

在环境保护方面,嗜冷微生物具有广泛的重金属抗性和碳氢化合物降解能力,通过嗜冷微生物特有的冷适应酶提高寒冷环境中污染物生物降解能力,不但可使大规模的牲畜粪便厌氧、耐冷、分批消化成为可能,同时也使低温下鱼类加工厂中大量油渣及寒冷地区污染物的生物降解成为可能。

三、嗜酸微生物

（一）嗜酸微生物的种类

自然界存在许多强酸环境,如废煤堆及其排出水、酸性温泉、废铜矿、生物沥滤堆及酸性土壤等,许多微生物的代谢活动也会产生酸性环境。生长最适pH在4以下,在中性pH条件不能生长的微生物被称为嗜酸微生物(acidophilic microorganism)。一般认为,极端嗜酸微生物是指那些生长pH

上限为 3.0,最适生长 pH 在 1.0～2.5 之间的微生物,多分布在金属硫矿床酸性矿水、生物沥滤堆、煤矿床酸性矿水以及含硫温泉和土壤中。

嗜酸微生物包括原核微生物和真核微生物两大类,其中嗜酸原核微生物按生长的温度范围不同又可划分成常温型、中温型和高温型。在常温嗜酸原核微生物中研究较多的是化能自养型氧化亚铁硫杆菌(*Thiobacillus ferrooxidans*)、氧化硫硫杆菌(*Thiobacillus thiooxidans*)以及呈弯曲螺旋状的氧化亚铁钩端螺旋体(*Leptospirillum ferrooxidans*)。

嗜酸细菌主要包括自养型嗜酸细菌和异养型嗜酸细菌,如隐蔽嗜酸菌(*Acidiphilium cryptum*)等,嗜酸真核生物包括嗜酸酵母、丝状真菌及少数的藻类。多数情况下,嗜酸菌亦是嗜高温菌。嗜酸菌菌体内的 H^+ 浓度呈中性或近于中性,因此体内酶并不嗜酸。极端嗜酸微生物有自养菌氧化硫硫杆菌和氧化亚铁硫杆菌、能够氧化铁的钩端螺旋体(*Leptospira*)、嗜酸嗜热的芽胞杆菌(*Bacillus*)、嗜酸热原体(*Thermoplasma acidophilum*)等和真核微生物,如椭圆酵母、红酵母等。嗜酸硫杆菌(*Thiobacillus acidophilus*)是一种能进行化能自养和化能异养生长的细菌,最适生长 pH 在 3.0～3.5之间。头孢菌(*Cephalosporium*)是迄今发现的抗酸能力最强的微生物,能在 1.25mol/L 的硫酸中生长,并要求培养基中含有 4% 的硫酸铜。

（二）嗜酸微生物的特点

嗜酸菌的酸适应性主要依赖于细胞膜的功能。在酸性环境中,细胞膜能够有效限制质子流入细胞质,同时通过反向膜电位促进过量质子的流出。此外,嗜酸菌利用细胞质中的缓冲机制来维持细胞内的酸碱度,通过“铁铆钉”稳定蛋白质的结构和酶的功能。当质子进入细胞质后,会通过伴侣蛋白修复由低 pH 引起的 DNA 和蛋白质损伤。另一方面,嗜酸菌促进有毒金属从细胞质中排出,通过细胞内或细胞外结合来隔离金属,从而降低金属的毒性。嗜酸菌还可以将有毒金属转化为毒性较低的形式,且通过与硫酸盐络合的方式阻止金属离子进入细胞,同时建立内部细胞质的阳性跨膜电位,增强对金属流入的被动耐受性。

澳大利亚科学家巴里·马歇尔和罗宾·沃伦发现了幽门螺杆菌(*Helicobacter pylori*,Hp),可导致胃炎和胃溃疡,于 2005 年获得了诺贝尔生理学或医学奖。幽门螺杆菌是一种典型的极端环境下的微生物,它适应于胃液的强酸环境,是一种嗜酸微生物。幽门螺杆菌是目前所知能够在人胃中生存的唯一微生物种类。该菌是一种革兰氏阴性杆菌,为 S 形或弧形弯曲,菌体长为 $3\mu m$,宽为 $0.5\mu m$,一端长有 2～6 根长约 3～5μm 的鞭毛,可以使细菌方便地穿过胃黏膜而定居于胃上皮细胞,又能产生大量尿素酶用以分解尿素,在菌体周围形成一层碱性的“氨云”,可以抵抗胃中的酸性环境,免受胃酸杀死。

（三）嗜酸微生物的卫生学意义

嗜酸微生物(尤其是无机自养型细菌)在低品位矿微生物沥滤回收贵重金属、原煤脱硫及环保等方面具有重要应用价值,如嗜热嗜酸菌(如硫化菌)既能脱除煤中无机硫也能脱除有机硫。嗜酸硫杆菌还可以用来处理含硫废气、改良土壤。从嗜酸菌中可以分离到在酸性环境下稳定的酶,这些酶在工业领域具有广泛应用。例如传统淀粉工业所用 α- 淀粉酶最适酶活性条件为 95℃、pH 6.8,不适于 pH 条件(pH 3.2～4.5)的天然淀粉工业生产,来源于酸热脂环酸芽胞杆菌(*Alicyclobacillus acidocaldarius*)和酸居芽胞杆菌(*Bacillus acidicola*)的酸稳定 α- 淀粉酶以及来源于嗜酸热原体(*Thermoplasma acidophilum*)等嗜热嗜酸菌的葡萄糖淀粉酶在淀粉工业中应用广泛。此外,嗜酸嗜热菌是耐热酶生产来源,目前已分离出一些耐高温酶如乙醇脱氢酶、β-半乳糖苷酶和苹果酸脱氢酶等。这些酶具有高水平热稳定性和突变性,既可以使工业生产过程能在高温下进行,又可以减少生物污染,其研究和应用将开拓酶工业的新领域。嗜酸热古菌是地球上最古老的生命形式之一,对其进行研究可揭示生命起源和生物演化的奥秘。

四、嗜碱微生物

(一)嗜碱微生物的种类

一般把最适生长 pH 在 8.0 以上,通常 pH 在 9~10 之间的微生物称为嗜碱微生物(alkalinophilic microorganism),而能在高 pH 条件下生长,但最适值并不在碱性 pH 范围的微生物被称为耐碱菌(alkalitolerant)。在嗜碱菌中,有些菌在 pH 中性或以下不能生长,最适生长 pH>10,可在 pH 11~12 的条件下生长,被称为专性嗜碱菌(obligate alkaliphiles);有些菌在 pH 中性或以下可以生长,被称为兼性嗜碱菌(facultative alkaliphiles)。嗜碱菌生存的自然环境是碳酸盐湖及碳酸盐荒漠、极端碱性湖,如肯尼亚的马加迪(Magadi)湖、埃及的瓦迪纳特伦(Wadi al-Natrun)碱湖、中国内蒙古的查干诺尔盐湖等,人为碱性环境包括石灰水以及电镀加工、铝土矿加工、水泥制造等工业产生的碱性废液和污水等。自从 1928 年 Downie 发现第一个嗜碱菌粪链球菌(*Streptococcus faecalis*)以来,大量不同类型的嗜碱菌已经从土壤、碱湖、碱性泉甚至海洋中分离获得。嗜碱菌种类繁多,包括细菌、真菌和古菌,其中常见的主要有芽胞杆菌属(*Bacillus*)、微球菌属(*Micrococcus*)、假单胞菌属(*Pseudomonas*)、链霉菌属(*Streptomyces*)、酵母、丝状真菌及古菌。在高 pH 的碱水泉中,曾分离出一种黄杆菌(*Flavobacterium*),它在 pH 11.4 的条件下生长良好。在石灰湖出现富营养化的水体中,许多蓝细菌也是嗜碱菌,最适生长 pH 在 9~10 之间,有一种蓝细菌甚至能在 pH 13 的强碱条件下生长,是迄今发现的抗碱值最高的微生物。这些嗜碱微生物除了嗜碱特性外,可能还同时具备嗜盐、嗜热或嗜冷等特性。根据其生理特点主要分为四类。①嗜碱菌:包括好氧嗜碱菌和厌氧嗜碱菌两个生理类群,后者的有些种同时是嗜热的,如霍氏厌氧分枝杆菌(*Anaerobranca horikoshii*)、嗜碱热球菌(*Thermococcus alcaliphilus*)和争论梭状芽胞杆菌(*Clostridium paradoxum*)等;②嗜盐嗜碱菌:这类嗜碱菌主要分布于高盐高碱环境中,如从马加迪湖分离到的液泡嗜盐碱杆菌(*Natronobacterium vacuolatum*),从我国西藏纯碱湖中分离到的特腊帕尼盐杆菌(*Halorubrum trapanicum*)和亚洲嗜盐碱杆菌(*Natrialba asiatica*)等;③产甲烷细菌:如专性嗜碱、甲基营养的朱丽娜盐地甲烷菌(*Methanosalsum zhilinae*);④嗜碱蓝细菌:如集胞藻(*Synechocystis* sp.)和喜钙念珠藻(*Nostoc calcicola*)等。

(二)嗜碱微生物的特点

嗜碱菌多数生活在盐湖或碱湖、碱池中,可以在 pH 10~11 条件下生长,但胞内要维持 pH 9 以下,这种适应主要取决于细胞壁所起的屏障作用和细胞膜对 pH 的调节作用。嗜碱芽胞杆菌(*Bacillus alcalophilus*)的原生质体在碱性环境中是不稳定的,因此有人认为细胞壁在保护细胞免受碱伤害中扮演重要角色。对嗜碱芽胞杆菌细胞壁成分进行分析,并与枯草芽胞杆菌的细胞壁组分对比后发现,除了肽聚糖外,嗜碱芽胞杆菌细胞壁上还含有一些酸性物质,如半乳糖醛酸、葡糖醛酸、谷氨酸、天冬氨酸和磷酸等,这些酸性物质带有负电荷,因此细胞表面可以吸附 Na^+ 和水合 H^+,并排斥 OH^-。为进一步维持细胞质膜表面的 pH 在 9.0 以下,质膜上的 Na^+/H^+ 反向载体系统和 ATP 驱动的 H^+ 泵将 H^+ 排入细胞质内以恢复并维持细胞内的酸碱平衡,从而保证生命大分子物质的活性和生理代谢活动的正常进行。

(三)嗜碱微生物的卫生学意义

嗜碱菌作为一类有着特殊生理特征的微生物,在环境的原位修复及元素地球化学循环方面有重要意义,如金属还原嗜碱菌(*Alkaliphilus metalliredigens*)可用于修复被 Fe、Mn、Cr 等金属污染的碱性环境。从碱性富砷(As)的盐湖中分离出的两种可转化 As 的还原嗜碱菌,能够利用 As 作为电子受体,通过改变砷的价态来影响和改变砷在自然环境中的分布以及对其他生物的毒性。来源于嗜碱菌的各种酶已广泛应用,如应用于皮革脱脂、造纸木浆脱脂、水产品脱脂的碱性脂肪酶,用于洗涤剂添加物的碱蛋白酶和碱性纤维酶,以及用于纺织品脱胶、退浆的碱性果胶酶和碱性淀粉酶等。嗜碱菌不仅在工业应用上具有优势,还可作为研究生命原理的模式系统,如膜交换机制、蛋白质结构与功能等。

五、嗜盐微生物

(一)嗜盐微生物(halophilic microorganism)的种类

在自然界中,有许多含有高浓度盐分的环境,如美国犹他大盐湖(盐度为 15%～28.8%)、死海(盐度为 30%～33.2%)、里海(盐度为 12%～13%)、海湾和沿海的礁石池塘等,此外还有盐场、盐矿和用盐腌制的食品,海水中含有约 3.5% 的氯化钠,是一般的含盐环境。在这些高盐环境中存在许多抗高渗透压微生物,即嗜盐微生物。根据微生物生长对盐需求的不同,分为嗜盐微生物和非嗜盐微生物,非嗜盐菌在盐浓度<2% 时生长。嗜盐微生物又分为:

1. 弱嗜盐微生物　最适生长盐浓度(3% NaCl)为 0.2～0.5mol/L,大多海洋微生物都属于这个类群,还包括肠道细菌和各种微藻,如伸长盐单胞菌(*Halomonas elongata*)和绿色杜氏藻(*Dunaliella viridis*)。

2. 中度嗜盐微生物　最适生长盐浓度(3%～12% NaCl)为 0.5～2.5mol/L,从许多含盐浓度高的环境中都可以分离到这个类群的微生物。主要包括某些真细菌、蓝细菌和微藻,如盐拟杆菌(*Halobacteroides* sp.)和芽胞盐杆菌(*Sporohalobacter* sp.)等。

3. 极端嗜盐微生物　最适生长盐浓度(12%～30% NaCl)为 2.5～5.2mol/L,大多数此类微生物生长在高盐环境中,已经分离出来的主要有藻类(盐生杜氏藻、绿生杜氏藻)和细菌(盐杆菌,如红皮盐杆菌、盐沼盐古杆菌;盐球菌,如鳕盐球菌),它们属于古细菌。

嗜盐菌主要有弧菌、盐杆菌(*Halobacterium*)和盐球菌(*Halococcus*)属中的几个种,尚有少数其他的细菌和藻类。盐杆菌细胞含有红色素,所以在盐湖和死海中大量生长时,会使这些环境出现红色。一些嗜盐细菌的细胞中有紫膜(purple membrane),膜中含有一种蛋白质,称为嗜盐菌视紫红质,该物质能吸收太阳光的能量。

(二)嗜盐微生物的特点

嗜盐菌采用胞内积累高浓度钾离子(4～5mol/L)同时排出钠离子来对抗胞外的高渗环境,通过细胞膜上的 H^+/Na^+ 反向载体调节细胞内外 K^+ 和 Na^+ 的平衡,并通过膜上的细菌视紫红质实现能量的初级转换。此为嗜盐菌的"盐入"策略,主要见于古菌。中度嗜盐微生物,如嗜盐真核生物和嗜盐产甲烷菌,其嗜盐机理在于产生的代谢衍生物,如某些氨基酸、甜菜碱、3-羟基-1-甲基吡啶、6-羟基-1-羧基-3-甲基吡啶和其他小分子有机物,可抵抗细胞外的高渗透压,但不影响细胞的代谢功能。此为嗜盐菌的"盐析"策略,主要见于细菌和真核生物。此外,当细胞外盐浓度升高时,中度嗜盐微生物细胞内的中性磷脂转化为带负电的磷脂,一方面有利于和细胞外的 Na^+ 结合,实现电荷平衡,另一方面还可保持细胞膜的脂质双分子层结构,实现膜的完整性,抵御外界较高的渗透压。

(三)嗜盐微生物的卫生学意义

嗜盐菌由于其特殊的生存机制,在揭示生物圈与地圈协同演化的奥秘、古环境变迁及生物进化方面有重大科学意义。嗜盐菌适合在盐沉积环境中生长,在靠近美国新墨西哥州卡尔斯巴德(Carlsbad)洞窟国家公园的二叠系沉积层中分离出多种未曾被发现过的嗜盐古菌,而采集样品的区域在地质时期没有被扰动过,从地下深部分离出的古菌对了解二叠系时期的古环境有重要作用,并可用于考察物种的演变历史,是研究生物进化的活化石。

嗜盐菌可引起食品腐败和食物中毒,如副溶血性弧菌通过污染海产品、咸菜、烤鹅等食品而致病。某些种类的嗜盐性弧菌还可引起人肠道外的感染,如创伤、耳、眼的感染和败血症等。由于某些嗜盐菌不分解蛋白质,被其污染了的食物并不发生腐败,所以食物无臭味,因此往往不易被发现。

利用嗜盐微生物可生产聚离化合物,如胞外多糖、聚羟基丁酸等可用于可降解生物材料的开发,还可生产食用蛋白添加剂、表面活性剂、调味剂、保健食品强化剂及酶保护剂。嗜盐微生物还可用于高盐污水的处理、海水淡化、盐碱地开发利用以及能源开发等,如嗜盐微生物产生的表面活性剂和胞外多糖可用于土壤和水体的生物修复,产生表面活性剂的嗜盐和耐盐微生物被认为是加速盐渍地碳氢化合物污染修复的关键因素。

某些嗜盐菌能产生类胡萝卜素、胡萝卜素和 γ-亚油酸等成分,它们不仅是人体内维生素 A 的前体,还是食品加工的天然色素,还可预防癌症、心血管疾病及阿尔茨海默病。嗜盐古菌的紫膜中的视紫红质分子能够通过构型的改变存储信息,并具有广泛的酸碱度和温度耐受范围,是未来制造生物计算机芯片的理想材料,同时这种蛋白构型的改变能产生可供检测的电信号,为进一步的光控技术带来了希望。

六、嗜压微生物

(一)嗜压微生物的种类

需要高压才能良好生长的微生物称嗜压微生物(barophilic microorganism)。最适生长压力为正常压力,但能耐受高压的微生物被称为耐压微生物。高压环境主要存在于深海、深油井和地下煤矿等,有着与陆地截然不同的生境(高压和低温)。就海洋生境来说,目前深海压力适应菌可分为 3 类。①兼性嗜压菌:可以在高于 4×10^7Pa 压力条件下生长,最适生长压力高于常压;②专性嗜压菌:最适生长压力大于 4×10^7Pa,在 1atm 下不能生长;③极端嗜压菌:最适生长压力大于 7×10^7Pa,在低于 4×10^7Pa 压力下不能生长。

耐压微生物(barotolerant microorganism)最适生长压力小于 4×10^7Pa。嗜压菌与耐压菌不同,前者必须生活在高静水压的条件下,如海洋深处和海底沉积物平均水平超过 4×10^7Pa。已知嗜压细菌有微球菌属、芽胞杆菌属、弧菌属、螺菌属和假单胞菌属等,还发现有嗜压酵母菌。从深海底部 1×10^8Pa 处分离到耐压假单胞菌(*Pseudomonas bathycetes*);从油井深部约 4×10^7Pa 处分离到耐压的硫酸盐还原菌;在太平洋水深 4 000m 处,发现有 4 属酵母菌;在 6 000m 的深海中,可以找到微球菌属(*Micrococcus*)、芽胞杆菌属(*Bacillus*)、弧菌属(*Vibrio*)和螺菌属(*Spirillum*)等。在日本南部海域 1 050～10 897m 处均可分离到嗜压微生物。

(二)嗜压微生物的特点

嗜压微生物多为古菌,一般生活在深海底,能够耐受普通微生物所不能耐受的高压。多数生长在 0.7×10^6～0.8×10^6Pa 的环境中,高的达 1.04×10^6Pa 以上,低于 0.4×10^6～0.8×10^6Pa 则不能生长。目前报道的最耐压的微生物能够生长在 1.3×10^6～1.4×10^6Pa 环境中。嗜压菌有一组能调节压力影响的基因,通过它们减少某些蛋白质的产生率,在压力增加的情况下减少膜的通道,阻止菌体内的糖和其他营养成分扩散到细胞外。对嗜压菌酶的研究发现,高压条件下,酶往往具有更高的特异性,适当的静压力可以增加酶的活性和稳定性。此外,在高压条件下底物的溶解度增加,溶剂的黏度降低,从而提高了物质的传输速率和反应速度,有利于嗜压菌的生存。

（三）嗜压微生物的卫生学意义

嗜压微生物在揭示海洋环境变迁和元素的地球化学循环中起重要作用。由于海底环境具有良好的还原条件、丰富的硫酸根离子和适当的能源供应,存在于海平面以下 10 000m 的深海沉积物中的嗜压硫酸盐还原菌,可参与海洋沉积物中硫酸盐的还原作用,极大促进了硫元素的循环。某些耐压嗜热菌参与了海洋沉积物中金属硫化物的形成,如在东太平洋隆起的热液区,嗜热嗜压的细菌参与了大量锌和铜的硫化矿床的形成。有报道显示,深海采集的锰结核上附着的细菌种群均属嗜压菌,可能在锰结核的形成中起了非常重要的作用。将锰结核置于一个标准大气压(1.013×10⁵Pa)时,其表面细菌种群的特征会发生变化,即由于压力条件的改变,深海特征不再保持。该现象说明,深海中存在的嗜压锰细菌种群随环境压力的变化发生了演替,即极端嗜压菌不能适应压力的变化而衰退,而耐压菌由于有了最适宜的压力环境而迅速成为优势菌群。此外,嗜压微生物还可应用于高压生物反应器以及耐压酶的研制。

第三节　极端环境微生物的利用与防控

极端环境微生物由于其特殊的生物学特性和极端的生境和生态,就目前所知,一般很少对人和动物健康构成威胁。相反,往往可以利用其在极端环境下能生长的特点来为人类生产、生活、医疗卫生保健和科学研究服务。

一、极端环境微生物的检测与分析技术

（一）极端环境微生物的分离培养技术

对极端环境微生物分离培养的难度高于普通微生物,不论是样本的采集与处理、培养基的选择、营养条件的满足、气体条件的适应、形态与生化反应的鉴别还是分子生物学手段的选用等,都将随着其种类的不同而变化。以热网菌属为例,该菌是迄今已知嗜热菌中嗜热性最强的一种,其最适生长温度达 105℃,形态特别,为不规则的盘状,在培养物中呈霉菌菌丝状,交织成网,成层浮于硫晶体表面,丝状体部分中空,不运动,仅供附着于固体物表面用,严格厌氧,在中性 pH 以 H₂ 作为能源,S 作为电子受体,生长温度在 82～110℃,加有机物可促进其生长,(G+C)mol% 为 62%,碱基组成比其他陆生极端嗜热菌的比值都高,因此可根据这些基本特点来设计检验和鉴定程序。

极端环境微生物在分离培养和保藏的各个环节均须注重其生物学特性,采用与此相适应的样品处理、分离、培养、保存方法。如分离高温环境中的微生物时,在高于 60℃ 的温度下应使用 0.8% 的吉兰糖胶代替琼脂,以避免琼脂变性液化。必须保持培养基湿润,通常将分离平板放入塑料袋中,内放水皿以防干燥。提供气体时需考虑好氧菌和厌氧菌的生存;在处理盐湖和盐沼等样品时,进行风干可以提高嗜盐或嗜碱细菌的比例。培养基中可添加不同无机盐以匹配样品的盐成分,且需要采取分开灭菌的方式以避免沉淀。添加氯霉素可抑制嗜盐细菌,提升嗜盐古菌的分离效率;为维持微生物的生理状态,需要在样品预处理和甘油保存溶液中加入 5%～10% 的 NaCl。分离酸性矿山废水中的微生物时,样品需通过 0.22μm 滤膜富集,并减少稀释倍数。采用营养丰富的改良国际放线菌计划培养基 2(international *Streptomyces* projects 2,ISP2)可有效分离出多种放线菌。使用

覆盖技术,通过异养型嗜酸菌的接种,能去除毒素并促进其他微生物的生长,需要注意培养基的灭菌与琼脂替代。从冰川与永久冻土中分离微生物时,样品应先融化,并使用 0.22μm 滤膜进行富集;需要根据不同地区的冷冻土的理化性质,选择适宜的培养基(如 1/4 R2A 或 1/10 TSA)。进行嗜冷微生物分离培养时使用中温,并延长培养时间(至少 2 个月),以促进缓慢生长的嗜冷菌繁殖。添加 3%～5% 的 NaCl 可提升分离菌株的多样性。总之,不同极端环境的特征决定了样品处理和菌株分离培养策略,需要结合具体条件进行适度调整。

（二）极端环境微生物分析新技术

极端环境微生物是一大类超越人们想象力的丰富生物资源,随着分子生物学技术和其他相关技术在微生物分离、检测分析中的应用,越来越多的极端环境微生物被发现。而培养技术水平的发展,使许多微生物从不可培养状态达到了纯培养状态。但极端微生物的研究仍然需要突破传统的分离观念,需注重方法学上的研究。某些特殊情况下纯培养是难以实现的,研究者们正积极探索新的培养技术,例如基于隔离芯片(iChip)的原位培养技术,通过对微生物的特定环境进行模拟,使得一些在传统培养条件下无法生长的微生物得以被培养和分离,此外还有微流控培养技术,可在微观尺度下对复杂流体进行控制、操作和检测,能短时间同时检测多种未培养微生物,还能获得目标微生物的纯培养。共培养、共代谢是极端环境微生物培养的重要方向。针对极端微生物的特殊代谢机制和产物,使某些新的生物技术手段成为可能,是奠定高效率低成本生物技术新工艺的基础。近年来,对极端微生物在分子生物学、基因组学和蛋白质组学等方面的研究已取得诸多重要进展,特别是高通量测序和宏基因组学的应用,使得研究人员能够直接从环境样品中分析微生物群落的组成和功能,而不必依赖于培养进行该类微生物活性物质的探索。

二、极端环境微生物的卫生学问题

极端微生物研究不仅是微生物学发展的重点领域,也得到一些预防医学工作者的广泛关注。由于极端环境微生物生长繁殖常需要极端的环境条件,因而在卫生学上尚未以其作为判定对人和动物危害性的指示微生物。但对于生物医学、工农业生产、生物制药以及食品药品的生产、保存及科学研究却具有重要意义。特别是在冷藏医药和食品时,要注意极端嗜冷菌、嗜盐菌、嗜酸菌和嗜碱菌可能带来的危害。在牛乳、乳制品、肉类、果酒、水果和蔬菜等置于冰箱保存时,嗜冷菌均可在其中生长,造成食物变质,嗜热微生物可在高温消毒不彻底的食品中存活,产毒素型微生物还可引起食物中毒。可应用非致病性嗜热微生物芽胞作为高压蒸汽灭菌的指示微生物。

永久冻土封存着一些古老微生物,如科学家发现的潘多拉病毒是一种已有 4.85 万年历史的巨型病毒。全球变暖和永久冻土融化可能使某些病原微生物释放,通过动物迁徙、食物链等方式传播到其他地区,造成新发传染病,对全球公共卫生构成挑战。因此,需要各国加强公共卫生监测和防控措施,以应对潜在的疫情暴发。

第四节　极端环境微生物的应用与研究前景

极端微生物在地球上分布广泛,它们不仅在生态系统中发挥着重要作用,还为人类提供了丰富的微生物资源。对极端微生物的适应性机理进行深入研究既能够给工农业生产带来新的活性物质,又是太空和深海探险领域的重要研究内容。随着人类生产力水平的不断提高,人类活动涉及的极端环境日益扩大,极端微生物研究的前景广阔。

一、极端环境微生物的应用

（一）极端环境微生物的多样性是重要的资源宝库

极端环境微生物的基因是构建遗传工程菌的资源宝库。极端环境下微生物的生态、结构、分类、代谢、遗传特性等与一般微生物有区别，其产生的活性物质拥有普通微生物活性物质所不具备的优良特性，能为生物进化、生命起源的研究提供新的材料，也能为微生物乃至相关学科的许多领域提供新的研究课题。

1. 提供极端酶类　极端环境微生物提供了独特的新型催化剂，其产生的极端酶类在许多方面具有巨大的经济潜力，如淀粉酶、蛋白酶、木聚糖酶和 DNA 聚合酶等，可应用于食品、制药、农业、化学和工业等行业。作为大分子蛋白质活性物质的酶类，在应用过程中会出现不稳定性，在高温、强酸等条件下会出现失活现象，来自极端环境微生物的极端酶，在苛刻条件下仍能行使功能，极大地拓展酶的应用空间，是建立高效率、低成本生物技术加工过程的新基础。近年来伴随基因工程和蛋白质工程的发展，以研究极端酶为核心开发了在极端条件下仍能保持高活性和稳定性的新酶种类。

2. 提供特定功能的新化合物　极端环境微生物不仅可以作为天然物质的重要来源，也是新化合物的重要来源，如目前从嗜盐菌中发现的嗜盐菌素、抗生素、抗肿瘤活性物质、胞外多糖等活性物质。极端环境微生物已成为抗生素等生理活性物质开发的新资源；深海中存在的嗜热、嗜冷、嗜压等极端微生物，则是另一些特定功能新物质的重要资源。目前，人们对极端环境微生物的生理代谢、遗传及酶学机制还不清楚，加之极端环境微生物生长条件苛刻，难以分离培养，有必要深入研究，更好地为人民服务。

3. 应用于环境保护　极端环境微生物在环境保护领域也有极大的应用价值，可利用嗜碱微生物处理碱性废水；利用嗜酸硫杆菌脱去煤中的硫；利用碱性果胶酶处理织物和植物纤维；利用嗜盐菌与新型生物工艺相结合处理高盐废水，是目前国内外高盐废水处理领域的一个重要研究方向；利用生物法处理高盐废水，通过添加嗜盐菌使微生物组成发生改变，进而使主体活性污泥的活性增加，使序批式活性污泥（sequencing batch reactor，SBR）法处理废水的效果显著增强。

（二）极端环境微生物研究是国内外大科学研究的重要组成部分

自 20 世纪 80 年代中期起，研究者开始把目光转向极端环境的微生物。20 世纪 90 年代初，世界许多国家开始大力研究开发极端环境微生物，每年都会举行关于极端环境微生物的国际性专题会议，用于交流和探讨极端环境微生物研究方面的成果和问题。日本 1991 年开始实施了著名的深海之星（Deep-Star）计划，耗资 50 亿日元进行为期 5 年深海极端环境微生物的研究，现在每年仍维持 300 万美元的资助。从深海中获得了 1 000 多株嗜压、嗜冷、嗜热、嗜碱及耐有机溶剂的多种类型微生物，最引人注目的是有机溶剂耐受菌，其极端因子为苯、甲苯、环己胺、煤油等，溶剂浓度可达50%。这些极端环境微生物在新酶、新药开发及环境修复等方面的应用潜力极大。1998 年，美国航空航天局（National Aeronautics and Space Administration，NASA）正式成立了天体生物学研究所，旨在关注在极端环境（如极地、深海和火星模拟环境）中生存的微生物，以此探索生命的起源和外星生命的可能性。美国国家科学基金会自 1997 年起启动了关于极端微生物研究的专项——极端环境中的生命（Life in Extreme Environments，LEXEN），目前对极端微生物进行研究的主要内容有①极端微生物的多样性及分类；②极端微生物的发现；③极端微生物耐受极端环境的机制；④极端微生物酶的分子机制；⑤极端微生物及极端微生物酶的工业化应用。2014 年，美国佛蒙特大学的微生物学家

Scott Tighe 联合国际合作者,发起了目前仍在进行的"极端微生物组项目"(XMP)。该项目旨在找到可以显示极端环境微生物如何生存的基因,以及它们是否能产生具有抗生素功效的化合物。

我国对微生物的研究已有多年的历史,研究内容涉及极端环境微生物的资源调查、物种分析以及生理生态研究等。近年来,又在极端环境微生物分子生物学、基因组学和蛋白质组学等方面取得了重要进展。我国特殊的地理环境,赋予了我们得天独厚的极端环境微生物资源,加强极端环境微生物这一重要遗传资源的认识、保护、开发和持续利用,是我国生物技术实现跨越式开发的一次难得的机会。我国幅员辽阔,拥有广阔的海洋领土,随着我国无人遥控潜水器(ROV)、载人潜水器、水下采样设备等深海水下作业平台和工具的不断发展,将提高所采集样品的质量,同时对深海环境参数的探测将越来越准确、全面,从而大大提高我国深海微生物资源研究开发技术的创新与应用水平。1989年我国在南极设立的科学考察站为我国进行嗜冷菌的研究提供了资源上和技术上的保障,可研究来自冷藏食品、海洋及南极的嗜冷菌,内容涉及菌种的分离鉴定及某些耐低温的酶相关研究。在医药产业中,低温微生物可作为生产医疗用途产品的潜在工具。

（三）极端环境微生物是太空时代的重要课题

随着人类航空事业的发展及在太空进行科学研究的深入,太空微生物搭载获得了许多突破性研究成果,如生物制药、微生物肥料、食品酿造、地球生命起源研究等。太空微生物是指由于自然或人为因素存在于太空的微生物或经历过太空环境的微生物。太空微生物的来源包括伴随航天器进入太空的微生物,由航天员身体携带或太空搭载的微生物,由于火山、陨石碰撞等原因脱离地心引力的微生物以及可能来自外太空的微生物等。由于微生物个体小、种类繁多,繁殖速度快,加之太空中存在着微重力、强辐射、高能粒子、交变磁场等多种独特环境,易使微生物发生基因突变。然后通过地面筛选实验,可获得发生有益变异的突变株,这就是太空诱变育种的原理,也是微生物成为航天器首选"搭载材料"的原因。但微生物变异具有不确定性和不可控制性,随着卫星、航天器、宇航员的归来,地球也面临基因突变微生物污染的威胁。

二、极端环境微生物的研究前景

（一）探索新类型的极端环境微生物

已被研究和应用的其他极端环境微生物类群,包括寡营养菌、高渗菌、毒物耐受菌、高辐射菌、深海/深地高压菌等,同时人们也在寻找其他更新奇的类群,并向空间及其他星球发展。随着对极端环境微生物研究的关注以及研究技术的发展,极端环境微生物多样性、生态、生理、生化、遗传与利用的研究,必将有越来越丰富的内容。

（二）研发基于极端环境微生物的活性产品

一些极端环境微生物具有独特的代谢产物和抗生物特性,这为开发新型药物提供了新的可能性。研究这些微生物可能有助于发现新的抗生素或其他治疗手段,以应对日益增长的抗药性问题。在极端环境微生物的生物技术利用方面,除了基因芯片、新材料、新药等研究领域,将极端环境微生物应用于生物燃料的生产、改造化学工业过程以及环境的生物治理,将是未来关注的热点。

（三）寻找极端环境微生物在生命演化过程中的意义

极端环境微生物的来源向深海、深地、星系扩展,而基因组学及后基因组学的发展,将极大地推动极端环境微生物的研究,对于生命起源、地外生物学等领域必将产生积极影响。通过对16S rRNA的研究,已经证实大多数极端微生物都属于古菌,在系统发生方面不同于常见生境中的细菌和真菌等微生物。通过分析这些微生物的遗传信息和代谢路径,可以推测早期地球环境中,生命是如何应对极端条件并演化出来的。通过对各种极端环境微生物的特征进行研究，结合相应生境的地理与地质特征，有助于揭示地球生命的演化史。此外，这些研究可能揭示出生命在其他行星上存在的可能性，从而推动天体生物学的发展。

（赵 卫）

思考题

1. 简述极端环境微生物的类型和生境特征。
2. 举例说明极端环境微生物的卫生学意义。
3. 极端环境微生物的研究有哪些重要的应用前景？

第十二章
食品微生物

学习目标

掌握：食品微生物的来源、危害及其预防；食品微生物的污染途径；食品微生物影响因素、食品微生物主要类群、特征和代表菌属；食源性疾病种类和特征。食品微生物样品采集的原则及方法，细菌学检验的方法和原理。

熟悉：食品微生物检验及其卫生标准；食品生境特征；食品保鲜技术特点、原理；真菌性食物中毒常见真菌及毒素。

了解：常见的各类食品中的微生物；肉类、鲜乳变败的变化特征和有关微生物；粮食微生物污染预防方法；食品微生物研究前景和应用。

食品微生物（food microorganism）是与食品有关的微生物的总称，包括生产型食品微生物（醋酸杆菌、酵母菌等）、引起食物变质的微生物（霉菌、细菌等）及食源性病原微生物（大肠埃希菌、肉毒梭菌等）。

微生物与食品有着密切的关系，在许多食品生产中微生物起到至关重要的作用，远在公元前16世纪，中国就利用微生物为生活服务，如酿酒、酿醋、制作酱油和味精、发酵馒头和面包等。但是，微生物在参与生产、制作食品的同时也能导致食品的腐败变质，引起食源性疾病，给人们的健康带来重大威胁或严重危害。近年来，由于生态破坏、环境污染、食品生产流通模式的改变、新的病原体出现及抗药菌株的增多等，食品被病原体及其毒素污染的情况时有发生。食源性疾病和食品安全隐患是一个较为严重的公共卫生问题。

由于微生物在自然界广泛存在，且容易繁殖，故此微生物污染已成为食源性疾病的主要因素。而食品流通体系由于环节众多，微生物种类复杂，所以微生物污染就成为食品流通体系中的控制难点。多年来，世界卫生组织大力提倡和推广危害分析及关键控制点（hazard analysis and critical control point，HACCP）。HACCP能够对整个食品生产过程识别、评估和控制，是一种保证食品安全、维护人们健康的质量控制系统，它作为一种与传统食品安全质量管理体系截然不同的食品安全保障模式，其实施对保障食品安全具有广泛而深远的意义。

第一节　食品微生物生境特征

食品中含有微生物生长所需要的丰富营养物质，一旦少量微生物污染了食品，在短时间内即可在食品中迅速生长繁殖出大量的微生物，某些细菌和真菌还可以产生大量的毒素，引起食品变质和食物中毒的发生。由于各种食品的营养成分不同，含水量、氢离子浓度、温度、渗透压和氧化还原电位等有很大差异，所以各种食品中的主要微生物类群也不同。掌握食品生境特征，对于了解食品中的微生物种类和分布、分析食品腐败变质的原因、制定预防微生物污染的措施及采取恰当的食品保藏办法等都是十分必要的。

一、营养

食品中富含微生物生长所需要的各类营养物质,是食品微生物种类多、数量大的主要原因。食品的营养成分包括碳水化合物、蛋白质、脂肪、无机元素、维生素、脂肪酸和氨基酸等,为微生物生长提供了重要的碳源、氮源、无机盐及维生素。食品中的营养物质可以分为高分子物质和低分子化合物,不同的微生物利用食品中营养物质有一定的差异。大多数微生物利用氨基酸、葡萄糖等低分子化合物的能力比利用蛋白质、脂肪等高分子物质的能力更强。

(一)糖类

各种食品都含有丰富的糖类营养物质,包括单糖、双糖、寡糖和多糖。这些糖类作为微生物的碳源,都能被微生物充分地利用。绝大多数细菌和酵母菌都有较强分解某些单糖或双糖的能力,而能强烈分解淀粉的细菌只有少数,主要是芽胞杆菌属和梭状芽胞杆菌属。霉菌类真菌对淀粉及纤维素的分解能力较强。

(二)蛋白质类

食品中含有丰富的蛋白质为微生物提供氮源。细菌一般都有分解蛋白质的能力,但只有少数细菌因能分泌胞外蛋白酶,具有强烈分解蛋白质的能力,如芽胞杆菌属、假单胞菌属和变形杆菌属等。分解蛋白质能力较弱的有微球菌属、八叠球菌属和黄杆菌属等。许多霉菌具有强烈的分解蛋白质的能力,其中青霉属、曲霉属和根霉属霉菌,尤其是卡门柏青霉和洋葱曲霉分解蛋白质能力极强。多数的酵母菌分解蛋白质的能力相对较弱。

(三)脂肪类

各种食品中脂肪含量差异较大。有少数细菌具有强烈分解脂肪的能力,同时,这些细菌分解蛋白质的能力也很强。霉菌中很多菌种能产生脂酶,分解脂肪,常见的有黄曲霉、黑曲霉和烟曲霉等,能分解脂肪的酵母菌很少。

二、温度

温度是影响食品微生物生长和代谢的重要因素,食品的温度取决于食品所处的环境。适宜的温度可以促进微生物的生长繁殖,不适宜的温度可减弱或抑制微生物的生命活动。根据细菌生长的适应温度,可分为嗜冷菌、嗜温菌和嗜热菌。嗜冷菌,其生长的温度范围是 $-5 \sim 30\,^{\circ}\!C$,最适生长温度为 $10 \sim 20\,^{\circ}\!C$;嗜温菌生长的温度范围是 $10 \sim 45\,^{\circ}\!C$,最适生长温度为 $20 \sim 40\,^{\circ}\!C$;嗜热菌生长的温度范围是 $25 \sim 95\,^{\circ}\!C$,最适生长温度为 $50 \sim 60\,^{\circ}\!C$。

这三类细菌在 $25 \sim 30\,^{\circ}\!C$ 都能生长,在该温度范围,酵母菌和霉菌也最容易繁殖,是食品最容易变质的温度范围。由于病原菌多为嗜温菌,$25 \sim 30\,^{\circ}\!C$ 也是病原菌生长的最适宜温度。另外,能在低温食品中生长的细菌,多数属于革兰氏阴性无芽胞杆菌,如假单胞菌属、无色杆菌属、黄杆菌属、产碱杆菌属和弧菌属等。在低温食品中出现的真菌有念珠菌属、圆酵母属、青霉属和芽枝霉属等,因此,在此类食品保存中,要警惕嗜冷菌的生长,要使食品能较长时间保存而不腐败变质,温度必须在 $-20\,^{\circ}\!C$ 以下。食品中生长的嗜热菌主要是嗜热脂肪芽胞杆菌、凝结芽胞杆菌等,这些菌常引起罐藏食品的腐败变质。病毒耐冷不耐热,在 $0\,^{\circ}\!C$ 下不易失活,加热到 $55 \sim 60\,^{\circ}\!C$ 几分钟即可灭活。

三、酸碱度

食物的酸碱度是由食品中氢离子的浓度决定的。根据食品 pH 范围特点,可将食品划分为酸性和非酸性食品两类。pH 在 4.5 以上者,属于非酸性食品,如蔬菜和鱼、肉、乳等动物性食品;pH 在 4.5 及以下者,属酸性食品,水果类多属酸性食品。绝大多数的细菌生长适应的 pH 在 7.0 左右,所以非酸性食品适合于多数细菌的生长繁殖。食品的 pH 范围越是偏向酸性或碱性,细菌生长能力越弱,能生长的细菌种类也随之减少。在酸性食品中,细菌生长受到抑制,但霉菌和酵母菌仍能生长,因为酵母菌生长最适 pH 为 4.0~4.5,霉菌生长最适 pH 为 3.8~6.0,所以酸性食品如水果等,易发生霉变。除了食品固有的 pH 影响微生物生长繁殖外,食品中微生物在生长活动中,产生一些代谢产物,也可使食品的 pH 发生变化,从而导致食品中微生物类群的相应变化。

四、水分

水分是食品中微生物生长的基本条件,各种食品(固体、半固体和液体状态)均含有一定量的水分,食品中的水分以结合水和游离水两种形式存在。微生物能利用游离水进行生长繁殖及代谢。近年来研究水分与微生物之间关系时,常用水分活度(water activity,Aw)值来表示。水分活度反映食品中水分存在的状态,表示水分与食品结合程度,水分活度值是溶液中水的蒸气分压 P 与纯水蒸气压 Q 的比值,Aw=P/Q,其数值在 0~1 之间。水分活度 Aw 值对食品保藏具有重要的意义。利用水分活度的测试,预测物质的保质期,已逐渐成为食品、药品和生物制品等行业中检验的重要指标。日常食品中 Aw 值多数在 0.98~0.99 之间,适宜多数微生物生长。当 Aw 值接近 0.90 时,绝大多数细菌生长能力明显减弱;当 Aw 值低于 0.90 时,细菌几乎不能生长;当 Aw 值降至 0.88 时,酵母菌生长受到严重影响,而大多数霉菌生长的最低 Aw 值为 0.80,可见霉菌要求 Aw 值最低。如果在 Aw 值为 0.65 时,尚能生长的霉菌被称为干性霉菌,如灰绿曲霉、薛氏曲霉等。可见细菌对水分要求最高,酵母菌次之,霉菌最低。

在实际工作中常用含水量百分率来表示食品的含水量,并以此作为控制微生物生长的一项衡量指标。例如为了达到保藏目的,奶粉含水量应在 8% 以下,大米含水量应在 13% 左右,豆类在 15% 以下,脱水蔬菜在 14%~20% 之间。这些物质含水量百分率虽然不同,但其 Aw 值均在 0.70 以下。

五、渗透压

根据食品的种类不同,其渗透压差异较大。绝大多数微生物适宜在低渗透压的食品中生长,高渗透压的食品中各种微生物的适应情况不同。一般说来,绝大多数细菌不能耐受高渗透压,而多数霉菌和少数酵母菌能够耐受较高渗透压。大多数食品的渗透压都是较低的,在加工食品或为了较长期储存食品时,一般都是在食品原料中加入适量的食盐或糖,提高食品的渗透压,从而抑制微生物的生长。各种微生物因耐受食盐和糖的程度不同,将其分为嗜盐菌、耐盐菌和耐糖菌,其中嗜盐菌又分为高嗜盐菌(能在 20%~30% 食盐浓度的食品中生长,如盐杆菌属)、中嗜盐菌(在 5%~18% 食盐浓度的食品中生长,如假单胞菌属、无色杆菌属和芽胞杆菌属等)和低嗜盐菌(在 2%~5% 食盐浓度的食品中生长,如黄杆菌属)。

耐盐菌既能在不含盐的食品中生长,也能在含 2%~10% 食盐浓度的食品中生长,如芽胞杆菌属、葡萄球菌属和微球菌属等。酵母菌和霉菌耐盐能力强,青霉属中部分真菌在 25% 食盐浓度中仍能生长。耐糖菌能在高度含糖食品中生长,但这种耐糖细菌仅限少数菌种,如肠膜明串珠菌。酵母菌对高浓度糖最具耐受力,耐糖酵母菌(杆状球拟酵母)能在含糖 55% 蜂蜜中生长,引起蜂蜜变败。此外,霉菌和酵母菌常引起糖浆、果酱、浓缩果汁等食品变败。

六、氧化还原电位

微生物在食品中生长要求有适合的氧化还原电位。需氧微生物只能在氧化还原电位高的食品中生长,相反,厌氧微生物必须在氧化还原电位低的食品中才能生长,兼性厌氧微生物的适应范围较广。影响氧化还原电位的因素很多,如氧分压高,氧化还原电位高,pH 高时,氧化还原电位低。新鲜原料食品中含有还原物质,如植物组织常常含有维生素 C 和还原糖,动物组织可含有硫氢基,再加上组织细胞还具有一定的呼吸作用,所以它们具有抗氧化能力,可使动植物内部一直保持着少氧状态,氧分压低,氧化还原电位也低,食品内部只能生长厌氧微生物,在食品表面生长的是需氧微生物。植物性食品,尤其是水果及蔬菜的汁液,其氧化还原电位较高,一般为 +0.3～+0.4V,因而在这类食品中生长并引起腐败变质的多是需氧细菌和霉菌。当食品经过加工处理时,如加热使食品中的还原性物质破坏,氧气进入到内部,氧化还原电位将发生变化,微生物类群也随之发生相应的改变。

七、天然防御结构和抑菌物质

许多食品中存在着天然防御结构,如植物的种子、果实的外壳、禽蛋的外壳等,这些结构起着防止微生物侵入的天然屏障作用。还有一些食品含有一些天然的抑菌物质,如鲜乳中的乳过氧化物酶系统和禽蛋中的伴清蛋白,草莓和葡萄皮中存在的酚类化合物,还有一些调味品如大蒜、肉桂、桂皮等,都具有明显的抗菌作用,在一定程度上,这些食品不易腐败或能够延缓腐败过程。

大多数食物对微生物来说是一个适于生长繁殖的生境,尽管有少数食品具有天然抑菌防腐作用,但它们抵御微生物的能力很有限,所以,食品一旦被微生物污染,在适宜条件下大量繁殖,可引起食品的腐败变质,甚至引起食源性疾病的发生。

第二节　食品微生物的来源、种类及卫生学意义

食品微生物的来源广泛,主要包括土壤、水、空气、人与动植物等。食品微生物的种类繁多,按照微生物分类系统,可将食品微生物分为细菌、酵母菌、霉菌和病毒;按照其危害性不同,又可将食品微生物分为直接致病微生物、相对致病微生物和非致病性微生物。不同食品中微生物的种类不同,研究食品微生物的卫生学意义在于利用有益微生物,控制有害微生物,防范或降低食源性疾病的发生。

一、食品微生物的来源

食品原料本身通常含有大量的微生物,食品原料通过运输、贮存、加工直至制成成品以及销售等一系列的过程,都有可能遭受微生物污染。在食品作为原料阶段,受到自然环境的污染,被称为原发性污染或一次性污染,如粮食、果蔬在收获前的污染或畜禽在宰杀前的感染。在加工、运输、贮存过程中遭受污染被称为继发性污染或二次污染。

（一）土壤

土壤是自然界中微生物数量最大、种类最多的场所,不仅有天然栖居的固有微生物,而且有很多外来微生物。如果土壤使用没有经过无害化处理的人畜粪便施肥,或用未经处理的生活污水和

工业污水进行农田灌溉,土壤中就有可能存在多种病原微生物或寄生虫卵。粮食、蔬菜与水果等植物性食品是经土壤培育出来的,容易受到土壤微生物的污染。土壤中常见的病原微生物有沙门菌、志贺菌、致病性大肠埃希菌、霍乱弧菌和肠道病毒等。土壤中还有大量的芽胞杆菌属、梭状芽胞杆菌属等细菌及各种霉菌,如根霉、毛霉、曲霉、青霉和镰刀菌等,其中有些菌本身就是植物病原菌,而谷物类作物在生长、收割和贮藏过程中也经常染有各种霉菌。土壤中的病毒可吸附在土壤颗粒上,在蔬菜生长和成熟过程中可能进入到植物组织内部造成污染。

（二）水

淡水中本身就存在着一些固有的微生物类群,包括常见的假单胞菌属、无色杆菌属和黄杆菌属等。水和土壤两者常在同一环境中难以分开,常常由于雨水的冲刷,将土壤中的微生物迁移到水中,所以水中也常存在一些土壤中的微生物甚至是病原微生物。生活污水、生产废水不合理排放,使淡水水源遭受污染,可直接或间接污染土壤和食品。

在海湾及近海岸处,因有内陆江、河水的流入,有机物质含量高,微生物数量也多,养殖水域如果卫生条件达不到标准,也将对养殖的鱼、贝类造成污染,常见的病原微生物有肠道致病菌、副溶血性弧菌及肠道病毒等。

水不仅是重要的污染源,也是微生物污染食品的重要途径。在很多情况下,微生物通过水作为媒介污染食品,如生产食品的用水不符合卫生标准,将造成大批食品的污染。

（三）空气

空气虽不适宜于微生物生长繁殖,但能在空气中存在的微生物多是一些耐干燥和耐紫外线能力较强的革兰氏阳性球菌、芽胞杆菌及霉菌孢子等。当然,在空气中有时也会出现一些病原微生物,如金黄色葡萄球菌通过污染食品而引起感染。食品在采集、贮存与加工过程中不可避免地要与周围环境的空气接触,而空气的流动性很大,很容易将带有微生物的尘埃及飞沫播散到食品上,造成食品的污染,所以生产食品车间空气微生物的污染程度,会直接影响到食品的卫生质量。

（四）人与动植物

人与动植物体表面,人与动物的消化道和上呼吸道均有一定数量和种类的微生物存在。若食品被其污染,常导致其腐败变质。当人畜患病时,就会有大量病原微生物随着粪便和分泌物排出体外,如果排泄物处理不当,则可能会直接或间接污染食品。寄生于植物体的病原菌,虽然对人和动物无感染性,但有些植物病原菌的代谢产物却具有毒性,污染食品后,可引起食物中毒。

相对而言,食品行业从业人员,直接接触和污染食品的机会相当多。仓库和厨房中的鼠类、蟑螂和苍蝇等小动物和昆虫常携带大量微生物可通过直接或者间接的途径造成食品污染。

（五）生产环境与食品用具

生产环境的卫生状况不良,生产设备连续使用,不经常清洗、消毒,常常会有微生物滞留和滋生,造成食品的污染。食品用具,如食品原料的包装、运输工具、生产加工设备和成品的包装材料或容器等,都有可能作为媒介散播微生物,污染食品。食品烹饪过程中,常因生熟不分造成交叉污染。

二、各类食品中的微生物

按照微生物分类系统,可将与食品密切相关的微生物分为细菌、酵母菌、霉菌和病毒;按照其危害性不同,又可将食品微生物分为直接致病微生物、条件致病微生物和非致病性微生物。致病微生物包括变败微生物、人传染病病原体、人兽共患传染病病原体和产毒霉菌，如霍乱弧菌、炭疽芽胞杆菌等。条件致病微生物是指在通常情况下不致病，只有在一定的特殊条件下，才具有致病力的一些微生物，如乳杆菌等。非致病性微生物主要包括非致病菌、不产毒霉菌与常见酵母等。

食品种类繁多，不同食品中微生物的种类不同，引起食物变败的途径及特征各不相同。

（一）肉类微生物

肉类含有大量的蛋白和脂肪等，对肉的处理、储藏及加工方法不同，所污染的微生物种类和特点也不同。

鲜肉含有 75% 的水分，其水分活度为 0.99。肉类营养成分丰富，含有较高的蛋白质和脂肪，pH 6～7，因此适合于大多数微生物生长繁殖。鲜肉微生物污染来源可分为宰前微生物感染和宰后微生物污染两种。健康的畜禽肌肉组织内是无菌的，各类肉组织自身结构有阻止微生物入侵和扩散的作用。动物屠宰后，由于组织酶和外界微生物的作用，一般要经过僵直—成熟—自溶—腐败等一系列变化，成熟和自溶阶段的分解产物，为腐败微生物的生长繁殖提供了良好的营养物质，引起微生物大量繁殖。

（二）蛋类微生物

禽蛋含有丰富的营养物质，是微生物生长繁殖的良好环境。但是禽蛋又具有良好的防御微生物侵入的结构及各种天然抑菌、杀菌物质。蛋壳有保护作用，即蛋壳表面有壳胶膜，可保护鲜蛋不受微生物侵入。蛋白内含有许多溶菌、杀菌及抑菌等作用的因子，如溶菌酶，这是一种碱性蛋白，作用于革兰氏阳性菌的胞壁肽聚糖，使之裂解而溶菌。此外，在蛋白中还有一种伴清蛋白，它能螯合重金属离子，特别是铁、铜、锌等离子，从而使这些离子不能被细菌利用，是一种重要的抑菌物质。

蛋的微生物污染途径主要有生殖器内污染和产后污染。生殖器内污染是指禽类因卵巢及子宫感染了微生物，病原菌可通过血液循环而侵入卵巢，当卵黄在卵巢中形成时可被细菌污染。

禽蛋变败包括细菌性腐败和霉菌性变败。禽类感染的病原菌特别是沙门菌，会在生蛋加热不彻底就被加工成糕点、冰激凌等食品时，引起沙门菌食物中毒。

（三）乳类微生物

乳中含有蛋白质、乳糖、脂肪、无机盐和维生素等多种营养物质，是微生物的天然培养基。有益微生物可以将鲜乳转化成各类乳制品，但有的微生物可以引起鲜乳或乳制品变质，甚至使食用者感染发病。

鲜乳中微生物的污染途径包括畜体内感染和外环境微生物污染两类。

畜体内的感染是环境中微生物通过乳畜的乳头进入乳房产生的，在最初挤出的乳液中每毫升可含有 10^3～10^4 细菌，后来挤出的乳液细菌数降低。当乳畜患乳房炎时，乳液中可带有金黄色葡萄球菌、无乳链球菌和大肠埃希菌等。当乳畜患传染性疾病后，体内的致病微生物，可经过血流通过乳房进入乳汁，如结核分枝杆菌、布鲁菌、沙门菌、炭疽芽胞杆菌和小肠结肠炎耶尔森菌等，引起人类感染。

外环境微生物污染是微生物污染的重要来源，微生物主要来源为动物皮肤、消化道、呼吸道及排泄物等。此外，挤乳场所环境卫生状况不良、工作人员操作不规范，甚至是带菌者及贮乳器具不清洁等，均可将微生物带入乳液中。乳液中污染的微生物种类繁多，乳链球菌和乳杆菌是乳液中常见的乳酸菌，它们分解乳糖，产生乳酸，使乳液变酸，可抑制一些腐生菌的生命活动。乳液中污染的腐生菌如假单胞菌、肠杆菌科细菌、梭状芽胞杆菌、变形杆菌和产碱杆菌等，它们可使乳液变质、变酸、变黏稠，产生凝乳块，进而分解蛋白质、脂肪，使乳液变色、腐败、发臭。乳液污染的病原微生物可引起食物中毒和人兽共患传染病。乳液也有被病毒污染的可能，病原体主要是肠道病毒，乳中还污染有酵母菌和霉菌，如曲霉和青霉常在乳畜饲料中繁殖并产生真菌毒素。在乳液中常检出的真菌毒素是黄曲霉毒素 M_1。因此鲜乳中最常见的微生物是细菌、酵母菌及霉菌，有时也有支原体和病毒。

在冷藏条件下，鲜乳中适合于室温下繁殖的微生物生长被抑制，而嗜冷菌却能生长，但生长速度非常缓慢。这些嗜冷菌主要包括假单胞菌属、产碱杆菌属、黄杆菌属、克雷伯杆菌属和小球菌属。冷藏乳的变质主要在于乳液中的蛋白质和脂肪的分解。多数假单胞杆菌属中的细菌均具有产生脂肪酶的特性，这些脂肪酶在低温下活性非常强并具有耐热性，即使在加热消毒后的乳液中，还残留脂酶活性，而低温条件下促使蛋白分解胨化的细菌主要为产碱杆菌属和假单胞杆菌属。

（四）鱼贝类微生物

鱼肉含蛋白质 17%～26%，其中有大量必需氨基酸，鱼肉组织含有较多的水分，适合微生物生长，而且鱼体组织疏松，一旦微生物侵入，极易蔓延，鱼的脂肪层薄，不饱和脂肪酸多，易氧化。鱼体中碳水化合物少，不能产生大量酸来抑制微生物生长。由于鱼体缺乏防御屏障和抑菌物质，因此它比其他动物食品更易腐败变质。

鱼类微生物污染途径主要来源于水、食饵和加工、运输、贮藏过程中的二次污染。鱼类微生物主要分布在皮肤、腮和肠道三个部位。鱼体表面的细菌反映了鱼生长水体的情况。淡水鱼的微生物主要是假单胞菌、无色杆菌和产碱杆菌等，海水鱼微生物除了上述细菌外，还有弧菌属和一些嗜盐菌。食草性鱼类多见嗜酸杆菌、双歧杆菌，食肉性鱼类多见厌氧芽胞梭菌、链球菌等。

（五）罐藏食品微生物

罐藏食品是将食品或食品原料经过加工、装罐、密封、加热杀菌等工序制成的，具有携带方便，又能较长时间保存的特点。经过加热杀菌后，食品中固有的天然抑菌物质也被破坏，罐头为密封状态，不易受外环境微生物污染，而且罐藏食品经过抽真空，内部呈负压状态，氧化还原电位较低，所以只适于厌氧微生物生长。

根据 pH 的不同，一般将罐藏食品分为非酸性（pH 4.5 以上）和酸性（pH 4.5 及以下）两类。非酸性罐藏食品以动物性原料为主，如肉类、海产品、乳类、谷物、豆类和蔬菜等，酸性罐藏食品多为植物性食品，特别是水果类食品，如梨、菠萝、柑橘、草莓和番茄等，因为酸性罐藏食品的 pH 较低，所以不适合致病菌的生长。

罐藏食品微生物污染的途径主要是加热过程中微生物的残留和外界微生物侵入。为了保持食品的营养成分、色泽及香味，罐头的杀菌一般采用商业性杀菌。商业无菌是指罐藏食品经过 100℃以上高温杀菌以后，不含有致病微生物，也不含有在通常温度下能在其中繁殖的非致病性微生物。这种情况下不能杀死所有的微生物，如某些细菌芽胞，特别是耐热性强的梭状芽胞杆菌属和需氧芽胞杆菌属的芽胞仍可残留。如果杀菌操作不当，造成温度偏低，残留的微生物种类就较多，易引起罐藏食品的腐败变质。外界微生物侵入原因是罐头密封不良，微生物从外界侵入，特别是在冷却过程中，冷却水通过漏罐处进入罐中，带入微生物。罐藏食品腐败常见微生物见表 12-1。

表 12-1　罐藏食品腐败变质常见微生物

罐藏食品种类	微生物名称	生物学特性	变质类型
青豆、蘑菇、肉类	嗜热脂肪芽胞杆菌	嗜热兼性厌氧芽胞杆菌	平酸型变质
番茄、番茄汁等	凝结芽胞杆菌	嗜热兼性厌氧芽胞杆菌	平酸型变质
芦笋、蛤等	热解糖梭菌	嗜热厌氧芽胞杆菌	膨胀型变质（产酸产气，不产硫化氢）
鱼、青豆、玉米等	致黑梭菌	嗜热厌氧芽胞杆菌	产生硫化氢，硫化氢与容器的铁质反应生成黑色硫化物，食品变黑色
肉类、鱼类、青豆、蘑菇、芦笋等	肉毒梭菌	嗜温厌氧芽胞杆菌	产酸产气和硫化氢，产生毒素，胀罐
果汁、含糖饮料	酵母菌（球拟酵母、假丝酵母）		发酵、产气
水果	霉菌（黄色丝衣霉、雪白丝衣霉）		分解果胶发酵产气，胀罐，有霉臭味

罐藏食品腐败变质多由于芽胞杆菌、酵母菌、霉菌和部分不产芽胞的细菌引起，主要种类和分布包括：

1. 嗜热脂肪芽胞杆菌　该菌为革兰氏阳性杆菌，适合生长的温度范围为 28～77℃，pH 6.8～7.2，需 121℃ 12 分钟才能杀死。它可以在罐头中生长，分解糖类产酸（包括乳酸、甲酸和醋酸），不产气（被称为平酸型变质），当储存低酸性罐藏食品的温度适合该菌生长，且罐头中残留有嗜热芽胞杆菌时，该菌就会生长而导致罐藏食品变质，失去使用价值。

2. 凝结芽胞杆菌　该菌能在酸性罐头中生长，但经高温杀菌（100℃以上）后可被杀灭。

3. 嗜热解糖梭菌　该菌分解糖的能力很强，产酸并有大量的二氧化碳和氢气生成，使罐头膨胀或爆裂。

4. 酵母菌和霉菌　当杀菌温度或时间不足时，罐头内微生物代谢产生气体，形成正压，使罐头的一端或两端外凸这种现象称为胀罐。少量的霉菌如青霉、曲霉等在罐头中繁殖后，食品出现霉斑，而罐头外观仍保持正常。

（六）粮食微生物

粮食是人类生存的最基本的食品，是供给人体热能的最主要来源。粮食不仅富含碳水化合物，而且还含有蛋白质、脂肪、矿物质及维生素，因此可为微生物的生长繁殖提供良好条件。正常粮食上微生物种类和数量很多，主要是细菌、酵母菌和霉菌。为了便于粮食贮存，一般将粮食水分活度控制在0.70 左右，在此种情况下，细菌和酵母菌生长繁殖受到明显抑制，但一些干性霉菌如白曲霉、灰绿曲霉等可在较低水分活度范围内生长。粮食微生物的主要来源为土壤、空气、灌溉和粮食加工中的用水。

粮食上微生物的种类以细菌的数量最多，其次是霉菌和放线菌，酵母菌量很少，对粮食危害最大的是霉菌类微生物。粮食中碳水化合物占 70%，由于霉菌分解淀粉能力最强，因此粮食的腐败变质大多数都是由于霉菌而引起。霉菌侵染粮食后生长繁殖很快，能分泌出活性很强的酶类，分解粮食的有机物质，对储粮危害极大。危害最严重、最普遍的是曲霉、青霉和镰刀菌。粮食上的霉菌又可分为田野霉和贮藏霉两种。田野霉是指在田间生长期侵染粮食作物的一类霉菌，以寄生菌或兼性寄生菌为主，腐生菌占较小的比例。贮藏霉主要是指在粮食贮存期内危害粮食的一类霉菌，是腐生微生物，如青霉和曲霉。粮食污染贮藏霉一般是在收获之后，贮藏霉具有强大的分解能力，可耐受低温、低湿和高渗透压，对粮食的危害性很大。

粮食上所分离出来的放线菌菌种主要是白色链霉属（*Streptomyces albus*）和灰色链霉菌（*Streptomyces griseus*）。在高水分的密闭仓粮食中常有酵母菌的活动，但粮食常规储藏中酵母是附生微生物，所以它对储粮的害处相对较小。

（七）蔬菜、水果微生物

蔬菜、水果在生长过程中易遭受植物病原菌侵害，如植物开花期微生物可能侵入并在内部生存，在收获后，它们受到环境中病原微生物如沙门菌、志贺菌、致病性大肠埃希菌及肠道病毒等污染，导致疾病传播。

（八）其他食品微生物

除了上述几类食品外，市场上还有很多以植物和食品化工原料为主加工配制的食品，如糖果类、糕点类（面包、饼干、含奶油及不含奶油的糕点、裱花蛋糕等）、发酵乳等。此外，还有一些快餐食品，如方便面、汉堡、街头烧烤等各种风味小吃。

上述食品一般都是不经过再加工就可直接食用，在选料、加工、贮存、销售过程中均有机会造成微生物污染，引起变败或食源性疾病。

三、食品微生物的卫生学意义

微生物与食品关系十分密切。一方面，人类利用微生物直接食用和生产加工出多种营养丰富，美味可口的食品，如食用菌、酱油、酒类和腐乳等；另一方面，微生物又可引起食品腐败变质，或在食品中生长繁殖、产生毒素而引起人与动物感染和食源性疾病。了解微生物在自然界分布规律及其生长繁殖的动态，掌握食品微生物主要种类，对于切断污染途径、控制微生物对食品的污染，延长食品保藏时间，防止食品腐败变质与食物中毒事件发生具有十分重要的意义。腐败变质的食品常带有使人难以接受的感官性状，其营养成分分解，营养价值严重降低，增加了致病菌和产毒霉菌等存在的机会。

（一）食品卫生质量评价指标

评价食品卫生状况的主要指标有5项。

1. **感官指标**　包括食品的色泽、气味和形状等，当食品腐败变质时，食品会有形、色的改变或异味出现。

2. **细菌及其他生物指标**　包括食品菌落总数、食品大肠菌群最近似数、各种致病菌等。

3. **毒理学指标**　即食品中各种有毒化学物质、天然有毒成分、生物性毒素（如霉菌毒素、细菌毒素等）以及污染食品的放射性核素等的容许量。

4. **间接反映食品卫生质量可能发生变化的指标**　如粮食中的水分含量等。

5. **商品规格质量指标**　包括包装规格、产品尺寸或形态、主要成分及配料比例等。

（二）食品变败

食品变败（food spoilage）是指在以微生物为主的各种因素作用下，食品的成分被分解、破坏，失去或降低食用价值的一切变化。

1. **食品变败的原因**　食品变败主要有两种原因，即微生物和食品自身的原因。①微生物的作用：主要包括细菌、酵母菌和霉菌。②食品本身的作用：动植物食品本身含有各种酶，如果在贮存过程中未破坏，在适宜温度下酶活性增强，引起食品组成成分的分解，加速食品腐败变质。

2. **变败的类型**

（1）腐败（putrefaction）：指食品的蛋白质成分在厌氧条件下被微生物分解，产生以恶臭为主的变化。厌氧和需氧微生物在肉、禽、蛋及其他含蛋白质较多的食物中繁殖，蛋白质分解成胺、胨、肽，再经过断链分解为氨基酸，在细菌酶作用下氨基酸通过脱羧基、脱氨基、脱硫作用，形成多种腐败产物，产生恶臭味。在氧气供给充分的环境中，需氧微生物对蛋白质的氧化分解比在厌氧状态下更迅速。由于硫化氢、硫醇类变为硫酸盐，甲烷变成二氧化碳，所以不产生恶臭气体。

（2）酸败（rancidity）：指食品的脂肪成分被微生物分解生成脂肪酸和甘油的变化。在分解脂肪的微生物所产生的脂肪酶的作用下，食用油或食品中脂肪被分解为脂肪酸和甘油，再经过一系列氧化过程，分解为醛、羧酸，产生特有的酸败气味。

（3）发酵（fermentation）：指食品的碳水化合物成分被微生物分解成酸、醇和气体的变化。粮食、蔬菜、水果、糖类以及这些食品的制品中都含有较多的碳水化合物，在细菌、酵母菌和霉菌所产生相应酶的作用下发酵或酵解，生成各种碳水化合物的分解产物。这些分解产物如醇、羧酸、醛、酮、二氧化碳和水，使食品软化和酸度升高，破坏了食品的风味。

食品腐败变质发生后，不仅色、香、味及外形发生了改变，使人难以接受，而且食品成分发生分解破坏后，降低或丧失了食用价值，造成一定的经济损失，另外，发生腐败变质的食品一般都有大量腐生菌繁殖，甚至还会有病原菌及产毒霉菌存在，以致引起感染性疾病或食物中毒。

（三）食源性疾病和食物中毒

世界卫生组织（WHO）定义食源性疾病（foodborne disease）为"食源性疾病是指通过摄食进入人体内的各种致病因子所引起的、通常具有感染性质或中毒性质的一类疾病"。食物中的致病因子可分为化学性、物理性和生物性三类。生物性致病因子是食源性疾病的常见原因，如食物中毒、肠道传染病和寄生虫病等。

食物中毒是指摄入了含有生物性、化学性有毒有害物质的食品或者把有毒有害物质当作食品摄入后出现的非传染性的急性、亚急性疾病。在我国，微生物污染是危害食品安全最重要的方面，食物中毒中由微生物引起者居首位。

常见的生物性食源性疾病包括：

1. 细菌性肠道传染病　人食用了被沙门菌、志贺菌、霍乱弧菌和致病性大肠埃希菌等污染的食物后，可发生肠道传染病，如伤寒和副伤寒、细菌性痢疾、霍乱及各种感染性腹泻等。

2. 人兽共患传染病　家畜感染了炭疽、结核和布鲁菌等后，人摄入了病畜的肉或奶后引起人兽共患病。

3. 病毒性疾病　多种病毒可由食品传播，能引起食源性疾病的病毒有甲型肝炎病毒、脊髓灰质炎病毒、诺如病毒和轮状病毒等。

4. 寄生虫病　寄生虫病主要指人兽共患的寄生虫病。人摄食了被蛔虫、绦虫、华支睾吸虫、管圆线虫、旋毛虫等寄生虫及其卵污染的食物后可引起人感染相应的寄生虫病。

5. 食物中毒　食物中毒主要涉及微生物及其毒素污染食物后引起的细菌性和真菌性食物中毒。

第三节　引起食物中毒的微生物及致病特点

食物中毒是由于摄入了含有生物性、化学性有毒有害物质的食品或把有毒有害物质当作食品摄入后所出现的非传染性的急性、亚急性疾病。它是最常见的一类食源性疾病，但不包括暴饮暴食所引起的急性胃肠炎、食源性肠道传染病和寄生虫病，也不包括进食者本身有胃肠道疾病或因过敏体质等摄入食物后发生的疾病，有毒食物导致的慢性毒性损害（如致癌、致畸、致突变）也不属于此范畴。根据引起中毒的原因,食物中毒通常分为细菌性食物中毒、真菌及其毒素食物中毒、有毒动植物中毒和化学性食物中毒四类,本节主要介绍引起食物中毒的微生物及致病特点。

一、细菌性食物中毒及致病特点

细菌性食物中毒是指由于食入被病原细菌或其毒素污染的食物后,所引起的以急性胃肠炎为主要中毒症状的疾病,是食物中毒中最为常见的类型。

根据中毒机理的不同,将细菌性食物中毒分为感染型和毒素型。前者是由于细菌污染食物后大量繁殖,含有大量活菌的食物被人体摄入后,引起消化道感染及中毒症状,如沙门菌属、副溶血性弧菌属等引起的食物中毒;毒素型食物中毒则是由于细菌污染食物后大量繁殖并产生大量毒素,人由于食入了含有大量毒素的食物而引起的中毒,如葡萄球菌的肠毒素和肉毒梭菌的肉毒毒素引起的食物中毒等。但是,这两种类型并不是截然分开的。引起感染型食物中毒的细菌也可以产生肠毒素。近年来的研究发现,一直归属于毒素型的肉毒中毒也可以引起感染。因此,又提出一种混合型食物中毒的概念。

尽管引起食物中毒的细菌种类很多,中毒机制也不尽相同,但细菌性食物中毒一般都具有以下共同特征:①潜伏期短,在短时间内可有很多人同时发病,病情急剧;②共同进餐史;③临床症状以急性胃肠炎为主要表现,症状基本相同;④患者没有传染性;⑤有较明显的季节性,主要发生在夏秋季节;⑥与地域和饮食文化有关,因此可表现为一定的地区性,如副溶血性弧菌食物中毒主要发生在沿海地区,肉毒中毒多发生在新疆等地。

引起细菌性食物中毒的常见菌包括沙门菌属、副溶血性弧菌、葡萄球菌、肉毒梭菌、大肠埃希菌、蜡样芽胞杆菌、变形杆菌、椰毒假单胞菌酵米面亚种等,分类和主要性状见表12-2。

表 12-2　引起细菌性食物中毒的常见菌

中毒类型	引起中毒细菌	耐受力	潜伏期	常见食品
感染型	沙门菌属	对热耐受力较差,湿热65℃经15~20分钟或70℃经5分钟即被杀死,加热至100℃立即死亡	数小时至3天,一般为12~24小时	主要是禽畜肉类、蛋类和乳类
毒素型	葡萄球菌属	对外界环境的抵抗力强于其他无芽胞菌,对热和干燥具有较强的抵抗力	潜伏期短,平均2~4小时,短者在30分钟内发病	乳及乳制品、蛋及蛋制品、各类熟肉制品,奶油蛋糕、冰激凌等
	蜡样芽胞杆菌	在100℃下加热20分钟可破坏	潜伏期较长(一般为8~16小时)	奶类制品、肉类制品、蔬菜、米饭、甜点心、调味品和凉拌菜等
	产气荚膜梭菌	产气荚膜梭菌易于形成芽胞,芽胞的热抵抗力很强	潜伏期一般为8~24小时	加热烹煮长时间放置不经加热而直接供餐的禽畜肉类和鱼类
混合型	副溶血性弧菌	60℃经5分钟或90℃经1分钟即可被杀死,对酸敏感,在1%食醋中5分钟即死亡	一般在10小时左右,多呈暴发	海产品、腌制的咸肉、蛋类、咸菜及凉拌菜类等
	肉毒梭菌	耐热性强,煮沸数小时而不被杀死,高压蒸汽灭菌121℃30分钟才能被杀灭	潜伏期由数小时到几天,一般为1~5天	鱼制品、自制的发酵豆制品、火腿、腊肠、蔬菜和水果罐头

中毒类型	引起中毒细菌	耐受力	潜伏期	常见食品
	椰毒假单胞菌	抵抗力甚弱，56℃5分钟即可被杀死，对各种消毒剂抵抗力也不强，常用浓度的消毒剂均可在短时间内杀灭	2～24小时	发酵玉米面，变质鲜银耳、其他变质淀粉类制品
混合型	小肠结肠炎耶尔森菌	能耐热121℃30分钟，并能在4℃保存7个月，pH 1～11均较稳定	1～5天	肉类和牛奶类
	大肠埃希菌属（血清型主要有O157：H7，O111：B4，O_{55}：B_5）	O157：H7对酸有较强的抵抗力，在pH 4.0环境中可存活56天以上；在牛肉糜内-20℃可存活9个月；对热抵抗力弱，75℃1分钟即被杀死；对氯敏感，有效氯1mg/L即迅速死亡	10～15小时	禽畜的肉类及其制品、蛋类、奶类及其制品以及其他被该菌污染的食物

二、真菌性食物中毒及其致病特点

真菌是多型性生物，广泛分布于土壤、水体、动植物及其残骸和空气中，营腐生、寄生和共生生活。真菌在自然界中种类繁多，有十万多种。其中对人或动物有害的仅占少数，约300种，这些真菌不仅可以引起人类感染性和过敏性疾病，还可以污染粮食、食品和饲料，使其不能食用，造成巨大的经济损失。

人和动物食入真菌毒素所发生的中毒，被称为真菌性食物中毒。真菌毒素不仅可以引起人畜食物中毒，而且具有致癌性。因此，在食品卫生学上具有重要意义。

（一）真菌毒素概述

主要产毒真菌产生的有毒代谢产物，被称为真菌毒素（mycotoxin），俗称霉菌毒素。自然界的真菌很多，并不是每种真菌都能产生毒素，人们把能产生真菌毒素的真菌称为产毒真菌。

1. 产毒真菌及其毒素种类　产毒真菌产生毒素并不具有严格的专一性，即一种菌种或菌株可以产生几种不同的毒素，而一种毒素也可由不同的真菌产生。如岛青霉可以产生岛青霉毒素、黄天精、环氯素和红天精等多种毒素；黄曲霉毒素可由黄曲霉、寄生曲霉等真菌产生。目前已发现的真菌毒素达300余种。主要产毒真菌见表12-3。粮食、食品中常见的产毒真菌有三个属，即曲霉属、青霉属和镰刀菌属。

2. 真菌产毒的条件　产毒菌株只有在适宜的条件下才能产生毒素，这些条件包括营养物质、温度、水分、湿度和空气等。

（1）产毒菌株：真菌产生毒素的首要条件是必须是产毒菌株，因为在一种产毒菌种中也只有部分菌株产毒，在产毒真菌中平均只有10%～30%的菌株产毒。产毒真菌的产毒性能存在着可变性，有的经过几代培养后，失去了产毒能力。

（2）营养物质：真菌的营养来源主要是糖、氮及矿物质，因此极易在含糖的食品如饼干、面包和各种谷类上生长。不同的基质对真菌的生长和产毒性能有一定的影响。一般来说，真菌在天然食品上比在人工合成培养基上更易繁殖与产生毒素。

表 12-3 主要产毒真菌及其毒素

产毒真菌	毒素名称
黄绿青霉（*P. citreoviride*）	黄绿青霉素
橘青霉（*P. citrinum*）	橘青霉素
岛青霉（*P. islandicum*）	岛青霉毒素、黄天精、环氯素、红天精
展青霉（*P. patulium*）	展青霉素
扩展青霉（*P. expansum*）	展青霉素
纯绿青霉（*P. viridicatum*）	赭曲霉毒素、纯绿青霉素
圆弧青霉（*P. cyclopium*）	圆弧偶氮酸
皱褶青霉（*P. yugulosum*）	皱褶青霉素
镰刀菌属（*Fusarium*）	
禾谷镰刀菌（*F. graminearum*）	脱氧雪腐镰孢霉烯醇、雪腐镰孢霉烯醇、玉米赤霉烯酮
串珠镰刀菌（*F. moniliforme*）	串珠镰刀菌素、伏马菌素
三线镰刀菌（*F. tricincum*）	T-2 毒素、二乙酰镳草镰刀菌烯醇、玉米赤霉烯酮
梨孢镰刀菌（*F. poae*）	T-2 毒素，二乙酰镳草镰刀菌烯醇
拟枝孢镰刀菌（*F. sporotrichioides*）	T-2 毒素，二乙酰镳草镰刀菌烯醇
木贼镰刀菌（*F. eqviseti*）	T-2 毒素，二乙酰镳草镰刀菌烯醇，玉米赤霉烯酮
雪腐镰刀菌（*F. nivala*）	雪腐镰孢霉烯醇
黄色镰刀菌（*F. culmorum*）	脱氧雪腐镰孢霉烯醇、雪腐镰孢霉烯醇、玉米赤霉烯酮
链格孢霉（*Alternaria*）	链格孢霉毒素
葡萄穗霉（*Stachybotrys*）	黑葡萄状穗霉毒素
木霉（*Trichoderma*）	木霉素、单端孢霉烯族化合物
单端孢霉（*Trichothecium*）	单端孢霉烯族化合物
节菱孢霉（*Arthrinium*）	3-硝基丙酸
露湿漆斑霉（*Myrothecium roridum*）	单端孢霉烯族化合物
疣孢漆斑霉（*Myrothecium verrucaria*）	单端孢霉烯族化合物

（3）温度：各种真菌繁殖最适温度为 25～30℃，在 0℃以下或 30℃以上，不能产毒或产毒能力减弱。

（4）水分：食品中水分和放置环境中的湿度，是影响真菌繁殖和产毒的重要因素。粮食水分达 17%～18% 时是真菌繁殖产毒的最适宜条件，因此粮食收割后要及时晾晒。

（5）空气：大部分真菌繁殖需要氧气，低浓度的二氧化碳对真菌生长有一定刺激作用，因此通风不良也是真菌繁殖产毒的条件。

（二）常见真菌毒素

真菌毒素的种类较多，与食品关系密切的主要有黄曲霉毒素、赭曲霉毒素、单端孢霉烯族化合物、玉米赤霉烯酮、伏马菌素及展青霉素等。

1. 黄曲霉毒素　黄曲霉毒素（aflatoxin，AF）的主要产毒菌种是黄曲霉和寄生曲霉。黄曲霉的部分菌株可产生 AF，一般寒冷地区产毒株少，而湿热地区产毒株多。寄生曲霉的所有菌株，皆具有产毒能力，但在国内少见。

AF 是结构类似的一组化合物，均为二呋喃香豆素的衍生物，已发现的 AF 有 20 多种，其中以 AF B_1 的毒性最大，致癌性最强。AF 难溶于水、己烷、石油醚和乙醚，溶于氯仿、甲醇、苯、丙酮和乙醇等有机溶剂，其毒性较稳定，耐热性很强，一般烹调方法加热处理不能消除毒素，但在强碱性溶液中，则可迅速分解。

近年来多项研究证明，AF 是目前已知的最强的致突变和致癌物，长期持续摄入较低剂量或短期摄入大剂量的 AF，可诱发多种实验动物原发性肝癌。AF 和人类肝癌的关系正在研究中，在亚非国家和我国肝癌流行病学调查中发现，凡食物中 AF 污染严重和人实际摄入量较高的地区，肝癌发病率也较高。

AF 主要污染粮油作物及制品，污染最严重的是花生、花生制品及玉米；大米、小麦、面粉污染轻；动物食品含量较少，牛奶中可含 AF M_1。南方各省食品中 AF B_1 污染严重，北方很轻或者根本没有污染。

世界各国都制定了 AF 在食品和饲料中的限量标准，因为 AF B_1 的毒性强且污染普遍，所以在食品卫生监测中，主要以 AF B_1 为污染指标。我国粮油、食品中 AF B_1 限量标准见表 12-4。牛乳及其制品中 AF M_1 限量标准见表 12-5。

表 12-4　粮油、食品中 AF B_1 允许量标准

品种	AF B_1 限量/（μg/kg）
玉米、花生仁、花生油	20
玉米及花生仁制品（按原料折算）	20
大米、其他食用油	10
其他粮食、豆类、发酵食品	5
婴儿代乳食品	不得检出

注：其他食品可参照以上标准执行。

表 12-5　牛乳及其制品中 AF M_1 限量标准

品种	AF M_1 限量/（μg/kg）
牛乳	0.5
乳制品	按含牛乳量折算
乳粉	0.5
炼乳	1.3
婴幼儿食品	不得检出

2. 赭曲霉毒素　赭曲霉毒素（ochratoxin，又称赭曲霉毒素）的主要产毒菌种是赭曲霉和疣孢青霉。赭曲霉毒素的化学结构是异香豆素联结 L-苯丙氨酸的一组化合物，包括赭曲霉毒素 A、赭曲霉毒素 B 和赭曲霉毒素 C，其中以赭曲霉毒素 A 毒性最强，对食品污染最为严重。

赭曲霉毒素 A 为无色结晶，微溶于水，缓慢溶于有机溶剂（甲醇、氯仿）。赭曲霉毒素 A 的毒性作用主要损害肝脏和肾脏，雏鸭和大鼠经口给予赭曲霉毒素 A，肝脏和肾脏出现损害。研究证明，丹麦猪的肾炎是赭曲霉毒素 A 污染了饲料所引起的。发生在克罗地亚、罗马尼亚、保加利亚等国的巴尔干肾病（巴尔干肾炎），可能与食品中赭曲霉毒素 A 含量高有关。

许多动物实验证明，赭曲霉毒素 A 是一种肾致癌剂。1993 年国际癌症研究机构（IARC）认为赭

曲霉毒素 A 是一种与人类健康密切相关的真菌毒素,并且是一种人类可能的致癌剂。

3. 单端孢霉烯族化合物　单端孢霉烯族化合物(trichothecenes)是一组生物活性和化学结构相似的化合物,到目前为止,从真菌培养物及植物中分离得到的化学结构基本相同,即为四环倍半萜的单端孢霉烯族化合物共 148 种。天然污染谷物和饲料的单端胞霉烯族化合物有 4 种,包括 T-2 毒素(T-2 toxin)、二乙酰镳草镰刀菌烯醇(diacetoxyscirpenol, DAS)、雪腐镰孢霉烯醇(nivalenol, NIV)和脱氧雪腐镰孢霉烯醇(deoxynivalenol, DON)。

单端孢霉烯族化合物主要污染玉米、大麦、小麦和混合饲料,经常从这些谷物中检出 DON、NIV 和 T-2 毒素。美国、加拿大小麦 DON 限量标准是 1 000~2 000μg/kg;苏联麦类 DON 限量标准是 500~1 000μg/kg。我国此类毒素的限量标准是小麦、面粉、玉米及玉米粉中 DON 限量标准为 1 000μg/kg。

4. 其他真菌毒素　除以上几种在食品卫生学上比较重要的真菌毒素外,还有一些与食品污染关系密切的毒素见表 12-6。

表 12-6　其他真菌毒素

毒素名称	主要产毒菌种	毒性	常见污染食品
玉米赤霉烯酮(zearalenone)又称 F-2 毒素	禾谷镰刀菌、黄色镰刀菌、木贼镰刀菌和半裸镰刀菌	具有生殖系统毒性外,还表现出免疫毒性和肝毒性,对肿瘤的发生也有一定影响	污染玉米、小麦、大麦、燕麦及小米等作物;也可污染的肉、奶等动物性食品
伏马菌素(fumonisin)	串珠镰刀菌	能导致马脑白质软化症,猪肺水肿,人的原发性肝癌等	主要污染玉米及其制品
展青霉素(patulin)	扩展青霉、展青霉、棒曲霉、土曲霉等	有很强的急性毒性,此类毒素对一些动物有致癌、致突变、致畸作用	污染多种谷物和水果特别是存在于霉烂苹果和苹果汁中
杂色曲霉素(versicolorin)	杂色曲霉、构巢曲霉、焦曲霉等	肝脏毒,对动物有明显的致癌性、致突变性	主要污染杂粮、饲料、麦类等
串珠镰孢霉素(moniliformin)	串珠镰刀菌	与马脑白质软化症、猪肺水肿综合征、人类食管癌病因有关,与克山病病因的关系有待进一步研究	主要污染玉米、稻谷等
橘青霉素(citrinin)	橘青霉	肾脏毒,引起实验动肾肿大、肾小管扩张和坏死	大米、大麦等
烟曲霉震颤素(fumitrenorgin)	烟曲霉	引起实验动物震颤、痉挛、死亡	谷类
链格孢霉毒素	链格孢霉	对动物和植物具有毒性,有报告指出具有致突变性	是污染食物和饲料最普遍的真菌之一

（三）真菌性食物中毒

人畜食用了被真菌毒素污染的粮食、食品和饲料后,发生的食物中毒,被称为真菌毒素食物中毒或真菌性食物中毒,又称真菌毒素中毒症(mycotoxicosis)。

麦角中毒是人类历史上第一个有记载的真菌性食物中毒。历史上发生过多起真菌性食物中毒,如黑葡萄穗霉毒素引起的马中毒,T-2 毒素引起的食物中毒性白细胞缺乏症和多起黄曲霉毒素中毒等。

1. **赤霉病麦中毒**　赤霉病麦中毒是我国最重要的真菌性食物中毒之一,早在20世纪30年代我国已有记载。此类中毒指食用了被镰刀菌侵染而发生赤霉病的麦类引起的食物中毒。我国许多省都发生过赤霉病麦中毒,长江以南各省,每隔3～5年就有一次较大的流行。赤霉病麦中毒的病原菌主要是禾谷镰刀菌(有性阶段被称为玉米赤霉菌),它可产生单端孢霉烯族化合物类真菌毒素,目前已知引起赤霉病麦中毒的主要毒素是单端孢霉烯族化合物中的DON、NIV、T-2毒素等。

2. **霉变甘蔗中毒**　霉变甘蔗中毒是由于食用了保存不当发生霉变的甘蔗而引起的急性食物中毒。霉变甘蔗中毒仅在我国有所报道。甘蔗收割后运至北方,在仓库贮存过冬,到春季出售时由于贮存不当而发霉,食后发生中毒,一般发病季节都在每年的2—3月。霉变甘蔗中毒的病原菌是节菱孢霉(*Arthrinium*),该菌的代谢产物3-硝基丙酸(3-nitropropionic acid)是致病毒素。

3. **霉变谷物中毒**　霉变谷物中毒是指食用了在田间已污染真菌毒素的谷物,这些谷物在收获后未及时晾晒或保存不当,致使真菌继续生长繁殖,产生毒素从而引起的食物中毒。霉变谷物中毒可发生在任何季节,主要发生在南方高温高湿地区,特别是以玉米为主的产粮地区较易发生霉变谷物中毒。

（四）真菌毒素致病特点

真菌毒素致病具有如下特点:①真菌毒素结构简单,分子量很小,对热稳定,用一般的烹调方法加热处理不能破坏食品中的真菌毒素;②中毒发生主要通过被真菌污染的食品,在可疑食品中可检出真菌或其毒素;③真菌性食物中毒主要损害实质器官,按毒素损害器官的部位及病变特征,可将真菌毒素分为肝脏毒、肾脏毒、神经毒、造血组织毒、生殖系统毒等。实际上许多真菌毒素不仅作用于某一系统、某一器官,有些毒素能作用于多种器官,因而引起许多部位的病变和多种症状;④没有传染性和免疫性,真菌毒素一般都是小分子化合物,机体对其不产生抗体;⑤真菌繁殖及产毒需要一定的温度和湿度,因此中毒经常有比较明显的季节性和地区性。

第四节　食品微生物检验及卫生标准

加强食品卫生管理和监测是提高食品卫生质量,保证消费者食用安全和身体健康的重要途径。食品微生物学检验是食品卫生监督管理和监测工作中的重要方法,也是食品安全的重要保障。食品微生物检验的目的有①评价产品卫生质量。在一般情况下,对食品进行卫生监督监测,对食品的卫生质量进行评价,主要是检测国家标准所规定的某些食品卫生指标菌。②制订防治措施。发生食物中毒时,要检测引起食物中毒的微生物及其产生的毒素,为流行病学调查和临床诊断提供病原学依据,以便采取有效的防治措施。③提高工艺水平。对于变质的食品,要求分离、鉴定出导致食品变质的微生物,追溯污染来源和研究发生变质的环境条件,以便采取正确措施,提高生产工艺水平,防止变质的再发生,以符合我国食品卫生标准。

一、食品微生物样品采集

（一）采样方案

根据检验目的、食品特点、批量、检验方法、微生物的危害程度等确定采样方案。

1. **检验目的不同,采样方案不同**　以监督管理为目的的采样方案,应按照食品安全国家标准的规定执行。食品安全国家标准中的微生物检验方法标准包括各种食品的采样及检样处理标准。

比如，以监督管理为目的对乳制品进行检验，应按照《食品安全国家标准　食品微生物学检验　乳与乳制品采样和检样处理》（GB 4789.18—2024）的规定执行。以食品安全事故调查为目的的采样方案，如果是由批量生产加工的食品污染导致的食品安全事故，食品样品的采集和判定原则按照各类食品的采样标准执行；如果是由餐饮单位或家庭烹调加工的食品导致的，则重点采集现场剩余食品样品，以满足食品安全事故病因判定和病原确证的要求。

2. 食品特点不同，采样方案不同　食品安全国家标准中的微生物检验方法标准包括了肉与肉制品、乳与乳制品、蛋与蛋制品、水产品、调味品、酒类、饮料、粮食制品、食用油脂及蜂产品等不同食品的采样及检样处理标准。针对不同种类的食品，应选择相应的采样方案。另外，对于不同包装的食品和散装食品，也应选择不同的采样方案。预包装食品，应采集相同批次、独立包装、适量件数的食品样品；散装食品或现场制作食品，应用无菌采样工具从 n 个不同部位现场采集样品，放入 n 个无菌采样容器内作为 n 件食品样品。每件样品的采样量应满足微生物指标检验的要求。

（二）采样原则

样品采集是食品微生物检验过程中的重要环节。食品微生物样品采集原则按照《食品安全国家标准　食品微生物学检验　总则》（GB 4789.1—2024）执行，采集过程中应遵循如下原则。

1. 样品的代表性　样品采集是食品微生物检验过程中的重要环节。食品检测对象往往数量较大，不能对全部对象进行分析，只能从被检测的对象中抽取一部分作为检验样品，再将样品检验结果用来说明整批被检对象的卫生状况，因此采集的样品应该能够充分代表被检对象所具有的特性。国际食品微生物标准委员会（International Commission on Microbiological Specifications for Foods，ICMSF）提出了二级采样法和三级采样法，根据统计学原理进行设计，确定对一批产品检查所需的检样数量，确保样品的代表性，以客观地反映该产品的质量。这种方法使采样更加科学化，已被国际普遍推广和采用。二级采样方案设有 n、c 和 m 值，三级采样方案设有 n、c、m 和 M 值。

n：同一批次产品应采集的样品件数；

c：最大可允许超出 m 值的样品数；

m：微生物指标可接受水平限量值（三级采样方案）或最高安全限量值（二级采样方案）；

M：微生物指标的最高安全限量值。

注1：按照二级采样方案设定的指标，在 n 个样品中，允许有 $\leqslant c$ 个样品其相应微生物指标检验值大于 m 值。

注2：按照三级采样方案设定的指标，在 n 个样品中，允许全部样品中相应微生物指标检验值小于或等于 m 值；允许有 $\leqslant c$ 个样品其相应微生物指标检验值在 m 值和 M 值之间，不允许有样品相应微生物指标检验值大于 M 值。

例如：$n=5$，$c=2$，$m=100\text{CFU/g}$，$M=1\,000\text{CFU/g}$。含义是从一批产品中采集 5 个样品，若 5 个样品的检验结果均小于或等于 m 值（$\leqslant 100\text{CFU/g}$），则这种情况是允许的；若 $\leqslant 2$ 个样品的结果（X）位于 m 值和 M 值之间（$100\text{CFU/g}<\text{X}\leqslant 1\,000\text{CFU/g}$），则这种情况也是允许的；若有 3 个及以上样品的检验结果位于 m 值和 M 值之间，则这种情况是不允许的；若有任一样品的检验结果大于 M 值（$1\,000\text{CFU/g}$），则这种情况也是不允许的。

2. 无菌操作　采样过程遵循无菌操作程序，防止一切可能的外来污染，确保检测结果的准确性。为防止样品受到外源性污染，采样必须在无菌操作下进行。采样用具必须是无菌的，尽量采集有包装的食品，如袋装、瓶装或罐装食品。如包装太大或没有包装，则需要用无菌采样器取样。

3. 采样数量　采集样品的数量必须满足实验室分析检验以及必要时重复检验的需要。具体采样数量要根据食品种类和数量的不同而定。

4. 采集样品的标记　应对采集的样品进行及时、准确的记录和标记，采样人应清晰填写采样单（包括采样人、采样地点、时间、样品名称、来源、批号、数量、保存条件等信息）。

5. 采集样品的贮存和运输　采样后，应将样品在接近原有贮存温度条件下尽快送往实验室检验。运输时应保持样品完整。如不能及时运送，应在接近原有贮存温度条件下贮存样品，或采取必要措施防止样品中微生物数量的变化。

二、食品卫生细菌学检验

食品卫生细菌学检验主要包括菌落总数测定、大肠菌群测定及致病菌检验。样品检验实验室接到送检样品后应认真核对登记，确保样品的相关信息完整并符合检验要求。实验室应按要求尽快检验。若不能及时检验，应采取必要的措施保持样品的原有状态，防止样品中目标微生物因客观条件的干扰而发生变化。

（一）菌落总数测定

菌落总数是指食品检样经过处理，在一定条件下（如培养基、培养温度和培养时间等）培养后，所得每 g（ml）检样中形成的微生物菌落总数。菌落总数主要作为判定食品被污染程度的标志，也可以应用这一方法观察细菌在食品中繁殖的动态，以便为检样进行卫生学评价时提供依据。菌落总数测定方法按照《食品安全国家标准　食品微生物学检验　菌落总数测定》（GB 4789.2—2022）执行。固体和半固体样品一般称取 25g 样品置盛有 225ml 磷酸盐缓冲液或生理盐水的无菌均质杯内，均质液系列稀释后按常规检测。

（二）大肠菌群测定

食品中大肠菌群数是采用相当于每克或每毫升食品中大肠菌群的最近似数来表示，简称大肠菌群最可能数（maximum probable number，MPN）。这个指标是判定食品被粪便污染程度的标志，间接推断食品中有否污染肠道致病菌的可能。大肠菌群测定方法按照《食品安全国家标准　食品微生物学检验　大肠菌群计数》（GB 4789.3—2025）执行。国标中食品大肠菌群的计数方法包括 MPN法和平板计数法。其中，MPN 法适用于大肠菌群含量较低的食品中大肠菌群的计数，平板计数法适用于大肠菌群含量较高的食品中大肠菌群的计数。

（三）致病菌检验

在我国，针对食品卫生检验中的致病菌系指肠道致病菌和致病性球菌，包括沙门菌、志贺菌、致病性大肠埃希菌、副溶血性弧菌、小肠结肠炎耶尔森菌、空肠弯曲菌、金黄色葡萄球菌、溶血性链球菌、肉毒梭菌、产气荚膜梭菌和蜡样芽胞杆菌等十余种。在《食品安全国家标准　预包装食品中致病菌限量》（GB 29921—2021）中，提出了沙门菌、金黄色葡萄球菌、副溶血性弧菌、单核细胞增生李斯特菌和致泻大肠埃希菌等几种主要致病菌，对肉制品、水产制品、即食蛋制品、粮食制品、即食豆制品、巧克力类及可可制品、即食果蔬制品、饮料、冷冻饮品、即食调味品、坚果籽实制品共 11 类食品作出了限量要求。

各种致病菌及其毒素的检测方法按食品安全相关标准的规定执行。检验程序一般包括样品处理、增菌、分离培养、生化试验或 PCR 方法鉴定，必要时可选作血清学分型。

三、食品卫生真菌学检验

食品卫生真菌学检验包括霉菌和酵母菌计数、霉菌的分类鉴定以及真菌毒素测定。

（一）霉菌和酵母菌计数

霉菌和酵母菌数是指检样经过处理，在一定条件下培养后所得 1g 或 1ml 检样中所含的霉菌和酵母菌菌落数。这个指标主要作为判定粮食、食品和饮料被霉菌和酵母菌污染程度的标志。霉菌和酵母菌计数检测方法按照《食品安全国家标准　食品微生物学检验　霉菌和酵母计数》（GB 4789.15—2016）执行。国家标准中霉菌和酵母菌计数的方法包括平板计数法和直接镜检计数法。其中平板计数法适用于各类食品中霉菌和酵母菌的计数，直接镜检计数法适用于番茄酱罐头、番茄汁中霉菌的计数。

（二）霉菌的分类鉴定

食品中霉菌和酵母菌的数量，只能初步判断食品被霉菌和酵母菌污染的程度。要想进一步了解污染霉菌的种类，是否为产毒霉菌，则需对分离出来的霉菌进行分类鉴定。按霉菌的鉴定程序进行鉴定，最后鉴定到种或属。霉菌的分类鉴定按《食品安全国家标准　食品微生物学检验　常见产毒霉菌的形态学鉴定》（GB 4789.16—2016）执行，该标准规定了食品中常见产毒真菌的鉴定方法，适用于曲霉属、青霉属、镰刀霉属及其他常见产毒菌属的鉴定。

（三）真菌毒素的检测

为了研究产毒真菌的产毒性能及毒素的化学性质和毒性作用，同时，为了评价真菌毒素对食品的污染程度及其防治措施，必须建立一套灵敏度高、特异性强、方法比较简单、容易操作的测定方法。真菌毒素的测定方法可分为三种。

1. 化学检验　薄层色谱法、高效液相色谱法和气相色谱法已广泛应用于真菌毒素的测定。化学检验主要包括提取、脱脂、净化、分离、鉴定和定量六个步骤。除了薄层色谱法比较简便、快速和价廉外，其他都需要较昂贵的仪器设备。

2. 免疫学检验　因免疫学方法检测真菌毒素具有敏感、特异、准确的特点，免疫学检验方法得到了广泛的应用。目前应用较多的是酶联免疫吸附试验，已研制了一些专门用于检测某些真菌毒素的试剂盒，具有简便、快速、经济等特点。随着合成真菌毒素特异性抗体技术的不断提高，可以获得越来越多的真菌毒素特异性抗体。利用这些特异性抗体制成免疫亲和柱进行检验已经成为一种新检验技术，此种方法灵敏度高、选择性好、耗时少、使用方便、节省溶剂，已得到越来越广泛的应用。如应用于检测黄曲霉毒素、伏马菌素、玉米赤霉烯酮、赭曲霉毒素和脱氧雪腐镰孢霉烯醇等。这些检测毒素用免疫亲和柱均已商品化。

3. 生物学检验　生物学检验方法包括动物毒性试验、鸡胚试验、植物毒性试验、组织培养和对微生物的抑制试验等。生物学方法不如化学方法稳定，灵敏度较差，但是可以了解粮食、食品中真菌毒素的急性毒性、慢性毒性、致癌、致畸和致突变性，所以生物学方法仍在应用。

上述食品微生物检测方法，都是国家标准规定的常规检测方法。近年来国内外已研究建立了一些新的简易快速的食品微生物检测方法，如近年来有的单位已开始用全自动微生物分析仪检测细菌数和大肠菌群数。

四、食物中毒检验

发生食物中毒时，为了查明原因，尽早明确诊断，及时抢救患者，积极预防发病，必须采样检验。正确采集样品和及时送检对确定食物中毒、查明中毒原因等具有重要意义。采样要有充分的代表性，采样数量应满足各项检验所需数量，采样后应避免发生变质和再污染，要严密封装，妥善保管，迅速运送，尽快检验。

（一）样品的采集与送检

1. 剩余食物　用灭菌用具采取可疑剩余食物，置于灭菌容器内；如没有剩余食物，可用消毒棉拭子在盛可疑食物的容器内涂擦，然后将少量灭菌生理盐水放入试管内；体积较大的食物如鱼、肉等，应消毒表面，采取内部检样；可疑的罐头可直接送检，如仅剩空盒，可将空盒送检。

2. 炊事用具　如锅、盆、碗、刀、切菜板等，可用棉拭子在炊具上涂擦，将棉拭子放入盛有少量灭菌生理盐水的试管内。切菜板也可用刀刮取表面，将木屑放入灭菌容器内。

3. 患者呕吐物、粪便及咽喉涂抹检样　呕吐物和粪便可直接放入灭菌容器内；咽喉涂抹检样，可用消毒棉拭子采取。

4. 患者血液　在中毒患者急性期（3天以内）和恢复期（2周左右）各采血一次，取静脉血2～3ml，注入灭菌试管中，分离出血清送检。

5. 尸体标本　必要时，可对中毒死亡者尸体解剖，采取内脏标本送检。

6. 溯源　根据中毒情况的不同，可对制作涉事食品的炊事员，特别是那些在中毒发生前或现正患肠炎、发热、化脓灶及可疑的带菌者进行采样。对于厨房、仓库中发现的鼠类、猫、狗等亦需采样。发生中毒时，对可疑食品的原料、周围的土壤等也需采样。

样品采集后，立即送检，最长也不得超过4小时。送检过程中注意冷藏，不得在样品内加入防腐剂，检样上标明样品名称、来源、采样时间、中毒情况及检验要求等。

（二）检验

1. 细菌性食物中毒　细菌性食物中毒主要检测下述指标。

（1）致病菌检验对中毒食物、患者排泄物、血液进行检验，作为确定诊断的依据。对环境、设备、包装材料等的检验，也是诊断的参考依据，以确定污染环节、原因、条件等。①需氧培养：检查沙门菌、致病性大肠埃希菌、变形杆菌、葡萄球菌、链球菌、蜡样芽胞杆菌、副溶血性弧菌以及其他未知的致病菌等。②厌氧培养：检查肉毒梭菌、产气荚膜梭菌等。

（2）致病菌计数有些食物中毒病原菌的检验，需对可疑中毒食品中的活菌数做测定，如蜡样芽胞杆菌、致病性大肠埃希菌、产气荚膜梭菌及葡萄球菌等。

（3）菌型鉴定观察从患者排泄物、血液中分离的菌株与从可疑中毒食品中分离的菌株是否为同一菌型，对确定食物中毒的原因菌具有重要意义。对污染环节、途径、条件、原因的确定更为重要。沙门菌属、大肠埃希菌属、志贺菌属、变形杆菌属、副溶血性弧菌等细菌都需要鉴定菌型。

（4）细菌毒素检验及动物试验对于毒素型的食物中毒，除分离病原菌外，还要同时做毒素检验和动物实验，以确定病因。

（5）用患者血清做凝集试验当怀疑为感染型细菌性食物中毒时，应当采取急性期和恢复期患者血清与可疑中毒食物中分离到的可疑致病菌做血清凝集试验，以作为确定致病菌及原因食品的依据。

2. 真菌毒素中毒　真菌毒素主要进行如下指标的检测。

（1）霉变食物检验可用感官检验及实验室检验，以证明可疑中毒食物被真菌污染及真菌在食物上生长繁殖情况。

（2）真菌检验对可疑中毒食物进行真菌计数和菌相、真菌种类的检验鉴定。

（3）真菌毒素检验对可疑中毒食物和分离的菌株产毒培养物作提取并对毒素的毒性进行鉴定。

（4）对可疑中毒食物和产毒菌株培养物（可先提取）做急性毒性试验。

五、食品卫生微生物学标准

食品卫生微生物学标准，是根据食品卫生的要求，从微生物学的角度，对不同食品所提出的与食品卫生质量有关的具体指标要求。我国的微生物限量标准是根据食品的种类、当前的生产条件，食用对象和进食状况、指标菌的性质、卫生学意义及监测手段，并结合我国的具体国情，参照国际同类标准而制定的。这些标准的制定，对保证食品的安全质量，满足人们的健康需求起到了积极的作用。

根据食品安全国家标准等规范性文件，部分食品的微生物限量标准被归纳为表12-7。

表12-7　部分食品微生物限量标准

食品种类	菌落总数（CFU/g 或 CFU/ml）	大肠菌群	致病菌（CFU/g 或 CFU/ml）	酵母、霉菌（CFU/g 或 CFU/ml）
熟肉制品			金葡菌：100CFU/g；沙门菌：不得检出；单核李斯特菌：不得检出；大肠埃希菌（O157：H7）：不得检出	—
肉灌肠类	$\leqslant 1.0\times10^4$	$\leqslant 10$CFU/g		
熏、烧、烤肉类	$\leqslant 1.0\times10^4$	$\leqslant 10$CFU/g		
油炸（煎）肉类	$\leqslant 1.0\times10^4$	$\leqslant 10$CFU/g		
酱卤肉制品	$\leqslant 1.0\times10^4$	$\leqslant 10$CFU/g		
蒸煮火腿、其他熟肉制品	$\leqslant 1.0\times10^4$	$\leqslant 10$CFU/g		
肉干、肉脯、肉糜脯、其他熟肉干制品	$\leqslant 1.0\times10^4$	$\leqslant 10$CFU/g		
蛋制品				—
液蛋制品、干蛋制品、	$\leqslant 5.0\times10^4$	$\leqslant 10$CFU/g	沙门菌不得检出	
冰蛋制品	$\leqslant 1\times10^4$	$\leqslant 10$CFU/g		
再制蛋（不含糟蛋）				
乳清粉和乳清蛋白粉	$\leqslant 5.0\times10^4$	$\leqslant 10$CFU/g	金葡菌：不得检出；沙门菌：不得检出	—
炼乳	$\leqslant 1.0\times10^4$	$\leqslant 10$CFU/g	金葡菌：不得检出；沙门菌：不得检出	—
生乳	$\leqslant 2.0\times10^6$	—	金葡菌：不得检出；沙门菌：不得检出	—
乳粉	$\leqslant 5.0\times10^4$	$\leqslant 10$CFU/g	金葡菌：不得检出；沙门菌：不得检出	—
调制乳	$\leqslant 5.0\times10^4$	$\leqslant 1$CFU/g	金葡菌：不得检出；沙门菌：不得检出	—
发酵酒及其配制酒	—	—	金葡菌：不得检出；沙门菌：不得检出	
饮料	$\leqslant 1.0\times10^2$（1.0×10^4）	$\leqslant 1$CFU/g（10CFU/ml）	沙门菌：不得检出	霉菌$\leqslant 20$（50）；酵母$\leqslant 20$
冷冻饮品和制作料	$\leqslant 2.5\times10^4$	$\leqslant 10$CFU/g	沙门菌：不得检出；单核李斯特菌：不得检出；金葡菌：100CFU/g	
包装饮用水	0	0CFU/ml	铜绿假单胞菌 0CFU/250ml；金葡菌：不得检出；沙门菌：不得检出	—

续表

食品种类	菌落总数（CFU/g 或 CFU/ml）	大肠菌群	致病菌（CFU/g 或 CFU/ml）	酵母、霉菌（CFU/g 或 CFU/ml）
酱腌菜	—	≤10CFU/g	金葡菌：不得检出；沙门菌：不得检出	—
酿造酱	—	≤10CFU/g	金葡菌：不得检出；沙门菌：不得检出	—
水产调味品	≤1.0×10⁴	≤10CFU/g	沙门菌：不得检出；金葡菌：不得检出；副溶血性弧菌：不得检出	—
动物性水产制品	≤5.0×10⁴	≤10CFU/g	沙门菌：不得检出；金葡菌：不得检出；副溶血性弧菌：不得检出	—
胶原蛋白肠衣	—	≤10CFU/g	沙门菌：不得检出；金葡菌：100	霉菌≤50
豆制品	—	≤1.0×10²CFU/g	金葡菌：不得检出；沙门菌：不得检出	—
淀粉制品	≤1.0×10⁵	≤20CFU/g	金葡菌：不得检出；沙门菌：不得检出	—
糕点、面包	≤1.0×10⁴	≤10CFU/g	金葡菌：不得检出；沙门菌：不得检出	霉菌≤150
饼干	≤1.0×10⁴	≤10CFU/g	金葡菌：不得检出；沙门菌：不得检出	霉菌≤50
巧克力、代可可脂巧克力及其制品	—	—	沙门菌：不得检出	—
蜜饯	≤1.0×10³	≤10CFU/g	金葡菌：不得检出；沙门菌：不得检出	霉菌≤50
蜂蜜	≤1.0×10³	≤0.3MPN/g	金葡菌：不得检出；沙门菌：不得检出；志贺菌：不得检出	霉菌≤200；酵母≤200
方便面	≤1.0×10⁴	≤10CFU/g	金葡菌：不得检出；沙门菌：不得检出；志贺菌：不得检出	—
坚果与籽实制品	—	≤10CFU/g	沙门菌：不得检出	霉菌≤25
膨化食品	≤1.0×10⁴	≤10CFU/g	金葡菌：不得检出；沙门菌：不得检出	—
速冻面米制品 生制品	≤1.0×10⁴	≤10CFU/g	金葡菌：不得检出；沙门菌：不得检出	—
熟制品	≤1.0×10⁴	≤10CFU/g	金葡菌：不得检出；沙门菌：不得检出	—
食品工业用浓缩液（汁、浆）	—	≤10CFU/ml	金葡菌：不得检出；沙门菌：不得检出	霉菌和酵母≤100
保健食品 液态产品	≤1.0×10³	≤0.43MPN/ml	金葡菌：不得检出；沙门菌：不得检出	霉菌和酵母≤50
固态或半固态产品	≤3.0×10⁴	≤0.92MPN/g		

第五节　食品微生物污染的预防与控制

食品微生物污染是指食品在加工、运输、贮藏、销售过程中被微生物及其毒素污染。食品微生物污染一方面降低了食品的卫生质量，另一方面对食用者本身可造成不同程度的危害。但是在自然界，食品受到微生物污染又是不可避免的。我们可以通过采用合适的保藏手段、建立健全食品安全管理制度、加强食品卫生管理工作，提高社会食品卫生意识等方法，尽量减少微生物污染，把微生物污染所造成的危害降低到最低限度。根据各种食品的自身特点、微生物来源及污染途径，将其污染的预防措施概括如下。

一、采用合适方法保存食品

合理采用食品保藏技术，既可改善食品风味，又可防止食品腐败变质，延长食品可供食用的期限。常用的保藏方法包括：

1. 冷藏　食品贮藏于低温时可以延长食品的保质期，还可以降低新鲜食品如水果、蔬菜中本身的酶活性，而保持食品的新鲜度。但应注意，在低温保藏环境中仍有低温微生物生长，因此低温保藏的食品仍有可能发生腐败变质。

2. 加热加工后保藏　这种方法是将食品经过热加工杀灭大部分微生物后，再进行贮藏，例如煮沸、烘烤、油炸等，还有将牛乳、饮料等进行巴氏消毒，罐头工业生产中的高温处理等。这类方法不一定能杀死全部微生物，但可以杀死绝大部分不产芽胞的微生物，尤其是不产芽胞的致病菌。利用加热方法杀灭食品中微生物的效率，不仅与食品本身的形态大小、成分、氢离子浓度、含糖量高低、质地结构等有关，也与污染的微生物数量和特性有关。

3. 干燥贮藏　微生物生长需要适宜的水分，如许多细菌生存于表面水膜之中。因此将食品进行干燥，降低食品中水分活度，提高食品渗透压，使微生物难以生长繁殖，这是古今都使用的传统方法。干燥方法可以利用太阳、风等自然干燥和冷冻干燥等，也可以利用热风、喷雾、薄膜、冰冻、微波、添加干燥剂等，以及利用真空干燥、真空冰冻干燥等人为手段。尤其在现代技术日益发展、干燥要求越来越高的情况下，人为手段日趋重要，使用也越来越广泛。表 12-8 为一些食品的防霉最高含水量。

表 12-8　部分食品防霉最高含水量

食品种类	水分/%	食品种类	水分/%
全脂奶粉	8	豆类	15
全蛋粉	10～11	蔬菜干	14～20
小麦粉	13～15	脱脂奶粉	15
大米	13～15	淀粉	18
去油肉干	15	水果干	18～25

4. 辐射后贮藏　将食品经过 X 射线、γ 射线、电子射线照射后再贮藏。食品上所附生的微生物在这些射线照射后，其新陈代谢、生长繁殖等生命活动受到抑制或破坏，导致死亡。辐射灭菌保藏

食品具有较多的优点,其射线穿透力强,不仅可杀死表面的微生物和昆虫等其他生物,而且可以杀死内部的各种有害生物,且射线不产生热,因而不破坏食品的营养成分以及色、香、味等,无需添加剂,无残留物,甚至可以改善和提高食品品质,经济有效,可以大批量连续进行。当然辐射保藏的效果也与食品本身的初始质量、成熟度、所附带的微生物数量、种类等有关。

5. **加入化学防腐剂保藏** 在食品贮藏前,加入一定剂量的可抑制或杀死微生物的化学药剂,可使食品的保藏期延长,这些化学药剂被称为化学防腐剂。但在使用这些化学防腐剂时必须注意剂量问题,过量的防腐剂对人体有害。常用的防腐剂有①用于抑制酸性果汁饮料等中酵母菌和霉菌的有苯甲酸及其钠盐;②用于抑制糕点、干果、果酱、果汁等食品中酵母菌和霉菌的有山梨酸及其钾盐和钠盐,丙酸及其钙盐或钠盐,脱氢乙酸及其钠盐等。

6. **利用发酵或腌渍贮藏** 许多微生物的生长与繁殖在酸性条件下受到严重抑制,甚至被杀死,因此将新鲜蔬菜和牛乳等食品进行乳酸发酵,不仅可产生特异的食品风味,还可延长贮存期,这在我国已有几千年的历史,而且现今正在用来开发新的风味食品和饮料。

二、建立健全食品安全管理制度

《中华人民共和国食品安全法》规定,食品生产经营企业应当建立健全食品安全管理制度。随着科技的飞速发展,传统的食品生产管理方法和模式已不能满足需要,为了适应食品工业的产业化发展,应建立和不断完善能够有效保证食品安全质量的管理体系。如良好生产规范(good manufacturing practice, GMP)认证和卫生标准操作程序(sanitation standard operating procedure, SSOP)体系,HACCP体系和ISO9000(国际标准化组织质量管理体系认证)体系等。

1. GMP体系属于一般性的食品质量保证体系,它规定了食品生产过程的各个环节实行全面质量控制的具体技术要求以及为保证产品质量所必须采取的监控措施。GMP体系强调食品生产过程,包括生产环境和储运过程的品质控制。

2. SSOP是为实现GMP目标必须遵守的基本卫生条件,是为了消除食品加工过程中的不良因素,以确保加工的食品符合卫生要求而制定的。

3. HACCP体系则是一个预防性的食品安全监控系统,是对可能发生在食品加工过程中的食品安全危害进行识别和评估。进而采取控制的一种预防性控制方法,可最大限度地减少产生食品安全危害的风险,同时避免了单纯依靠最终产品检验进行质量控制所产生的问题。原则上说,有效实施HACCP的前提是已建立了完善的GMP体系。

4. ISO9000体系是国际标准化组织(ISO)提出的质量管理与保证体系,它规定了质量体系中各个环节(要素)的标准化实施规程和合格评定实施规程。这些质量管理和质量认证的目的都是为了确保最终产品的质量。ISO9000提出的基本原则与方法具有普遍的指导意义,适用于各种行业的质量管理和品质保证。

食品生产企业可综合利用GMP、HACCP、ISO9000等管理体系和方法,充分发挥各种管理体系的优势,实施有效的食品安全质量管理,以达到有效保障产品质量安全和消费者健康的目的。

三、加强食品安全监督和管理

各种食品在加工、运输、贮藏和销售等一系列环节中,都要符合食品安全管理工作的要求,减少微生物污染的机会。做好食品从业人员的个人卫生监督,定期进行健康体检,不符合要求的人员不能上岗。

1. **植物性来源的食品** 粮食及果蔬等,在种植的过程中要加强田间管理,防止植物病原菌的侵害,减少作物感染细菌和霉菌的机会;灌溉、施肥要用经过无害化处理的污水和粪便,以减少肠道致病菌及肠道病毒的污染。

粮豆的主要食品安全问题是真菌及其毒素的污染。粮豆在储藏前,应加强粮豆入库前的质量检查,确保各项指标符合食品安全国家标准。储藏期间,应监测粮豆温度和水分含量的变化,控制贮存环境的温度和湿度适宜,将水分含量控制在安全水分以下,保持仓储环境清洁卫生,避免粮豆类受到真菌污染,产生毒素,引起粮豆霉变。粮豆运输期间,要有清洁卫生的专用车以防止意外污染。粮豆包装必须专用并在包装上注明"食品用包装"字样。包装袋使用的原材料应符合卫生要求。销售单位应按照食品经营企业的食品安全管理要求设置各种经营房舍,保障环境卫生。加强成品粮卫生管理,对不符合食品安全标准的粮豆不进行加工和销售。粮豆制品生产加工过程应满足良好生产规范(GMP)和危害分析及关键控制点(HACCP)的要求,以保证粮食的卫生安全。

果蔬的主要食品卫生问题是细菌污染。果蔬水分含量高,组织娇嫩,易损伤和腐败变质,在运输、储藏或销售的过程中若卫生管理不当,可受到肠道致病菌的污染。表皮破损严重的水果大肠埃希菌检出率高。因此,在储藏和运输的过程中要保持果蔬的新鲜度。储藏条件应根据果蔬的种类和品种特点而定。一般保存蔬菜、水果的适宜温度是10℃左右,此温度既能抑制微生物生长繁殖,又能防止果蔬间隙结冰,避免在冰融化时因水分溢出而造成腐败。果蔬作为原料加工前应剔除虫蛀、霉烂和机械损伤等原料,并经过分选、洗涤、去皮、修整、热烫、漂洗等预处理。

2. **动物性来源的食品** 畜禽肉类、蛋、乳和海产品等易受到致病菌的污染,易于腐败变质,导致人体发生食物中毒。畜禽类要加强饲养条件的卫生管理,保证饲养环境卫生状况良好;提倡清洁饲料,健康饲养、减少动物患病率;要合理宰杀,加强卫生检验,及时冷冻保存。

对于畜类产品,屠宰场所的环境、厂房和车间布局,清洁消毒设施、设备器具等均应符合食品安全国家标准的要求,厂区应远离受污染的水体,避开产生污染源的地区或场所。贯彻肉品卫生检验制度,未经检验的肉品不准上市,畜肉须加盖兽医卫生检验合格印戳才允许销售。加强市场管理,防止贩卖病畜肉。对于乳类产品,对乳畜应定期进行预防接种及检疫,防止致病菌对乳的污染,预防人畜共患病的传播。挤乳的操作应符合规范,保持乳畜清洁和挤乳环境的卫生,防止微生物污染。鱼类等海产品要加强水域环境管理,保证养殖水域符合卫生标准,保持合理的养殖密度,定期监测养殖水体的生态环境,采取有效的保鲜措施防止微生物污染和减少鱼体损伤。综合以上措施,确保提供卫生质量合格的肉、蛋、乳及海产品。

3. **成品食品** 各类食品所用的所有原料、辅料、生产用水以及食品添加剂等均应符合相应的标准和制度,不得使用变质或发霉的原料。生产加工过程应符合《食品安全国家标准 食品生产通用卫生规范》(GB 14881—2013)。在包装、储存、运输及销售的过程中,食品接触材料及制品应符合相应的卫生标准和有关规定。成品库应有防潮、防霉、防虫、防污等措施。食品在出厂前必须进行卫生与质量的检验,包括感官、理化及微生物指标。凡不符合标准的产品一律不得出厂。

4. **食品从业人员卫生** 食品监管部门要做好食品从业人员个人卫生管理工作,定期进行健康体检,不符合要求的人员不能上岗。从事直接接触肉类的操作人员、乳品从业人员应遵守有关卫生制度,经体检合格,取得所在区域医疗机构出具的健康证后方可上岗,每年应进行一次健康体检,必要时做临时健康检查。凡患有影响食品卫生的疾病者(传染病及皮肤病),应调离食品生产岗位。从事屠宰、分割、加工、检验和卫生控制的人员应具备相应的资格,经过专业培训并经考核合格后方可上岗。

四、增强社会食品卫生意识

加强食品安全教育,普及食品卫生知识,特别是关于食品微生物污染的危害和预防措施。比如在生活中,注意烹调过程中的交叉污染,生熟食品分开存放,加工生熟食品的用具分开使用;改变饮食习惯,不要食用生或半生的肉类及海产品,动物性食品要煮熟煮透等。

增强食品生产经营者的责任意识。食品生产经营者应严格遵守食品安全法律法规,加强员工培训和管理,做好食品从业人员的个人卫生,遵守有关卫生制度,确保所生产经营的食品符合安全标准。

第六节 食品微生物的应用及研究前景

随着国家经济的繁荣,文化科技的进步和卫生事业的发展,人们的生存观念和生活方式发生了很大的变化,对于健康与生活质量、环境与饮食卫生提出了更高的要求。在预防医学领域中占有十分重要地位的食品安全问题,将是摆在我国乃至世界各国面前的重大课题。食品安全是涉及人们健康和安危的重要公共卫生问题。食品微生物学的任务在于,为人类提供既有益于健康、营养丰富,又保证生命安全的食品。人们对食品品质与安全性要求越来越高,对食品微生物功能与效果的要求也越来越高。

一、食品微生物的应用

微生物在自然界广泛存在,在食品原料和大多数食品中都存在着微生物。但是,不同的食品或在不同的条件下,其微生物的种类、数量和作用也不相同。一般来说,微生物既可在食品制造中起到有益的作用,也可通过食品给人类带来危害。以微生物作为食品或制造食品,并不是新的概念。早在古代,人们就采食野生菌类,利用微生物酿酒、制酱。随着对微生物与食品关系认识的加深,逐步阐明了微生物的种类及其机制,也逐步扩大了微生物在食品制造中的应用范围。我国幅员辽阔,微生物资源丰富。开发微生物资源,并利用生物工程手段对其进行改造,使其更好地发挥有益作用,为人类提供更多更好的食品,也是食品微生物的重要任务之一。

(一)有益微生物在食品制造中的应用

有益微生物在食品制造中的应用,概括起来有四种方式。

1. 微生物菌体的应用 食用菌就是受人们欢迎的食品;乳酸菌可用于蔬菜、乳类及其他多种食品发酵,人们在食用酸牛奶和泡菜时也食用了大量的乳酸菌;单细胞蛋白就是从微生物体中所获得的蛋白质,也是对微生物菌体的应用。

2. 微生物代谢产物的应用 人们食用的食品是经过微生物发酵作用的代谢产物,如酒类、食醋、氨基酸、有机酸、维生素等。

3. 微生物酶的应用　豆腐乳、酱油、酱类等是利用微生物产生的酶将原料中的成分分解而制成的食品。微生物酶制剂在食品及其他工业中的应用日益广泛。

4. 微生物风味物质　风味和芳香物质对于食品非常重要。目前大部分风味化合物是通过化学合成或萃取的方法生产的。消费者对向食品中添加化学制剂越来越反感和抵制，这就使得人们产生了用生物法生产风味物质的愿望，即生产天然或生物风味物质。目前植物是香精风味物质的主要来源，但是植物中的有效成分含量少，分离比较困难，价格昂贵，因此，利用微生物发酵生产风味物质的方法，以及采用合适前体物质通过生物转化生产风味物质的方法应运而生，并且前途广泛。

（二）有害微生物对食品的危害和预防

微生物危害食品主要是造成食品腐败变质，使食品的营养价值降低或完全丧失。如果人们食用了含有大量病原菌或其毒素的食物，就会发生食源性疾病，影响人体健康，甚至危及生命。所以食品安全微生物学工作者应该设法控制或消除微生物对人类的这些有害作用，采用现代检测手段，对食品中的微生物进行检测，以保证食品安全。

二、食品微生物的研究前景

我们生活在微生物的时代，微生物影响社会的各个方面，与我们的生活息息相关。随着世界人口的迅猛增长、生态系统的改变、人类环境的恶化，食品安全问题将比任何时期都备受关注。因此，加强食品安全，提高食品卫生监督检验能力，预防食源性疾病的大规模发生，是摆在世界各国面前的急迫任务。我们不但要不断改进和完善现有的工作，而且要深入研究探讨新情况、新知识、新问题，在保证食品安全，增进人们健康方面作出新的贡献。

（一）合理利用有益的食品微生物

利用微生物可以生产各种形式的产品，包括发酵食品、酸奶、乳酸菌饮料、药品、保健品等。肠道微生物菌群约有 500 种，肠道菌群有助于预防、监控和干预由肠道菌群引发的免疫低下、肥胖、肠炎和糖尿病等疾病，肠道菌群中有益菌包括双歧杆菌、乳杆菌等，是人体健康不可缺少的要素，可合成各种维生素，参与食物消化，促进肠道蠕动，抑制致病菌群的生长，分解有害、有毒物质等。食品微生物发酵与人的健康密切相关，同时与国家的节能减排大政方针密切联系，与国家的循环经济是分不开的。发酵技术随着时代的发展而不断向前发展，从传统的发酵工业到现代发酵工业，再到微生物工程，它不仅成为生物技术产业的重要支柱，而且和基因工程技术的结合使它如虎添翼。食品发酵工业已经为国内十多亿人和国际市场提供了大量的生活必需食品，如调味品、酸味剂、高活性干酵母、淀粉和淀粉糖、有机酸、饲料添加剂等。近十多年来发展成产业化生产的具有特种功能的发酵制品，如低聚糖类、真菌多糖类、糖醇类、活性肽类、微生物制剂以及生物防腐剂等，满足了不同人群的保健需求。

（二）不断发展食品微生物检验技术

食品微生物检验技术目前也正从传统的培养技术逐步向精准化、自动化和智能化的分析技术发展。

食品微生物目前常用的检测方法主要有涂片镜检、分离培养、生化反应、血清学反应、核酸分子杂交、基因芯片、聚合酶链反应等。对食品微生物进行快速准确的检测和鉴定是将来食品微生物检验工作的重要内容。随着生物学研究由宏观领域向微观领域的发展，食品微生物检测方法也从组织形态学水平深入到分子水平、基因水平。近年来一些快速检测方法被发明并逐渐推广应用,其具有样本需要量少、快速省时、无污染、诊断结果精确、自动化程度高的优点,相信随着研究的不断进展和深入,这些新型快速检测方法必将在食品微生物检测工作中起到越来越重要的作用。

(三)促进食品安全和人类健康

微生物污染造成的食源性疾病是世界食品安全中最突出的问题。常见的食源性病原体的种类仍在增加,对食品安全以及人类自身健康已构成了不容忽视的威胁。根据世界卫生组织的估计,全球每年数十亿人发生食源性疾病,发达国家发生食源性疾病的概率也相当高,平均每年有三分之一的人群感染食源性疾病,其中食源性微生物引起的食源性疾病占37.1%。

应用病原菌的DNA指纹图谱分型检测技术(PFGE法)进行病原菌基因分型并建立的Pulse Net监测网可从分子和基因水平上开展部分食源性病原菌的监测工作。利用基因分型检测技术和计算机信息传输技术,可以比对不同实验室及不同检样的病原菌DNA区带的数量与质量,从而确定其亲缘关系。基因分型检测技术的应用在食源性疾病监测中发挥了重要作用,其检测结果不仅可用来确定发病与进食的因果联系,而且为鉴别呈"分散暴发"(a diffuse outbreak)和"多点暴发"(a cluster of outbreaks)的食源性疾病暴发事件提供了科学依据。

随着贸易和食品流通的全球化发展趋势,发生跨区(境)或国际性食源性疾病暴发事件的机会随之增大。为了加强国际食源性疾病暴发事件的监测和预警的合作,欧盟在开展实验室沙门菌分型监测的基础上,建立了以肠道病原菌为主的食源性疾病国际监测协作网(Enter-net),对不同类型的跨国食源性疾病暴发事件的监测与应急行动统一了调查处理的协调原则。

2010年,我国建立全国食源性疾病(包括食物中毒)报告系统和疑似食源性异常病例/异常健康事件报告系统。2019年10月17日,由国家卫生健康委员会组织制定的《食源性疾病监测报告工作规范(试行)》发布,自2020年1月1日起施行,附录中,列出了35种食源性疾病报告名录,包括12种细菌性食源性疾病、1种病毒性食源性疾病、3种真菌性食源性疾病以及其他食源性疾病等。在全国建立和完善食源性疾病监测体系,借助食源性疾病监测数据建立食源性疾病暴发提前预警系统,有助于提前采取针对性措施,提前消除由于食品微生物污染所造成的危害。

(四)制定和修订食品微生物国家标准

20世纪80年代,为配合《中华人民共和国食品卫生法(试行)》的贯彻落实,卫生部成立了全国卫生标准技术委员会,包括食品卫生标准技术分委员会,至1998年底已研制并颁布食品卫生国家标准236项,标准检验方法227项,包括食品中有毒、有害物质及化学污染物的限量标准、食品添加剂使用卫生标准及营养强化剂使用卫生标准、食品容器及包装材料卫生标准、辐照食品卫生标准、食物中毒诊断标准及理化和微生物标准检验方法等。2001年,卫生部组织对464项国家食品卫生标准及其检验方法进行清理审查,对其中的1 034个问题进行了修改和调整,删除了无卫生学意义的某些指标和规定。近些年来,考虑到现行国际标准的规定、国际微生物危险性评估报告、国家食源性疾病监测资料、食品贸易,以及政府和食品企业的需求,我国对食品卫生微生物学检验总则进行了全面的修订,对现行食品卫生标准中的微生物指标及限量标准的设定也已全面展开。修订的原则分别考虑如下因素:现行国际标准的规定、国际微生物危险性评估报告、国家食源性疾病监测资料、食品贸易以及政府和食品企业的需求。

(曾转萍　董　妥)

思考题

1. 食品中检出的菌落总数是否代表该食品上的所有细菌数？为什么？
2. 简述引起肉毒中毒的主要食品及其主要的临床症状。
3. 食物中毒的样品采集包括哪些类型？
4. 常见的食品保藏方法有哪些？
5. 粮食内微生物的种类及分布？

第十三章
药品微生物

学习目标

掌握：药品微生物污染的特殊性；药品微生物检验的内容：无菌检查和非无菌药品的微生物限度检查；药品微生物污染的来源、种类、卫生学意义及卫生标准。

熟悉：热原检查法和细菌内毒素检查法；药品微生物限度标准；药品微生物污染的预防和控制。

了解：药品生境特征；药品微生物研究的应用和研究前景。

药品是一种与人类健康和生命密切相关的特殊商品，是指用于预防、治疗和诊断疾病，有目的地调节机体生理功能并规定有适应证或功能主治、用法和用量的物品。药品的卫生和微生物指标是保障药品安全的基本属性，无菌药品中存在微生物、非无菌药品中存在过量的微生物或者不允许存在的致病菌，不仅会改变药品的理化性质从而影响药品药效，甚至会威胁用药人群的健康安全。自然界广泛分布着各种类群的微生物，药品在生产、贮存及使用过程中均可能受到微生物污染从而影响其质量和使用者安全。一旦发生微生物污染，药品的安全性和有效性就会受到影响，甚至引发医疗事故，因此，对药品微生物进行研究，对于保障药品质量和安全具有重要意义。

药品来源于药物，但二者之间又存在明显区别；药物在药剂学中也被称为原料药，可来源于动植物，也可通过基因重组或化学合成来获取；药品则是由药物经生产加工后所形成的具有一定剂型和功能主治的物质。因此，任何一种药物都必须通过一定的生产工序，制备成既适合人体应用，又能保证药物有效性和安全性的药品，才可用于临床。药品制剂是依据《中华人民共和国药典》或药政管理部门批准的标准，因治疗或预防需要而制备的不同给药形式的具体品种，简称为制剂。

第一节　药品生境特征

各种药品由于剂型和功能主治不同，其生境特征不尽相同。剂型（dosage form）是指在药品生产过程中，为适应诊断、治疗和预防疾病的需要而将药物制成的不同形式，是药品应用于临床的最终给药形式。按照给药途径不同，药品的剂型可分为口服给药剂型、口腔内给药剂型、注射给药剂型、呼吸道给药剂型、皮肤给药剂型和其他腔道或黏膜给药剂型。不同剂型和功能主治的药品，从微生物学角度看，其生境特征可分成以下两大类型：①具备微生物所需的营养物质和生长条件，如各种注射剂，一旦被污染，微生物可在其中大量繁殖；②虽然含有一定的营养物质，但也同时含有各种抑菌剂或防腐剂，对微生物具有一定的杀灭或抑制作用，如各种洗剂、口服液体制剂等。

不同剂型药品中所固有的各种原料药成分、酸碱度、渗透压和含水量等生境特征均有利于微生物的生长繁殖。虽然药品剂型复杂，但与微生物生长繁殖相关的生境特征可归纳为以下七大类型。

一、营养

药品中含有微生物生长繁殖所需的营养成分。以淀粉、糖类和蛋白质等营养成分为原辅料的各种制剂，以微生物代谢产物作为原料参与制作的各种制剂，如葡聚糖、氨基酸、酶类制剂等，以及中药蜜丸、糖浆、人参和血浆等，均含有丰富的微生物生长繁殖所需的各种营养物质，因此，极易受到各种微生物的污染。

二、温度

有些药品需要低温存放，如胰岛素、生长激素和重组蛋白类等生物制品，最佳储存温度是 2～8℃。低温能防止药品变性，有些药物使用了白蜡、甘油等辅料，高温下容易融化变形，比如痔疮栓、阴道栓等栓剂。低温可以降低细菌的繁殖力，减少污染。大多数药物常温储存，易于微生物生长繁殖，容易造成微生物污染。需要注意的是，药品的储存温度要以说明书上的贮藏要求为准。

三、酸碱度

药品酸碱度必须适应人体对酸碱度的要求，但是，这种 pH 范围也同样适宜微生物的生长繁殖。多数细菌的最适酸碱度为中性或弱碱性（pH 7.2～7.6），真菌对酸碱度的适应范围较广，其最适 pH 为 4～6。因此，偏中性环境有利于细菌生长，而微酸性环境有利于霉菌生长。例如正常人眼可耐受的 pH 范围是 4～9，而人眼最适 pH 为 7.4，过高或过低都会对眼睛产生刺激作用，因此，眼用制剂需通过 pH 调节剂以确保其酸碱度稳定在一定范围内。这样的酸碱度范围也同样适宜绝大多数细菌（pH 7.2～7.6）和真菌（pH 4～6）的生长繁殖。当药品生境 pH 大于 10 或小于 2 时，微生物生长即受到抑制，酸碱度越低或越高，抑制微生物生长的能力越强。

四、水分

水分是细菌生长的必需因子之一。溶液剂型药品多以水为溶剂，如口服液体制剂，此类药品由于含水量高、营养丰富，极易受微生物污染，而且一旦污染，微生物就可在其中迅速生长繁殖。固体剂型由于含水量低，受到微生物污染的概率相对较低；但是，当固体剂型的含水量超过 10%，微生物就可在其中大量繁殖。中药材虽然含水量较低，但易受霉菌污染，因此，中药材贮存不当导致霉变的现象比较严重。

五、离子强度

K^+、Na^+、Ca^{2+}、Mg^{2+} 等 1 价或 2 价阳离子物质为微生物所需的营养元素，可促进微生物的生长繁殖。一些阳离子物质，如 Fe^{3+}、Co^{2+}、Pb^{2+}、Al^{3+}、Hg^{2+} 和 Ag^+ 等对微生物具有毒性作用，可抑制其生长繁殖。另一些阳离子物质，如 Zn^{2+}、Cu^{2+} 及 Fe^{2+} 等则是微生物所需的微量元素，当其少量存在时可促进微生物生长繁殖，但大量存在时则对微生物生长具有抑制作用。

六、渗透压

凡与血浆或泪液等体液具有相同渗透压的溶液被称为等渗溶液。液体剂型药品的渗透压必须适应人体对渗透压的要求。例如，眼用制剂的渗透压过高或过低，均会对眼睛产生不良刺激或影响，因此，眼用制剂常常需要用渗透压调节剂来调整适宜的渗透压范围。同样，这样的渗透压范围也最适宜细菌生长繁殖。细菌在高渗环境中可停止生长，如 50% 硫酸镁溶液、口服糖浆和含糖饮剂等，但是，一些耐高渗透压的霉菌和酵母菌等仍可在其中生长繁殖。

七、防腐剂和抑制剂

为了防止微生物大量繁殖而造成药物的变质，可在药品生产过程中加入一定剂量的防腐剂。例如，在液体制剂的制备、贮存和使用过程中，完全避免微生物的污染是十分困难的，当有少量微生物污染时，加入的适量防腐剂可以抑制微生物的生长繁殖，从而达到有效防腐的目的。

第二节　药品微生物污染的来源、种类及其卫生学意义

药品微生物控制是药品质量控制中重要的安全性指标，只有了解污染微生物的来源及其种类，才能研究如何避免污染，如何科学地清除或者灭活污染微生物。

一、药品微生物污染的来源

微生物不仅存在于空气、水、土壤和各种植物中，还存在于人类和动物体表及其与外界相通的各种腔道内。因此，微生物可能以原始寄居的方式存在于药物原辅料中，或者通过各种渠道污染原料药、辅料及其最终产品。药品微生物污染的主要来源为原料药及其辅料，其次是生产用水、生产环境或者操作人员自身。此外，药品在运输和使用过程中，也可因贮存或使用不当而污染微生物。

（一）原料药或辅料

天然原料药或辅料本身就常常带有各种微生物，所携带的微生物种类和数量因原料药或辅料来源的不同而异。人或动物来源的原料药，如动物脏器制品或血液制品易受人源或动物源微生物的污染。植物性药材常常带有土壤中的微生物，尤其是具有芽胞的厌氧性细菌，果实类药材因含糖丰富而带有酵母菌和霉菌。以微生物的代谢产物为原料或以其有效作用参与制作的药品，如抗生素制剂、葡聚糖、氨基酸、酶类制剂和中药制剂等，如果后续生产工艺处理不当，则可能存在残存微生物的污染。原料药和辅料中所带微生物的种类和数量也与处理方法的不同有关。

（二）水

水是药品微生物污染的重要来源之一。药品生产全过程均需用水，包括自来水、去离子水和蒸馏水等，因此，水源水、制水系统、储水装置和管道系统等都可能成为药品微生物污染的来源。水中微生物的常见种类有假单胞菌属、黄杆菌属、无色杆菌属和产碱杆菌属等。去离子水生产过程中的离子交换树脂微生物污染，以及纯净水生产过程中的反渗膜微生物污染，常常是药品微生物污染的重要来源。此外，储水装置劣质的橡胶塞或塑料连接管等也可能成为药品生产用水微生物污染的来源。

（三）空气

空气中最常见的是一些抵抗力强、耐干燥的细菌芽胞、真菌孢子和酵母菌等这些微生物不是以单个细胞或游离菌群存在，而是黏附于 $10\sim20\mu m$ 的粒子上。在通风不良、尘埃较多的药品生产环境中，带菌微粒可随人员的活动及生产操作而污染原辅物料和药品制剂。

（四）生产操作人员

药物生产操作人员的衣物、体表以及与外界相通的腔道都携带有各种微生物，当他们未按要求适当防护或规范操作时，均可使其皮肤、呼吸道或肠道内的微生物污染药品制剂。例如，操作人员的鼻咽喉部可能带有葡萄球菌或链球菌等，肠道中存在埃希菌属、克雷伯菌属、肠杆菌属或肠道致病菌等，这些细菌均可通过大声说话、咳嗽、打喷嚏或者不规范操作污染药品或其原辅料。

（五）厂房设备和包装容器

药品生产厂房或车间卫生不良、墙面陈旧腐蚀等均可滋生霉菌，制药机械设备未定期维修、保养和清洗消毒就会滞留和滋生微生物，由此造成药品或其原辅料的微生物污染。此外，包装容器不洁也是药品微生物污染的来源之一。各种包装容器在使用前消毒不彻底，消毒后存放条件不符合卫生标准，或者放置时间过长等都极易被微生物污染，进而造成药品或其原辅料的微生物污染。

二、不同种类药品的常见污染微生物

污染药品的微生物种类繁多，主要有细菌、霉菌、酵母菌和放线菌等。细菌类主要有葡萄球菌属、链球菌属、大肠埃希菌属、沙门菌属和假单胞菌属等，霉菌类主要有念珠菌、青霉和曲霉等。但是，不同制剂、不同剂型的药品微生物污染的种类和严重程度又有所不同。

（一）注射剂和输液剂

此类制剂不仅含有大量水分和微生物生长繁殖所需的营养物质，而且由于其合适的离子浓度、渗透压、酸碱度，以及基本上没有抑制剂或防腐剂等生境特征，因此极易污染微生物。污染的细菌以革兰氏阴性菌多见，如大肠埃希菌、产气杆菌、变形杆菌和铜绿假单胞菌等，也可见到革兰氏阳性菌、真菌和放线菌等的污染。

注射剂和输液剂污染微生物的原因主要有生产环节不健全、生产流程不规范、生产环境严重污染、灭菌不彻底、瓶塞不严或者漏气，或者保存或使用不当等。注射剂或输液剂一旦染菌，即使重新灭菌，细菌死亡所释放出的大量热原质也会引起发热等不良反应。因此，如果注射剂和输液剂出现浑浊、沉淀、云雾状改变或产气等现象则禁止使用，否则会造成严重后果。

（二）眼用制剂

滴眼剂和眼膏剂的酸碱度与渗透压接近于泪液，因此非常适合细菌生长。与滴眼剂相比，眼膏剂为半固体制剂，能延长制剂停留于眼部用药部位的时间，从而增加局部作用和提高眼组织的生物利用度。眼膏剂虽然可以加入适量防腐剂，但反复使用后仍易污染微生物，而且由于其在眼部保留时间长，染菌后的危害更大。眼用制剂常见的污染菌有铜绿假单胞菌、葡萄球菌、类白喉杆菌和枯草杆菌等。

人的泪液中含有溶菌酶，角膜和巩膜也具有阻止细菌进入眼球内部的作用，再加上泪液的不断冲洗，正常情况下，人体眼部可以保持相对清洁无菌。但是，污染微生物的滴眼剂和眼膏剂如果继续使用，会造成角膜结膜炎、角膜溃疡或失明等严重后果。

（三）口服制剂

主要有溶液制剂和固体制剂。溶液制剂为药物溶解于溶剂中所形成的液体制剂，大多数以水为溶剂，也有用乙醇或油为溶剂，根据需要还可加入助溶剂、抗氧化剂、矫味剂或着色剂等。水溶性的溶液制剂易污染并滋生细菌。糖浆剂为药物的浓蔗糖水溶液，一般含糖量不低于 45%（g/ml）。高蔗糖浓度的糖浆剂，由于渗透压高，微生物生长受到抑制，但是，低蔗糖浓度的糖浆剂则非常适合细菌，尤其是耐糖菌生长繁殖，因此，一般都添加有防腐剂。固体制剂主要包括散剂、颗粒剂、片剂、胶囊剂和丸剂等。与液体制剂相比，固体制剂具有良好的物理和化学稳定性，而且含水量较低，一般情况下微生物较难在其中生长繁殖。但是当环境相对湿度较高时，由水溶性药物粉末制成的固体制剂由于其吸湿性的急剧增加，将有利于污染微生物的生长繁殖。

以动植物为原料药的制剂如含生药的片剂、散剂和丸剂等，最易受到来自动物或土壤中微生物的污染，糖浆剂则易受到真菌，如酵母菌、青霉菌、黑曲霉菌、毛霉菌以及其他杂菌的污染。

（四）局部外用制剂

搽剂、洗剂、软膏剂、乳膏剂、糊剂和粉剂等大多用于皮肤与黏膜。专供无破损皮肤表面使用的搽剂和洗剂等，一般都含有消毒成分，滋生细菌的机会较小。供非无菌局部（如皮肤、鼻腔、阴道或直肠等）应用的半固体剂型，如软膏剂、乳膏剂和糊剂等，由于含水量较高或者含淀粉量较多，在贮存和反复使用过程中易受细菌或霉菌的污染。这些制剂常见的污染菌有葡萄球菌、变形杆菌、大肠埃希菌、厌氧芽胞菌、酵母菌和霉菌等。特殊局部外用制剂是指用于外伤、烧伤或溃疡等创面用制剂，如溶液剂、凝胶剂和软膏剂等。手术用制剂为手术时使用的制剂，如止血海绵剂和骨蜡等。这些制剂所使用的原料药或辅料均含有淀粉、明胶、纤维蛋白原和血浆等成分，在生产和使用过程中也极易被各种微生物污染。

（五）中药制剂和中药材

中药制剂是指以中药为原料，在中医理论指导下，依照规定的处方进行加工而制成的制剂，包括中药单味药制剂、中药复方制剂和天然药物制剂。由于中药制剂的多样性和复杂性，药材的产地、采收季节和储存条件的差异，使其容易受到外源性微生物或毒素的污染，尤其是真菌及其毒素的污染。中药材最常见的是受到真菌和螨虫污染，例如已知具有强烈致癌作用的黄曲霉毒素，其产毒菌种黄曲霉曾在中成药内检出。近年来的调查还发现螨虫污染与药品发霉密切相关，在蜜丸和糖浆类制剂、含脂肪和淀粉较多的中药材及其相关制品中，这种相关现象更为普遍。一般认为，中成药中的这些螨类常常以霉菌孢子和药品中的糖分等原料为食，其排泄物又促进了霉菌孢子的扩散。

（六）消毒剂与洗涤剂

消毒剂和洗涤剂一般不易受到微生物的污染。但消毒剂与洗涤剂在使用过程中有时可检出革兰氏阴性杆菌，如铜绿假单胞菌、克雷伯菌和大肠埃希菌。

三、药品微生物污染的卫生学意义

根据药品制剂使用部位和要求的不同，《中华人民共和国药典》规定药品可分为规定灭菌或无菌制剂和非无菌制剂两大类型。规定灭菌制剂（sterile preparation）指采用灭菌法杀灭或去除包括芽胞在内的所有活微生物的一类药物制剂，如注射剂、眼用制剂和植入型制剂等。无菌制剂（aseptic preparation）指在无菌环境下采用无菌技术制备不含活微生物的一类药物制剂，如蛋白质、核酸和多肽类等生物大分子药物制剂。非无菌制剂主要指各种口服制剂和一般外用制剂。不同给药途径、不同剂型的药品对使用者可能造成的危害不尽相同，一般来说，规定灭菌或无菌制剂受微生物污染后所造成的后果要比非无菌制剂严重。

（一）微生物引起药品变质

在适宜条件下，微生物在药品中生长繁殖，致使受污染的药品发生一系列物理性状和化学成分改变，最终导致药品变质，失去药用价值。

1. **药品变质的现象**　当药品污染严重或者微生物在其中大量繁殖时，可出现以下肉眼感官性状的改变：①异味，有些药品变质后可产生特殊气体或味道；②变色，当所污染微生物具有产色素能力时，药品可变色；③黏稠现象，即糖浆剂染菌后可形成聚合性的黏稠物；④颗粒现象，乳剂染菌变质后可有团块或沙粒感；⑤其他改变，如液体制剂染菌后，可出现沉淀、浑浊或云雾状改变，也可产生菌团或膜状物。

2. **药品变质的判断依据**　①从药品中分离到病原微生物；②从口服及外用药品中检出的微生

物总数超过限度标准;③从无菌制剂中检出微生物;④药品虽未检出微生物,但存在微生物毒性代谢产物,如热原、真菌毒素等;⑤药品出现上述肉眼可见的感官性状改变和/或理化性状改变。

（二）药品变质的后果

1. 出现有害的微生物代谢产物　微生物污染药品后,在生长繁殖过程中可释放大量有害物质。例如,革兰氏阴性菌污染注射剂或输液剂后,可产生内毒素或热原,真菌污染药品后可产生真菌毒素,有些真菌还可转化药品中所含的对细菌不利的物质,促进细菌生长。

2. 失去药用价值　微生物污染药品后,可降解药品中的活性成分,导致药品失效,如阿司匹林降解后可形成具有刺激性的水杨酸,青霉素类、头孢类或氨基糖苷类等抗生素降解后则失去抗菌活性。此外,有些细菌和真菌对有机防腐剂或消毒剂也具有降解作用,从而使这些防腐剂或消毒剂失去防腐作用。

3. 危害用药者健康　染菌药品被误用后,可能导致药源性感染（drug-borne infection）、中毒或超敏反应等不良反应,从而危害使用者的健康。由于给药途径不同,不良反应的症状和严重程度也不同,严重者可危及生命,如注射剂或输液剂一旦染菌,当其静脉给药时极易造成全身性感染,后果严重。

第三节　药品微生物检测与卫生标准

由于药品使用的特殊性,药品的卫生状况、有效性和安全性对于使用者是至关重要的,开展药品微生物检查是保障用药安全的必要措施和手段,因此,设立并根据实际应用情况不断更新药品卫生标准尤为重要,对保障药品质量、维护公众健康、促进医药产业发展具有重要意义。

一、药品微生物污染的特殊性

受药品特殊性的影响,药品微生物的污染及其检验也具有特殊性,这些特殊性在很大程度上影响着药品微生物的检出率和检验结果的正确性。

（一）药品生境的多样性和复杂性

药品生境的多样性和复杂性具体表现为微生物在一些药品中可以存活或生长繁殖,而在另一些药品中则受到抑制或死亡。实验证明,用相同的菌株和接种量接种不同剂型药品,再对这些药品进行微生物学检验时,可能出现不同的检测结果。例如,软膏剂和非水溶性油剂由于难溶或不溶于水,其中所存在的微生物在油性物质的包裹之下无法接触培养基中的营养物质或缺氧而难以生长,常常出现阴性检测结果。

（二）药品微生物数量和分布的不一致性

药品中可能污染的微生物不仅数量偏少,而且与药物有效成分在药品中必须均匀分布不同,微生物在药品中的分布常常是局部的、不均匀的。当污染发生在药品生产流程的后期,情况更是如此。更有甚者,即使是同一批次产品,不同操作人员或不同包装点的不同瓶（或盒、袋、片等）中出现的污染部位及严重程度均不相同。因此,当用抽样方法来推断整批药品的污染状况时,要特别注意上述情况的存在。

（三）药品微生物活力的不确定性

药品中污染微生物由于受到原料药处理、加工等工序的影响,以及药品内所添加的防腐剂或抑菌剂的作用,往往处于亚致死性的损伤状态,即为损伤菌,此时,如果采用常规方法检测,常常可能出现"阴性"或计数偏低的结果。因此,在药品微生物检验中需要先对损伤菌进行复苏或修复,然后再用常规方法检测。

(四)药品微生物消长的多变性

药品中污染微生物可随贮存时间的延长而逐渐衰亡,也可因环境条件适宜而大量繁殖。例如一批不含抑菌成分的溶液剂,出厂检验时发现存在少量细菌,但细菌数仍处在该产品的微生物限度标准范围之内,判为合格药品出厂;出厂后,由于贮存温度适宜,药品内的细菌大量繁殖,此时如果对其检验的话,这批药品就会被判为不合格产品;但是,又经过一段时间,由于营养物质的消耗和有害代谢产物的积累,细菌的繁殖速度逐渐减慢而死亡数目逐渐增加,甚至全部死亡,此时如果仅对这批产品进行微生物总数检查,则很可能被判为"合格产品",但是,此时药品中的有效成分已完全改变。由此可见,药品如果出现沉淀、小块状、片状物质或者酸碱度改变,即使微生物限度检查合格,也不可继续使用。

二、药品微生物检测

根据《中华人民共和国药典》2020年版,药品微生物检查的内容主要包括无菌检查、微生物限度检查、热原检查和细菌内毒素检查。

(一)无菌检查

无菌检查(sterility test)系指用于检查《中华人民共和国药典》要求无菌的药品、生物制品、医疗器械、原料、辅料及其他品种是否无菌的一种方法。若供试品符合无菌检查法的规定,仅表明了供试品在该检验条件下未发现微生物污染。

凡是直接进入人体血液循环系统、肌肉、皮下组织或接触创伤、溃疡和烧伤等部位而发挥作用的制品,或者要求无菌的材料、灭菌器具等都要进行无菌检查,以最大限度地保证这些制剂或用品不带有活菌。有些药品(如蛋白类静脉途径给药制剂)为了保持其理化和生物学活性,不能进行高压蒸汽灭菌处理,而只能采用间歇灭菌或除菌过滤等方法。因此,此类制剂在出厂前必须进行严格的无菌检查,在确保其处于无菌状态后方可应用于临床。

1. 无菌检查的环境要求　无菌检查应在无菌条件下进行,试验环境必须达到无菌检查的要求,检验全过程应严格遵守无菌操作,防止微生物污染,防止污染的措施不得影响供试品中微生物的检出。单向流空气区域、工作台面及受控环境应定期进行洁净度确认。洁净度的检测指标包括但不限于悬浮粒子、浮游菌和沉降菌,具体实验方法应参照医药工业洁净室(区)相关的国家标准进行。隔离系统应定期按相关的要求进行验证,其内部环境的洁净度须符合无菌检查的要求。日常检验时需对试验环境进行监测。

2. 无菌检查方法　无菌检查法包括薄膜过滤法和直接接种法。只要供试品的性质允许,应采用薄膜过滤法。供试品无菌检查所采用的检查方法和检验条件应与方法适用性试验确认的方法相同。无菌试验过程中,若需使用表面活性剂、灭活剂、中和剂等试剂,应证明其有效性,且其对微生物无毒性。

(1)无菌检查的抽样:供试品的无菌检查基本上都是破坏性的,因此通常只能从每批产品中随机抽取一定数量的单位产品作为检样,以样本检验结果来判断整批次产品的质量。

无菌检查的随机抽样方法主要有3种,即百分数抽样法、固定抽样法和综合抽样法。在实际工作中,样品的抽样量受多方面因素影响,如检查目的、要求、代表性、实际工作量和经济损失等因素,应力求以较少的样本量准确反映总体的质量。

1)百分数抽样法:根据每批单位产品的数量,按一定的百分比确定随机抽样量。

2）固定抽样法：即每批产品都抽取固定数量的样品，而不以每批产品量的多少来决定抽样量。

3）综合抽样法：为上述两种方法的综合运用。

在无菌检查的抽样时，应特别注意"批"的概念：①灭菌制剂应以同一灭菌器的产品为一批；②无菌制剂应以无菌灌装相同的最终容器为一批；③连续不间断生产的，以不超过 24 小时生产周期内的产品为一批；④连续生产过程中产品分别连续灭菌（如 γ 射线灭菌）的，也应以不超过 24 小时的总产量为一批。不同机器生产的，以各机器的产品分批，不同班组生产的应以班组分批。这种分批方法可使各批产品的均一性和代表性都比较高。

在抽样时还应关注"检验数量"和"检验量"这两个概念。检验数量是指一次试验所用供试品最小包装容器的数量，成品每亚批均应进行无菌检查。《中华人民共和国药典》2020 年版对出厂产品和上市产品监督检验的数量均有相关规定。检验量是指供试品每个最小包装接种至每份培养基的最小量。若每支（瓶）供试品的装量按规定足够接种两种培养基，则应分别接种硫乙醇酸盐流体培养基和胰酪大豆胨液体培养基。采用薄膜过滤法时，只要供试品的特性允许，应将所有容器内的内容物全部过滤。

（2）无菌检查培养基的要求：培养基是进行微生物培养检验的必备材料，对其质量、形态、培养程序及方法等都有明确的要求。

1）培养基与培养条件：无菌检查包括需氧菌、厌氧菌和真菌三类微生物的检查。这三类微生物所使用的培养基和培养条件有所不同：①硫乙醇酸盐流体培养基主要用于厌氧菌培养，也可用于需氧菌培养，培养温度为 30～35℃；②胰酪大豆胨液体培养基主要用于真菌和需氧菌的培养，培养温度为 20～25℃。配制后应采用验证合格的灭菌程序灭菌。

2）培养基的适用性检查：包括培养基的无菌性检查和灵敏度检查。无菌检查用的硫乙醇酸盐流体培养基和胰酪大豆胨液体培养基等应符合培养基的无菌性检查及灵敏度检查的要求。本检查可在供试品的无菌检查前或与供试品的无菌检查同时进行。无菌性检查时每批培养基一般随机取不少于 5 支（瓶），置各培养基规定的温度培养 14 天，应无菌生长。培养基灵敏度检查所用的菌株传代次数不得超过 5 代（从菌种保存中心获得的干燥菌种为第 0 代），并采用适宜的菌种保藏技术进行保存和确认，以保证试验菌株的生物学特性。《中华人民共和国药典》规定的试验菌株有：金黄色葡萄球菌（*Staphylococcus aureus*）[CMCC（B）26003]、铜绿假单胞菌（*Pseudomonas aeruginosa*）[CMCC（B）10104]、枯草芽胞杆菌（*Bacillus subtilis*）[CMCC（B）63501]、生胞梭菌（*Clostridium sporogenes*）[CMCC（B）64941]、白念珠菌（*Candida albicans*）[CMCC（F）98001]、黑曲霉（*Aspergillus niger*）[CMCC（F）98003]。进行结果判定时，空白对照管应无菌生长，若加菌的培养基管均生长良好，判定该培养基的灵敏度检查符合规定。

（3）无菌检查方法的适用性试验：在进行药品无菌检查时，要对所用检查方法进行验证，即"方法的适用性试验"，以确认所采用的方法适合于该产品的无菌检查。若检验程序或产品发生变化可能影响检验结果时，应重新进行方法适用性试验。具体试验方法按照"供试品的无菌检查"的要求进行，对每一试验菌应逐一进行方法确认。包含薄膜过滤法和直接接种法两种。

（4）无菌检查法：药品无菌检查所采用的检查方法和试验条件应与方法适用性试验确认的方法相同。无菌试验中，如果需要使用表面活性剂、灭活剂和中和剂等，也应首先证明其不仅具有有效性，而且对微生物无毒性。

（5）阳性和阴性对照试验：药品无菌检查必须同时设置阳性和阴性对照试验，以保证试验结果的真实可靠。

1）阳性对照试验：检查阳性对照菌在加入检样的培养基中能否生长，以验证检样中有无抑菌活性物质和试验条件是否符合要求的试验。

应根据供试品特性选择阳性对照菌：无抑菌作用及抗革兰氏阳性菌为主的供试品，以金黄色葡萄球菌为对照菌；抗革兰氏阴性菌为主的供试品以大肠埃希菌为对照菌；抗厌氧菌的供试品，以生孢梭菌为对照菌；抗真菌的供试品，以白念珠菌为对照菌。阳性对照试验的菌液制备同方法适用性试验，加菌量不大于100CFU，供试品用量同供试品无菌检查时每份培养基接种的样品量。阳性对照管培养不超过5天，应生长良好。

2）阴性对照试验：是检查所用物品、培养基、溶剂或稀释剂是否处于无菌状态的试验。在无菌检查时，应取相应溶剂和稀释液、冲洗液等同法操作。阴性对照管内不得有细菌生长。

（6）无菌检查的培养及观察：操作时，用适宜的方法对供试品容器表面进行彻底消毒，如果供试品容器内有一定的真空度，可用适宜的无菌器材（如带有除菌过滤器的针头）向容器内导入无菌空气，再按无菌操作开启容器取出内容物。除另有规定外，按下列方法进行供试品处理及接种培养基。

1）薄膜过滤法：薄膜过滤法一般应采用封闭式薄膜过滤器，根据供试品及其溶剂的特性选择滤膜材质。无菌检查用的滤膜孔径应不大于0.45μm。滤膜直径约为50mm，若使用其他尺寸的滤膜，应对稀释液和冲洗液体积进行调整，并重新验证。使用时，应保证滤膜在过滤前后的完整性。水溶性供试液过滤前，一般应先将少量的冲洗液过滤，以润湿滤膜。油类供试品，其滤膜和过滤器在使用前应充分干燥。为使滤膜的过滤效率达到最大，应注意保持供试品溶液及冲洗液覆盖整个滤膜表面。供试液经薄膜过滤后，若需要用冲洗液冲洗滤膜，每张滤膜每次冲洗量一般为100ml，总冲洗液一般不超过500ml，最高不得超过1 000ml，以避免滤膜上的微生物受损伤。

2）直接接种法：接种法适用于无法用薄膜过滤法进行无菌检查的供试品，即取规定量供试品分别等量接种至硫乙醇酸盐流体培养基和胰酪大豆胨液体培养基中。除生物制品外，一般样品无菌检查时两种培养基接种的瓶或支数相等；生物制品无菌检查时硫乙醇酸盐流体培养基和胰酪大豆胨液体培养基接种的瓶或支数为2∶1。除另有规定外，每个容器中培养基的用量应符合接种的供试品体积不得大于培养基体积的10%，同时，硫乙醇酸盐流体培养基每管装量不少于15ml，胰酪大豆胨液体培养基每管装量不少于10ml。供试品检查时，培养基的用量和高度同方法适用性试验。

3）培养及观察：将上述接种供试品后的培养基容器分别按各培养基规定的温度培养不少于14天；接种生物制品的硫乙醇酸盐流体培养基的容器应分成两等份，一份置30～35℃培养，一份置20～25℃培养。培养期间应定期观察并记录是否有菌生长。如在加入供试品后或在培养过程中，培养基出现浑浊，培养14天后，不能从外观上判断有无微生物生长，可取该培养液不少于1ml转种至同种新鲜培养基中，将原始培养物和新接种的培养基继续培养不少于4天，观察接种的同种新鲜培养基是否再出现浑浊；或取培养液涂片，染色，镜检，判断是否有菌。

4）结果判断：若供试品管均澄清，或虽显浑浊但经确证无菌生长，判供试品符合规定；若供试品管中任何一管显浑浊并确证有菌生长，判供试品不符合规定，除非能充分证明试验结果无效，即生长的微生物非供试品所含。

只有符合下列至少一个条件时方可认为试验无效：①无菌检查试验所用设备和环境的微生物监控结果不符合无菌检查法要求；②回顾无菌试验过程，发现存在可能引起微生物污染的因素；③检样培养管中生长的微生物经鉴定，确证是因无菌试验中所使用的物品和/或无菌操作技术不当所致；④在阴性对照中观察到微生物生长。

无菌检查试验如果确认无效后应重试。重试时，应重新取同量供试品，依法检查，结果如果无菌生长，判供试品符合规定，若有菌生长，则判供试品不符合规定。

3. 无菌检查的局限性与规定灭菌药品的无菌保证　　无菌概念是指物品中不含任何活的微生物，然而在实际工作中要达到如此绝对的程度相对较难。因此，批灭菌产品的无菌性在概率意义上定义为污染单位低至可接受的程度，一般以灭菌保证水平（sterility assurance level，SAL）表示，最终灭菌产品的 SAL 为 10^{-6}。此外，由于无菌检查对样品是破坏性的，不可能对每一最小包装产品都进行检测，而是对一批灭菌产品采用随机抽样的方法进行抽检，因此，产品的污染率越低，误判合格的概率就越高。

由于无菌检查的局限性，规定灭菌药品在 SAL 概率意义上的无菌保证不能依赖于最终产品的无菌检查，而应取决于生产过程中采用验证合格的灭菌工艺、严格的 GMP 管理和良好的质量保证体系。因此，与批无菌检查结果相比较，药品批生产过程中的微生物监控更能反映产品的无菌水平。

（二）非无菌药品的微生物限度检查

微生物限度检查（microbial limit test）是指检查非无菌药品及其原料药、辅料或敷料受到微生物污染程度的方法，是保证药品质量的重要检查内容之一。由于中西药制剂中有许多剂型是非密封药品，不可能绝对无菌，因此，《中华人民共和国药典》规定这类药品允许存在一定限量的微生物，但不得含有可疑致病菌，在出厂前均应进行微生物限度检查，符合规定标准后方可出厂。非无菌药品的微生物限度检查内容包括微生物计数法和控制菌检查法。

1. 微生物计数法　　主要用于能在有氧条件下生长的嗜温性细菌和真菌的计数。当本法用于检查非无菌制剂及其原、辅料等是否符合规定的微生物限度标准时，应按下述规定进行检验，包括样品的取样量和结果的判断等。除另有规定外，本法不适用于活菌制剂的检查。微生物计数试验环境应符合微生物限度检查的要求。检验全过程必须严格遵守无菌操作，防止再污染，防止污染的措施不得影响供试品中微生物的检出。洁净空气区域、工作台面及环境应定期进行监测。

如供试品有抗菌活性，应尽可能去除或中和。供试品检查时，若使用了中和剂或灭活剂，应确认其有效性及对微生物无毒性。供试液制备时如果使用了表面活性剂，应确认其对微生物无毒性以及与所使用中和剂或灭活剂的相容性。

计数方法有培养皿法、薄膜过滤法和最可能数法（MPN 法）。MPN 法用于微生物计数时精确度较差，但对于某些微生物污染量很小的药品或缺少选择性培养基的微生物，则是一种比较适合的方法。供试品检查时，应根据供试品理化特性和微生物限度标准等因素选择计数方法，检测的样品量应能保证所获得的试验结果能够判断供试品是否符合规定。所选方法的适用性须经确认。

需氧菌总数是指在胰酪大豆胨琼脂培养基上生长的总菌落数（包括真菌菌落数），霉菌和酵母菌总数是指沙氏葡萄糖琼脂培养基上生长的总菌落数（包括细菌菌落数）。如果沙氏葡萄糖琼脂培养基上生长的细菌使霉菌和酵母菌计数不符合微生物限度要求，可使用含抗生素的沙氏葡萄糖琼脂培养基重新进行霉菌和酵母菌总数测定。如果采用 MPN 法，测定结果为需氧菌总数。若供试品的需氧菌总数、霉菌和酵母菌总数的检查结果均符合该品种项下的规定，判供试品符合规定；若其中任何一项不符合该品种项下的规定，判供试品不符合规定。

2. 控制菌检查法　　控制菌检查法系用于在规定的试验条件下，检查供试品中是否存在特定的微生物。非无菌药品中允许一定限量的微生物存在，但不得存在可疑致病的微生物。因此，药品中不得检出的细菌就被称为控制菌。《中华人民共和国药典》（2020 年版）规定的控制菌检查项目有耐胆盐革兰氏阴性菌、大肠埃希菌、沙门菌、铜绿假单胞菌、金黄色葡萄球菌、梭菌和白念珠菌。

在控制菌检查时,同样要求设立阳性和阴性对照试验。阳性对照试验应检出相应的控制菌,用稀释液代替检样所设立阴性对照试验,应无细菌生长。

3. 微生物限度检查的总体判断 依据供试品的细菌总数、霉菌和酵母菌菌落总数和控制菌的检查结果,对该供试品的微生物限度检查的结果判断如下:

(1)细菌、霉菌和酵母菌菌落总数、控制菌三项检测结果均符合该品种的规定,则判定为该检样的微生物限度检查符合规定,如果其中任何一项不符合该品种的规定,则判为不符合规定。

(2)供试品检出控制菌或其他致病菌时,按一次检出结果为准,不再复试,判该检样不符合微生物限度检查规定。

(3)供试品未检出控制菌或其他致病菌,但该供试品的细菌、霉菌和酵母菌菌落总数中任何一项不符合该品种项下的规定时,应从同一批样品中随机抽样,独立复试2次,以3次结果的平均值报告菌落总数。如果符合该品种的规定,判该供试品符合微生物限度检查规定,否则判不符合规定。

(4)眼用制剂检出霉菌和酵母菌菌落总数时,须2次复试结果均不得长菌,才可判供试品的霉菌和酵母菌菌落总数符合该品种项下的规定。

(三)热原检查法

热原(pyrogen)泛指那些能引起机体发热的物质。热原普遍存在于自然水、自来水和尘埃中,细菌内毒素也是热原的来源之一。

热原检查法(pyrogen test),即将一定剂量的供试品静脉注入家兔体内,在规定时间内观察家兔体温升高的情况,以判定供试品中所含热原的限度是否符合规定,因此,热原检查法也被称为家兔热原试验。用于热原检查的器皿应无菌、无热原。去除热原通常采用干热灭菌法(250℃,30分钟以上),也可用其他适宜方法。具体试验方法与判断标准请参见《中华人民共和国药典》(2020年版)。

(四)细菌内毒素检查法

细菌内毒素(endotoxin)是革兰氏阴性菌细胞壁的组分,是在细菌死亡破裂后释放出的脂多糖(lipopolysaccharide, LPS)。细菌内毒素检查法(bacterial endotoxin test)是利用鲎试剂来检测或量化革兰氏阴性菌所产生的细菌内毒素,以判断供试品中细菌内毒素的限量是否符合规定的一种方法,又被称为鲎试验(limulus test)。

内毒素与鲎试剂反应原理是:鲎血中的变形细胞含有两种物质,一种是高分子量凝固酶原,另一种是凝固蛋白原。前者经内毒素激活转化为具有活性的凝固酶,通过凝固酶的酶解作用将凝固蛋白原转化为凝固蛋白,凝固蛋白又通过交联酶的作用相互聚合,形成牢固的凝胶。由此可见,鲎试验是一种酶促反应。

细菌内毒素鲎试验检查有凝胶法和光度测定法两种方法,后者包括浊度法和显色基质法。药品细菌内毒素检测试验时,可使用其中任何一种方法进行试验。当测定结果有争议时,除另有规定外,均应以凝胶法结果为准。

三、药品微生物限度标准

为了确保药品在整个生产、保存和使用过程中的质量和用药安全,制订一个药品微生物限度标准是十分重要的。根据药品的性质和用途,各国药典所制定的微生物学标准一般分为强制性的(要求无菌)和非强制性的(允许有一定数量的菌)可达到的限度标准。

（一）规定灭菌药品的微生物学标准

《中华人民共和国药典》要求，在制剂通则、品种项下要求无菌的制剂及标示无菌的制剂和原辅料，应符合无菌检查法规定。用于手术、严重烧伤、严重创伤的局部给药制剂，应符合无菌检查法规定。

（二）非无菌药品的微生物限度标准

依据《中华人民共和国药典》（2020年版），非无菌药品的微生物限度标准是基于药品的给药途径、对使用者健康潜在的危害和药品的特殊性而制订的。药品生产、贮存、销售过程中的检验，药用原料、辅料、中药提取物及中药饮片的检验，新药标准制订，进口药品标准复核，考察药品质量及仲裁等，除另有规定外，其微生物限度均以本标准为依据。非无菌化学药品制剂、生物制品制剂、不含药材原粉的中药制剂的微生物限度标准如表13-1。

表13-1　非无菌化学药品制剂、生物制品制剂、不含药材原粉的中药制剂的微生物限度标准

给药途径	需氧菌总数/（CFU/g，CFU/ml，CFU/10cm²）	霉菌和酵母菌总数/（CFU/g，CFU/ml，CFU/10cm²）	控制菌
口服给药[a] 　固体制剂 　液体及半固体制剂	10^3 10^3	10^2 10^1	不得检出大肠埃希菌（1g或1ml）；含脏器提取物的制剂不得检出沙门菌（10g或10ml）
口腔黏膜给药制剂 齿龈给药制剂 鼻用制剂	10^2	10^1	不得检出大肠埃希菌、金黄色葡萄球菌、铜绿假单胞菌（1g、1ml或10cm²）
耳用制剂 皮肤给药制剂	10^2	10^1	不得检出金黄色葡萄球菌、铜绿假单胞菌（1g、1ml或10cm²）
呼吸道吸入给药制剂	10^2	10^1	不得检出大肠埃希菌、金黄色葡萄球菌、铜绿假单胞菌、耐胆盐革兰氏阴性菌（1g或1ml）
阴道、尿道给药制剂	10^2	10^1	不得检出金黄色葡萄球菌、铜绿假单胞菌、白念珠菌（1g、1ml或10cm²）；中药制剂还不得检出梭菌（1g、1ml或10cm²）
直肠给药 　固体及半固体制剂 　液体制剂	10^3 10^2	10^2 10^2	不得检出金黄色葡萄球菌、铜绿假单胞菌（1g、1ml）
其他局部给药制剂	10^2	10^2	不得检出金黄色葡萄球菌、铜绿假单胞菌（1g、1ml或10cm²）

注：[a] 化学药品制剂和生物制品制剂若含有未经提取的动植物来源的成分及矿物质，还不得检出沙门菌（10g或10ml）。

依据《中华人民共和国药典》（2020年版），非无菌药品的需氧菌总数、霉菌和酵母菌总数照"非无菌产品微生物限度检查：微生物计数法（通则1105）"检查；非无菌药品的控制菌照"非无菌产品微生物限度检查：控制菌检查法（通则1106）"检查。各品种项下规定的需氧菌总数、霉菌和酵母菌总数标准解释如下。

10^1 CFU：可接受的最大菌落总数为20；

10^2 CFU：可接受的最大菌落总数为200；

10^3 CFU：可接受的最大菌落总数为2 000；以此类推。如果药品中检出本限度标准所列控制菌

之外的其他可能具有潜在危害性的微生物,应从以下几方面对检样的安全性进行评估:①药品的使用方法;②用药人群,如新生儿、婴幼儿或体弱者,则风险可能不同;③患者使用免疫抑制剂和甾体类固醇激素等药品的情况;④存在的疾病、伤残或器官损伤等。

第四节　药品微生物污染的预防和控制

药品质量的好坏直接关系到人们的身心健康和生命安危。为了保证使用者的安全,有效防止微生物对药品的污染,自 20 世纪 60 年代开始,在全球制药行业中推行的《药品生产质量管理规范》(good manufacturing practices for drugs,GMP)赋予了药品质量以更为完善的管理理念,并已成为当前药品生产和质量管理的基本准则。GMP 是对药品生产过程实施全面管理,最大限度地将产品质量置于可控状态,确保持续生产出合格产品的一种管理方法。GMP 已成为国内外公认的确保药品安全性、有效性的根本制度,是世界各国对药品生产全过程监督管理而普遍采用的法定技术规范。GMP 对药品质量的管理理念在于:①药品质量是生产出来的,不是检验出来的;②强调全面规范化的质量管理,不但注重管理结果,更注重管理过程。

一、预防与控制药品微生物污染的措施

在 GMP 药品质量管理理念的指导下,药品的生产和使用过程必须遵循微生物污染的预防与控制原则和措施。

（一）加强药品的生产管理

为了在药品生产的全过程将各种微生物污染的可能性降至最低程度,必须对药品的生产和质量实行法治化、科学化和规范化管理,即必须实施药品生产质量管理规范,从药品微生物污染的源头开始全面监控。

（二）药品制剂的优化设计

药品制剂的优化设计是指通过改变药品的渗透压、酸碱度或添加防腐剂等方法,从药品生存环境的合理改造入手,有效地控制污染微生物在药物成品中的生长繁殖。

防腐剂通过使微生物蛋白质变性、与微生物酶系统结合,或者通过降低表面张力促使微生物细胞膜破裂等方法达到抑菌作用。含水量较高的药品,如液体制剂或乳制剂等,在制备、贮存和使用过程中,完全避免微生物的污染是非常困难的。因此,当药品中含有少量污染微生物时,可以通过添加适量防腐剂的方法,来抑制其生长繁殖,达到有效的防腐目的。

（三）从产品检验方面预防和控制最终成品的微生物污染

对药品生产的最终产品进行微生物学检验,即在药品出厂、贮存运输和使用中均必须按照《中华人民共和国药典》规定对药品进行各项微生物学检验,包括无菌检查、微生物限度检查、细菌内毒素检查和热原检查等,来检定或评估药品受微生物污染的状况。

最终产品微生物检查的具体要求:

1. 取样　按取样规程进行。用于无菌检查的样品应具有代表性,所取的样品应包括最初灌装的产品、最终灌装的产品及生产过程中的产品。对最终灭菌的产品,无菌检查的样品应包括从灭菌冷点处取样。

2. 检验标准　必须符合国家药品监督管理局批准的质量标准。

3. 检验方法　必须符合国家药品监督管理局批准的产品质量标准中方法规定。无菌检查用培

养基应每批进行灵敏度检查,为排除培养基配制及灭菌过程中可能产生的不利影响,企业应考虑对每次配制的培养基进行灵敏度检查。

（四）合理贮存药品

即使出厂时为合格的药品,当其贮存欠妥当时,同样可能受到来自各方面微生物的污染。药品的合理贮存方法应依据药品性质而定,常用的方法有干燥、冷藏、防潮和避光等。

二、药品生产质量管理

为了在药品生产的全过程将各种微生物污染的可能性降至最低程度,必须对药品的生产和质量实行法治化、科学化和规范化管理,即必须实施药品生产质量管理规范（GMP）。

（一）药品生产质量管理规范

在药品微生物污染的预防与控制方面,GMP 提出:①要控制药品生产过程的所有影响因素,从生产环境中去除微生物污染的可能性;②防止微生物在调配、分装过程中进入最终成品;③在保证产品符合质量要求,不混批、不混杂、无污染、均匀一致的条件下,再经检验合格,这样的药品才是真正合格的药品（图 13-1）。因此,生产环境的微生物监测就成为确保产品免受微生物污染的重要环节,尤其是那些不能采用最终灭菌的产品、不含防腐或抑菌剂的产品,是其达到无菌或微生物限度要求的重要保障。

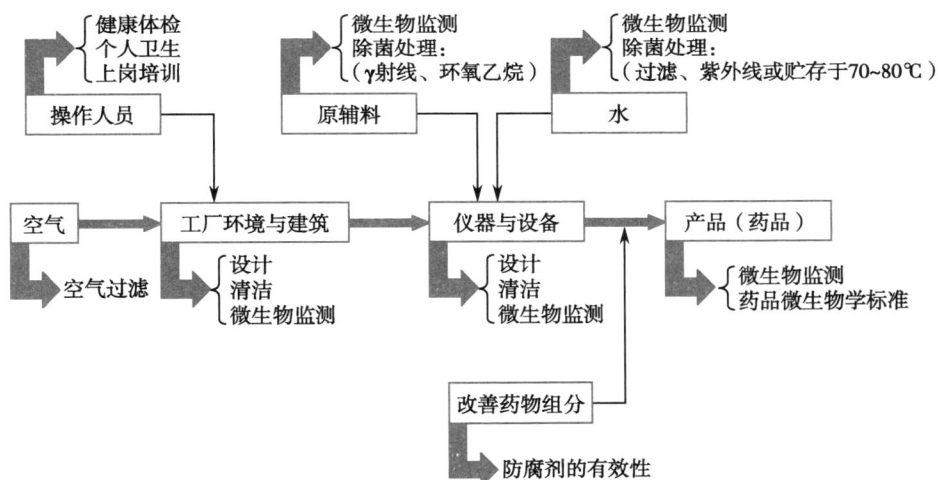

图 13-1　从原辅物料到成品全过程,药品微生物污染的关键环节与预防措施示意图

（二）药品生产质量管理的要求

GMP 通过对药品生产过程各个环节,如生产环境、仪器设备、原辅料、生产人员、生产方法,以及文件管理和监督制度等均提出规范化管理标准,以确保药品生产质量。

在药品生产环境方面,GMP 通过工程验证,从厂址选择、厂区布局、工艺流程、车间布局、空气净化系统及工艺用水系统等方面提出规范化建设和管理标准和要求。在药品生产过程方面,GMP通过生产工艺验证,从设备确认、物料确认、处方和操作规程审阅,以及工艺条件验证、生产工艺复验证、生产工艺变更验证和生产工艺控制系统验证等方面提出规范化管理标准和措施。此外,GMP还对生产人员、文件管理和监督制度等方面提出相应的规范化培训和管理标准和要求。以上均属于我国 GMP 实施指南中所定义的"工程验证"范畴。因此,GMP 强调全面的规范化质量管理,不但注重管理结果,更注重管理过程。

1. 工程验证与药品生产环境的管理　我国 GMP 实施指南对工程验证(engineering validation)的定义是用以证明在药品生产检验中所用的厂房、设施和设备、原辅材料、生产工艺和质量控制方法等是否确实达到预期目的的一系列活动。验证是 GMP 的基础,因此 GMP 明确规定药品生产过程的验证内容应包括空气净化系统、工艺用水系统、生产工艺、设备清洗和灭菌等。

(1)工程设计审查:工程设计包括项目规模、厂址选择、厂区与车间布局、设施、设备和工艺流程等。设计是工程的基础,在 GMP 指导下的工程设计是 GMP 对药品生产规范化管理的起点。

(2)空气净化系统验证:制剂生产环境中的生物性或非生物性粒子会在不同程度上对产品造成污染或交叉污染,因此,必须对药品生产环境进行空气净化处理。

1)洁净区的分级:根据 GMP 规定,我国对药品生产洁净室(区)的空气洁净度分为 4 个级别,分别为 A、B、C 和 D 级。A 级是指高风险操作区,如灌装区;B 级是指无菌配制和灌装等高风险操作 A 级洁净区所处的环境区域;C 和 D 级是指无菌药品生产过程中重要程度较低操作步骤的洁净区(表 13-2,表 13-3)。

表 13-2　药品生产洁净区的空气洁净度标准

| 洁净度级别 | 悬浮粒子最大允许数/(个/m³) | | | |
| | 静态 | | 动态 | |
	≥0.5μm	≥5.0μm	≥0.5μm	≥5.0μm
A 级	3 500	1	3 500	1
B 级	3 500	1	350 000	2 000
C 级	350 000	2 000	3 500 000	20 000
D 级	3 500 000	20 000	不作规定	不作规定

表 13-3　药品生产洁净区微生物监测的动态标准

| 洁净度级别 | 浮游菌/(CFU/m³) | 沉降菌(Φ90mm)/(CFU/4h) | 表面微生物 | |
			接触(Φ55mm)/(CFU/碟)	5 指手套/(CFU/手套)
A 级	<1	<1	<1	<1
B 级	10	5	5	5
C 级	100	50	25	—
D 级	200	100	50	—

2)规定灭菌或无菌药品生产环境空气洁净度的要求:不同用药途径及不同剂型的药品,其对生产环境空气洁净度的要求不同。规定灭菌或无菌药品,经灭菌或除菌过滤后应立即灌封,此过程对环境的要求极高。对于非最终灭菌药品,要求 B 级环境下的局部 A 级空气洁净度,对于最终灭菌产品,要求 C 级环境下的局部 A 级。

(3)工艺用水系统验证:工艺用水技术是药品生产过程的重要环节,验证工艺用水系统就是为了确保该系统能始终如一地向药品生产工艺提供规定数量和质量的合格用水。工艺用水系统验证从设计审查开始,通过安装验证和运行测试,最终保障药品生产工艺用水的安全。

工艺用水在水处理各阶段的化学、微生物和热原指标等质量标准,必须首先符合《中华人民共和国药典》规定的要求,然后再根据企业具体情况制订高于药典要求的内控标准和报警限度。

（4）灭菌验证:灭菌方法的验证包括对证明该方法的可靠性和可预见性的一系列研究,如对灭菌器的审查、建造安装及其确认,以及对热压灭菌器的热电偶校正、热分布测试、热穿透性试验和灭菌周期研究等。

在药品生产过程中,需要灭菌的除了制剂成品外,还有原辅料、包装材料、工作服、洁具、盛器和仪器等。每种灭菌方法均使用一种特定微生物作为生物指示剂。过滤除菌用革兰氏阴性小棒状杆菌,其他灭菌方法用革兰氏阳性菌的芽胞。对于生物指示剂的要求是,这些指示微生物应具有比实际灭菌工艺中必须杀死的微生物更高的耐受性。

（5）生产工艺验证:是对研究拟定的生产工艺,通过反复试验,收集汇编该工艺可行的依据。生产工艺验证可以确保该工艺通过适当控制能始终如一地生产出完全符合既定产品属性和质量标准的产品。

生产工艺验证包括审阅处方和操作规程,确认设备、物料和工艺条件以及工艺条件的复验证、变更验证等。原辅料、包装材料和过程物料的确认也属于生产工艺验证范畴,从选择供应商开始,到物料检查、模拟生产操作和生产评价,这些内容均对药品生产质量的规范化管理起着至关重要的作用。

2. 人员管理　实验室检测人员是保证微生物检测结果准确可靠的核心要素,必须具有与检测相适宜的资质和经验。从事微生物检测的人员需要经过适当的培训并经考核合格后才允许上岗,培训内容通常包括 GMP 和微生物基础知识、无菌和微生物限度检查法（包括方法适用性试验）、微生物鉴定方法、培养基制备和质量控制、菌种复苏传代和保藏、菌落计数、环境监测、无菌更衣和无菌操作、设施设备的清洁和消毒、异常情况处理、微生物安全等方面的内容。人员是药品生产和推行 GMP 的首要条件。GMP 不仅要求配备一定数量、与药品生产相适应、具有专业知识、生产经验及组织能力的管理人员和技术人员,而且要求各级机构和人员职责明确。

3. 质量控制　质量控制是提高药品微生物检验水平,保证检验结果准确、可靠的必要措施,一定要引起重视。药品微生物的检验结果受很多因素的影响,如样品中微生物可能分布不均匀、微生物检验方法的误差较大等。因此,在药品微生物检验中,为保证检验结果的可靠性,必须使用经验证的检测方法并严格按照药品微生物实验室质量管理指导原则要求进行检验。

第五节　药品微生物研究的应用及前景

目前我国全面开展药品微生物检验工作已历经 50 余年,通过不断解决我国药品污染微生物检验、控制的实际问题,已经建立起相对完善的中国药品微生物标准体系,夯实了未来进一步发展的坚实基础,药品微生物控制是药品质量控制中重要的安全性指标。药品微生物研究是一个涉及药物生产、质量控制、药物安全性等多个方面的广泛领域。随着科学技术的进步及全球药品监管标准的不断提高,药品微生物研究的应用已经拓展到多个层面,其前景也呈现出巨大的发展潜力。

一、药品微生物研究的应用

药品微生物研究的应用涉及药品质量控制与检验、新药研发、药物的药效与副作用研究、个体化医疗和精准药物研究以及疫苗开发等方面。药品全生命周期质量控制的理念要求对于药物原料、辅料、中间产品、终产品、制药用水、环境中的微生物进行鉴定，为微生物的溯源调查和污染控制提供科学依据，确保药品的安全。因此建立完善的微生物鉴定和溯源调查体系是实现药品全生命周期质量控制的重要部分，使药品微生物标准体系在保障药品质量、提升公众用药安全、促进医药产业高质量发展等方面发挥重要的支撑作用。

随着微生物学和分子生物学等相关技术的迅速发展，制药领域不断引入一些新的微生物检验技术，大体可分为三类：①基于微生物生长信息的检验技术，如生物发光技术、电化学技术、比浊法等；②直接测定被测介质中活微生物的检验技术，如固相细胞计数法、流式细胞计数法等；③基于微生物细胞所含有特定组成成分的分析技术，如脂肪酸测定技术、核酸扩增技术、基因指纹分析技术等。这些方法与传统检查方法比较，或简便快速，或具有实时或近实时监控的潜力，使在生产早期采取纠正措施，监控和指导厂商按照药品良好生产规范进行生产成为可能，同时新技术的使用也促进了生产成本的降低及检验水平的提高，全方位全周期保障药品质量。

二、药品微生物研究的前景

在药品质量控制体系中，污染微生物或环境微生物鉴定最终解决的科学问题是"它是谁""它与药品安全之间存在怎样的关系"。微生物鉴定从技术层面上解决了"它是谁"的问题，进而研究它的存在对药品安全的危害有多大。它是从药品生产哪个环节引入的，只有通过最终的溯源分析才有可能很好地解决，才能研究如何避免污染、如何科学清除或灭活。微生物控制向着生产过程控制的延伸，微生物鉴定与溯源将会起到重要作用。2020年版《中华人民共和国药典》四部通则"9204微生物鉴定指导原则"中提到，溯源分析是指：通过对污染微生物和相关环节监控微生物进行比对，以同源性的差异程度为依据，确认污染来源的过程。同时指出，污染调查等应以基因型特征鉴定为主，表型特征鉴定为辅。在实际的微生物污染溯源调查过程中，对于微生物的鉴定往往需要达到菌株的水平，即采用分辨力高的菌株分型方法（包括图谱分型技术、核酸分型技术、全基因组测序等）对相关微生物进行同源性差异分析才能达到最终的溯源分析目的。微生物鉴定作为药品微生物质量控制体系建设中关键的部分，未来的发展将会是生物、物理、化学、分子生物学、生物信息学等多学科知识的融合。随着科学研究的进展，各类药品监管标准、检验标准以及药品GMP指南等不断更新，新知识、新技术和污染控制策略、质量风险管理等理念的推出，药典微生物鉴定标准体系建设必将不断完善，在药品质量控制和药物生产控制领域的技术应用也将会更广泛，推动风险关卡前移，赋能医药产业高质量发展。

展望未来，随着基因组学和微生物组学的发展进步，药品微生物前景广阔，主要体现在以下几个方面：①微生物组研究与个体化医疗，人体微生物组对健康的影响越来越受到关注，微生物组研究有可能揭示新的药物靶点，推动与微生物组相关的药物开发。同时，微生物组研究有望推动个性化医疗的发展，通过分析患者的微生物组特征，可以定制个性化的药物治疗方案，提高疗效并减少副作用。②新型药物开发，微生物天然产物仍是新药研发的重要来源。未来，微生物研究可能会发现更多具有独特药理活性的化合物，推动新药的开发，特别是在抗生素和抗病毒药物领域。③智能化和自动化技术，机器人技术和人工智能在微生物研究中的应用将提高实验效率和数据分析的准确性。自动化的微生物检测和分析系统将加快药品开发和质量控制的过程。④全球健康挑战，面对全球抗药性问题、传染病疫情等挑战，微生物研究将继续发挥关键作用，推动全球公共卫生领域的进步。

（李慧君）

思考题

1. 某公司生产的中药蜜丸被检出需氧菌菌落总数超标，请分析造成该检验结果的主要原因。

2. 在某输液剂中出现了絮状沉淀物，请问是否能够继续使用？如果继续使用会导致什么后果？

3. 在对某口服片剂进行微生物检验时应注意些什么？

4. 在对某口服液（不具有抗菌作用）进行无菌检验时应该采用何种方法？简述该方法的主要内容。

5. 假如你是一名药品微生物检验实验室的负责人，对新入职的实验室人员，如何进行培训？培训的内容都包含什么？

第十四章
化妆品微生物

学习目标

掌握：化妆品微生物检验时样本采集和样本前处理方法；化妆品微生物的检测内容和卫生学意义及卫生标准。

熟悉：化妆品微生物的生境特性；化妆品微生物污染的预防和控制措施。

了解：化妆品微生物的来源、种类；化妆品微生物的卫生学意义和研究前景。

化妆品（cosmetic）是指以涂擦、喷洒或其他类似方法，施于皮肤、毛发、指趾甲、口唇、眼鼻等人体表面的任何部位，以清洁、保护、美化、修饰为目的的日用化学工业产品。其中，用于染发、烫发、祛斑、美白、防晒、防脱发的化妆品以及宣称新功效的化妆品为特殊化妆品，其作用介于药品和普通化妆品之间。

化妆品的使用有着悠久的历史，随着人民生活水平的不断提高，它已成为美化人民生活的必需用品，我国目前已成为全球第二大化妆品消费市场。化妆品在生产、运输、贮藏和使用过程中均可能受到微生物的污染。由于微生物的作用可引起化妆品的变质、变色和产生异味，不仅降低或失去了其商品价值，更重要的是如有致病微生物或条件致病微生物的污染还可对人体健康产生危害，如化脓性细菌污染可引起皮肤和黏膜的化脓性感染。因此，研究化妆品中的微生物，控制其污染和繁殖，对保证化妆品的质量、效用和安全至关重要。化妆品微生物学正是从卫生学观点出发，了解化妆品生境特征、化妆品中微生物污染的来源、种类以及给使用者带来的危害，掌握化妆品卫生微生物检验方法，并提出预防和控制化妆品微生物污染的策略和措施，以确保化妆品的质量、效用和使用安全。

第一节　化妆品生境特征

化妆品多由化学品、生物制剂、水等各种原料合理调配制成的混合物。其种类繁多，功效、用途涉及面广。化妆品在生产、运输、贮藏和使用过程中均易受到微生物的污染，这与化妆品生境特征有密切关系。依据化妆品中原料成分不同、剂型不同以及功效、用途不同，其生境特点亦不相同。从微生物在化妆品中生长的角度分析，可将化妆品生境特征分为以下两大类型：①有利于微生物生长的生境条件，如膏霜类等，这类产品富含微生物生长所需的营养物质和生长条件，一旦被污染，微生物可在其中大量繁殖；②不利于微生物生长的生境条件，如美妆类等，这类化妆品多含抑菌剂、杀菌剂或防腐剂，对微生物具有一定的杀灭或抑菌效果。

一、有利于微生物生长的化妆品生境特征

（一）营养

化妆品原料营养丰富。用于生产化妆品的原料种类繁多，许多原料，如天然的动物脏器（胎盘及其提取物、分解物）、各种酶类、花粉、蜂王浆、天然或合成的胶质、蛋白质、氨基酸、淀粉和维生素

等都含有十分丰富的营养成分。这些原料在一定程度上构成微生物生长的营养条件,为微生物的生长和繁殖提供了必需的碳源、氮源、矿物质和维生素。因此,化妆品易受微生物的污染。

（二）酸碱度

化妆品的酸碱度一般在 pH 4~7 之间,适宜某些微生物生长。多数细菌适宜生长在中性及微碱性(pH 6~8)环境,霉菌和酵母菌可在中性及酸性(pH 4~6)环境条件下生长。

（三）温度

化妆品在生产、运输、贮藏和使用中的温度大多在 20~30℃之间,正是多数环境微生物的适宜生长温度。

（四）水分

水作为溶剂是许多化妆品的主要原料,同时水分又是微生物生长繁殖的必需条件。大多数化妆品如膏霜、奶液和香波等都含有一定比例的水分,有利于微生物的生长。化妆品中水分存在的状态可用水分活度表示,其数值在 0~1 之间。微生物对水分活度的要求从高到低依次是细菌、酵母菌、霉菌。化妆品中微生物生长的最小水分活度值分别为:细菌 0.94~1.00,大肠埃希菌>0.93,铜绿假单胞菌>0.96,金黄色葡萄球菌>0.86,大多数酵母菌>0.70,大多数霉菌>0.60。

二、不利于微生物生长的化妆品生境特征

（一）杀菌剂

化妆品中的脂肪酸、醇、脂类等芳香族化合物具有杀菌作用,可以直接杀灭微生物。

（二）抑菌剂

来自植物和动物的精华提取物或精油、丙酸、间苯二酚等无水脂类物质具有抑制微生物生长繁殖的特点。

（三）防腐剂

为保证化妆品质量,防止生产、储存和使用过程中滋生细菌、真菌等微生物,往往在化妆品中添加一定剂量、不同种类的防腐剂。常见防腐剂有苯甲醇、苯甲酸、水杨酸、硼酸、山梨酸以及其他醇类、醛类等物质。但如果防腐剂使用不当,会产生过敏症等皮肤刺激症状,甚至多次使用经皮肤吸收后有引起全身中毒的可能,所以化妆品的实际生产中必须对防腐剂的品种和用量上要做出适当限制,不能超过规定的相应防腐剂用量标准。化妆品中的各种成分对化妆品中的微生物就构成了一个特殊环境,即一方面化妆品中存在着微生物生长繁殖的良好条件,另一方面化妆品中的防腐剂能够有限度地抑制微生物生长。因此,微生物虽然可以在化妆品中生存或繁殖,但又不可能很旺盛。

第二节　化妆品微生物的来源、种类及其卫生学意义

化妆品种类繁多,按剂型不同可分为液体状、乳液、油状、膏霜类、粉类和块状化妆品;按用途不同可分为肤用、发用、美容和特殊功能类化妆品;按效果不同可分为清洁型、护肤型、基础型、美容型和疗效型化妆品;按使用对象不同可分为婴儿用、少年用、女士用、男士用和孕妇化妆品;按功能分类则分为普通化妆品和特殊化妆品。功效类型不同,产品成分不同,其受微生物污染的程度不同;化妆品类型不同,适合生长的微生物种类亦会不同。一旦受微生物污染,不仅会导致产品质量

受损,更甚者会对人体健康造成不同程度的伤害,轻则导致皮肤感染,重则危及生命。因此,了解化妆品微生物污染的来源、种类、性质及其对使用者可能造成的危害,对于制订相应的预防和控制措施,降低化妆品微生物污染的风险具有重要意义。

一、化妆品微生物污染的来源

化妆品是经过加工生产并应用于人体表面的精细化工产品,生产和使用环节中都有可能受到微生物的污染。按化妆品微生物污染的来源可分为一次污染和二次污染。一次污染是指化妆品在生产过程中导致的污染,包括原料、生产设备、生产环境、生产人员以及包装材料的污染;二次污染是指化妆品在运输、贮藏、销售以及消费者使用过程中造成的污染。

(一)化妆品的一次污染

化妆品的一次污染包括原料污染和生产过程污染。

1. 原料 化妆品的许多原料是微生物生长繁殖所需的营养物质,受微生物污染的原料将直接影响到化妆品的卫生状况。化妆品的原料被微生物污染是一次污染的主要原因,它们在生产前(如加热、混合前)可能已受到微生物的污染,根据污染可能性的大小可将原料分为三类。

(1)最易被微生物污染的原料:天然动植物成分及其提取物属于此类。动物成分如明胶、骨胶原、多肽水解物、胎盘提取液及蜂王浆等,植物成分如芦荟、红花、甘草和人参提取液等。这些成分本身带有不同种类的微生物,同时因其营养丰富,外界污染的微生物极易生长繁殖。

(2)较易被微生物污染的原料:此类原料有增稠剂、成膜剂(天然胶质、高分子胶乳)、粉体(滑石粉和高岭土等)、色素(有机无机染料、颜料)、离子交换水和表面活性剂等,其中应特别注意水,化妆品生产中主要采用离子交换水,由于后者除去了活性氯,污染的微生物容易生长。近年来由于特殊用途化妆品的发展,维生素类作为化妆品添加剂的用量越来越大,品种也越来越多,为微生物的生长提供了物质条件。

(3)微生物污染较少的原料:油脂、高级脂肪酸、醇、香料、酸和碱等是污染机会较少的原料,因为这些原料本身有抑菌或杀菌作用。

目前,用于生产化妆品的原料约 4 000 多种,部分原料的微生物计数见表 14-1。

表 14-1 部分化妆品原料的微生物计数

原料	微生物数/(CFU/g)
烷基醚硫酸盐(30% 溶液)	100 000～1 000 000
滑石粉	1 000～10 000
二氧化钛	100～10 000
氧化铁	100～10 000
高岭土	100～1 000
硅酸铝镁	100～1 000
淀粉	100～1 000
硬脂酸锌	10～100
羧甲基纤维素	10～100
乳糖	10～100
蛋白酶	≥1 000 000

2. 生产过程 生产过程是化妆品一次污染的主要环节,生产过程中各个环节都要严格执行操作标准,严格管控微生物污染。

(1)生产设备:生产化妆品的搅拌锅、研磨机、输送泵、灌装机等设备的角落和接头处,微生物极易隐藏或聚集在其中,尤其搅拌锅和灌装机是微生物最容易聚集的地方。这些生产设备通常用水、洗涤剂进行清洗,也可添加一些消毒剂。此外,若生产过程中由于工艺的要求,消毒温度和时间不够,未能将微生物全部杀灭,也是造成生产过程中污染微生物的原因。例如,某化工厂生产的粉底霜连续三批检出铜绿假单胞菌,后查实是由于灌装机上污染了铜绿假单胞菌,清洁灭菌不完全所致。

(2)生产环境:厂房内天花板、地板和墙壁的用料及不合理的设计,均可吸附灰尘,是微生物生长繁殖的场所。空气虽然不是微生物生长繁殖的良好环境,但其中仍有一定数量耐干燥的微生物。微生物主要是由于地面的尘埃飞扬进入空气中,另外人的活动,如说话、咳嗽及打喷嚏等也可使大量微生物进入空气。从空气中可分离到芽胞杆菌、梭状芽胞杆菌、葡萄球菌、链球菌和棒状杆菌等细菌,还可分离到青霉、曲霉、芽枝霉、出芽短梗霉、毛霉等霉菌及酵母菌。厂房周围的污染源,如污水、废气的排放处、垃圾堆放站等,都是微生物滋生与传播的场所。

(3)生产人员:上岗操作工人卫生状况不良可使化妆品产品污染微生物。人体体表及与外界相通的腔道都带有大量的微生物,常见微生物有金黄色葡萄球菌、链球菌、藤黄八叠球菌、类白喉杆菌、埃希菌属、志贺菌属、沙门菌属、酵母菌及各种皮肤真菌。这些微生物均会被操作者带到产品中去。

(4)包装材料:化妆品包装材料有玻璃容器、塑料容器、瓷制品及纸制品。这些包装材料在堆放、输送和贮藏过程中,往往由于空气中微生物或用含微生物的水冲洗等造成微生物的污染。此外,与化妆品直接接触的刷子、海绵和内塞等材料也易受到污染,尤其是动物毛制的刷子带有多种细菌,若未能用有效的方法灭菌,则造成化妆品的污染。

(二)化妆品的二次污染

化妆品的二次污染主要是由于化妆品使用时不注意卫生所造成,而包装设计得不科学,防腐剂使用不当也给化妆品的二次污染造成了机会。例如,用不洁净的手涂抹化妆品时,手指上大量的微生物就会污染化妆品;涂抹用的海绵、小刷子、粉扑等反复使用会将皮肤上的微生物带到化妆品上;另外,容器敞开时,空气中的微生物也会进入到化妆品中。二次污染有许多实例报道,如 Anderson 曾报道眼影粉、眼线液和眉黛等细菌污染水平为 $10^2 \sim 10^3 CFU/g$,金黄色葡萄球菌和枯草杆菌的检出率较高。Ahearn 等证明睫毛膏在使用前污染率仅为 1.5%,使用中污染率则急剧增加到 60%。我国学者对某市美容院使用化妆品开封前后微生物污染情况的检测结果显示开封后随着时间的推移化妆品的细菌总数、霉菌和酵母菌生长总体上呈明显递增趋势。

二、化妆品污染微生物种类

化妆品中含有多种细菌、霉菌和酵母菌等,常见的细菌以革兰氏阴性杆菌为主,如沙雷菌属、埃希菌属、假单胞菌属、变形杆菌属、克雷伯菌属、肠杆菌属和枸橼酸杆菌属等;也有革兰氏阳性菌,如葡萄球菌属、链球菌属、棒状杆菌和芽胞杆菌属。常见的霉菌有青霉属、曲霉属、芽枝霉属、链格孢霉属、长蠕胞霉属、毛霉属、丝核菌属、短柄霉属和根霉属、白念珠菌、表皮癣菌。常见的酵母菌有红酵母属、隐球酵母属和假丝酵母属。

化妆品种类繁多,由于营养成分和剂型的不同,各类化妆品污染的微生物种类和程度也不同,按照化妆品的类别将微生物污染情况归纳为以下几类,常见类型污染情况见表14-2。

表 14-2　化妆品产品中的常见微生物

产品	污染菌	微生物数目/[CFU/(g或ml)]
牙粉	产气肠杆菌	$3.4×10^6$
睫毛膏	嗜麦芽窄食单胞菌	$7.0×10^5$
牙膏	阴沟肠杆菌	$2.3×10^5$
发油	荧光假单胞菌	$4.0×10^4$
洗面奶	类产碱假单胞菌	$3.1×10^4$
啫喱膏	恶臭假单胞菌	$2.5×10^4$
发乳	类产碱假单胞菌	$1.9×10^4$
保湿霜	奥斯陆莫拉菌	$1.3×10^3$
护手霜	铜绿假单胞菌	$1.2×10^3$

（一）膏霜乳类（护肤类）微生物污染

膏霜类化妆品包括各种雪花膏、营养霜、香脂、润肤霜、精华霜等，乳类包括精华乳、各种蜜类等。这类化妆品含有一定量的水分，有可供微生物生长繁殖的油脂、胶质、蛋白质和多元醇等多种营养物质，有较适宜的酸碱度（中性或微酸），为微生物的生长繁殖提供了良好的条件。调查发现膏霜类化妆品微生物的污染率最高，污染的微生物种类也最多。细菌总数大于 1 000CFU/g 的占 22%，细菌总数的超标率为 65.6%，粪大肠菌群检出率为 4.7%，铜绿假单胞菌的检出率为 2.8%，还可检出金黄色葡萄球菌、蜡样芽胞杆菌、产气克雷伯菌、沙雷菌、肠杆菌属、枸橼酸杆菌、假单胞菌属、黏液杆菌和枯草杆菌等。

（二）洗护类微生物污染

洗护类产品包括洗发香波、护发素、浴液、液体香皂（洗面奶）和化妆水等。此类化妆品不但富含水分，而且也有微生物生长所需的营养物质，因此这类化妆品的微生物污染率也较高，仅次于霜膏类。常见的微生物污染类型包括细菌、霉菌和酵母菌 3 大类。有报道称，这类化妆品除检出铜绿假单胞菌和金黄色葡萄球菌外，还检出了变形杆菌和荧光假单胞菌。菌落总数大于 1 000CFU/g 者占 16%，粪大肠菌群的检出率为 2.8%。值得注意的是，这类化妆品的微生物污染问题容易被生产厂家和使用者忽视，前者大多认为这类化妆品使用后很快被冲洗掉，未考虑到被微生物及其毒素污染的清洗剂若流入眼、口或残留于损伤的皮肤上，可能会造成感染，因而在生产过程中对卫生问题不重视。试验表明，用铜绿假单胞菌和金黄色葡萄球菌污染的洗发膏稀释 100～1 000 倍滴眼，均可引起化脓性炎症。

（三）粉类微生物污染

粉类包括香粉、痱子粉、爽身粉和粉饼等。这类产品干燥，含水量低，微生物污染率比上述两类低，其污染来源主要是原料，如滑石粉、高岭土、皂土等，这些原料易受土壤中微生物的污染。这类化妆品被污染的微生物主要是革兰氏阳性细菌和霉菌。细菌总数超过 1 000CFU/g 者占 6%，检出的细菌以抵抗力较强的需氧芽胞杆菌居多，在调查的 41 件粉类化妆品中有 36 件检出需氧芽胞杆菌，检出率为 87.8%。国外报道曾检出破伤风梭菌、枯草杆菌、金黄色葡萄球菌、大肠菌群和铜绿假单胞菌等。

（四）美妆类微生物污染

美妆类化妆品包括唇膏、胭脂、眉笔、眼影膏和睫毛膏等。这类产品的原料中大多含有香精、香料，这些芳香族化合物本身就有杀菌作用。在制造过程中，这类产品大多经过高温熔化，因而很少含菌。对产品调查表明其污染率较低，细菌总数超过 500CFU/g 者仅占 3.9%。污染常发生在使用过程中，一旦污染微生物，尤其是致病菌，对人体健康影响较大，特别是眼部和唇部化妆品。国外有从眼部化妆品分离出铜绿假单胞菌、金黄色葡萄球菌和霉菌的报道。

三、化妆品微生物的卫生学意义

化妆品污染最多的是腐败菌，可使产品变质，失去商品价值；但污染化妆品的微生物是致病菌和机会致病菌时，会对人体健康产生不同程度的危害。因此，化妆品微生物污染的卫生学意义主要体现在两个方面：一是对化妆品质量的影响；二是对人体健康的危害。

（一）对化妆品质量的影响

化妆品易受到微生物的污染，污染后会发生一系列物理性状和化学成分改变，如变色、变稀、产生气泡、有异味或出现霉斑等。

1. 色泽变化　这是由于某些微生物将其代谢产物中的色素分泌到化妆品中的结果，最常见到的是由于霉菌的作用，使得化妆品产生黄色、黑色或白色的霉斑以致发霉。

2. 气味变化　原来具有芬芳香气的化妆品，由于微生物在化妆品中的生长繁殖所产生的胺、硫化物所挥发的臭气，及由于微生物可使化妆品中的有机酸分解产生酸气，从而使得经微生物污染的化妆品散发着一股酸臭味。

3. 外观变化　由于微生物的酶（如脱羧酶）的作用，使化妆品中的脂类、蛋白质等水解，使乳状液破乳，出现分层、变稀、渗水等现象；液状化妆品则出现浑浊等多种外观变化。

因微生物污染导致化妆品产生的这些变化，使得化妆品变质腐败，不能使用，在一定程度上造成了经济损失。

（二）对人体健康的危害

人们使用被致病性和条件致病性微生物污染的化妆品，可对人体的皮肤、毛发、指甲、眼睛等造成感染或过敏反应。例如，化妆品受污染后可产生腐败酸解产物，后者能直接刺激皮肤发生炎症；葡萄球菌和溶血性链球菌等可引起毛囊炎、疖、痈、脓肿乃至败血症；铜绿假单胞菌感染时如不及时治疗则可发生全身扩散，严重感染可危及生命等。

国外有使用被微生物污染的化妆品而引起感染的案例，如因破伤风梭菌感染引起新生儿破伤风；假单胞菌污染雪花膏致使某医疗单位工作人员受感染；肺炎克雷伯菌污染护手霜致使多人感染并患败血症等。

近年国内也有许多由于使用化妆品而引起面部疖肿、红斑、炎性水肿及眼结膜充血等，用抗过敏治疗无效，使用抗生素类药物后症状才消失的报道。随着化妆品使用的日渐广泛，其被微生物污染引起的感染病症应引起各方面的关注。此外，对某些微生物代谢产物的毒性作用也应有所警惕，如黄曲霉菌产生的黄曲霉毒素等。

为了规范化妆品市场并保障人民群众身心健康，国家主管部门下发了化妆品卫生领域的管理条例、标准和检验方法等，使化妆品微生物污染率明显下降。近年来各地卫生检测机构对化妆品微生物检验的结果表明，总的趋势是化妆品微生物指标的合格率在逐年上升，抽检的化妆品微生物指标不合格的，主要是细菌总数超标，其次是霉菌和酵母菌、大肠埃希菌，较少检出国家标准监控的致病菌,这无疑与卫生监督的作用密不可分。2016 年 12 月 1 日起实施的《化妆品安全技术规范》(2015 版)进一步加强了对化妆品卫生质量的控制。

第三节　化妆品微生物的检验与卫生标准

加强化妆品卫生管理和监测是提高产品质量,保证消费者安全使用化妆品和身体健康的重要途径。化妆品微生物的检验是化妆品卫生监督管理和监测的重要方法,也是化妆品卫生安全的重要保障。目前,各国均制定了化妆品中各种微生物的检测标准,用以保证化妆品的质量和消费者的权益,这些标准是化妆品卫生监督管理和监测的重要依据。

一、化妆品的微生物检验

为保证化妆品质量,应对化妆品微生物实施规范检验。我国目前主要是针对未开启使用的最终产品进行检验,但也应注意对原料、容器、空气、设备和员工等做定期卫生检查。

(一)样品的采集

1. 无菌操作　样品采集、预处理及检测的全过程均应遵守无菌原则。在检验过程中,从开封到全部检验操作结束,均须防止微生物的再污染和扩散,所用器皿及材料均应事先灭菌,全部操作应在无菌室内进行;若不具备无菌室条件,应在相应条件下,按无菌检验规定进行。供检样品应严格保持原有的包装状态,容器不应有破裂,且在检验前不得开启,以防再污染。

2. 所采集的样品应具有代表性　一般视每批化妆品数量大小,随机抽取相应数量的包装单位。每批样品应分别从 2 个以上大包装单位中随机抽取 2 个以上包装单位送检。同一批次生产量大时,可适当增加采样数量。检验时,应分别从两个包装单位以上的样品中共取 10g 或 10ml。包装量小于 20g 的样品,采样量可酌减。

3. 记录需完整　采样后需及时记录样品名称、采样地点、时间、数量和采样人等相关信息。接到样品后,应立即登记,编写检验序号,并按检验要求尽快检验。

4. 样品运送与保存　样品应在常温下送检,无需冷藏。如不能及时检验,样品应放在室温阴凉干燥处,不能冷藏或冷冻。

5. 微生物检验优先原则　若只有一个样品而同时需要做多种分析,如细菌、毒理、化学等,则宜先取出部分样品作微生物检验,再将剩余样品作其他分析。

6. 样品与菌种的处理　如果样品被检出耐热大肠菌群或其他致病菌,自报告发出起该样品及其菌种应保存 1 个月备查。耐热大肠菌群或其他致病菌均能引发感染等病症,保存菌种是为了复核实验所用和进一步的研究,以提高检测结果的准确性和可信度。

(二)检测的内容

化妆品微生物的检验内容包括反映化妆品一般卫生状况的菌落总数指标以及与健康密切相关的病原微生物指标。

1. 菌落总数的测定　化妆品菌落总数是指 1g 或 1ml 检样经过处理,在卵磷脂 - 吐温 -80(SCDLP)营养琼脂培养基上,于 35~37℃培养 46~48 小时后所生长的一群嗜中温的需氧及兼性厌氧菌菌落总数。所得结果只包括一群本方法规定条件下的菌落总数,以判明样品被细菌污染的程度。菌落总数的测定是对样品进行卫生学总评价的综合依据。除培养基有特殊要求外,检验方法、菌落计数及报告方式与水、食品、药品相同。

2. 霉菌和酵母菌总数的测定　霉菌和酵母菌总数是指 1g 或 1ml 化妆品检样在虎红培养基上，于 28℃培养 5 天后，所生长的霉菌和酵母菌菌落总数。通过化妆品中所污染的活的霉菌和酵母菌数量，可以判明化妆品被霉菌和酵母菌污染程度及其一般卫生状况。检验方法与菌落总数相同，采用倾注平板法，所用培养基为虎红（孟加拉红）培养基，培养温度 26～30℃，培养时间 5 天，观察并计算所生长的霉菌和酵母菌菌落数。

3. 特定菌的检验　特定菌（specified microorganism）是指化妆品中不得检出的某些细菌。特定菌的种类各国规定并不一样，我国规定在化妆品中不得检出的特定菌是耐热大肠菌群、铜绿假单胞菌和金黄色葡萄球菌。其检验方法见《化妆品安全技术规范》（2022 版）和《化妆品微生物标准检验方法》（GB 7918.3～GB 7918.5—87）。

（三）特定菌的卫生学意义

1. 耐热大肠菌群　耐热大肠菌群（thermo-tolerant coliform）也称粪大肠菌群（fecal coliform，FC）。检出耐热大肠菌群表明该化妆品已被粪便污染，有可能存在其他肠道致病菌或寄生虫等病原体。耐热大肠菌群被认为是重要的卫生指标菌。

2. 铜绿假单胞菌　铜绿假单胞菌（*Pseudomonas aeruginosa*）广泛存在于空气、水和土壤中，对外环境的抵抗力比其他细菌强，适宜在潮湿的环境中生长，水分含量比较多的化妆品易受其污染，特别是用于眼周围的化妆品。该菌为机会致病菌，对人有致病力，能引起人的眼、耳、鼻、咽喉和皮肤等处的化脓性感染，严重时可引起败血症。世界各国均规定化妆品中不得检出铜绿假单胞菌。

3. 金黄色葡萄球菌　金黄色葡萄球菌（*Staphylococcus aureus*）广泛存在于自然环境中，抵抗力较强，人的皮肤、鼻腔和口腔均可发现。金黄色葡萄球菌是葡萄球菌中对人致病力最强的一种，能引起人体局部化脓性病灶，严重时可导致败血症。世界各国均规定化妆品中不得检出金黄色葡萄球菌。

（四）化妆品检验的几个特点

1. 样品的前处理　根据化妆品的亲水性将样品分为亲水性样品和疏水性样品两种。化妆品剂型较多，有液体、半固体、固体和膜剂等，检验时应采取相应办法对样品进行预处理，使之尽可能均匀一致。

（1）亲水性样品（水包油型）：可直接用灭菌生理盐水稀释。取 10ml 或 10g 样品加到 90ml 生理盐水中，制成 1∶10 的稀释液。

（2）疏水性样品（油包水型）：这种剂型的化妆品如油膏和口红类在水中分散性差，难与培养基混合，影响细菌检出。需首先在样品中加入液体石蜡混匀，再加吐温 -80 使之均质化，最后加灭菌生理盐水稀释，制成 1∶10 的稀释液。

2. 中和防腐剂的抑菌作用　化妆品中通常均含有防腐剂，使得被污染的化妆品中微生物生长受抑，干扰微生物的检出，导致出现假阴性结果。因此，在检测前应采取措施去除防腐剂对检测结果的影响，同时保证不损伤微生物、不破坏培养基理化性能。一般可采用中和法、稀释法、离心沉淀法去除防腐剂，中和法是最常用的方法，即在样品中加入防腐剂的相应中和剂。例如使用含酚类防腐剂的化妆品，可在培养基中加入卵磷脂和吐温 -80 以消除其抑菌作用。

3. 培养基的高营养成分　由于防腐剂的使用，化妆品中的细菌可能会受到一定损伤和抑制，为了提高检出率，应考虑提供较好的营养条件。目前推荐的菌落总数测定和增菌用 SCDLP 培养基。

二、化妆品的卫生标准

由中华人民共和国食品药品监督管理总局批准颁布，2016 年 12 月 1 日起实施的《化妆品安全技术规范》中对化妆品中微生物学指标的限值规定如下，表 14-3。

表 14-3　化妆品中微生物指标限值

微生物指标	限值	备注
菌落总数/（CFU/g 或 CFU/ml）	≤500	眼部化妆品、口唇化妆品和儿童化妆品
	≤1 000	其他化妆品
霉菌和酵母菌总数/（CFU/g 或 CFU/ml）	≤100	
耐热大肠菌群/g（或 ml）	不得检出	
金黄色葡萄球菌/g（或 ml）	不得检出	
绿脓假单胞菌/g（或 ml）	不得检出	

不同国家和地区对化妆品微生物控制标准不同，表 14-4 和表 14-5 列出了部分标准及不得检出的特定菌。从表中可见，各国共同规定的化妆品特定菌是大肠菌群、铜绿假单胞菌和金黄色葡萄球菌。

表 14-4　部分国家和国际组织化妆品的微生物菌落总数的控制标准

单位：CFU/ml（g）

化妆品类型	美国	日本	欧盟	中国
儿童用化妆品	≤100[*]	≤100	≤100	≤500
眼部用化妆品	≤100	≤100	≤100	≤500
其他化妆品	≤500	≤1 000	≤1 000	≤1 000
所有化妆品	不得检出[**]	不得检出	不得检出	不得检出

注：[*]表示活菌数，[**]表示致病菌。

表 14-5　部分国家和国际组织规定化妆品中不得检出的特定菌（或细菌学指标）

检测指标	中国	瑞士	美国	丹麦	德国	日本	WHO
大肠埃希菌	-	+	+	+	+	-	-
大肠菌群	+（粪）	-	-	-	-	+	-
克雷伯菌	-	-	+	-	+	-	-
沙门菌	-	-	+	-	-	-	-
变形杆菌	-	-	+	-	-	-	-
铜绿假单胞菌	+	+	+	+	+	+	+
金黄色葡萄球菌	+	+	+	+	+	+	+
嗜麦芽窄食单胞菌	-	-	+	-	-	-	-
无硝不动杆菌	-	-	+	-	-	-	-
黏质沙雷菌	-	-	+	-	-	-	-

注：+代表有，–代表无。

第四节 化妆品微生物污染的预防与控制

化妆品微生物总数必须控制在国家标准范围内，并能在一定时间内保存供消费者安全使用。防止化妆品微生物污染，其关键是以良好操作规范作为卫生管理的指导方针，对化妆品的生产、储存和使用等各个环节进行卫生监督和科学管理。《药品生产质量管理规范》（GMP）是一套系统的、科学的管理制度，适用于药品生产，而化妆品生产和质量管理也可参考GMP执行。

一、化妆品微生物污染控制对策

化妆品是人们日常生活的必需品，其生产、销售以及使用等多个环节均可能受到微生物污染。建立健全法律法规、一系列检验检测标准和管理策略是预防和控制微生物污染的重要手段。

（一）严格执行国家相关法规

加强化妆品卫生监督队伍建设，提高素质能力，加强卫生监督管理，加大日常卫生监督的频率和监督覆盖率，强化对生产企业、销售部门、经营场所的规范化管理，对不合格企业加大处罚力度，尤其加强对美容（发）业使用化妆品卫生质量的监督。

（二）完善法规标准体系

近年来，由欧美国家首先提出的化妆品法规国际一体化问题，在全球范围内日益受到化妆品相关各界的关注。应立足我国国情和化妆品行业实际条件，结合国际先进经验，科学合理地完善我国化妆品标准。建立针对专业美容行业的化妆品产品标准，开展化妆品行业商业性质的产品功能性评价等，使化妆品管理走向更科学、规范、合理并逐步形成化妆品行业的以企业自律为主的化妆品法规管理模式，这对规范我国化妆品产品及市场，保护化妆品消费者的健康安全等都具有重要意义。

（三）提高消费者的法律意识和鉴别能力

监督、管理、检测等机构以及新闻媒介等有责任引导企业、销售者、经营者自律和引导消费者正确消费。应加大相关的科普宣传和专业培训力度，利用电视、广播、报纸及网络等媒体经常性地进行卫生监督公告和卫生知识宣传，对不合格化妆品及时曝光，增强消费者的自我保护意识和鉴别能力。

二、化妆品微生物污染的预防

针对化妆品微生物污染来源采取一系列综合性措施预防与控制化妆品微生物污染，包括化妆品一次和二次污染的预防措施。

（一）一次污染的预防

化妆品一次污染的预防包括原料、生产设备、容器和用具、生产环境及操作人员等几方面内容。

1. 原料　原料的质量在很大程度上决定成品的质量，为了防止原料污染，必须了解原料受何种微生物污染及其污染程度。若在生产过程中无法进行灭菌时，应采取适当的方法对原料进行事先的除菌处理。

滑石粉等矿物成分可采用辐射、环氧乙烷熏蒸或干热灭菌等方法，但要注意环氧乙烷和射线对化妆品原料中有机物的破坏作用；低黏度液体原料可过滤除菌；增稠剂和天然动植物提取液可用添加醇和防腐剂等物质控制微生物生长。一般原料的微生物数量应控制在100CFU/g以下，同时不能存在病原菌。水在化妆品生产过程中用量最大，在夏季，自来水常受到微生物污染，生产用水受污染会影响化妆品的质量，生产中使用的去离子水不能长期储存。为保证用水的质量，应每日检测水中的微生物，若已经建立证明有效的水处理系统，在没有明显问题出现时，可减少测试频率。而对水处理系统中微生物控制装置及各用水点，每周至少进行一次微生物检验。如果水管理不当，它将成为产品的污染源。水的消毒常采用加热、紫外线照射、微孔滤膜过滤等方法。

2. 生产设备　生产设备，如罐槽、管道、接头、阀门、灌装机、搅拌机、过滤器和泵等难以经常清洗灭菌，常常成为产品微生物的污染源。设备的设计和选材应考虑容易清洁消毒，通常选用不锈钢材料，内表面应光滑、不凹陷和无裂缝，表面吸附力低。每批生产完毕，对设备、管道都要采用三道清洗程序，先用清水冲洗，再用消毒洗涤剂洗，最后用离子水冲洗。清洗剂不能充分接触的部分，可以局部拆卸清洗或进行灭菌处理。

3. 容器和用具　化妆品的包装容器等也可受到微生物的污染。玻璃容器和塑料容器是在高温下成型的，刚成型时，几乎没有微生物污染，因此要密封保存，以免空气中微生物的污染。如在输送和贮藏过程中遭到污染，灌装前应清洗、消毒、吹干。与化妆品直接接触的动物毛刷、海绵及粉扑必须用气体灭菌和药剂浸渍灭菌。在灭菌前必须充分清洗干净以提高灭菌效果。

4. 生产环境　为避免厂房空气微生物污染，防止将地面微生物随尘埃扬起和外界微生物的带入，使用消毒剂浸泡过的工具做湿式清扫，在灌装车间应安装紫外线灯进行消毒或设置隔离消毒操作室。应清除厂房周围的污染源，定期对厂房进行清洗和消毒，在平面布置和设备安装时应将原料保管、生产、灌装和包装工序区分开，尽量避免微生物污染。

化妆品生产车间及包装室的空气一定要清洁。化妆品车间要求空气洁净度在10 000～100 000级。

5. 操作人员　个人卫生是必须严格控制的因素，即使有最好的用品、设备、程序，不执行良好卫生操作仍有可能发生污染，所以在化妆品生产区域工作的人员应定期接受相关的GMP培训，并且执行GMP规定。如生产人员在进入生产区前应按要求洗手，操作人员穿戴清洁的工作衣帽，必要时戴手套和口罩。《化妆品生产企业卫生规范》明确规定，直接从事化妆品生产人员必须每年进行健康检查，取得健康证后方可从事化妆品的生产活动。患有手癣、指甲癣、手部湿疹、发生于手部的银屑病或鳞屑、渗出性皮肤病的人员，患有痢疾、伤寒、病毒性肝炎及活动性肺结核等患者不得直接从事化妆品生产活动。

（二）二次污染的预防

为防止化妆品在使用期间的二次污染，主要是加强卫生宣传，使消费者了解化妆品是微生物最容易滋生的场所及化妆品微生物污染的危害性，使用中减少微生物的污染，另外，在化妆品中加入适量防腐剂也可防止微生物的污染。

1. 良好的使用习惯　消费者要洗净手后再用手指蘸取化妆品，用后随时盖好。粉扑和毛刷要经常清洗，保持清洁干燥，尽量避免交叉感染。

2. 合理的产品设计　采用不易被微生物污染的化妆品包装材料和方式，如手按气压式细颈塑料瓶，消费者使用时不必启盖，不易被微生物污染。

3. 健康的消费模式　控制化妆品使用的量、频率以及时效。遵循化妆品的使用说明，适量取用，避免浪费和过度使用导致微生物滋生；根据皮肤类型和需求，合理控制化妆品的使用频率，避免对皮肤造成负担，降低皮肤抵抗病菌的能力；注意化妆品的保质期以及使用的时长。

4. 适量应用防腐剂　化妆品中添加化学防腐剂是国内外普遍采用的防止微生物污染的方法。防腐剂的使用应符合《化妆品安全技术规范》中禁用和限用物质的要求，即不影响产品的色泽，无气味，不改变产品的黏度、酸碱度，用量范围内应无毒性和对皮肤无刺激性。目前使用较广泛的是对羟基苯甲酸酯类，其主要优点为通用性强、抗菌谱广，对细菌、霉菌和酵母菌均有效，且最适 pH 范围广。一些醇类用在化妆品中做防腐剂也是非常有效的，如山梨酸钾有很强的抗真菌作用。为了获得广谱的抑菌效果，常常采用 2～3 种防腐剂配合使用，能取得满意的抗微生物生长的结果。

第五节　化妆品微生物应用与研究前景

随着我国经济的发展和人民生活水平的提高，人们对化妆品的需求日益增多，从而促进了我国化妆品工业快速发展。微生物可以在化妆品的生产和使用过程中通过各种途径污染化妆品，尤其是致病性或条件致病性微生物的污染不仅可使化妆品质量下降，而且可能危害人体健康。化妆品微生物学研究对保证化妆品质量和安全性方面具有重要的意义。因此，加强化妆品微生物污染的预防，提高对化妆品微生物的检验能力，修订完善与化妆品卫生监督相关的法律法规及卫生标准是今后工作的主要任务。

一、化妆品微生物的应用

化妆品日益成为现代人生活中的不可或缺的部分，人们对化妆品的需求也越来越高，要求产品同时兼具功效和安全性。微生物除了会损坏化妆品质量，也会为化妆品的研发和生产提供重要的原料。因此，化妆品微生物学的研究在化妆品的产品研发、质量保证和安全性方面具有重要意义。

（一）化妆品产品的研发

细菌、真菌、酵母和藻类等微生物提取物中富含多糖、蛋白质、多肽和次生代谢产物等多种活性成分，这些成分具有抗氧化、抗炎、保湿和抗衰老等功效。微生物提取物已广泛应用于面霜、精华液和面膜等护肤品中，用于增强肌肤的保湿、美白、抗氧化能力。其次，乳酸菌作为益生菌，具有抗氧化、抗炎症、抗衰老、促免疫等生物活性，已广泛应用于化妆品中，有助于改善皮肤微生态和皮肤健康。此外，微生物工程技术可以高效地合成氨基酸、核酸和有机酸等化妆品的功能性产品，应用于化妆品中，增强化妆品保湿、美白等功效。

（二）化妆品质量保证

各类调查结果表明，微生物污染是影响化妆品质量的重要指标之一。尽管化妆品合格率逐年上升，但化妆品中的微生物指标超标依然是普遍存在的现象。利用微生物检测技术对化妆品原料、生产环境以及成品进行检测和监管，排除潜在的卫生风险，从源头上杜绝微生物的污染，确保产品质量。

（三）化妆品安全性评价

为避免微生物污染影响产品质量，化妆品中通常会添加防腐剂，但防腐剂有一定的毒性，故而在产品研发和生产时均需严格控制其使用剂量和范围。因防腐剂使用不当，化妆品最常见的不良反应是接触性皮炎。为提升化妆品的安全性，可利用生物技术提取植物中凝集素、生物碱、萜类、多肽、多酚、聚乙炔等天然防腐剂；同时，在保证化妆品微生物指标持续符合标准要求的前提下，不断优化配方，减少化学防腐剂的使用，增强防腐体系的效能。

二、化妆品微生物的研究前景

随着化妆品行业的迅速发展，新产品不断涌现，我国陆续出台了相关法律法规，提升了化妆品的质量，为消费者的健康提供了保障，但在强化化妆品质量控制、卫生监督、构建安全高效的防腐体系以及提升化妆品微生物检测能力等方面仍需深入研究。

（一）加强预防化妆品微生物污染的研究

微生物种类多、繁殖快、分布广且适应性强，因此对化妆品微生物污染及预防措施的研究是十分重要的课题。对这些问题的深入研究，了解微生物在化妆品中的消长规律，采取有效的防止污染的措施，对保证化妆品质量具有重要意义。

1. 规范化妆品生产和质量管理　国际上 GMP 已成为药品、化妆品生产和质量管理的基本准则，是一套系统的、科学的管理制度。我国化妆品生产也应实行 GMP，以进一步提高化妆品质量。

2. 采用安全有效的防腐剂　在化妆品工业中，有效的防腐处理特别重要。由于防腐剂可以产生过敏症等皮肤刺激症状，甚至多次使用经皮肤吸收可能引起全身中毒，所以对其品种、用量要做出种种限制。研究和生产低刺激、温和型及抗菌作用广的防腐剂仍然是今后要研究的课题。例如用天然抗菌物质、纳米材料或通过生物工程研究开发安全性更高的高效防腐剂，用多组分的联合作用，提高抗菌力和扩展抗菌谱。

近年以微生物挑战试验作为测试和评价化妆品的防腐效能，基于该试验能够模拟化妆品生产和使用过程中受到微生物污染的潜在可能性和自然界中微生物生长的最适条件，使测试结果更接近实际。尽管目前世界各国及其有关组织对化妆品微生物挑战试验还未有一个统一的方法，但其基本设计则是相同的，即在待测样本中人为地接种若干种类、一定数量的微生物，在适当的温度下存放，定期分离样本的微生物，并根据微生物的数量变化情况评价样本的抗菌效能。

3. 辐射灭菌的应用　辐射灭菌可用于化妆品原料和产品。《欧洲药典》（第 9 版）规定，固体化妆品的粉剂、膏剂、乳剂、霜类、皂类和悬液等都允许辐射灭菌。近年来我国也开展了 ^{60}Co 辐射灭菌研究，辐射灭菌后细菌数明显减少，大部分可以达到无菌。大肠埃希菌、假单胞菌和金黄色葡萄球菌对辐射都很敏感。

辐射灭菌具有穿透力强，灭菌效果好，操作简便且辐射后无残留量等优点。但需要专门的装置，投资大，要求高。在我国，辐射灭菌已越来越多地应用于化妆品，但并非所有类型的原料或成品都能采用该技术进行灭菌处理，该技术的适用范围、操作模式和使用规范仍有待于进一步研究。

（二）提高化妆品微生物的检验能力

各国对于化妆品检测的内容和方法基本相同，但评价指标稍有不同。随着国际交往的加强，各国的标准也会趋于一致。微生物的检测已有完整的鉴定体系，但传统的培养方法费时、费力，正在被自动化、快速、精准的鉴定方法取代，如 API 系统、Biolog 系统等都有相应的计算机系统配套，从而使检验工作更简化、更准确、更迅速、更经济、更实用。ATP 生物荧光增幅法可用于化妆品微生物的快速检测。PCR 或荧光定量 PCR 技术、基因测序技术等新型分子生物学技术的发展和引入，可对微生物进行更加精确的定性、定量检测和分析。

大力开展检测标准方法的研究，与化妆品标准建设和质量监测相配套，加快检验方法的标准化进程，为化妆品的评价、监督管理提供标准依据。研究并扩大的检验方法有①禁限用物质的检验方法研究；②主要原料纯度和杂质的鉴定方法研究；③快速、准确的多组分分析方法研究。在上述工作基础上，筛选化妆品中存在的有害物质，分类制定化妆品的系统分析方法和快速鉴定程序，对市场上获得卫生许可批件的产品进行成分核定，全面提高化妆品的技术评审质量和卫生监督水平，制止化妆品的造假行为，引导化妆品行业的健康发展，保护消费者的健康和安全。同时，加大化妆品标准检验方法研究的经费投入，提高检测人员的检测积极性和检测技术水平。向国际一体化方向发展，积极引进国外化妆品安全性、功能性检测方法，推动化妆品行业商业性质的产品功能性评价等，对于提升国内化妆品行业的产品标准、质量要求具有重要的作用和积极的意义。

（三）修订和完善化妆品微生物卫生法规

随着化妆品行业的快速发展，近些年国家加大对化妆品安全的监管，不断发布、更新和修正相关法律法规。2009 年欧盟发布《化妆品法规》（Cosmetics regulation 2009/1223/EC）。2015 年 11 月，在参考国际社会先进经验的基础上，经化妆品标准专家委员会全体会议审议通过，由国家食品药品监督管理总局批准颁布，2016 年 12 月 1 日起实施《化妆品安全技术规范》（2015 年版）。该版规范修订了化妆品禁限用物质名单，增加了 133 种禁用物质，现共有禁用物质 1 388 种，限用物质 47 种，此外，对防腐剂、防晒剂、着色剂、染发剂中部分原料进行了调整，包括删除、增加和改变限用条件等。截至 2024 年 5 月，该《化妆品安全技术规范》自 2016 年 12 月 1 日实施以来，共修订了 12 次，在化学品原料检验方法、毒理学试验方法样品前处理通则等方面进行了新增或修订。

随着化妆品工业的快速发展和化妆品微生物学研究的深入，这些法规将会得到进一步的完善，建议从立法的角度进一步清理、整合、规范中国化妆品法规体系。近年来由欧洲会同美国首先提出的化妆品法规国际一体化问题，在全球范围内日益受到化妆品相关各界的关注。参照欧美同行化妆品执行标准（如美国的 FDA 标准），尽快调整我国现用化妆品标准，健全化妆品安全性、功效性及适应性等产业标准，建立针对专业美容行业的化妆品产品标准，开展化妆品行业商业性质的产品功能性评价等，使化妆品管理走向更科学、规范、合理并逐步形成化妆品行业的以企业自律为主的化妆品法规管理模式。这对规范我国化妆品产品及市场，保护化妆品消费者的健康安全，都具有重要意义。

（冯湘玲）

思考题

1. 某消费者在使用了某品牌保湿霜（主要成分有人参提取液）一段时间后，出现皮肤红肿、瘙痒等不适症状，该产品的检验结果显示其菌落总数超标，请分析造成该检验结果的主要原因。

2. 请结合实际举 2～3 例说明常用化妆品中易出现的微生物。

3. 化妆品变质后可能会产生哪些变化？对人体健康可造成哪些危害？

4. 对某品牌护发素进行微生物检验的主要内容是什么？

5. 某公司新开发出一款以中草药为主要成分的乳液，准备批量生产，应如何保证该产品的卫生质量？

第十五章
医疗与生活卫生用品微生物

学习目标

掌握：医疗与生活卫生用品微生物的检测及卫生标准。

熟悉：医疗与生活卫生用品微生物的来源、种类、分布及其卫生学意义。

了解：医疗器械及生活卫生用品分类、医疗器械及生活卫生用品的微生物生境特征；医疗与生活卫生用品微生物污染及其预防。

医疗与生活卫生用品（medical and living sanitary products）微生物研究的目的是分析医疗器械、卫生及生活用品等使用前后和消毒或灭菌前后，或不消毒或不灭菌的医疗器械、卫生及生活用品中常见的污染微生物，尤其是病原微生物种类、性质、污染来源、分布及其卫生学意义，探讨医疗器械、生活用品和卫生用品生境中微生物的存在形式及活动规律，以及其对人们生活和健康的影响，检测方法及卫生标准，制订微生物污染的预防措施和策略。

第一节　医疗器械与生活卫生用品生境特征

医疗器械的生境特征主要体现在其使用环境和可能的微生物污染风险。医疗器械根据对人体的危险性及物品微生物污染后造成危害的程度，可分为三类物品（高度危险性）、二类物品（中度危险性）和一类物品（低度危险性）。生活卫生用品的生境特征主要涉及其日常使用环境和可能的微生物污染情况。例如，家庭日常生活用品如牙刷、电话机、开关、门把手、马桶垫、洗衣机、肥皂、浴缸、电冰箱、桌子等都可能成为微生物滋生的场所。

医疗器械及生活卫生用品的微生物污染可能导致严重的医院感染或其他与人体健康相关问题。因此，了解这些物品的微生物来源、种类、分布及其卫生学意义对于预防和控制感染至关重要。例如，一些常见的微生物包括细菌、真菌、病毒、螺旋体、支原体、衣原体等。为了减少微生物污染的风险，需要采取适当的检测方法和卫生标准，确保这些物品的安全性和有效性。

一、医疗器械的概念

医疗器械（medical device）是指直接或者间接用于人体的仪器、设备、器具、体外诊断试剂及校准物、材料以及其他类似或者相关的物品，包括所需要的计算机软件；其效用主要通过物理等方式获得，不是通过药理学、免疫学或者代谢的方式获得，或者虽然有这些方式参与但是只起辅助作用；其目的是

（一）疾病的诊断、预防、监护、治疗或者缓解；

（二）损伤的诊断、监护、治疗、缓解或者功能补偿；

（三）生理结构或者生理过程的检验、替代、调节或者支持；

（四）生命的支持或者维持；

（五）妊娠控制；

（六）通过对来自人体的样本进行检查，为医疗或者诊断目的提供信息。

二、医疗器械及其分类

为了保证医疗器械的安全、有效,保障人体健康和生命安全,2000年1月4日,中华人民共和国国务院令第276号公布了《医疗器械监督管理条例》,2014年2月12日国务院第39次常务会议通过,并于2014年3月7日国务院发布《国务院关于修改〈医疗器械监督管理条例〉的决定》。条例规定了在中华人民共和国境内从事医疗器械的研制、生产、经营和使用活动及其监督管理,对医疗器械的管理和监督职责进行划分,明确了国家对医疗器械按照风险程度实施分类管理。

医疗器械风险程度是根据医疗器械的预期目的,通过结构特征、使用形式、使用状态、是否接触人体等因素综合判定。根据医疗器械的分类规则,按照风险程度由低到高,管理类别依次分为第一类、第二类和第三类。

1. 第一类是风险程度低,实行常规管理可以保证其安全、有效的医疗器械。

属于第一类的部分医疗器械有外科用手术器械(刀、剪、钳、镊、钩)、刮痧板、医用X线胶片、手术衣、手术帽、检查手套、纱布、绷带、引流袋等。

2. 第二类是具有中度风险,需要严格控制管理以保证其安全、有效的医疗器械。属于第二类的部分医疗器械有医用缝合针、血压计、体温计、心电图机、脑电图机、显微镜、针灸针、生化分析系统、助听器、超声消毒设备、不可吸收缝合线等。

3. 第三类是具有较高风险,需要采取特别措施严格控制管理以保证其安全、有效的医疗器械。属于第三类的部分医疗器械有植入式心脏起搏器、角膜接触镜、人工晶状体、超声肿瘤聚焦刀、血液透析装置、植入器材、血管支架、综合麻醉机、口腔植入材料、医用可吸收缝合线、血管内导管、一次性使用无菌注射器、一次性使用输液器、输血器、CT设备、X线机。

三、生活及卫生用品的概念

生活及卫生用品是日常生活中不可或缺的一部分,它们涵盖了广泛的商品和服务,旨在满足人们在保持个人卫生、清洁以及提升生活质量方面的需求。

（一）生活用品

生活用品(household goods)是一个广义的概念,它包括了人们在日常生活中使用的各种物品。生活用品的种类繁多,可以大致分为以下几类:

1. 家居用品　包括床上用品(如床单、被套、枕头等)、家具、窗帘、地毯、装饰品等。

2. 厨房用品　如厨具、烹饪器具、厨房电器、储物容器、调料等。

3. 卫生用品　包括卫生纸、牙刷、牙膏、沐浴露、洗发水、护发素、浴巾、卫生巾等。

4. 家用电器　如电视、冰箱、洗衣机、热水器、空调等。

5. 个人护理用品　如洗面奶、洗发水、护发素、剃须刀、化妆品等。

6. 家居清洁用品　如扫把、拖把、清洁剂、垃圾袋等。

7. 装饰品　如花瓶、艺术画、壁纸等。

8. 个人健康用品　如体重秤、血压计、卫生棉签、急救药品等。

9. 电子产品及配件　如手机、电脑、耳机等。

10. 洗涤用品　包括洗衣粉、柔顺剂、洗衣液等。

（二）卫生用品的概念

卫生用品(sanitary products)是指使用一次后即丢弃的、与人体直接或间接接触的、并为达到人体生理卫生或卫生保健(抗菌或抑菌)目的而使用的各种日常生活用品,产品性状可以是固体也可以是液体。卫生用品主要用于保持个人清洁和环境卫生。

根据新发布的《一次性使用卫生用品卫生要求》(GB 15979—2024)强制性国家标准,一次性使用卫生用品的定义还增加了"卫生湿巾""抗菌剂""抑菌剂"等类别的术语和定义。卫生用品主要包括以下几类:

1. 妇女经期卫生用品　如卫生巾、卫生护垫、卫生栓。

2. 尿布等排泄物卫生用品　如尿裤、尿布垫、隔尿垫。

3. 皮肤、黏膜卫生用品　如湿纸巾、卫生湿纸巾、抗/抑菌洗剂。

4. 角膜接触镜护理用品　如角膜接触镜护理液、保存液、清洁剂。

5. 一次性卫生用品　如纸巾纸、卫生棉、化妆棉/纸/巾、手/指套、口罩、纸质餐饮具。

6. 其他纳入卫生用品管理的物品　如消毒液等。

此外,卫生用品还包括一些日常清洁和个人护理产品,如洗手液、牙膏、沐浴露等。

四、医疗与生活卫生用品的微生物生境特征

由于医疗与生活卫生用品上的微生物生境不同,微生物种类及数量差异较大。

(一)医疗器械的微生物生境特征

1. 水　医疗器械用水对微生物的生长至关重要。纯化水是医疗器械车间、诊断试剂车间以及 GMP 无菌实验室常用的水源,用于洗手、洗衣、洗洁具和洗器具等。纯化水通过机械过滤器或砂滤,去除原水中的大颗粒、悬浮物、胶体及泥沙等,以降低原水浊度对膜系统的影响,同时降低污染指数(silt density index, SDI)值,确保出水浊度<1,SDI<5,满足反渗透系统进水要求。

2. 营养　水、碳源、氮源、生长因子和无机盐是微生物生长的营养物质,因此,在医疗器械的生产和使用过程中,必须严格控制这些物质的含量,以避免微生物的过度生长。医疗用品如果被血液或其他有机物质污染,就可能有微生物生长,导致医院内感染发生。

3. 酸碱度　微生物的生长还受到酸碱度的影响。大多数微生物适宜在中性或微碱性环境中生长,pH 在 6.8~7.4 之间最为适宜。过高或过低的 pH 都会抑制微生物的生长,因此在医疗器械的生产环境中,需要维持这一适宜的 pH 范围。

4. 温度　温度是影响微生物生长的另一个重要因素。哺乳动物寄生的微生物通常在 35℃左右生长,而其他腐生微生物则在 25℃左右生长。因此,医疗器械的生产和使用环境需要根据微生物的这些温度偏好进行控制,以防止微生物的生长和繁殖。

5. 空气　空气中含有大量的微生物,包括细菌、真菌和其他微小生物。在医疗器械生产环境中,空气中的微生物可能成为污染源,因此需要通过空气净化系统来控制空气中的微生物含量。

6. 医疗器械的种类及分类　由于医疗器械的种类繁多,其微生物生境差异较大,简单介绍以下三类:

(1)一般的手术器械和器材:使用前表面清洁干燥,缺乏营养物质;使用后如果清洗不彻底或消毒处理不当,则容易成为微生物滋生的环境。

(2)内镜:由于内镜属于黏膜接触医疗器械,内镜结构复杂,部件较多,在清洗和消毒过程中清洗剂和消毒剂不能完全浸透各部件的皱襞之处,因此,清洗消毒流程中,初洗前要采用多酶溶液对内镜表面进行擦拭、浸泡,去除内镜表面的大部分黏液、血液、组织分泌物等有机物,同时内镜属于反复使用的医疗器械,内镜使用后经过预处理流程—清洗流程—消毒(灭菌)流程—终末漂洗流

程—干燥流程—储存流程等。但由于内镜精密度高、结构复杂和材料特殊等特点，导致其清洗消毒（灭菌）困难。研究表明，内镜长期清洗不彻底会引起细菌黏附、形成微生物菌膜等污染，存在院内感染的风险。同时在内镜的清洗和消毒过程中，需要长期大量使用消毒剂，可能导致微生物耐消毒剂基因的出现。

（3）血液和血液制品：血液制品是由健康人血浆或经特异免疫的人血浆，经分离、提纯或由基因工程技术制备的血浆蛋白制品，如人血清白蛋白、人免疫球蛋白、人凝血因子（天然或重组）、红细胞浓缩物等，用于诊断、治疗或被动免疫预防等用途。血制品污染是一个严重的公共卫生问题，涉及血液及其制品在采集、处理、储存和使用过程中的污染情况。这种污染可能导致接受输血或使用血制品的患者感染各种病毒，如人类免疫缺陷病毒（HIV）和肝炎病毒（包括甲型肝炎、乙型肝炎和丙型肝炎）。血制品污染事件不仅对患者的健康造成严重影响，也可能引发社会信任危机和法律诉讼。

因此，医疗器械的微生物生境特征涉及水、营养、酸碱性、温度和空气等多个方面。通过对这些因素的严格控制，可以有效控制医疗器械中的微生物污染，确保医疗器械的安全性和有效性。

（二）生活及卫生用品微生物生境

生活卫生用品由于品种太多，其微生物来源多样，包括环境、人体自身以及使用过程中的交叉污染。微生物的种类和数量会受到使用者的卫生习惯、存储条件和清洁程度等因素的影响。例如，良好的个人卫生习惯可以减少有害微生物的滋生，而适当的清洁和消毒则是防止微生物传播的关键。

卫生用品，特别是一次性使用的卫生用品。如卫生纸巾、妇女经期用卫生巾、婴儿纸尿裤和餐巾纸等，可分为消毒级和普通级。这些物品处于干燥条件下，不适合微生物滋生，此外，还有一些液体洗涤用品和眼镜护理液等，其本身含有抗菌或抑菌的化学成分，也缺乏微生物生长繁殖的条件，因此，微生物种类和数量都较少。家庭生活用品中的洁具，如抽水马桶、洗脸盆、洗漱用具、澡盆和水龙头等，因潮湿适合于多种微生物存活，若又有有机物等存在时，某些微生物可在其中生长繁殖，因此这些生活用品上往往污染有多种微生物。

第二节　医疗与生活卫生用品微生物的来源、种类、分布及其卫生学意义

一、医疗器械及卫生用品微生物的来源、种类和分布

医疗器械及卫生用品上的微生物既可以来源于空气、医护人员的手、医院所有物品和其他环境（生活用品、水和食物等），也可能来源于患者的排泄物、呕吐物和组织液等。

医疗器械及卫生用品上的微生物分布很广，种类繁多，包括细菌繁殖体、细菌芽胞、真菌、病毒、螺旋体、支原体和衣原体等。这些微生物可以是正常环境中的微生物，也可以是人体和动物体表或体腔内的正常微生物种群，其中少数属于病原微生物。

以医院环境为例，医院不同科室、不同物体表面的卫生质量检测结果不同（表15-1、表15-2），可检出不同的病原性细菌（表15-3），因此，加强医院环境卫生学监测，防止医院感染具有十分重要的意义。

表 15-1　不同科室物体表面卫生质量监测结果

科室	采样份数/份	合格份数/份	合格率/%
手术室	89	79	88.76
液透析室	78	66	84.62
ICU	206	160	77.67
口腔科门诊	70	50	71.43
普通病房	53	34	64.15
合计	496	389	78.43

表 15-2　不同物体表面卫生质量合格情况

样本来源	采样件数/件	合格件数/件	合格率/%
无影灯	6	6	100.00
透析机	28	28	100.00
麻醉机	10	10	100.00
窗帘	17	17	100.00
注射泵	17	16	94.12
治疗车	25	23	92.00
器械车	12	11	91.67
病历夹	16	14	87.50
手术床	13	11	84.62
听诊器	12	10	83.33
器械托盘	12	10	83.33
无菌柜柜门	11	9	81.82
监护仪面板	16	13	81.25
综合治疗台	10	8	80.00
电话（座机）	10	8	80.00
治疗盘	7	5	71.43
门把手	14	10	71.43
床挡	40	27	67.50
血压计袖带	9	6	66.67
电脑鼠标键盘	26	16	61.54
水龙头	19	11	57.89
冰箱门	7	3	42.86
洗手池	5	2	40.00
口腔门诊诊桌	5	2	40.00
病床旁桌	14	4	28.57

表 15-3 某医院物体表面检出细菌种类分布

细菌种类	检出株数/株	构成比/%
革兰氏阳性菌	127	84.67
人葡萄球菌	25	16.67
表皮葡萄球菌	16	10.67
蜡样芽胞杆菌	15	10.00
沃氏葡萄球菌	13	8.67
枯草芽胞杆菌	12	8.00
溶血性葡萄球菌	9	6.00
藤黄微球菌	6	4.00
其他	31	20.67
革兰氏阴性菌	20	13.33
鲍曼不动杆菌	6	4.00
恶臭假单胞菌	3	2.00
其他	11	7.33
真菌	3	2.00
合计	150	100.00

二、医疗器械及卫生用品微生物的卫生学意义

医疗器械及卫生用品上存在微生物的卫生学意义取决于微生物存在于三类、二类或一类物品上。由于医疗器械和用品的微生物来源、种类和分布都非常广泛，若管理不严、处理不善，很可能是医院感染的重要来源。在医疗器械及卫生用品上污染的微生物中既有病原微生物，也有机会（条件）致病性微生物。

（一）直接接触感染

1. 通过接触污染物品感染　在无生命的医疗器械和物品上的细菌、病毒，如肝炎病毒等，可直接侵入人体而发生感染，其中最主要的是细菌。革兰氏阳性球菌，如金黄色葡萄球菌、凝固酶阴性的葡萄球菌和肠球菌等，能耐受干燥，可在医院环境和物品上存活较久，特别是在有灰尘和有机物保护时更是如此。革兰氏阴性细菌适应于潮湿环境，在潮湿环境中不仅能存活，还能繁殖，医院中的水龙头、拖把乃至使用中的消毒液都可成为微生物的贮藏场所。

2. 通过呼吸道感染　如乙型溶血性链球菌、分枝杆菌等可通过飞沫传播，医院超声雾化器、氧气湿化瓶污染的细菌，可造成污染的气溶胶，因吸入而感染。美国有通过空调系统引起军团菌暴发的事例。

3. 通过被污染器具感染　餐饮具、检查器具，如奶瓶、茶杯、压舌板和体温计（口表）等物品被污染后，可引起甲型病毒性肝炎、感染性腹泻、鼠伤寒沙门菌感染等。

（二）间接接触感染

通过污染的医用物品，如抹布、拖把、听诊器、血压计袖套、病历本和叩诊锤等，将病原体传播给患者。

（三）经侵入性诊疗操作致感染

侵入性操作可将污染于检查用、治疗用医疗器械或设备上的外源性病原体，或患者自体的微生物带到被检测的器官或组织中去，如支气管纤维镜检查可将上呼吸道细菌带到下呼吸道而造成内源性感染，导尿可将外阴部细菌带到膀胱而引起感染等。

（四）污染的消毒剂引起感染

因使用污染的消毒剂污染器械而导致患者感染的事例并不少见。我国南方某市因使用被脓肿分枝杆菌污染的消毒剂而造成严重暴发性医院感染的事件，值得高度重视。

三、生活及卫生用品微生物的来源、种类、分布及其卫生学意义

生活和卫生用品微生物污染，与其使用者及其家庭经济状况、文化水平、生活及卫生习惯、所选用物品的品质和等级、产品的卫生质量等密切相关。生活和卫生用品的微生物污染主要来自周围环境、生活污水、污染物、生活垃圾、排泄物、分泌物和日常生活接触，或接触宠物、昆虫叮咬等。污染所涉及的微生物种类多，包括未住院的各种传染病患者、病原携带者、处于传染病潜伏期的患者和病后带菌者等排出的病原微生物，也包括正常环境中的各种细菌、真菌、病毒、原虫和寄生虫等，以及人体和动物体所有的正常微生物种群。

调查数据显示家庭生活物品中大肠菌群阳性率高达 30.2%，厨房用品里以抹布带菌最为严重，高达 61.8%，其次是砧板和菜刀，分别为 47.1% 和 32.5%，这些与食品接触的用具上大肠菌群的检出率如此之高，应引起高度重视。卫生间及淋浴房中的牙刷污染最为严重，其次为浴盆、洗衣机和肥皂盒。洗衣是家庭交叉污染的重要环节，病原微生物可在洗衣过程中存活，并由一件衣物传到另一件衣物，从洗衣机表面传到下一次洗涤的衣物，或从湿的纺织物传到人手。肥皂污染可能是医院感染，也是家庭感染的重要危险因素。

有研究发现，家庭生活用品真菌检出率高达 63.9%，家庭物品和环境中 HBsAg 检出率均为 4.2%。这些研究表明，家庭生活用品广泛存在病原微生物污染，是疾病传播的重要环节。

第三节　医疗与生活卫生用品微生物的检验及卫生标准

医疗器械和用品中微生物的检测随检测对象和目的不同而异。医疗器械及用品可分为可反复使用和一次性使用两大类，二者在使用之前均需要消毒或灭菌。一般以检测消毒或灭菌效果为目的，其指标包括细菌总数、大肠菌群数、致病菌和真菌，还有无菌检验（sterile test）及需氧菌、厌氧菌检测等指标。

一、医疗器械及卫生用品微生物的检测及卫生标准

（一）一次性使用医疗用品产品细菌和真菌污染的检测

1. 细菌或真菌污染总菌数的检测　　其目的是检测一次性使用医疗用品（disposable medical product）消毒后残存细菌或真菌状况，存放一定时间后是否被细菌或真菌污染，及其污染的程度。主要检测在临床用于患者检查、治疗、护理用指套、手套、吸痰管、阴道镜、肛镜、印模托盘、治疗巾、皮肤清洁巾、擦手巾、压舌板、臀垫和中单等接触完整黏膜、皮肤的各类一次性使用医疗、护理用品。

2. 抽样要求　　医疗器械和用品的检测需要抽取符合要求的样品，才能保证检测的可靠性。所

以，抽样的方法和样品的数量必须符合国家相关规定。

（1）抽样方法：为使样品具有良好的代表性，采用随机抽样方法。随机选取 3 个不同批号的产品，根据检验要求，从每个批号产品中随机抽取同等数量的样品，尽量选取多个大包装。不得在同一批号内的同一包装内邻近部位集中选取所需全部样品。

（2）抽样数量：按照不同产品类型和检测目的抽样。①对单一品牌、型别（或规格）进行产品鉴定抽取样本时，随机选取不同 3 个批号的产品。从每个批号产品中随机抽取 3 个大包装。从每个大包装中随机抽取 20 个最小销售包装产品（每个最小销售包装产品重量应达到 10g 以上）；棉签等每个包装内数量达到 5 支以上，以满足检验最低需要量。如果重量低于 10g 或数量少于 5 支时，适当增加抽取产品的最小销售包装数量，以此作为该品牌、批号产品抽检样品，其中 1/4 样品用于首次检测，1/4 样品用于留样，2/4 样品用于必要时的复测。样品最小销售包装应完整无破损（包装破损即可视为不合格产品，禁止出售），检测前不得开启。②对同一品牌、不同型别（或规格）产品鉴定取样时，分别对不同型别（或规格）产品进行随机抽检。对每个型别（或规格）产品随机选取不同 3 个批号产品。从每个批号产品中随机抽取 3 个大包装。③对不同品牌、不同型别（或规格）产品鉴定取样时，分别对不同品牌、型别（或规格）产品进行随机抽检。④对每个品牌的每一个型别（或规格）产品随机选取不同 3 个批号的产品。从每个批号产品中随机抽取 3 个大包装。

3. 样本处理和检测方法　按照相应的操作规范或标准进行样本处理和检测。

（二）无菌检验

无菌检验的目的是评价医疗用品经灭菌处理后是否达到无菌标准。检验项目有需氧细菌、厌氧细菌、霉菌和酵母菌等。

1. 抽样要求

（1）抽样方法：为使样品具有良好的代表性，采用随机抽样方法。随机选取 3 个不同批号的产品。根据检验要求，从每个批号产品中随机抽取同等数量的样品，尽量选取多个大包装。不得在同一批号内的同一包装内邻近部位集中选取所需全部样品。

（2）抽样数量：同一次性使用医疗用品抽样要求。

2. 采样前准备　采样检测前要对实验室环境、使用器材、试剂和培养基做相应的合格性检测。

3. 检测数量　①每批样品首次检测时，检测 1/4 样本，分别在所选的最小销售包装内抽取；②必要时进行复测。复测时，检测 2/4 样本，分别在所选的最小销售包装内抽取；③以下样本的制作均按首次检测设计，复测时样本量加倍。

4. 检测方法　对不同种类的物品采取不同的检测方法。

（1）敷料、手术衣等非管道类样本：取 2 个包装内的样本，于不同部位剪取约 1cm×3cm 大小的样片 22 片，接种 5 支需氧-厌氧菌培养管和 2 支真菌培养管。每支培养管含培养基 40ml，各接种 3 片样片，在其中 1 管加有样本的需氧-厌氧菌培养管中接种 1ml 金黄色葡萄球菌稀释悬液作为阳性对照。

（2）注射针、针灸针、缝合针和棉签等样本：在所选 7 个最小销售包装内样品中，各选 1 支为一个样本，分别接种于 5 支需氧-厌氧菌培养管与 2 支真菌培养管，每管含培养基 15ml，在其中 1 支加有样本的需氧-厌氧菌培养管中接种 1ml 金黄色葡萄球菌稀释悬液作为阳性对照。

（3）输液（血）器等导管类样本：在所选 7 个最小销售包装内样品中，各选 1 支为 1 个样本，各以无菌注射器吸取 5～10ml 无菌洗脱液注入管内，摇荡 5 次。将各样本洗脱液分别接种 5 支需氧-厌氧菌培养管与 2 支真菌培养管。培养管含培养基 15ml，每管接种样本洗脱液 1ml，在其中 1 支加有样本洗脱液的需氧-厌氧菌培养管中接种1ml金黄色葡萄球菌稀释悬液作为阳性对照。

（4）注射器样品：在所选7个最小销售包装内样品中，各选1支为1个样本，各吸取经灭菌合格的洗脱液2~10ml，将芯杆抽取至全程刻度，振摇5次。将各管洗脱液分别接种需氧-厌氧菌培养管5支与真菌培养管2支。洗脱液接种量，对1ml注射器为0.5ml；2ml注射器为1ml；5~10ml注射器为2ml；20~50ml注射器为5ml。培养管中的培养基量，对洗脱液接种量在2ml以下者，每管为15ml，接种量在5ml者，每管为40ml，在其中1支加有样本洗脱液的需氧-厌氧菌培养管中接种1ml金黄色葡萄球菌稀释悬液作为阳性对照。

（5）其他样本：不能用上述方法处理的，可用无菌棉拭子涂抹法采样。每个样本涂采面积不得少于25cm²。采样后将棉签直接剪入培养管中。每次检测7个样本，分别接种需氧-厌氧菌培养管5支与真菌培养管2支，每支培养管含培养基15ml。在其中1支加有采样棉拭子的需氧-厌氧菌培养管中接种1ml金黄色葡萄球菌稀释悬液作为阳性对照。

将上述接种样本或接种样本洗脱液、采样棉拭子后的需氧-厌氧菌培养管、阳性对照管与阴性对照管同时放入30~35℃恒温培养箱内，连续培养5天，逐日观察培养结果。同时将上述接种样本或接种样本洗脱液、采样棉拭子后的真菌培养管、阳性对照管与阴性对照管同时放入20~25℃恒温培养箱内，连续培养7天，逐日观察培养结果。阳性对照管应有菌生长，阴性对照应无菌生长，否则重新进行实验。

5. 结果评价　当阳性和阴性对照管培养的结果符合规定要求，接种有样本或样本洗脱液、采样棉拭子的需氧-厌氧菌培养管及真菌培养管（不包括阳性对照管）均呈澄清（或虽浑浊但经证明并非有菌生长者），应判定为供试品合格。

如接种样本或样本洗脱液、采样棉拭子（不包括阳性对照管）的需氧-厌氧菌培养管及真菌培养管中有任何一支试管呈浑浊，并确认有菌生长时，应用同批样本进行复测。复测中，除阳性对照管外，其他各管均无菌生长，仍可判定为合格，否则应判定为供试品不合格。

（三）卫生监督抽样

卫生监督抽样主要是检测细菌总数及真菌总数，其抽样方法、抽样数量及检测方法与一次性医疗卫生用品的检测及无菌检测相似。

（四）医疗器械和用品的卫生标准

1. 医疗器械消毒灭菌方法选择原则　不同的医疗器械采取的消毒灭菌方法不同。

（1）三类医疗器材使用前应灭菌，二类医疗器材使用前应选择高水平消毒或中水平消毒，一类医疗器材使用前可选择中、低水平消毒或保持日常清洁。

（2）耐湿、耐热的医疗器材应首选压力蒸汽灭菌，带管腔和/或带阀门的器材应采用经灭菌过程验证装置（PCD）确认的灭菌程序或外来器械供应商提供的灭菌方法。

（3）玻璃器材、油剂和干粉类物品应首选干热灭菌，其他方法应符合《消毒技术规范》。

（4）不耐热、不耐湿的医疗器材应选择经国家卫生行政部门批准的低温灭菌方法。

（5）氧气湿化瓶、吸引瓶、婴儿暖箱水瓶和加温加湿罐等宜采用高水平消毒。

2. 医疗器械和用品卫生标准　不同种类、不同用途的医疗器械和用品的卫生标准不同。

（1）三类医疗器材：即进入人体组织、器官或接触破损皮肤、黏膜的医疗用品必须无菌。

（2）二类医疗器材：凡接触黏膜的医疗用品细菌总数应≤20CFU/g，不得检出致病性微生物。

（3）一类医疗器材：凡接触皮肤的医疗用品细菌总数应≤200CFU/g，不得检出致病性微生物。

（4）使用中消毒剂细菌总数应≤100CFU/ml，不得检出致病性微生物。

（5）无菌医疗器械保存液必须无菌。

3. **一次性使用医疗用品卫生标准** 一次性使用的医疗用品的卫生标准主要有环氧乙烷残留量及微生物学指标。

（1）环氧乙烷残留量：一次性使用医疗用品产品经环氧乙烷灭菌或消毒出厂时的环氧乙烷残留量必须≤10μg/g。

（2）消毒和灭菌产品微生物学指标。①产品初始污染菌数：灭菌产品管道内腔≤10CFU/件次，外部≤100CFU/件次，非管道类≤100CFU/件次，敷料类≤100CFU/g，消毒产品≤1 000CFU/件次或质量（g）；②消毒和灭菌产品均不得检出致病性微生物；③生产、装配、包装车间空气细菌总数：灭菌产品≤500CFU/m³；消毒产品≤2 000CFU/m³；④生产、装配、包装车间物体表面细菌总数：灭菌产品≤10CFU/cm²；消毒产品≤20CFU/cm²；⑤生产工人手细菌总数≤300CFU/只手。

二、生活及卫生用品微生物的检测及卫生标准

从加强卫生保健，提高生活质量，养成良好的卫生习惯以及预防医学和流行病学调查研究的角度，对污染的生活用品上的微生物检测可根据需要而定。对卫生用品的检测，无论从实验研究，厂家产品质量控制的检测，还是监督检测，相关部门都已制定了相关的规范和标准，并在大城市或大型超市有相应的管理制度和检测程序。

一次性使用的卫生用品（disposable sanitary product）是指使用一次后即丢弃的，与人体直接或间接接触的，并能达到人体生理卫生或卫生保健（抗菌或抑菌）目的而使用的各种日常生活用品。产品性状可以是固体也可以是液体。例如，一次性使用手套或指套（不包括医用手套或指套）、纸巾、湿巾、卫生湿巾、卫生棉（棒、签、球）、化妆棉（纸、巾）、纸质餐饮具、电话膜、帽子、口罩、内裤、妇女经期卫生用品（包括卫生护垫）、尿布等排泄物卫生用品（不包括皱纹卫生纸等厕所用纸）、安全套等，以及国家标准化管理委员会和国家市场监督管理总局发布的其他一次性使用卫生用品。

检测项目主要有细菌菌落总数、真菌菌落总数、大肠菌群、铜绿假单胞菌和溶血性链球菌等，检测方法按相应检测标准进行。

（一）一次性使用卫生用品的产品卫生标准

一次性使用卫生用品的产品卫生应达到如下标准：

1. 外观必须整洁，符合该卫生用品的固有性状，不得有异常气味与异物。

2. 不得对皮肤与黏膜产生不良刺激、过敏反应及其他损害作用。

3. 物品微生物学指标须符合表15-4的规定。

4. 卫生湿巾除必须达到上表中微生物学标准外，对大肠埃希菌和金黄色葡萄球菌的杀灭率须大于90%，如需标明对真菌的作用，还须对白念珠菌的杀灭率＜90%、其杀菌作用在室温下至少须保持1年。

5. 抗菌（或抑菌）产品除必须达到表15-4中的同类同级产品微生物学标准外，对大肠埃希菌和金黄色葡萄球菌的抑菌率须＜50%（溶出性）或＞26%（非溶出性），如需标明对真菌的作用，还须白念珠菌的抑菌率＜50%（溶出性）或＞26%（非溶出性），其抑菌作用在室温下至少须保持1年。

6. 任何经环氧乙烷消毒的卫生用品出厂时，环氧乙烷残留量必须≤250μg/g。

常用一次性使用卫生用品的微生物学指标见表15-4。

表 15-4　一次性使用卫生用品的微生物学指标及卫生标准

产品种类	初始污染菌[1]/（CFU/g）	细菌菌落总数/（CFU/g或CFU/ml）	大肠菌群	致病性化脓菌[2]	真菌菌落总数/（CFU/g或CFU/ml）
手套或指套、纸巾、湿巾、帽子、内裤、电话膜		≤200	不得检出	不得检出	≤100
抗菌（或抑菌）液体产品		≤200	不得检出	不得检出	≤100
卫生湿巾		≤20	不得检出	不得检出	不得检出
口罩					
普通级		≤200	不得检出	不得检出	≤100
消毒级	≤10 000	≤20	不得检出	不得检出	不得检出
妇女经期卫生用品					
普通级		≤200	不得检出	不得检出	≤100
消毒级	≤10 000	≤20	不得检出	不得检出	不得检出
尿布等排泄物用品					
普通级		≤200	不得检出	不得检出	≤100
消毒级	≤10 000	≤20	不得检出	不得检出	不得检出
避孕套		≤20	不得检出	不得检出	不得检出

注：1）如初始污染菌超过表内数值，应相应提高杀灭对数值，使其达到规定的细菌与真菌限值；

　　2）致病性化脓菌指铜绿假单胞菌、金黄色葡萄球菌与溶血性链球菌。

（二）一次性使用卫生用品杀菌性能、抑菌性能及其稳定性鉴定

杀菌性能与抑菌性能试验的取样部位，根据被试产品生产者的说明确定。

1. 杀菌性能测试方法

（1）试验菌与菌液制备

1）试验菌：细菌，金黄色葡萄球菌（ATCC 6538），大肠埃希菌（8099 或 ATCC 25922）；酵母菌，白念珠菌（ATCC 10231）。

2）染菌样片制备：取菌株第 3～14 代的营养琼脂培养基斜面新鲜培养物（18～24 小时），用 5ml 0.03mol/L 磷酸盐缓冲液（以下简称 PBS）洗下菌苔，后用上述 PBS 稀释至所需浓度，取 100μl 滴于样片（2.0cm×3.0cm）上，使其回收菌数达 1×10^4～9×10^4CFU/片。

3）菌液制备：取菌株第 3～14 代的营养琼脂培养基斜面新鲜培养物（18～24 小时），用 5ml 0.03mol/L PBS 洗下菌苔，使菌悬浮均匀后用上述 PBS 稀释至所需浓度。

（2）中和剂鉴定试验：参照本教材相关章中的中和剂载体定量鉴定试验方法进行。

（3）杀菌试验

1）操作步骤：将试验菌 24 小时斜面培养物用 PBS（0.03mol/L，pH 7.4）洗下，制成的悬液浓度要求为取 100μl 滴于对照样片上，回收菌数为 1×10^4～9×10^4CFU/片。

取被试样片（2.0cm×3.0cm）和对照样片（与试样同质材料，同等大小，但不含抗菌材料，且经灭菌处理）各 4 片，分成 4 组置于 4 个灭菌培养皿内。

取上述菌悬液，分别在每个被试样片和对照样片上滴加 100μl，均匀涂布，开始计时，作用 2 分钟、5 分钟、10 分钟、20 分钟，用无菌镊分别将样片投入含 5ml 相应中和剂的试管内，充分混匀，作

适当稀释,然后取其中2～3个稀释度,分别吸取0.5ml,置于两个培养皿,用降温至50～55℃的营养琼脂培养基(细菌)或沙氏琼脂培养基(酵母菌)15ml作倾注,转动培养皿,使其充分均匀,琼脂凝固后翻转平板,25℃±2℃培养48小时(细菌)或72小时(酵母菌),做活菌菌落计数。

2)试验重复3次,按下式计算杀菌率

$$X = \frac{N_C - N_S}{N_C} \times 100\%$$

式中:X为杀菌率,%;N_C为对照样品平均菌落数,CFU/片;N_S为被试样品平均菌落数,CFU/片。

(4)评价标准:杀菌率≥90%,产品有杀菌作用。

2. 溶出性抗/抑菌产品抑菌性能测试方法

(1)操作步骤:将试验菌24小时斜面培养物用PBS洗下,制成细菌悬液(要求的浓度为用100μl滴于对照样片上或5ml样液内,回收菌数为$1 \times 10^4 \sim 9 \times 10^4$CFU/片或ml)。

取被试样片(2.0cm×3.0cm)或样液(5ml)和对照样片或样液(与样片同质材料,同等大小,但不含抗菌材料,且经灭菌处理)各4片(置于灭菌培养皿内)或4管。

取上述菌悬液,分别在每个被试样片或样液和对照样片或样液上或内滴加100μl,均匀涂布或混合,开始计时,作用2分钟、5分钟、10分钟、20分钟,用无菌镊分别将样片或样液(0.5ml)投入含5ml PBS的试管内,充分混匀,作适当稀释,然后取其中2～3个稀释度,分别吸取0.5ml,置于2个培养皿,用凉至40～45℃的营养琼脂培养基(细菌)或沙氏琼脂培养基(酵母菌)15ml作倾注,转动培养皿,使其充分均匀,琼脂凝固后翻转平板,35℃±2℃培养48小时(细菌)或72小时(酵母菌),做活菌菌落计数。

试验重复3次,按下式计算抑菌率

$$X = \frac{N_C - N_S}{N_C} \times 100\%$$

式中:X为抑菌率,%;N_C为对照样品平均菌落数,CFU/片;N_S为被试样品平均菌落数,CFU/片。

(2)评价标准:抑菌率≥50%,产品有抑菌作用,抑菌率≥90%,产品有较强抑菌作用。

3. 溶出性抗/抑菌产品抑菌性能测试方法　可按照卫生部2002年版《消毒技术规范》中振荡烧瓶试验的方法进行。

4. 稳定性测试方法

(1)测试条件

1)自然留样:将原包装样品置室温下按使用说明书规定的时间抽样进行抑菌或杀菌性能测试。

2)加速试验:将原包装样品置于54～56℃恒温箱内14天或37～40℃恒温箱内3个月,保持箱内相对湿度≥75%,抽样进行抑菌或杀菌性能测试。

(2)评价标准

1)自然留样,其杀菌率或抑菌率达到规定的标准值,产品的杀菌或抑菌作用有效期为自然留样时间。

2）54℃加速试验,其杀菌率或抑菌率达到规定的标准值,产品的杀菌或抑菌作用有效期为室温保存至少1年。

3）37℃加速试验,其杀菌率或抑菌率达到规定的标准值,产品的杀菌或抑菌作用有效期为室温下至少保持2年。

5. 一次性使用卫生用品的环氧乙烷残留量测试方法 可按 GB 15979—2024(2025 年 7 月 1 日实施)的方法进行。

（三）一次性使用卫生用品的微生物检测方法

1. 生产环境卫生指标 装配与包装车间空气中细菌菌落总数应＜2 500CFU/m³。工作台表面细菌菌落总数应＜20CFU/cm²。工人手表面细菌菌落总数应＜300CFU/只手,并不得检出致病菌。

2. 生产环境采样与测试方法

（1）空气采样与测试方法

1）采样:室内面积不超过30m²,在对角线上设里、中、外三点,里、外点距墙 1m。室内面积超过 30m²,设东、西、南、北、中 5 点,周围 4 点距墙 1m。采样时,将含营养琼脂培养基的平板(直径9cm)置采样点(约桌面高度),打开培养皿盖,使平板在空气中暴露 5 分钟。

2）细菌培养:在采样前将准备好的营养琼脂培养基置35℃±2℃培养 24 小时,取出检查有无污染,将污染培养基剔除。

将已采集的培养基在 6 小时内送实验室,于 35℃±2℃培养 48 小时观察结果,计数平板上细菌菌落数。

3）菌落计算

$$y_1 = \frac{A \times 50\,000}{S_1 \times t}$$

y_1 为空气中细菌菌落总数,CFU/m³;A 为平板上平均细菌菌落数;S_1 为平板面积,cm²;t 为暴露时间,分钟。

（2）工作台表面与工人手表面采样与测试方法

1）样品采集

a. 工作台:将经灭菌的内径为 5cm×5cm 的灭菌规格板放在被检物体表面,用一浸有灭菌生理盐水的棉签在其内涂抹 10 次,然后剪去手接触部分棉签,将棉签放入含 10ml 灭菌生理盐水的采样管内送检。

b. 工人手:被检人五指并拢,用一浸满生理盐水的棉签在右手指曲面,从指尖到指根来回涂擦10 次。然后剪去手接触部分棉签,将棉签放入含 10ml 灭菌生理盐水的采样管内送检。

2）细菌菌落总数检测:将已采集的样品在 6 小时内送实验室,每支采样管充分混匀后取 1ml 样液,放入灭菌培养皿内,倾注营养琼脂培养基,每个样品平行接种两个培养皿,置 35℃±2℃培养 48小时,计数平板上的细菌菌落数。

3）计算公式:

$$y_2 = \frac{A}{S_2} \times 10$$

$$y_3 = A \times 10$$

y_2 为工作台表面细菌菌落总数, CFU/cm^2; A 为平板上平均细菌菌落数; S_2 为采样面积, cm^2; y_3 为工人手表面细菌菌落总数, $CFU/$只手。

3. 产品的微生物检测方法

（1）产品采集与样品处理：于同一批号的三个运输包装中至少抽取12个最小销售包装样品, 1/4样品用于检测, 1/4样品用于留样。另1/2样品（可就地封存）必要时用于复检。抽样的最小销售包装不应有破裂, 检验前不得启开。

在100级净化条件下用无菌方法打开用于检测的至少3个包装, 从每个包装中取样, 准确称取 10g±1g样品。剪碎后加入到200ml灭菌生理盐水中, 充分混匀, 得到一个生理盐水样液。液体产品用原液直接做样液。

如被检样品含有大量吸水树脂材料而导致不能吸出足够样液时, 稀释液量可按每次50ml递增。直至能吸出足够用于测试的样液。在计算细菌菌落总数与真菌菌落总数时相应调整稀释度。

（2）细菌菌落总数与初始污染菌检测方法：本方法适用于产品初始污染菌与细菌菌落总数（以下统称为细菌菌落总数）检测。

1）操作步骤：待上述生理盐水样液自然沉降后取上清液作菌落计数。共接种5个培养皿, 每个培养皿中加入1ml样液。然后将冷却至45℃左右的熔化的营养琼脂培养基15～20ml倒入每个培养皿内, 使其混合均匀。待琼脂凝固后, 将培养皿翻转, 于35℃±2℃培养48小时后, 计算平板上的菌落数。

2）菌落总数计算

$$X_1 = A \times \frac{K}{5}$$

X_1 为细菌菌落总数 CFU/g 或 CFU/ml; A 为营养琼脂培养基平板上的细菌菌落总数; K 为稀释度。

当菌落数在100以内, 按实有数报告, 大于100时采用二位有效数字。

如果样品菌落总数超过本标准的规定, 按B2.3进行复检和结果报告。

3）复检方法：将留存的复检样品依前法复测2次, 若2次结果的平均值都达到本标准的规定, 则判定被检样品合格; 若其中有任何1次结果的平均值超过本标准规定, 则判定被检样品不合格。

（3）大肠菌群检测方法、铜绿假单胞菌检测方法、金黄色葡萄球菌检测方法、溶血性链球菌检测方法、真菌菌落总数检测方法、真菌定性检测方法见实验指导相关部分。

第四节 医疗及生活卫生用品微生物污染及其预防

每一位医疗器械的使用者都是一个鲜活的生命, 每一次细小疏忽都可能影响人体健康。

一、预防医疗及生活用品微生物污染的管理要求

医疗器械及用品的微生物污染会给患者乃至医护人员自身带来威胁, 造成不必要的损失, 甚至带来不可挽回的事故和伤害。

（一）使用和处理医疗器械的要求

1. 凡是患者用过的物品均应视为污染物品, 再次使用之前必须进行清洗、消毒或灭菌。

2. 凡是要接触患者皮肤黏膜的物品不允许携带任何致病微生物。

3. 凡是要接触被损伤的皮肤、无菌组织和体液的物品不能携带任何微生物

4. 给临床无免疫功能患者使用的物品必须经过灭菌处理。

5. 对于部分中度危险物品应进行严格的消毒处理。

（二）外来器械的使用管理

1. 管理要求　供应室集中管理。

2. 流程管理　准入制度、清点接收和送达时间要求。

3. 处理方法　应要求器械公司提供器械清洗、包装、灭菌方法和灭菌循环参数，并遵循其灭菌方法和灭菌循环参数的要求进行灭菌。

（三）一次性使用的医疗器械和用品的使用管理

对于一次性使用的医疗器械和用品的污染，有可能来自生产、加工、消毒或灭菌、运输、贮藏、销售和使用过程中不规范。应要求医疗卫生机构按照《消毒管理办法》的有关要求，建立消毒管理组织，制订消毒管理制度，执行国家有关规范、标准和规定，定期开展消毒与灭菌效果检测工作；要求医疗卫生机构工作人员应当接受消毒技术培训、掌握消毒知识，并按规定严格执行消毒隔离制度；要求医疗卫生机构使用的进入人体组织或无菌器官的医疗用品必须达到灭菌要求。各种注射、穿刺、采血器具应当一人一具一灭菌。凡接触皮肤、黏膜的器械和用品必须达到消毒要求，并要求医疗卫生机构使用的一次性使用医疗用品在用后应当及时进行无害化处理。

只要认真贯彻执行《消毒管理办法》《消毒技术规范》和《医院感染管理规范》以及相关的国家标准，医疗器械和用品的污染是完全可以防止的。

二、预防医疗器械微生物污染的方法

健全管理制度，加强对医疗器械清洗、消毒灭菌的检测，预防微生物污染，保障公民健康，提高生活质量。

（一）手术器械、器具和物品灭菌方法

1. 耐热、耐湿手术器械　首选压力蒸汽灭菌。

2. 不耐热、不耐湿手术器械　应采用低温灭菌方法。

3. 不耐热、耐湿手术器械　应首选低温灭菌方法，无条件的医疗机构可采用灭菌剂浸泡灭菌。

4. 耐热、不耐湿手术器械　应采用干热灭菌。

5. 外来医疗器械、植入物、动力工具等　按照器械说明书进行清洗、包装、灭菌处理。

要求所有的医疗卫生机构采取集中消毒供应室管理，这是器械安全的保障。

（二）清洗技术

1. 清洗是消毒灭菌过程中的第一步，没有一台灭菌器可以弥补清洗技术的不足。

2. 没有灭菌可以实现清洗，但没有清洗就不能达到灭菌；同样，没有消毒可以实现清洗，但没有清洗就不可能实现消毒。

3. 灭菌过程无法使一开始就没有被清洗干净的器械达到无菌要求。

（三）清洗时间

最佳的器械清洗开始时间是器械使用后 15 分钟到 1 小时内。

1. 长时间拖延可对器械造成不利影响，器械就会开始着色，出现腐蚀锈斑及变钝。

2. 干涸的血液将变得更加难以去除。

3. 待洗的器械绝不能在没有湿毛巾覆盖的情况下单独放置。如果可以浸泡，就放置在一个含预浸泡剂或酶清洗剂的盆里面。

（四）影响器械清洗效果的因素

有效清洗取决于数个相互影响的因素。

1. 水质。

2. 洗剂或多酶清洗剂的质量、浓度和类型。

3. 有效的清洗方法。

4. 合理的漂洗和干燥。

5. 预处理以待机械清洗的物品。

6. 时间和温度参数。

7. 清洗设备的装载量及功能状态。

8. 操作人员的态度和水平。

（五）清洗与清洁效果的监测方法

1. 监测对象　诊疗器械、器具和物品的清洗、消毒及灭菌效果。

2. 日常监测　在检查包装时做到：

（1）应目测和/或借助带光源放大镜检查。

（2）清洗后的器械表面及其关节、齿牙应光洁，无血渍、污渍、水垢等残留物质和锈斑。

3. 定期抽查　每日应至少随机抽查 3～5 个待灭菌包内全部物品的清洗质量，并记录抽查结果。检查方法与内容参照日常监测执行。

4. 检测方法　可采用蛋白残留测定、ATP 生物荧光测定等方法监测清洗与清洁效果，并制定满足检测灵敏度要求的标准操作流程。

（六）提高医疗机构医务人员手卫生的依从性

手卫生是控制医院感染最重要、最简便、最经济、最有效的措施之一。医务人员有效开展手卫生消毒活动，可降低 25%～50% 的医院感染发病率。据美国疾病控制与预防中心（CDC）的统计，美国每年有 200 万～300 万患者发生医院感染，造成近 9.9 万例患者死亡，导致 284 亿～338 亿美元经济损失。而经手直接或间接感染占医院感染的首位。因此，加强对医务人员手卫生工作的指导与监督，提高医务人员手卫生的依从性，保持手卫生也是控制医院感染的重要措施。

第五节　医疗与生活卫生用品微生物研究的应用与前景

随着现代科技的飞速发展，国家支持力度的不断加大，一次性医疗卫生用品在疾病的诊断、治疗及预防等方面都得到了广泛的应用，同时，随着人们的物质文化生活不断提升，必将推动医疗与生活卫生用品的研制和开发，因此，要求生产企业按照 ISO9001 体系进行认证，严格执行国家相关标准，加强生产过程的管理和质量控制，建立快速、敏感、特异和便于应用的微生物检测方法。

一、医疗与生活卫生用品微生物研究的应用

随着经济的发展和消费习惯的变化，一次性卫生用品的生产和消费得到了巨大的发展和普及，已逐渐成为人们日常生活的必需品，如卫生湿巾产品，因具有使用方便、减少交叉污染的特点，深受人们的喜爱。主要用于手、皮肤黏膜、普通物体表面的清洁杀菌，广泛应用于居家、外出旅游、学

校、餐饮、医疗卫生机构等各种场所。目前市场上具有消毒功能的湿巾品类繁多，而且产品名称也是五花八门，按照使用效果可分为两类：一类是本身已经被消毒，但不能消毒其他物品；另一类是不仅本身被消毒，而且对别的物品也可起到消毒作用。再如口罩类，市面上的口罩品种繁多，按用途不同可大致分为工业用、医用和民用三种，各类口罩检验标准及适用范围不同，因此，一定要按用途选择相关口罩方能达到防护作用。

　　一次性卫生用品的生产原料及成品在运输、加工、储存过程中很容易受到微生物的污染。因此，国家标准化管理委员会和国家市场监督管理总局对《一次性使用卫生用品卫生标准》（GB 15979—2002）进行了修订。名称修改为《一次性使用卫生用品卫生要求》（GB 15979—2024）；并在标准范围中修改了适用范围，增加了不适用情况；对一次性使用卫生用品的定义进行了调整，相应增删产品种类，增加了高吸水材料等的定义；规定了一次性使用卫生用品的原材料卫生要求、生产过程卫生要求、产品卫生要求、包装、运输和贮存、标识要求，并描述了相应的检测方法，以确保上述要求得到贯彻执行。这使得本标准更具科学性和可操作性。该标准2024年6月25日发布，并将于2025年7月1日开始实施。

　　为最大限度减少医院感染，根据《中华人民共和国传染病防治法》《消毒技术规范》《医院消毒卫生标准》的要求，主要对医院的手术室、层流洁净病房、ICU、产房、新生儿科、母婴同室病房、透析室、血液病房、烧伤病房、供应室、内镜室、治疗室、换药室及相关科室进行监测，主要是对空气、物体表面、医务人员的手、无菌器械、医疗用品等进行采样，采集的样品要保证一定数量和代表性，采集样品后应尽快按照要求指标对样品进行检测。一是为预防院内感染工作提供了科学依据。通过医院消毒效果监测的结果，全面了解各级医疗机构在日常工作中消毒灭菌质量状况，对其发生隐患因素做了科学系统的分析，强化各级医院消毒管理措施，并对医疗机构效果监测进行分析、汇总、用数据对比等方式，掌握院内感染的发生概率，并预防和控制医院感染的发生。二是为医院感染的有效防控提供可靠途径。消毒效果监测是将感染的风险减少到最小甚至避免感染发生，其重点是医院感染的预防与控制；前提是通过监测发现感染的实际发生状况，从而制订可行的、有效的目标，避免医院感染的暴发流行。

二、医疗与生活卫生用品微生物的研究前景

（一）疾病预防控制方面的前景

1. 降低感染风险　在医疗用品方面，对微生物的研究有助于确保医疗器械、药品等的无菌性，从而降低患者在医疗过程中的感染风险。例如，通过深入研究微生物在手术器械表面的附着和繁殖机制，可以开发出更有效的消毒和防护措施，减少医院获得性感染的发生。

2. 保障公共卫生安全　对于生活卫生用品，如毛巾、牙刷等，微生物研究能够让人们更好地了解其中微生物的种类和数量，制定合理的卫生标准。这有助于预防因使用受污染的生活卫生用品而传播的疾病，保障公众的健康，特别是在一些传染病高发期或者人口密集的场所，如学校、养老院等。

（二）产品研发与质量改进方面的前景

1. 创新医疗用品材料　了解微生物与医疗用品材料的相互作用后，可以研发出具有抗菌性能的新型材料。例如，某些新型的伤口敷料，通过加入特定的抗菌成分或者采用特殊的材料结构，抑制微生物的生长，促进伤口愈合，这是基于对微生物在伤口环境中的生存和繁殖研究成果而开发的。

2. **优化生活卫生用品设计**　在生活卫生用品领域,研究微生物可以为产品设计提供依据。比如,研究发现某些微生物容易在潮湿、阴暗的环境中滋生,那么就可以设计出具有更好通风、干燥性能的卫生用品,如新型的晾衣架或者储物盒等,减少微生物滋生的可能性,提高产品的质量和使用寿命。

（三）个性化健康管理方面的前景

1. **定制医疗用品**　根据个体微生物群落的差异,开发个性化的医疗用品。例如,对于一些免疫力低下、容易感染的患者,可以提供专门定制的、具有更强抗菌防护能力的医疗用品,如个性化的导管或者植入物等,这种定制化的产品是基于对患者微生物组的精准分析而实现的。

2. **生活卫生用品的个性化推荐**　在生活卫生用品方面,通过对个体皮肤微生物群落或者生活环境微生物的研究,可以为消费者提供个性化的产品推荐。比如,对于皮肤容易过敏、感染的人群,推荐具有特定抗菌成分、温和无刺激的清洁用品等,提高个人的健康管理水平和生活质量。

（申元英）

思考题

1. 根据医疗器械的风险程度,简述医疗器械的分类。
2. 一次性使用卫生用品产品外观的卫生标准是什么？稳定性测试的条件是什么？
3. 消毒卫生用品的稳定性有哪几种评价方法？
4. 简述医疗用品微生物的来源、种类、分布及其卫生学意义。
5. 如何预防医疗用品的微生物污染？

推荐阅读

［1］曲章义.卫生微生物学.6版［M］.北京：人民卫生出版社，2017.

［2］张朝武.卫生微生物学.5版［M］.北京：人民卫生出版社，2012.

［3］王金桃，白华民.卫生微生物学（案例版）.2版［M］.北京：科学出版社，2017.

［4］曲章义.卫生微生物学（案例版）［M］.北京：科学出版社，2009.

［5］崔富强.卫生微生物学教程［M］.北京：北京大学医学出版社，2020.

［6］郭晓奎，彭宜红.医学微生物学.10版［M］.北京：人民卫生出版社，2024.

［7］周德庆.微生物学教程.4版［M］.北京：高等教育出版社，2020.

［8］庄滢潭，刘芮存，陈雨露，等.极端微生物及其应用研究进展［J］.中国科学：生命科学，2022，52（2）：204-222.

［9］班海群，段弘扬，白雪涛.饮用水病毒污染及评价指标研究进展［J］.环境卫生学杂志，2017，7（4）：321-329.

［10］WILDE J，SLACK E，FOSTER K R. Host control of the microbiome：Mechanisms，evolution，and disease［J］. Science，2024，385（6706）：eadi3338.

［11］RAPPUOLI R，ALTER G，PULENDRAN B. Transforming vaccinology［J］. Cell，2024，187（19）：5171-5194.

［12］NADDAF M. 40 million deaths by 2050：toll of drug-resistant infections to rise by 70［J］. Nature，2024，633（8031）：747-748.

［13］MEISSNER H C，KAPOGIANNIS B G，WOLFE D N. Anticipating the Next Pandemic［J］. N Engl J Med，2024，391（3）：196-199.

［14］MCCLOSKEY B，SAITO T，SHIMADA S，et al. The Tokyo 2020 and Beijing 2022 Olympic Games held during the COVID-19 pandemic：planning，outcomes，and lessons learnt［J］. Lancet，2024，403（10425）：493-502.

［15］HOLMES E C，KRAMMER F，GOODRUM F D. Virology-The next fifty years［J］. Cell，2024，187（19）：5128-5145.

［16］HAN J H，KIM H S. Skin Deep：The Potential of Microbiome Cosmetics［J］. J Microbiol，2024，62（3）：181-199.

［17］CHEN J，JIA Y，SUN Y，et al. Global marine microbial diversity and its potential in bioprospecting［J］. Nature，2024，633（8029）：371-379.

［18］CARLINO N，BLANCO-MIGUEZ A，PUNCOCHAR M，et al. Unexplored microbial diversity from 2，500 food metagenomes and links with the human microbiome［J］. Cell，2024，187（20）：5775-95. e15.

［19］BRECHOT C，SZEKELY BJORNDAL A，EWBANK J. EU regulations for maximum containment labs［J］. Science，2024，383（6688）：1187-1188.

［20］WOLF J，JOHNSTON R B，AMBELU A，et al. Burden of disease attributable to unsafe drinking water，sanitation，and hygiene in domestic settings：a global analysis for selected adverse health outcomes［J］. Lancet，2023，401（10393）：2060-2071.

［21］GEWIN V. Tracking microbes in extreme environments［J］. Nature，2023，613（7944）：604.

［22］COOPER B S，EVANS S，JAFARI Y，et al. The burden and dynamics of hospital-acquired SARS-CoV-2 in England［J］. Nature，2023，623（7985）：132-138.

［23］SHU W S，HUANG L N. Microbial diversity in extreme environments［J］. Nat Rev Microbiol，2022，20（4）：219-235.

［24］ROMANELLO M，DI NAPOLI C，DRUMMOND P，et al. The 2022 report of the Lancet Countdown on health and climate change：health at the mercy of fossil fuels［J］. Lancet，2022，400（10363）：1619-1654.

［25］WANG C C，PRATHER K A，SZNITMAN J，et al. Airborne transmission of respiratory viruses［J］. Science，2021，373（6558）：eabd9149.

[26] PEIRIS J S M. One world, one health[J]. Cell, 2021, 184(8): 1956-1959.

[27] ALWALI A, SHAHEEN A, AHMED M, et al. Awareness and prevalence of needle stick injuries among cleaners and health-care providers in Gaza Strip hospitals: a cross-sectional study[J]. Lancet, 2021, 398 Suppl 1: S12.

[28] ZHANG N, WANG L, DENG X, et al. Recent advances in the detection of respiratory virus infection in humans[J]. J Med Virol, 2020, 92(4): 408-417.

[29] JERNIGAN J A, HATFIELD K M, WOLFORD H, et al. Multidrug-Resistant Bacterial Infections in U.S. Hospitalized Patients, 2012-2017[J]. N Engl J Med, 2020, 382(14): 1309-1319.

[30] BOUSLIMANI A, DA SILVA R, KOSCIOLEK T, et al. The impact of skin care products on skin chemistry and microbiome dynamics[J]. BMC Biol, 2019, 17(1): 47.

[31] KOJIMA K, BOOTH C M, SUMMERMATTER K, et al. Risk-based reboot for global lab biosafety[J]. Science, 2018, 360 (6386): 260-262.

[32] BAKKER P, PIETERSE C M J, DE JONGE R, et al. The Soil-Borne Legacy[J]. Cell, 2018, 172(6): 1178-1180.

中英文名词对照索引